Persephone

Arbeitsberichte
der Medizinischen Sektion am Goetheanum

10

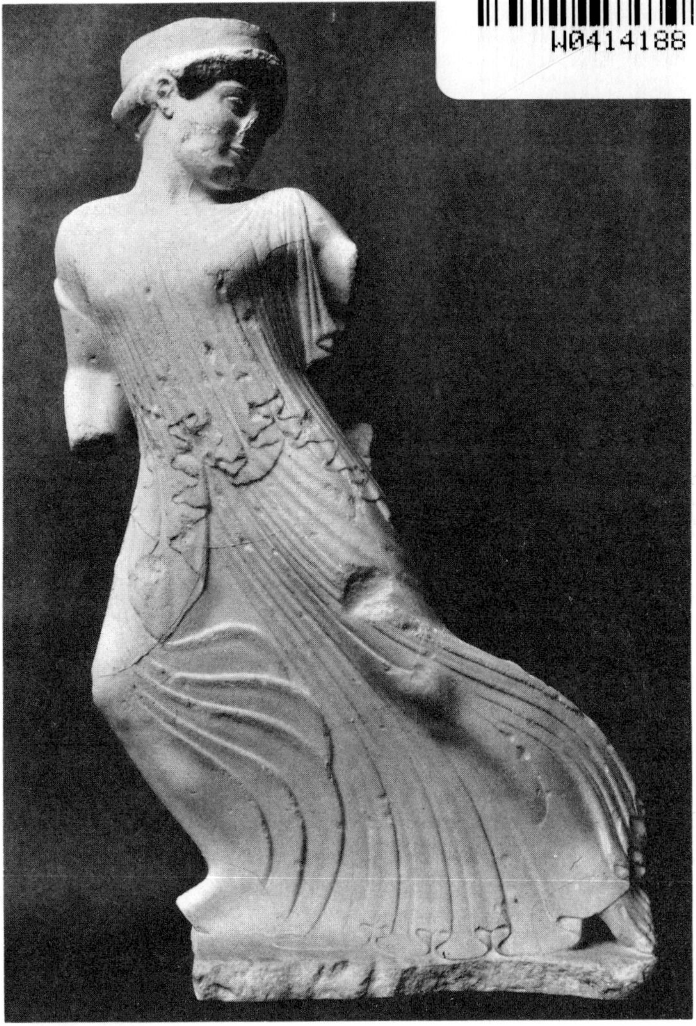

PAUL VON DER HEIDE

THERAPIE MIT GEISTIG-SEELISCHEN MITTELN

Kunsttherapie
Psychotherapie
Psychosomatik

Bearbeitet von Wolfgang Drescher
Mit einem Geleitwort von Michaela Glöckler,
einem Vorwort von Dieter Beck und
einem Vorwort für Kunsttherapeuten von Marianne Altmaier

VERLAG AM GOETHEANUM

2. Auflage 2001

Herausgegeben von der Medizinischen Sektion
der Freien Hochschule für Geisteswissenschaft
am Goetheanum, Dornach

Einbandgestaltung von Gabriela de Carvalho

Gesamtherstellung: fgb · freiburger graphische betriebe
ISBN 3-7235-0902-9

«Aber denken Sie nur einmal, wenn die Wirklichkeit, wenn die Natur selber eine Künstlerin ist, da nützt es nichts, wenn man vom Menschen aus fordert, man soll nur immer alles logisch begreifen. Dann kann man der Natur eben nicht beikommen mit dem bloßen logischen Begreifen, wenn die Natur selber eine Künstlerin ist. Und die Natur ist eine Künstlerin ... Man muß anfangen, in Bildern selbst zu denken, um die Natur begreifen zu können, insbesondere das Höchste an der Natur, den physischen Menschen in seinen Formen. Keine Anatomie, keine Physiologie kann den physischen Menschen in seinen Formen begreifen. Das kann allein die von dem künstlerischen Empfinden beflügelte Erkenntnis.» [1]

Rudolf Steiner

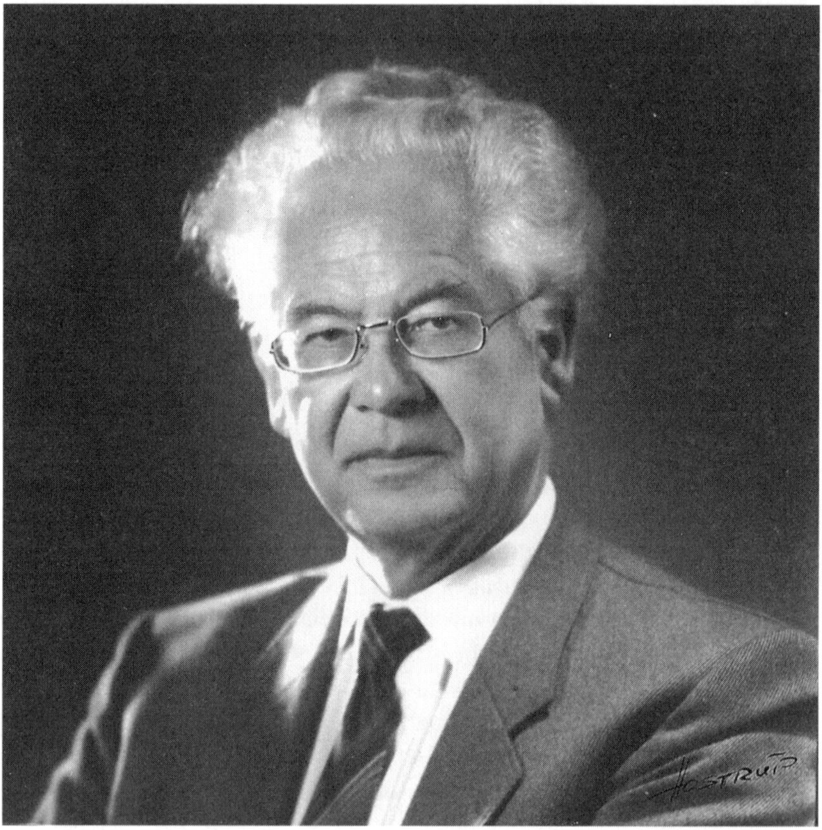

Paul von der Heide

8. Juli 1918 – 29. Dezember 1996

Inhalt

Zum Geleit, *Michaela Glöckler* 13

Vorwort, *Dieter Beck* 15

Vorwort für Kunsttherapeuten, *Marianne Altmaier* 19

Das Anliegen 21

Kunst als Therapie – Therapie als Kunst 25
– *Anwendungsmöglichkeiten der Kunst in der Medizin* 25
– *Wie wird künstlerisches Tun zur Therapie?* 26

Die Erweiterung der Fragestellung und Erkenntnismethode 29

DER GESUNDE MENSCH

Der Leib der Erde und des Menschen 37

Die mineralische Erde 37
– *Die Erde als geprägte Form – Die Wintererde* 37
– *Die Bedeutung der mineralischen Erde für den Menschen* 39

Das Wesen des Ätherischen 39
– *Die Pflanzenwelt* 39
– *Die vier Ätherarten* 42
– *Der Lebensleib des Menschen* 47

Das astralische Prinzip 50
– *Die Gestaltbildung* 50
– *Die Tierwelt* 54
– *Der Astralleib des Menschen* 58
– *Die sieben Lebensstufen* 63

Das Menschsein 71
– *Das Tierkreis- oder Ich-Prinzip* 72
– *Der viergliedrige Mensch* 77

– *Der dreigliedrige Mensch* 81
– *Zusammenschau des dreigliedrigen und viergliedrigen Aspekts* . 83
– *Das Blut als körperliche Grundlage des Ich-Wirkens* 83

Das Seelenleben des Menschen 86

Das Ich des Menschen 86
– *Wahrnehmen und Denken – Der erkennende Mensch* 86
– *Die Objektivierung des Fühlens* 92
– *Wille und Tat – Der aus Erkenntnis handelnde Mensch* 93
– *Das Ich in seiner Beziehung zu Seele und Leib* 95
– *Ich-Taten im Seelenleben* 98
– *Wechselwirkungen zwischen Seelenleben und Körpervorgängen* . 99
– *Die gesundende Wirkung von Ich-Taten* 103

Der Lebenslauf des Menschen 109
– *Die Bedeutung des Erkrankens im Lebenslauf* 117

Das psychosomatische Grundprinzip 119

DER KRANKE MENSCH

Einseitigkeiten im Seelenleben 125

Die zwei Haupteinseitigkeiten des Seelenlebens 126
– *Das Mittelpunktserleben im Blutpol* 126
– *Das Mittelpunktserleben im Kopfpol* 127

Bildhaftes Erleben der Seeleneinseitigkeiten 129
– *Das einseitige reiche Innenleben – Das luziferische Prinzip* . . . 129
– *Die einseitige Erdentüchtigkeit – Das ahrimanische Prinzip* . . . 130
– *Erkrankungsmöglichkeiten und Ich-Entwicklung* 131

Folgen einseitigen Seelenlebens 134

Die Verselbständigung des Seelenlebens 134

Wirkungen auf den Ätherleib 137

Unmittelbare Wirkungen auf den Leib 138
– *Entzündung und Verhärtung als Grundgesten des Krankseins* . . 138

– *Umkipp-Phänomene und Mischformen* 141

Inkarnations- und Exkarnationsgesten 142
– *Wachen und Schlafen als Urbild der Beziehung zwischen Leib und Seele* 142
– *Störungen des Einschlaf- und Aufwachvorgangs* 143
– *Gestörte Inkarnationsvorgänge* 144
– *Hysterie und Neurasthenie* 146

Die einzelnen Krankheitsbilder 150

– *Über den Umgang mit Begriffen* 151
– *Die psychosomatischen Krankheiten* 152

Psychovegetative Herzrhythmusstörungen, Herzphobien, Herzneurosen 153
– *Der Bewegungspol kann zu stark nach oben drängen* 153
– *Erschöpfungserlebnisse und Gewissenskonflikte* 154
– *Schockerlebnisse* 155
– *Ungesunde geistige Aktivitäten* 156
– *Das Krankheitsbild der Herzphobie und Herzneurose* 156

Störungen der Atmung 158
– *Beziehungen zwischen Seelenleben und Atmung* 158
– *Die Seufzeratmung* 159
– *Das vegetative Atemsyndrom* 160
– *Die Pseudotetanie oder Atmungstetanie* 160
– *Das Asthma* 161

Erkrankungen des Magen-Darm-Trakts 164
– *Physiologische Wirkungen der Wesensglieder im Darmorgan* . . 165
– *Zwei Arten von Schmerzen im Bauch* 166
– *Funktionelle Oberbauchsyndrome* 166
– *Meteorismus und Blähbauch* 167
– *Das Reizcolon* 168
– *Durchfälle* 169
– *Die Obstipation* 172
– *Obstipation bei Kindern* 175
– *Funktionelle Unterbauchsyndrome* 175
– *Übergänge in organische Krankheitszustände* 176

– *Magen- und Zwölffingerdarmgeschwüre* 177
– *Morbus Crohn* 178
– *Colitis ulcerosa* 178

Rückwirkungen des zu selbständigen Seelenlebens auf die Gliedmaßen 181
– *Rückwirkungen auf das zentrale Nervensystem* 183

Störungen im Ergreifen der Erdenumgebung durch den Leib 184
– *Gesichtsneuralgien* 185
– *Krankheitsbilder im Schulter-Arm-Bereich* 186
– *Morbus Parkinson* 187
– *Schmerzzustände und Neuritiden im unteren Körperbereich* . . . 188
– *Der chronische Rheumatismus* 188
– *Schmerzzustände nach Operationen* 189
– *Schlaffe Lähmungen* 190
– *Spastische Lähmungen* 191
– *Die Rumpfataxie* 192

Störungen in der Beziehung zur Umwelt 193
– *Geschwächte Sinnesfähigkeit* 193
– *Die Unfähigkeit, sich zu behaupten und die Welt zu «verdauen»* . 194
– *Die Allergien* 195
– *Das seelische Eigenleben preßt sich der Welt auf* 196

Störungen in der Beziehung des Teils zum Ganzen 196
– *Störungen im sozialen Gefüge* 197
– *Die Tumorbildung* 198
– *Manie und Depression* 199
– *Zwang und Sucht* 201

Zusammenfassung 202
– *Charakteristische Störungen in der Beziehung zur Umwelt* . . . 202
– *Charakteristische Störungen des seelischen Innenlebens* 204

Erkenntnishilfen 208

Beispiele und Vorbilder für eine wesensgemäße Erfassung von Krankheiten und ihren Therapien 208

Mögliche Fragestellungen zum Erleben und Erkennen der Wesensglieder . . . 209
– *Der physische Leib* . . . 210
– *Der Ätherleib* . . . 211
– *Der Astralleib* . . . 213
– *Das Ich* . . . 217

KUNST ALS THERAPIE

Von der Diagnose zur Therapie . . . 223

Grundsätzliche Gedanken zum therapeutischen Wirken . . . 224

Kunst als Therapie . . . 227

Das Wesen der Künste und der künstlerischen Tat . . . 229
– *Bewußtes künstlerisches Erleben* . . . 229
– *Das künstlerische Schaffen* . . . 230
– *Die Leibesgrundlagen künstlerischen Schaffens* . . . 233
– *Meditation* . . . 236

Therapeutische Leitgedanken . . . 238
– *Die therapeutische Grundhaltung* . . . 238

Die einzelnen Künste . . . 241

Die Eurythmie . . . 241

Das Plastizieren . . . 241
– *Der Ätherfluß der schöpferischen Tat* . . . 242
– *Das Hineinwirken von Gestaltungskräften in den Ätherstrom* . . 244
– *Das Material des Plastikers* . . . 249
– *Die plastischen Künste als Therapie* . . . 250
– *Indikationen für Plastizieren bei körperlichen Erkrankungen* . . 251
– *Indikationen bei Störungen des Ätherischen in seiner Mittlerfunktion zwischen Körper und Seele* . . . 253

Das Malen . . . 258
– *Das Wesen der Farben* . . . 258
– *Der Farbkreis* . . . 263

– *Das Erüben von Fähigkeiten am Wesen der Farben* 268
– *Therapeutische Wirkungen von Farben* 278
– *Das Malen selbst* 283
– *Schritte des therapeutischen Prozesses beim Malen* 288
– *Indikationen für Maltherapie* 292

Die Musik 300
– *Die Entwicklung des Musik-Erlebens* 302
– *Die Bedeutung des Ätherischen in der Musik* 303
– *Menschsein und Musik-Erleben* 307
– *Musik-Erleben und Musizieren als Ich-Tat* 318
– *Die musikalische Tat* 326
– *Das Singen* 330
– *Instrumentalmusik* 332
– *Therapeutische Wirkungen durch die Wahl des Musikinstrumentes* 339
– *Therapeutische Anwendungsmöglichkeiten der Musik* 341
– *Ausklang* 347

Die Sprache 348
– *Wesenseigenarten der Sprache* 348
– *Die Gestaltungskräfte der Sprache* 357
– *Das Wirken von Ich und Astralleib in der Sprache* 362
– *Sprachgestaltung als Therapie* 368

Schlußwort 377

Literaturverzeichnis 380

Verzeichnis der verwendeten Werke Rudolf Steiners 388

Stichwortverzeichnis 391

Zum Geleit

Paul von der Heides Buch zur Therapie mit geistig-seelischen Mitteln ist in mehrfacher Hinsicht ein besonderes Buch.

Sein Schöpfer konnte es – obwohl jahrelang damit lebend und daran arbeitend – selbst nicht mehr vollenden. Es blieb im Prozeß der Arbeit liegen wie ein Kunstwerk, das seinen Wert mehr in der Gestaltung des Weges als im Ziel der vollendeten Darstellung hat. So ist sein Zustandekommen letztlich der Zusammenarbeit von Dieter Beck und Wolfgang Drescher zu verdanken, die als Kollegen und Schüler Paul von der Heide freundschaftlich verbunden sind und sich der Verwirklichung seiner Arbeitsziele zur Verfügung gestellt haben. Die jetzige Vollendung des Buches konnte Paul von der Heide leider nicht mehr erleben; er ist kurz vor der Drucklegung, am 29. Dezember 1996, im Alter von 78 Jahren gestorben.

Doch ist dieses Buch nicht nur durch die sozialkünstlerische Art seines Entstehens besonders. Vielmehr ist es ein Beispiel dafür, wie die Suche nach den Quellen der Heilkunst diese erschließt. Auch zeigt es, wie das Ringen um die Erkenntnis von Gesundheit von Leib und Seele die Augen öffnet für das Auseinanderfallen oder Sich-unharmonisch-Verbinden der körperlichen und seelisch-geistigen Kräfte. Das Studium der Gesundheit führte Paul von der Heide zur Erkenntnis des Wesens der Krankheit. Dabei ist ihm die Anthroposophie Rudolf Steiners Orientierung und Wegzehrung, die Kunst jedoch die entscheidende Weiserin der Methode. «Wenn die heutige Medizin, die in Gefahr ist, sich zu sehr an die Technik zu verlieren, wieder ‹zur Heilkunst› werden soll, müssen die Ärzte das künstlerische Erfassen naturwissenschaftlicher Phänomene üben» – so fordert Paul von der Heide seine Kollegen auf, sich für ihr medizinisches Wissen die künstlerische Methodik anzueignen, damit sie dieses Wissen wirklich verstehen und damit umgehen können.

So ist dieses Buch für jeden therapeutisch Interessierten eine Fundgrube an Anregung und Erfahrung. Für Ärzte ist es Aufruf und Beispiel, das «miterlebende Denken» zu entwickeln, wodurch sich Wissenschaft und Kunst als verschieden tief greifende und weitreichende Erkenntnismethoden wieder vereinigen lassen. Für den anthroposophisch interessierten Laien kann dieses Buch beitragen, zu einem präziseren Verständnis der Kräfte und Ausdrucksmittel zu kommen, die in jedem künstlerischen Tun wirksam sind. Für denjenigen jedoch, der die Anthroposophie als moderne Geisteswissenschaft kennenlernen möchte, bietet die zu mitvollziehender Eigenaktivität aufrufende Lektüre des Buches eine hilfreiche Einführung.

Ich möchte dem Herausgeber, Wolfgang Drescher, und dem Promotor dieses Werkes, Dieter Beck, auf das herzlichste danken, daß diese Arbeit Paul von der Heides seinem Wunsch gemäß von der Medizinischen Sektion am Goetheanum herausgegeben werden konnte. Danken möchte ich auch der Kunsttherapeutin Marianne Altmaier, die es übernommen hat, für die Berufsgruppe der Kunsttherapeuten noch ein besonderes Vorwort zu schreiben.

Möge das Buch Leser finden, die dieses in schlichter, allgemeinverständlicher Art geschriebene Werk zu schätzen wissen. Wir danken den Weleda Heimittelbetrieben in Schwäbisch Gmünd, dem Verein Anthroposophisches Heilwesen in Bad Liebenzell, der Friedrich Husemann-Klinik bei Freiburg, der Filderklinik bei Stuttgart, die es durch Spenden ermöglicht haben, den Verkaufspreis so niedrig zu halten, daß auch Studenten das Buch leicht erwerben können.

Medizinische Sektion am Goetheanum
Neujahr 1997 *Michaela Glöckler*

Vorwort

Paul von der Heide hat das vorliegende Buch in den letzten Jahren seiner Tätigkeit an der Filderklinik als Rohmanuskript verfaßt. Seine Krankheit verbot ihm, das Manuskript druckfertig zu machen. Dieser Aufgabe hat sich dankenswerterweise Wolfgang Drescher angenommen, so daß das Buch trotz aller Hindernisse nun der Öffentlichkeit übergeben werden kann – der Öffentlichkeit vor allem der aus Anthroposophie sich um heilende Prozesse bemühenden Ärzte, Psychologen, Heileurythmisten und Kunsttherapeuten.

Das Buch ist Spur auf Paul von der Heides Weg, der ihn immer mehr dahin führte, Inhalte der anthroposophischen Geisteswissenschaft zur Hilfe werden zu lassen für den einzelnen Menschen, der als Patient über die Medikamentenbehandlung hinaus heilende Kräfte sucht. Der Spur zu folgen, führt den Leser ebenfalls einen Weg, einen Weg, der ein Übungsweg zu therapeutischen Intuitionen sein will – zu einer Therapie mit geistig-seelischen Mitteln, um ein Wort Rudolf Steiners zu verwenden.

Sein Lebensgang führte Paul von der Heide durch weite Bereiche der Universitätsmedizin und der anthroposophischen Medizin und führte ihn mit bedeutenden Persönlichkeiten zu intensiver Arbeit zusammen. Schon als Heranwachsender war er im Elternhaus Rittelmeyer, Schütze, Koschützki begegnet; als Siebzehnjähriger hat er begonnen, anthroposophische Bücher zu lesen. Der Wiener Gymnasialprofessor Fritz Thetter, ein Kenner von Goethes naturwissenschaftlichen Schriften, führte den angehenden Arzt – zum Üben, zum Schauen anregend – in den Goetheanismus ein; hier konnte sich Paul von der Heides Fähigkeit, Werdens- und Vergehensprozesse miterlebend phänomenologisch zu denken, entfalten.

Das Studium der Medizin wurde in Tübingen, Heidelberg und Wien absolviert. Es folgte eine Zeit als Soldat, in die eine Schußverletzung am rechten Arm fiel, die ihm das Geigen- und Bratschenspiel unmöglich machte.

Nach dem Krieg führte ihn sein ärztlicher Weg zunächst durch Pathologie und Innere Medizin zur Kinderheilkunde. Die Persönlichkeiten seiner Chefs regten ihn mehr an als ihre Lehrinhalte; er lebte und lernte von der menschlichen Begegnung. Der Pädiater Reuss in Wien war ihm ein Meister des klinischen Blicks; er schulte seine Fähigkeit, Lebensvorgänge im Menschen lebendig zu erfassen.

Es schloß sich nach einer Zeit in der Neurologie dann eine kinderpsychiatrische Weiterbildung bei Professor Asperger in Wien an. Asperger war ihm – wie später Professor Mauz in Hamburg – Vorbild im zugewandten Umgehen mit den Patienten. Hier bildete Paul von der Heide seine große Fähigkeit aus, im Gespräch Vertrauensatmosphäre zu schaffen, voller Wärme, gelöst, freilassend. Es folgte eine kurze Tätigkeit bei Friedrich Husemann in Wiesneck.

Fast wäre es zu einer Universitätslaufbahn in Kinderpsychiatrie gekommen; doch der Weg ging anders weiter: zunächst in der Kinderpsychiatrie bei Professor Lutz in Zürich, dann in der Erwachsenenpsychiatrie bei Professor Mauz in Hamburg und – vermittelt durch Gerhard Kienle – bei Ernst Kretschmer in Tübingen, wo Paul von der Heide gleichzeitig mit einer ganzen Reihe anthroposophischer Ärzte wie Gerhard Kienle, Kurt Gäch, Wilhelm Uhlenhoff und Gabriele Wolff arbeitete. Eine Zeit am Heil- und Erziehungsinstitut Eckwälden brachte die intensive Begegnung mit Franz Gerrats und der Heilpädagogik. Schon von Wiesneck aus hatte es eine heilpädagogische Arbeit mit Kienle und Gäch gegeben. Es folgte eine Zeit der Tätigkeit zusammen mit Walter Bopp an der Carl-Unger-Klinik in Stuttgart.

1958 eröffnete Paul von der Heide eine nervenärztlich-psychotherapeutische Praxis in Stuttgart. All die Jahre waren erfüllt von einer weit über die eigene Praxis ausstrahlenden Tätigkeit. Gefördert durch Eberhard Schickler, war Paul von der Heide in der «Arbeitsgemeinschaft anthroposophischer Ärzte» tätig; er löste dann Schickler im Vorstand dieser Gesellschaft ab. Auch die von Schickler begründete anthroposophische Arbeit mit Krankenschwestern führte er weiter. Im Initiativkreis der Heilberufetagung arbeitete er zusammen mit Margarethe Hauschka und Walter Bühler, wobei er freundschaftliche Beziehungen zu Margarethe und Rudolf Hauschka pflegte. Über Jahre hin hielt er jeden Samstag einen Vortrag in der «Schule für rhythmische Massage und künstlerische Therapie» in Boll.

In der bald nach dem Krieg entstandenen Initiativgruppe, die die Gründung einer anthroposophischen Klinik zum Ziel hatte, war Paul von der Heide intensiv engagiert. Nachdem Gerhard Kienle und ein Teil der Gruppe mit dem Bau und der Eröffnung des Krankenhauses Herdecke angefangen hatten, äußere Tatsachen zu schaffen, ging in Stuttgart die Vorbereitungsarbeit gemeinsam mit Walter Bopp und Manfred Weckenmann noch einige Jahre weiter; auch Gisbert und Maria Husemann und Susanne Weckenmann waren daran beteiligt. Diese Bemühungen mündeten dann, nachdem Ulrike Widmann, Michael Lamerdin, Jürgen Schürholz und Kaspar Mittelstraß hinzugestoßen waren, in der Begründung der Filderklinik in Bonlanden bei Stuttgart.

Von der Eröffnung der Klinik im Jahre 1975 bis zum Jahr 1986 wirkte Paul von der Heide dort als leitender Arzt der Abteilung für künstlerische Therapie und psychosomatische Medizin. Er führte Heileurythmie, Sprachgestaltung, Musik, Malen und Plastizieren als Therapie für alle Fachabteilungen der Klinik sowie für die Akutmedizin ein und praktizierte seine Art der anthroposophisch orientierten Gesprächstherapie.

Schon als junger Arzt in Wien hatte er sich der Eurythmie und Heileurythmie gewidmet; Friedl Meangya und Trude Thetter waren seine Lehrer gewesen. Mit der Maltherapie war er in Boll vertraut geworden. Die therapeutischen Möglichkeiten der anderen Künste erarbeitete er nun in der Klinik. Das vorliegende Buch spiegelt etwas von dieser Arbeit wider. Zugleich förderte er in seiner freilassenden Art die Entwicklung seiner Mitarbeiter. Ein besonderes Anliegen war ihm auch die Farbtherapie – eine Therapieform, auf die Rudolf Steiner nachdrücklich hinweist –, die er in der Filderklinik einführte und über die anthroposophische Öffentlichkeit hinaus auf Kongressen vertrat. Neben der vielseitigen klinischen Tätigkeit führte Paul von der Heide eine große Ambulanz.

Untrennbar mit seinem Bild verbunden ist der Klang seines Alphorns, des Instruments mit dem weiten Klang, ganz aus dem gestalteten Atem geführt; darin konnte sich seine Seele musikalisch ausdrücken, nachdem durch die Kriegsverletzung Geige und Bratsche unmöglich geworden waren.

1979 begründete Paul von der Heide zusammen mit Käthe Weizsäcker-Hoss, Waltraud Tramsen, Alice Ammon, Hertha Lauer, Johannes Peter Mensching, Werner Priever, Wolfgang Schoene und Maria Wolman das «Institut für anthroposophisch orientierte Psychotherapie», dem sich bald weitere psychotherapeutisch tätige Ärzte, später auch andere Therapeuten anschlossen. Von 1980 an wurden jährlich zwei Tagungen veranstaltet, für die und auf denen anthroposophisch-menschenkundliche Grundlagen einer neuen Psychotherapie, eines Behandelns mit geistig-seelischen Mitteln – als Ergänzung zur Behandlung mit Substanzen –, erarbeitet wurden. Unvergeßlich sind die zusammenfassenden und einen weiten Horizont vermittelnden Vorträge, die Paul von der Heide jeweils zum Ende der Tagungen hielt. Immer wurde die Ordnung und Führung des Astralleibs durch das Ich als therapeutisches Prinzip konkret. Weit gespannt waren die Themen: das Wesen der Seele, bewußtes und unbewußtes Seelenleben, Traum und Schlaf, Weltenatem und Menschenatem, die Lebensstufen, Schicksalsgestaltung und Lebenskrisen und manches andere mehr. Er bemühte sich um ein anthroposophisches Verständnis psychiatrischer und psychosomatischer Krankheitsbilder sowie der analytischen, tiefenpsychologischen und anderen psychotherapeutischen Konzepte und Methoden wie Übertragung und Gegenübertragung, kollektives Unbewußtes, Animus und Anima, Hypnose und vieles andere, wobei es ihm darauf ankam, die in den verschiedenen Schulen in reichem Maße gemachten Erfahrungen aufzugreifen und in neuem Zusammenhang zu sehen und zu verstehen.

Der letzte dieser Vorträge mit dem Titel «Metamorphosen der Liebe» – ein platonisches Symposion des 20. Jahrhunderts – konnte wie eine vermächtnishafte Summe dessen erscheinen, was ihm in seiner ganzen ärztlichen Tätigkeit wesentlich war.

Michaeli 1996 *Dieter Beck*

Vorwort für Kunsttherapeuten

Fragt man sich, was der Antrieb für die weitreichende Beschäftigung mit dem Menschen und seinen Zusammenhang mit den einzelnen Künsten in der vorliegenden Arbeit ist, so kommt einem die Antwort aus dem Kapitel «Das Wesen des Ätherischen» entgegen: «Nur aus dem Staunen erwächst die Sehnsucht, Geheimnisvolles begreifen zu lernen.» Sie kennzeichnet die Grundhaltung des Verfassers und ruft im Lesenden zunehmend die Gewißheit hervor, daß dies auch die Grundhaltung sowohl des Künstlers als des Kunsttherapeuten ist.

In dieser Haltung führt Paul von der Heide den Leser durch eine große «Landschaft», in der er sich selber gut auskennt und in der er reiche Erlebnisse gesammelt hat. Aus diesem Erlebnisreichtum ersprießen dem Mitvollziehenden vielfältige Erkenntnis- sowie Handlungsmöglichkeiten für die Kunsttherapie – aus Naturbeobachtungen, kosmischen Aspekten, aus der Wesensgliederbetrachtung, den Seelentätigkeiten, polaren Gestaltungsprinzipien wie dem Luziferischen und Ahrimanischen, aus Zusammenhängen zwischen den einzelnen Künsten oder aus meditativen Übungen. Dadurch vermittelt der Verfasser eine wichtige Erfahrung, die er so beschreibt: «Im Blick von verschiedenen Seiten fängt Wesenhaftes an, sich mir anzuvertrauen.» So wundert es nicht, daß der Begriff der «liebevollen Hinwendung» sich durch das ganze Werk hindurchzieht. Diese Hinwendung ist ein klarer, gedanklich nachvollziehbarer Weg, den Paul von der Heide als «miterlebendes Denken» charakterisiert und als Erneuerung und Erweiterung der Wissenschaft vorschlägt.

Es ist ein Weg, den vor allem Kunsttherapeuten gehen können, der künstlerisches Schaffen und forschendes Denken verbindet. Auf diesem Weg des Zusammenfalls der Gegensätze kommt er zu einer neuen Charakterisierung von Gesundheit und Krankheit. Er beschreibt sie als dynamische Kräftewirksamkeiten, deren Ausgeglichenheit, Verschiebungen und Einseitigkeiten. Damit schlägt er eine Brücke zu den dynamischen Kräftewirksamkeiten, die im Wesen der einzelnen Künste leben und durch sie zur Darstellung gebracht werden.

Lebendige Kräfte erfordern aber eine lebendige, wandlungsfähige Betrachtungsart – eben die des «miterlebenden Denkens». Für die Erarbeitung dieser Kräftewirksamkeiten bin ich Dr. von der Heide besonders dankbar, da ich unabhängig von ihm in meinem Buch über den kunsttherapeutischen Prozeß zu den gleichen Zusammenhängen gekommen bin.*

Im Kapitel über die Musik bringt Paul von der Heide ein Anliegen zum Ausdruck, das auf einer Anregung Rudolf Steiners beruht, die polaren Grundkräfte des Sehens und Hörens genauer zu erforschen für die Erweiterung kunsttherapeutischer Ansätze. Dies kann als Impuls für die zukünftige kunsttherapeutische Forschungsarbeit aufgegriffen werden, der Licht auf die Polarität von Raumes- und Zeitkünsten werfen könnte.

Dr. von der Heide trägt seine reichen Erfahrungen, zusammenhangschaffenden Gedanken und anregenden Impulse in einer Weise an den Leser heran, die am schönsten durch seine eigenen Worte wiedergegeben werden kann: «Nur auf diesem Boden [der Wärme oder Liebe] bekommt die durch die Worte vermittelte Wahrheit Gewicht und schafft im Partner eine Situation der Offenheit und Aufnahmebereitschaft, ja kann vielleicht sogar selbständige Erkenntnisbereitschaft werden.»

Michaeli 1996 *Marianne Altmaier*

* Siehe Marianne Altmaier, Der kunsttherapeutische Prozeß, Stuttgart 1996.

Das Anliegen

Die folgenden Betrachtungen und Beobachtungen möchten Verständnis wecken für Zusammenhänge, die zwischen dem Wesen der Künste und den Gesetzen von Gesundheit und Krankheit bestehen. Betrachten wir die Phänomene in Kunst und Medizin, so finden sich überraschende Entsprechungen.

Die Anwendung der Künste in der Therapie ist nicht neu.[2] Bei den Griechen war Orpheus geradezu das Idealbild eines Heilers und er war auch der Begründer einer Therapieschule. Die besänftigende oder belebende Wirkung der griechischen Tonarten auf das Gemüt war ebenfalls bekannt und wurde in Heilungsprozessen angewendet und erlebt. Die Barden des Nordens vermochten die Elemente der Natur zu bändigen, Stürme zu beruhigen oder zu entfachen. In der Zeit der Romantik gab es vielfältige Bestrebungen, die Künste, in erster Linie die Musik, therapeutisch einzusetzen. In den Fragmenten des Dichters Novalis finden wir Betrachtungen über Gesundheit und Krankheit als musikalisches Problem. Zu Beginn dieses Jahrhunderts eroberte sich das Malen eine beachtenswerte Stellung als Unterstützung der Psychotherapie.

Rudolf Steiner begründete eine neue therapeutische Kunst in der Heileurythmie und beschrieb ausführlich die Wirkungen der Vokal- und Konsonantengesten auf den Organismus.[3] Dr. Margarethe Hauschka berichtet, daß im Jahr 1925, als sie als junge Ärztin an die Klinik nach Arlesheim kam, mit den dortigen Patienten gemalt wurde.[4] Dies geschah sichtlich auf Anregung Rudolf Steiners. Leider fehlen außer den Angaben zur Heileurythmie weitere Ausführungen Rudolf Steiners zur Begründung einer Mal- oder sonstigen künstlerischen Therapie. Es finden sich aber in seinen Vorträgen über die Künste und über das Wesen der Farben und Töne so viele Hinweise, wie die Künste auf die Wesensglieder des Menschen wirken, daß sich therapeutische Anwendungsmöglichkeiten ablesen lassen. Dies gilt besonders, wenn die Zusammenschau dieser Hinweise mit den neuen Gesichtspunkten erübt wird, die Grundlage für eine Erweiterung der Medizin durch Anthroposophie sind.[5]

Die exakte Kenntnis der Gesetzmäßigkeiten von Gesundheit und Krankheit ist die Voraussetzung für jede Therapie, gleich ob sich diese des Medikaments bedient oder eines aktiven Vorganges, wie dies zum Beispiel bei der therapeutischen Anwendung der Künste geschieht.[6] Genau wie beim Medikament muß auch die Wirkungsart des künstlerischen Vorgangs auf den Patienten durchschaut werden. Dazu ist eine intime Kenntnis der Elemente der einzelnen Kunstbereiche und aller Methoden, die ihnen zur Verfügung stehen, notwendig. Wenn außerdem die Gesetzmäßigkeiten von Gesundheit und Krankheit erfaßt werden, kann durch das Zusammenwirken beider Bereiche der Heilungsverlauf konsequent beeinflußt werden. Heilungskräfte können wachgerufen, Einseitigkeiten ausgeglichen oder stockende physiologische und psychologische Vorgänge wieder in Gang gebracht werden.

Zu einem neuen und tragenden Bindeglied zwischen Arzt und Kunsttherapeuten kann die Tatsache werden, daß in diesem Bemühen beide lernen müssen, mit «Kräftewirksamkeiten» umzugehen. Diese können aber nur durch eine Erkenntnisart in exakter Weise erfaßt werden, die aus der Verbindung zwischen Erleben und Denken entspringt.

Wenn die heutige Medizin, die in Gefahr ist, sich zu sehr an die Technik zu verlieren, wieder zur «Heilkunst» werden soll, müssen die Ärzte das künstlerische Erfassen naturwissenschaftlicher Phänomene üben. In dem Augenblick, in dem man die Wesensglieder des Menschen, also den seelischen und geistigen Anteil, in ihrer Beziehung zum Leib fassen will, «kann man es nicht, ohne daß man die Welt einlaufen läßt in ein künstlerisches Erfassen des Menschen, weil die Welt selber künstlerisch schafft da, wo sie geistig schafft. So daß niemand den Menschen begreifen kann, der nicht das Wissenschaftliche übergehen lassen kann in seiner eigenen inneren Anschauung in Künstlerisches.»[7]

Will der Künstler Therapeut werden, muß er sich ebenfalls in intensiver Weise um Menschenkunde und Erkenntnisfreudigkeit bemühen. Es genügt nicht allein, auf den künstlerischen Schöpfungsakt zu bauen, der sich dem Licht des Denkens immer erst einmal entzieht.

Die Trennung von Kunst und Wissenschaft, die im letzten Jahrhundert erfolgt ist, besteht nicht zu Recht, wenn wir beide Bereiche auf dem Hintergrund der Anthroposophie sehen. Diese schafft Voraussetzungen, die es ermöglichen, die entstandenen Einseitigkeiten zu überwinden. In diesem Bemühen gilt es, sich ein neues Weltbild zu erarbeiten, in dem «Erleben» und «Denken» wieder eins werden. Das heißt aber, daß Wollen und Denken eine neue Verbindung eingehen. Außerdem müssen sowohl die Kunst als auch die Wissenschaft den Mut aufbringen, «übergeordnete Kräfteprinzipien» in ihre Betrachtungen einzubeziehen und deren Gesetzmäßigkeiten erkennen zu wollen.

Künstlerische Therapie kann wirksam werden bei allen Kräfteverschiebungen im physiologischen und im psychologischen Bereich: bei seelischen Erkrankungen und Einseitigkeiten, bei funktionellen Störungen, aber auch bei organischen Krankheiten. Künstlerische Therapie ist besonders hilfreich, wenn Krankheitszustände chronisch wurden oder wenn Heilungsvorgänge verzögert oder kraftlos verlaufen.

Bei seelischen Erkrankungen, wie zum Beispiel den Neurosen, kann künstlerische Therapie zum Helfer der Psychotherapie werden. Es werden beim künstlerischen Schaffen Beziehungen zu «Wesenhaftem» geübt und «Gesprächserfahrungen» mit der Materie, die gestaltet werden soll, gemacht.[8] Einzeltaten können sich hierbei einem größeren Zusammenhang einfügen. Bei einer gut geführten künstlerischen Therapie haben die Patienten bald beglückende Erlebnisse, die sich auf eine neue innige Verbindung mit der Welt beziehen, die die Patienten oft schon lange vermissen mußten.

Bei der Beziehung zur Welt, die wir an den Künsten üben können, lösen wir den Blick von uns ab und orientieren uns ganz an neuen Begebenheiten, die wir mit zunehmender Entdeckerfreude zu erobern lernen. Der Weg aus der seelischen Gefangenschaft der Selbstbezogenheit in eine unbeschwerte, freudige Verbindung mit den Materialien und Elementen der Kunst wird meist sehr rasch als befreiend und erlösend erlebt. Aus diesem Erfahrungswissen heraus ist es viel leichter, den Schritt zu wagen, auch Menschenbeziehungen, an denen man zu leiden hatte, mit anderen Augen zu betrachten. Das Fragen nach dem Wesen des anderen Menschen und dessen Problemen kann im aufbauenden Teil des therapeutischen Gesprächs schneller, als das sonst möglich wäre, bewußt geübt und die Wirkung befreiend erlebt werden.

Das Hauptanwendungsgebiet der künstlerischen Therapie sind die funktionellen Störungen, bei denen am raschesten Wirkungen erzielt und beobachtet werden können. Die gegenseitig fördernde Wirkung von Psychotherapie und künstlerischer Therapie ist bei den psychovegetativen Syndromen ganz besonders auffällig.

Besonders überraschend ist die Wirksamkeit der künstlerischen Therapien bei organischen körperlichen Erkrankungen. Es ist außerordentlich eindrucksvoll zu beobachten, wie Gesundungskräfte nicht nur angeregt werden können, sondern auch konsequent und zielgerecht eine Förderung erfahren können.

Die jahrelangen Erfahrungen in der Abteilung für künstlerische Therapie und psychosomatische Medizin an der Filderklinik, aus denen heraus dieses Buch entstehen konnte, sind in dieser Beziehung eindrucksvoll und außerordentlich ermutigend.

Die Erfahrung, daß künstlerische Therapie auch bei organischen Erkrankungen erfolgreich eingesetzt werden kann, bestärkt die Überzeugung, daß künstlerische Therapie eine neue, eigenständige Therapieform ist. Es entspricht nur einem Teil ihres Aufgabenbereiches, wenn man sie als übendes Verfahren – das sie ohne Zweifel ist – der Psychotherapie zuordnen wollte.

Künstlerische Therapie benötigt einen besonderen und eigenständigen Ausbildungsweg. Dieser sollte allerdings vielseitig sein und unbedingt auch Kenntnisse über die Gefahren vermitteln, die aus der nahen menschlichen Beziehung zwischen Therapeut und Patient entstehen können (Übertragungsphänomene). Gleiches gilt für die Gesetze des therapeutischen Gesprächs, die auch im «Gespräch ohne Worte», beim gemeinsamen künstlerisch-therapeutischen Bemühen, wirken.[9]

Eine neue Krankheitslehre, die von einem exakten Erkennen des Zusammenspiels von Kräftewirkungen ausgeht, gibt Orientierung für Konsequenz beim therapeutischen Vorgang. Dies wird nur möglich werden, wenn entdeckt werden kann, daß Kräftewirkungen ebenso unerbittlichen Gesetzmäßigkeiten unterliegen, wie wir es von der Logik und dem Gesetz der Kausalität im wissenschaftlichen Gebiet kennen. Die Gesetzmäßigkeiten sind andere, müssen aber ebenso klar durchschaut werden, wenn wir mit diesen Bereichen therapeutisch umgehen wollen. Dafür die Grundorientierung zu vermitteln, ist ein Anliegen der folgenden Schilderungen.

Die vorliegende Schrift möchte nicht ein möglichst vollständiges Bild von den Beziehungen zwischen Kunst und Medizin vermitteln, sondern die gemeinsamen Gesetzmäßigkeiten, die in Kunst und Medizin walten, an ausgewählten Kapiteln zum Erleben bringen. Sie hofft, Grundlagen zu vermitteln und vor allem den Blick für eine neue Betrachtungsart zu öffnen. Sie wendet sich in erster Linie an künstlerische Therapeuten und Ärzte, ist geschrieben aus der Sicht des Arztes und möchte künstlerische Therapeuten zur Ergänzung und Weiterführung aufrufen.

Da das Bemühen um ein neues «miterlebendes Denken», durch das Kunst und Wissenschaft sich gegenseitig befruchten, zu den allgemein gültigen Aufgaben unserer Zeit gehört, hoffen wir, daß auch der interessierte Laie die folgenden Betrachtungen mit Gewinn lesen wird. Sie möchten dem Ringen um ein neues Weltbild dienen.

Kunst als Therapie – Therapie als Kunst

Anwendungsmöglichkeiten der Kunst in der Medizin

Viele Patienten müssen lange in der Klinik liegen, empfinden Langeweile und lassen sich innerlich hängen. Künstlerisches Tun kann als sinnvolle Beschäftigung die Zeit ausfüllen, aber auch innere Aktivitäten wecken, die auf die Heilungsvorgänge fördernd wirken. Eine gut durchgeführte *Beschäftigungstherapie* hilft nicht nur, die Zeit zu vertreiben, sondern möchte der Zeit Inhalt geben. Sie wird bemüht sein, sich dem Patienten anzupassen, ihn allgemein in seinem Lebenswillen anzuregen und zu beleben. Anliegen der Beschäftigungstherapie ist es, die Zeit des Wartens sinnvoll zu gestalten und damit auch auf das Allgemeinempfinden fördernd einzuwirken.

Künstlerisches Tun als *hygienisch-prophylaktisches Wirken* ist eine der schönsten und wichtigsten Aufgaben der Medizin. Die Zivilisationseinflüsse führen zu vielfältigen Einseitigkeiten im Seelenleben, aus denen mit der Zeit funktionelle, ja sogar organische Krankheiten entstehen können. Mit Recht können wir sagen: Künstlerisches Tun kann gesundend und belebend wirken. Richtig durchgeführt, befreit es durch die «Freude am Tun» von Erfolgsdruck und Zweckstreben, vermag das Seelenleben zu harmonisieren und bis in die vegetativen Abläufe hinein wohltuend und regulierend zu wirken. Einseitigkeiten können aufgelöst und ins bewegte Leben wieder einbezogen werden.

Die heute oft eng und hart gewordenen Beziehungen zu anderen Menschen und zur Natur bekommen durch künstlerisches Gestalten wieder Wärme und Offenheit, weil unbefangene Hinwendung, das Eingehen auf neue Fragestellungen und auf die Wesensart des Materials in gelöster, spielerischer Art geübt werden können.

Viele ausgebildete Kunsttherapeuten finden heute ein Wirkensfeld in dem immer wichtiger werdenden hygienisch-prophylaktischen Bereich. Dies ist aber nicht künstlerische Therapie im eigentlichen Sinn des Wortes, bei der das Wesen und die Dynamik von speziellen Krankheitsvorgängen erkannt werden müssen, die dann durch gekonnte Handhabung von künstlerischen Vorgängen gesundend beeinflußt werden sollen. Erfahrungen im Umgang mit Krankheitszuständen sollten beim Kursleiter aber im Hintergrund stehen, denn es gibt viele Vorstadien und Grenzzustände.

Therapeutisch kann künstlerisches Tun dann werden, wenn die Dynamik des Kräftewirkens im Krankheitsgeschehen vorher im miterlebenden Denken erkannt wurde. Gleichzeitig müssen die Wirkungen der Künste so durchschaut und beherrscht werden, daß sie zielgerecht und bewußt eingesetzt werden können. Wenn das erlebte Zerrbild des Krankseins dem Urbild der Gesundheit wieder angenähert werden soll, müssen im bewußten Erleben des Künstlers die Grundgesten der gesunden Körper- und Seelenvorgänge lebendig sein. Diese zu vermitteln und ständig weiter zu verlebendigen, ist ein Anliegen der anthroposophischen Menschenkunde.

Dem Arzt stellt sich dabei die Aufgabe, dem Künstler entgegenzukommen, und ihm in Fortbildungen und gemeinsamen Patientenbesprechungen zu helfen, das Kräftespiel in Gesundheit und Krankheit verstehen zu lernen. Der Kunsttherapeut wiederum muß die Wirkung des künstlerischen Vorgangs ebenso durchschauen und beherrschen wie der Arzt das Medikament. Er sollte seinerseits dem Arzt helfen, besser in künstlerische Erlebnisse und Erkenntnisse eindringen zu können. *Am besten geschieht dies im gemeinsamen praktischen künstlerischen Tun.*

Wie wird künstlerisches Tun zur Therapie?

Folgende Angaben Rudolf Steiners können als Wegweisungen erlebt werden, um Antworten auf diese Frage zu finden:

- Im Buch «Grundlegendes für eine Erweiterung der Heilkunst nach geisteswissenschaftlichen Gesichtspunkten» heißt es im Kapitel über die Heileurythmie: «Werden die Bewegungsgebärden der Kunst- und pädagogischen Eurythmie modifiziert, so daß sie aus der kranken Wesenheit des Menschen so fließen wie die anderen aus der gesunden, so entsteht die Heileurythmie.» [10] Die Eurythmie wird zur Heileurythmie, wenn wir von der kranken Situation des Patienten auszugehen vermögen und langsam zum Urbild künstlerischen Schaffens hinführen, das heißt, daß wir schon das Krankheitsgeschehen mit künstlerischem Einfühlungsvermögen fassen müssen und – durchdrungen vom Urbild der entsprechenden Kunst – schrittweise mithelfen, das Zerrbild wieder dem Urbild anzunähern. Es ist dies ohne Zweifel eine prinzipielle Aussage, die auch auf andere künstlerische Bereiche angewendet werden kann.

- Im sogenannten «Dramatischen Kurs» schildert Rudolf Steiner, daß sich das gesprochene Wort wie ein Kunstwerk mit Eigenleben aus dem Wesen des Menschen herauslöst und eine Art Selbständigkeit bekommt. Es entsteht dabei eine Rückwirkung auf die Leibesvorgänge. Es wird «zurückphysiologisiert» [11], das heißt, Vorgänge im Organgeschehen kommen durch die künstlerische Tat zum Mitschwingen. Das bedeutet aber: Die organbildenden Kräfte, die die gesunde Funktion des physischen Leibes erhalten, werden durch den künstlerischen Vorgang angesprochen und in ihrer Wirksamkeit aktiviert.
- In vielen Vorträgen Rudolf Steiners über das Wesen der Künste finden sich Angaben über die Wirkungen künstlerischen Tuns auf die geistig-seelische Persönlichkeit und auf das Leibesgeschehen. Es gilt, diese Hinweise zu erkennen und zu überschauen. Ebenso wesentliche Hinweise verdanken wir Rudolf Steiner über die Elemente der Künste, zum Beispiel über das Wesen der Farben und Töne und über Erlebnisse und Wirkungen, die sich an ihnen entzünden.[12]
- Diese Hinweise fordern geradezu auf zur Zusammenschau mit den menschenkundlichen Angaben über Gesundheit und Krankheit, die Rudolf Steiner in seinen Vorträgen und Schriften für eine Erweiterung der Medizin gibt.[5] Man ist dabei überrascht von der Gemeinsamkeit und Übereinstimmung der Grundgesten und Prinzipien.
- Bei der Besprechung des eigentlichen therapeutischen Vorgangs weist Rudolf Steiner darauf hin, daß für den Heilungsvorgang sowohl Substanzen als auch «Vorgänge» zur Anwendung gebracht werden können. Man könne therapeutisch wirken durch Behandlung mit einer Erdentätigkeit.[6]
- Kennt man die Wirkung, die seelisch erlebte «Sinneseindrücke» auf die Leiblichkeit ausüben, kann man durch die Pflege derartiger Erlebnisse auch Heilungsvorgänge beeinflussen.[13]

Im folgenden soll versucht werden, die Gesetze des Leibes- und Seelenlebens und die Gesetze bei der Betätigung der Künste genauer herauszuarbeiten. Haben sie etwa einen gemeinsamen Ursprung, der eine Zusammenschau nicht nur nahelegt, sondern der das Herausarbeiten von Gemeinsamkeiten zu einem begeisternden Erlebnis macht?

Bestärkt wurden wir bei diesem Versuch durch das tägliche Erleben in der «Abteilung für Künstlerische Therapie und Psychosomatische Medizin» der Filderklinik. Wir konnten dort die Wirkungen des künstlerischen Bemühens beobachten, konnten an Fehlgriffen, die durch ein ungenügendes Erfassen der Zusammenhänge entstanden waren, die Mühen und Nöte kennenlernen, die in der Auseinandersetzung mit ungewöhnlichen Krankheitsbildern entstehen. Wir erlebten dabei aber auch beglückend die neuen Möglichkeiten, die sich aus dem Menschenbild Rudolf Steiners für die Therapie ergeben, und erkannten mit oft fast erschreckender Deutlichkeit, welche Zukunftsaufgaben vor uns stehen.

Der Therapeut muß die Fähigkeit erwerben, Kunst so an den Patienten heranzuführen, daß schon das passive Miterleben Wirkungen hat. Auf diese Weise kann künstlerische Therapie auch bei Schwerkranken eingesetzt werden und hilfreich wirken, wie die klinische Erfahrung bestätigt. Vor allem aber gilt es, den Patienten auf den Weg zu bringen, selbst schöpferisch zu werden und freudige Entdeckungen mit den Elementen der Künste zu machen. Dabei benötigt er Anregungen und Wegweisungen des Therapeuten. Die Kunst des Therapeuten besteht darin, diese Anregungen so zu geben, daß die Gesundungskraft aktiviert wird, die jeweils nötig ist, daß der Patient sich freigelassen fühlt und mit Freude und innerer Gelöstheit arbeitet. Der Patient muß sich am künstlerischen Tun erwärmen können.

Kann er schließlich als freie Persönlichkeit künstlerisch wirken, so ist der Gesundungsvorgang weitgehend vollzogen und der Patient hat seiner Krankheit vielleicht sogar «einen Segen abgerungen». Er ist nicht nur wiederhergestellt, sondern reifer geworden und kann seine eigenen Seelenkräfte besser handhaben. Selbst wenn er, wie dies bei chronischen Krankheiten der Fall ist, körperlich nicht vollständig gesunden konnte, ist er doch in seiner geistig-seelischen Persönlichkeit gereift. Dies aber kann von entscheidender Bedeutung sein für die Bewältigung einer vorliegenden Erkrankungsbereitschaft oder für den weiteren Schicksalsverlauf.

Die anschließenden Darstellungen gliedern sich in drei Hauptabschnitte:

- Der erste Hauptabschnitt schildert das Wirken der vier Wesensglieder (physischer Leib, Lebensleib, Seelenleib und Ich) in Leibesbildung und Seelenleben beim gesunden Menschen. Die Gesetze des «miterlebenden Erkennens von wirkenden Kräften» werden dargestellt und Anregungen gegeben, diese Erkenntnisfähigkeit an der Betrachtung der Natur, der menschlichen Gestalt, an Phänomenen des inneren Seelenlebens und der Umweltbeziehungen zu üben.
- Im zweiten Hauptabschnitt wird ein Überblick über Krankheitsbilder und ihre Entstehungsarten gegeben. Die Schilderungen sind so gestaltet, daß sie anregen, die Fähigkeit des miterlebenden Erkennens an der

Betrachtung der Krankheitssymptome, des veränderten Seelenlebens und der Art der gestörten Umweltbeziehungen selbst übend zu entwikkeln.
- Im dritten Hauptabschnitt werden die Künste geschildert, ihre Wirkensprinzipien, ihre Elemente und Materialien und ihre Rückwirkungen auf Seele und Leib. Es werden Entsprechungen der in den Künsten wirkenden Gesetzmäßigkeiten mit den Vorgängen von Leibesbildung, Physiologie und Seelenleben dargestellt und daraus therapeutische Konsequenzen abgeleitet.

Die Erweiterung der Fragestellung und Erkenntnismethode

Wir haben es in Kunst und Medizin mit Vorgängen in vier Bereichen zu tun:
- Die physisch-mineralische Substanz ist die Grundlage allen Seins in Mensch und Naturreichen. Ohne den festen Untergrund der Erde kann kein Eigensein bestehen. Die Naturwissenschaft beschreibt diesen Bereich meisterhaft und vorbildlich bis ins letzte Detail.
- Die Lebensvorgänge, die die mineralische Substanz zu organischen Substanzen in Pflanze, Tier und Mensch verwandeln, können im üblichen wissenschaftlichen Stil zwar in ihren Wirkensäußerungen beschrieben, in ihrem Wesen aber nicht unmittelbar erfaßt werden. Können wir uns diese Grenzsituation bewußtmachen, so wird die Notwendigkeit neuer Erkenntnisschritte und -methoden deutlich. Gefordert werden muß dabei allerdings, daß beim Vorstoßen in Neuland *die Exaktheit einer wissenschaftlichen Grundhaltung nicht verlorengehen darf.*
- Die Gestaltungsvorgänge in Pflanze, Tier und Mensch können als Ergebnis eines Wechselspiels von polaren Kräften erlebt werden und so ein neues Forschungsgebiet eröffnen.
- Zusätzlich können wir die Frage stellen nach den Kräften, die die Einzelheit in ein Ganzes einzufügen vermögen. Wie ordnet sich die einzelne Zelle den Gesetzen des Organs ein? Wie wird aus der Vielzahl der Organe der Organismus? Ähnliches gilt von der Stellung des Menschen

als individuellem Wesen im sozialen Zusammenhang, aber auch für seine Stellung in der Natur, ja im ganzen Weltall.

Wenden wir diese differenzierenden Überlegungen als Schlüssel an, so können wir den beobachtbaren Phänomenen trotzdem verbunden bleiben. Wir lernen nur, sie mit anderen Fragestellungen zu betrachten als bisher.

Im folgenden soll versucht werden, diese vier Grundsituationen, die den vier Wesensgliedern des Menschen, physischer Leib, Lebensleib (Ätherleib), Seelenwesen (Astralleib) und Ich, entsprechen, möglichst lebendig zu erleben. *Ein rein begriffliches Wissen genügt für unser Vorhaben nicht. Wir möchten Anregungen geben, selbst diese Grundprinzipien in ihrem Wesen nachzuerleben und sie selbständig im «miterlebenden Denken» zu entdecken. Der ideale Leser dieses Buches wäre der, der sich auf unser Bemühen einläßt, gemeinsam eine neue Denkart zu «erüben».*

Mit diesem Bemühen schaffen wir gleichzeitig die Grundlagen für das Verständnis der Kräfteprinzipien, die in den Künsten wirksam sind. Das Verhältnis der vier Wesensglieder untereinander charakterisiert in seiner jeweiligen Besonderheit geradezu die Wirkungsart der einzelnen Künste auf den Menschen.

Wir bedienen uns bei diesem Bemühen der «goetheanistischen Methode». Als Dichter hatte Goethe erkannt, daß ein dramatisches Spannungsfeld immer dann entsteht, wenn ein Vertreter von zentrifugal wirkenden, jugendlichen, revolutionären Freiheitskräften mit einem Vertreter von Ordnung, Ruhe und Gesetz zusammenprallt. Der eine möchte bewegen, der andere allem Gewordenen Dauer verleihen. Diese dramatischen, polaren Gegensätze können sich auf die verschiedenste Weise ausgleichen oder zu tragischen Konsequenzen führen. Letzteres geschieht immer dann, wenn der eine oder der andere Pol ohne ausgleichendes «Mitte-Schaffen» überwiegt.

Goethe empfand es als die wichtigste und bedeutsamste Tat seines Lebens, als er entdeckte, daß alle Gestaltungskräfte in der Natur im Prinzip dem gleichen polaren Kräftewirken entsprechen, die er als Dichter von Dramen so gut kannte und zu handhaben verstand. In allen Gestaltungsvorgängen der Natur läßt sich wie beim Drama ein impulsierendes zentrifugales Element erkennen und als Gegengeschehen die Kraft des Begrenzens und Abrundens. Zwischen beiden Polen entsteht ein «Mittleres» als Neuschöpfung. An der Gestalt der neu gebildeten Mitte kann das Wirken der polaren Kräfte abgelesen werden. Im Erkenntnisprozeß muß ein Forscher im Sinne Goethes genauso intensiv das gestaltende Kräftewirken miterleben wie der Dichter und Zuschauer die Schicksale der Helden auf der Bühne.

Die Subjektivität dieses Erlebens erfährt eine Verwandlung dadurch, daß sich ein zweiter Erlebnisschritt anschließt. In einem Brief soll Goethe diesen folgendermaßen charakterisiert haben: «Ich lasse die Dinge auf mich wirken – betrachte das in mir Bewirkte – und versuche es so treu und unverfälscht wie möglich wiederzugeben.» Das heißt: An das «Sich-Verbinden mit dem Objekt» im tätigen Miterleben der Gestaltungskräfte schließt sich ein «inneres Lauschen» an. Dies kann durch Übung so fortentwickelt werden, daß sich ein objektives Erkenntnisvermögen für spezifische Qualitäten herausbildet. Im musikalischen Bereich ist dies am leichtesten zu erringen und uns allen, wenigstens anfänglich, vertraut. Das persönliche Erleben als anfangs subjektive Willenstat muß eine Entwicklung durchmachen, damit es Instrument für einen objektiven Erkenntnisprozeß werden kann. Wenn dies geschieht, wären Kunst und Wissenschaft wieder miteinander verbunden.

Rudolf Steiner greift diese Denkart Goethes auf, führt sie konsequent weiter und wendet sie vor allem auch auf den Menschen an. Er macht dabei auf ein interessantes Phänomen aufmerksam: Die naturwissenschaftliche Betrachtungsart löst eine Einzelheit aus dem Zusammenhang heraus und stellt sich dieser als Beobachter gegenüber. Diese Subjekt-Objekt-Beziehung erfolgt in *horizontaler Richtung*.

Wollen wir ein polares Kräftespiel erkennen, so ist dies immer ein Geschehen zwischen einer ausstrahlenden *Mitte* und einem *Umkreis*, aus dem die zentripetalen Formimpulse wirksam werden. Den denkbar größtmöglichen Hintergrund für diese Blickrichtung bildet die Erde mit ihrem Mittelpunkt in ihrer Beziehung zum Umkreis des Sternenhimmels. Versuchen wir zum Beispiel die Gestalt der Pflanzen zu erforschen, müssen wir die Fähigkeit erüben, sie in diesem größtmöglichen Spannungsfeld zu sehen. Das heißt, wir betrachten die Pflanzen nicht als einzelne Objekte, sondern als Teile des gesamten Erdorganismus. Der *horizontale* Blick der Naturwissenschaft erfährt dabei eine Richtungsverwandlung. Das Interesse gilt dem *vertikalen* Geschehen, wie dies zum Beispiel im Frühling an der Richtung des Pflanzenwachstums offenbar wird.

Die Erweiterung des naturwissenschaftlichen Blicks durch die Einbeziehung des näheren und weiteren Umkreises einschließlich des Kosmos entspricht im Prinzip den Ergebnissen der modernen Physik. Man ist sich heute durchaus bewußt, daß die bewundernswerten Forschungsresultate der Naturwissenschaft einer willkürlichen Einengung des Blickfeldes zu danken sind. Die Urväter der modernen Naturwissenschaft, wie Descartes und Newton, praktizierten bewußt diese Beschränkung auf das aus dem Naturzusammenhang herausgelöste Objekt. Das Interesse galt den Einzelheiten, die bis ins intimste Detail erforscht wurden. Außerdem ging man von der ebenso willkürlich gesetzten Annahme aus, daß auch der Forscher aus dem Naturzusammenhang herausgelöst, wirklich nur objektiver Beobachter sei.

Die moderne Physik lehrt uns, daß diese objektive Beobachterposition eine Fiktion ist. Der Wissenschaftler ist sowohl durch seine Leiblichkeit als auch in seinem Denkvermögen in ein sich ständig bewegendes Kräftefeld hineinverwoben – in gleicher Weise, wie das betrachtete Naturobjekt. Den angenommenen sachlichen Abstand zum Objekt gibt es nicht. Es entstehen und bestehen immerfort Wechselbeziehungen. Die Grundlagen der Haltung, aus der die Naturwissenschaft bisher ihre Entwicklungsimpulse bezog, sind insofern überholt und bedürfen der Korrektur.[14]

Rudolf Steiner impulsiert eine Erweiterung des naturwissenschaftlichen Forschens und Denkens. Dies geschieht unter anderem durch die Einbeziehung von Kräften, die zwischen Erde und Kosmos wirksam sind und alles durchdringen. Welch andersartiges Bild entsteht dabei aber im Gegensatz zur physikalischen Weltbetrachtung. Nicht nur die physischen und physikalischen Phänomene gilt es zu erforschen, sondern die *Lebensvorgänge* und *Todesprozesse* und *ihr ständiges Ineinanderspielen.*

Ferner gilt es, Gestaltungskräfte als *geistige Realitäten* ernst zu nehmen. Sie wirken in der belebten Materie und sind, wie schon erwähnt, polar wirksam. Zentrifugales und zentripetales Wirken stehen sich in einem Spannungsfeld gegenüber.

Lebensvorgänge und Gestaltungsvorgänge können aber nur erforscht werden, wenn das Erkenntnisvermögen ebenfalls eine Erweiterung erfährt. Die Basis dabei ist und bleibt die naturwissenschaftliche Denkart. Nüchternheit und Sachlichkeit müssen als Fähigkeit stets erhalten bleiben. Hinzuerworben werden muß das miterlebende goetheanistische Denken. Rudolf Steiner weist die Wege, noch weitere Erkenntnisschritte zur Intensivierung des Erkenntnisprozesses anzuschließen. Die Gesetze dieses Weges können erlernt, gedanklich klar durchschaut und in einer Exaktheit gehandhabt werden, die mit der Lösung eines mathematischen Problems verglichen werden kann. Die notwendigen Schritte sind stets zu überschauen. *Die Wissenschaftlichkeit der Anthroposophie besteht in der wis-*

senschaftlichen Exaktheit des Weges, der das Erkenntnisvermögen so weiterentwickelt, daß auch die Lebens- und Gestaltungsprozesse dem Forschen zugänglich werden.

Rudolf Steiner empfiehlt das miterlebende Eintauchen in die Rhythmen der Natur in ganz besonderem Maße als eine dem Gegenwartsmenschen entsprechende Übung.[15] Mit ihrer Hilfe ist es besonders gut möglich, die verschiedenen Qualitäten unseres Erdenseins, das Physische, Ätherische und Astralische, so zu erfassen, daß es ein Wissen aus dem eigenen Erleben wird. Wir bekommen außerdem eine neue Beziehung zur Erde als belebtem Organismus. Wir entwickeln dabei ein Denken, «das lernt, mitvibrieren mit der Pflanze, wie sie heranwächst, wie sie sich in der Blüte entfaltet, wie sie, bei einer Rose zum Beispiel, aus dem Grün in das Rote hinübergeht».[16] Die Erde ist dann nicht mehr das einsame, aus seiner Beziehung zu seiner kosmischen Umgebung «herausgefallene» Substanzgebilde, sondern einbezogen in ein großartiges kosmisches Kräftespiel.

Wir benötigen die neue Denkart, um Kräftewirkungen beurteilen zu können, die wir für Diagnose und Therapie überschauen müssen. Wir üben gleichzeitig das künstlerische Miterleben von Gestaltungskräften. Dies ist eine der wichtigsten Voraussetzungen für jedes künstlerische Schaffen, gleich welcher Kunstart und welchen Materials wir uns dabei bedienen. So können wir zum Beispiel in der Pflanzenwelt ebenso die vielfältig gestalteten Formen, wie die Welt der Farben, aber auch den Zusammenklang der verschiedenen Gestaltungsqualitäten zum Ganzen miterleben.

DER GESUNDE MENSCH

Der Leib der Erde und des Menschen[17]

Der Leib des Menschen kann nur auf dem Hintergrund der Erde verstanden werden. Im Knochen wirken die gleichen Härtevorgänge wie in den Mineralien der Erdkruste. Die Lebensvorgänge des Leibes verbinden uns mit dem Pflanzenreich. Innere Gestaltungsvorgänge, Bewegungsimpulse und Empfindungsfähigkeit wirken in uns wie auch im Tierreich.

In den folgenden einleitenden Betrachtungen wollen wir die einzelnen Naturreiche als Bild für die Wesensbereiche des Menschen vor uns hinstellen und versuchen, die in ihnen wirkenden Kräfteprinzipien mitzuerleben. Alltäglichkeiten und Selbstverständlichkeiten können dann zum interessanten und bestaunenswerten Erkenntnisobjekt werden.

Die mineralische Erde

Die Erde als geprägte Form – Die Wintererde

Betrachten wir die Erde im Winter, so liegt sie kahl, hart und leblos vor uns. Selbst das sonst immer bewegliche Wasser ist zur festen, spiegelglatten Eisdecke erstarrt.

Stellen wir uns möglichst bildhaft die Erdkugel in ihrer Wintersituation vor und fügen noch dazu das Wissen, daß der Erdkern aus feurigen Magmamassen, aus glühendem Eisen-Nickel-Metall besteht. Welch polares Spannungsfeld, wenn man an die tote, harte Winterkruste der Erddecke denkt und darunter mit dem inneren Auge die feurigen Erdentiefen erahnt, die nur selten in Vulkanausbrüchen und Erdbeben ihre objektive Realität zum Ausdruck bringen! Wie dankbar können wir Kräfte erleben, die Kühle, Festigkeit und Abgrenzung schaffen, Kräfte, die in der Erdoberfläche wirken und die Feuermächte bändigen. Die Schwerkraft als Charakteristikum der Erde wirkt zentripetal, sie «hält zusammen».

Die Hauptbestandteile der Erdkruste sind Kiesel, Kalk und Tonerde. Allen gemeinsam ist die Bereitschaft, Formkräfte in sich aufzunehmen. Bei Kalk und Kiesel geschah dies vor langen Zeiten, als Flüssiges in Festes

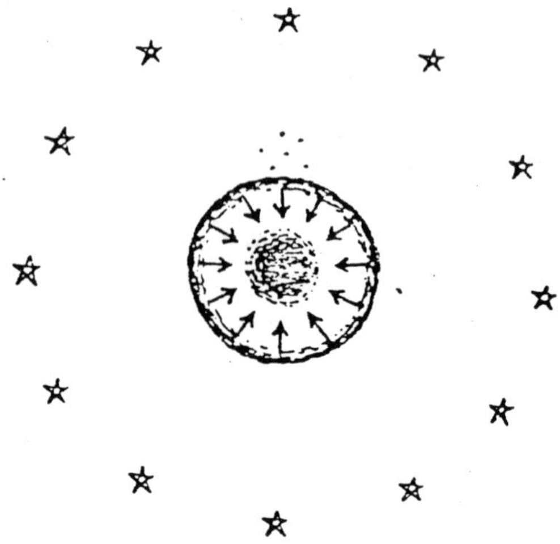

Bild 1

überging. Man denke aber daran, daß auch heute noch Kristalle aus flüssigen Lösungen entstehen können. Wie ähnlich kann die Form von Kalk- und Kieselkristallen sein. Wie sehr unterscheidet sich aber der Bergkristall von dem ebenso klar durchsichtigen Kalkspat oder einem Gipskristall, der sich im Wasser wieder auflöst. Wie bereit war der Kalk und ist es noch, sich vom Wesen der Tiere formen zu lassen: Schneckenhäuser, Muschelschalen, Ammoniten und Belemniten finden sich in unseren Kalkgebirgen.

Die geformte Substanz gliedert die Rundung der Erdoberfläche in unzählige einzelne Bestandteile.

Die Tonerde ist – als Lehm in ihrer staubartigen Feinkörnigkeit durch Wasser verbunden – das ideale Material für die Gestaltungskraft des Menschen in Handwerk und künstlerischem Tun.[18] Im Plastizieren ist dies eindrucksvoll erlebbar.

Die Abgeschlossenheit der in sich begrenzten Substanz gegenüber der Umgebung kann aufgehoben werden im durchsichtigen Kristall. Erdenfestigkeit und Härte verbinden sich in eindrucksvoller Weise mit dem Prinzip der Durchlässigkeit. Ein beachtenswertes Phänomen.

Die Bedeutung der mineralischen Erde für den Menschen

Die mineralische Erde gibt dem Menschenleib Festigkeit und feste Grenzen. Der Kalk fügt sich im Knochenbau dem menschlichen Bauplan ein. Die Knochenbälkchen lassen eine Struktur erkennen, die optimalen physikalischen Gesetzmäßigkeiten entspricht. Sie sind in ihrem Aufbau «substanzgewordene Weisheit» der Gesetze von Mathematik und Physik.

Wir erleben uns im fest begrenzten Leibeshaus der Welt gegenüber. Wir sondern uns von ihr ab und erlangen dadurch unser Selbstbewußtsein.[19] Unsere kristallähnlichen Sinne – besonders deutlich wird dies beim Auge – schließen uns für die Welt auf und geben ihr Einlaß in unser Inneres. Obwohl getrennt, stehen wir der Welt so gegenüber, daß wir uns mit ihren Einzelheiten erkennend verbinden können. Der harte Erdenuntergrund und das stützende Knochensystem geben Standfestigkeit und Sicherheit. Ohne mineralische Erde würden wir uns nicht als eigenständige Persönlichkeiten entfalten können, könnten wir keine Subjekt-Objekt-Beziehung erleben.

Im physiologischen Geschehen benötigen wir die mineralischen Substanzen im Blutserum und das Eisen in den roten Blutkörperchen, um wache und tätige Menschen zu sein. Fehlen diese Substanzen, schwinden Bewußtseinshelle und Tatkraft.

Das Wesen des Ätherischen[20]

Die Pflanzenwelt

Die Frühlingserde

In der Wintererde ruhen verborgen Wurzelstöcke und Samenkörner. Wird es wieder wärmer, wächst die Kraft der Sonne, so beginnt es zu keimen und zu sprossen. Betrachten wir die Erde wieder als Ganzes oder zumindest als Halbkugel, so beginnt im Frühling substantiell ein radiales Ausstrahlen. Jede Pflanze wächst auf einem Radius der Erde senkrecht, heliotrop zum Himmel empor. In einer geotropen Geste schickt sie ihre Wurzeln zum Erdmittelpunkt. Die zentrifugale Keim- und Sproßkraft ist

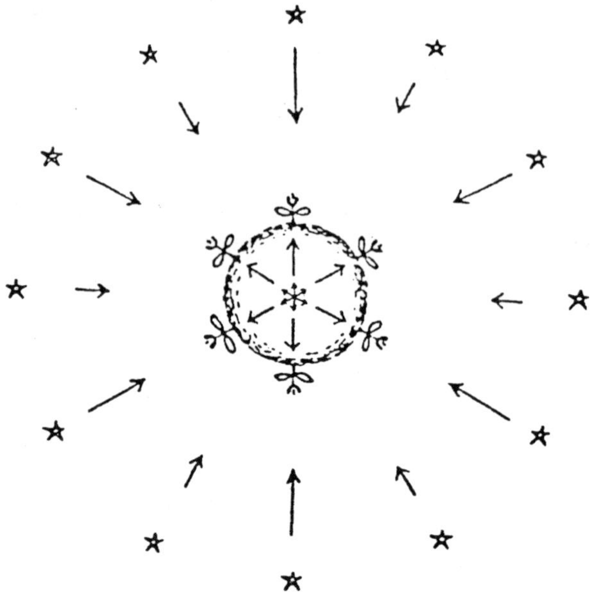

Bild 2

groß. Zum Beispiel vermögen Schachtelhalm und Champignon Asphaltdecken zu durchbrechen. Trotz der Intensität dieser Kraft wird das Wachstum aber bald gebremst. Nicht nur die Bäume wachsen nicht in den Himmel, sondern jedes Wachstum wird zur rechten Zeit aufgehalten.

In jedem Frühjahr werden ungeheure Mengen von neuer Substanz gebildet. Nicht nur, daß diese Mengen von Blättern, Blüten und Stengeln im Winter nicht vorhanden waren; es entsteht auch eine völlig neue Art von Substanz, die die Mineralstoffe der Erde, das Wasser und die Luft in neuer Qualität zusammenfügt. In diese Kraft ist hineingebannt die Kraft der Sonne, ohne die organische, lebende Substanz nicht entstehen kann. Betrachten wir bei diesem Vorgang die Dynamik zwischen Himmel und Erde, so können wir sagen: Aus dem Himmelsumkreis strahlt Sonnenenergie zur Erde nieder und ergreift die Ansatzpunkte der Samen, weckt dort Wachsen und Neuschaffung von Substanzen.

Sonnenkräfte – Das Wesen des Ätherischen

Rudolf Steiner charakterisiert die Kräfte, die von der Sonne ausgehen und die Erdenumgebung erfüllen, als Umkreiskräfte. Sie ermöglichen das Leben und können daher auch Lebenskräfte oder Ätherkräfte genannt werden. Wählt man den letzteren Ausdruck, so muß man sich dabei klarmachen, daß er gleichbedeutend mit Sonnenwirksamkeit oder lebenerzeugender Kraft ist.

Diese nüchternen Ausdrücke entheben uns nicht der Notwendigkeit, vor den im Grunde unbegreiflichen Vorgängen der Pflanzensubstanzbildung das Staunen wieder zu erlernen. Nur aus dem Staunen erwächst die Sehnsucht, Geheimnisvolles begreifen zu lernen.

Bei der Entstehung pflanzlicher Substanz anerkennt die Wissenschaft durchaus die «Himmelskraft» der Sonnenenergie. Das wissenschaftliche Interesse gilt aber nur den erforschbaren Wirkungen im Irdischen, den Schritten der Photosynthese. Das Staunen vor der Tatsache, daß belebende Kräfte vom Himmelsumkreis auf die Erde strömen, wird meist ertötet durch die Freude an den wissenschaftlichen Ergebnissen der organischen Chemie.

Die Ätherkräfte strahlen vom Umkreis zentripetal auf die Erde ein. *Sie üben in ihrer Wirkungsart aber einen Sog aus.* Sie saugen die Grundsubstanzen Erde, Wasser und Luft in die qualitativ neue Substanzstufe *empor.* Die Kräfte strahlen also zentripetal ein, haben aber in der saugenden Wirkung eine zentrifugale Kraft. Dies ist ein weiteres eindrucksvolles Beispiel für die Notwendigkeit, ein bewegliches Denken zu praktizieren, wenn es sich um das Erfassen von Kräftewirkungen handelt.

Die ätherischen Kräfte wirken intensiv, solange die Sonne scheint. In der Nacht haben andere Kräfte, die Dichte, Festigkeit und Schwere bewirken, die Oberhand. Diese Erdenprinzipien durchdringen die am Tage geschaffene neue organische Substanz und geben damit den lebendigen Pflanzen Festigkeit, zum Beispiel in der Holzbildung.[21]

Lebende Substanz als Mutterboden

Durch die Begegnung zwischen Erde und sonnenverwandten Umkreiskräften wird neue Substantialität geschaffen, die selbst wieder zum Mutterboden für die Aufnahme von Gestaltungsprinzipien werden kann.

Das Ätherische schafft die Voraussetzung, daß die Gestaltungskräfte des Astralen eingreifen können. Es stellt ihnen dafür die «Substanz» zur Verfügung.

Bevor dies möglich ist, muß aber erst die Erdenhärte überwunden werden. Nur so kann irdische Substanz zum Empfangsorgan für geistig wirkende Kräfte werden.

Das Ätherische hat dabei eine Mittlerrolle. Es nimmt auf der einen Seite das Astralische auf, auf der anderen führt es dies hinein in die Materie. Es steht also zwischen dem Astralischen und dem Physischen des Leibes.

Die vier Ätherarten

Rudolf Steiner weist auf vier verschiedene Ätherqualitäten hin, die gleichzeitig mit den zunehmenden Verdichtungsprozessen der Erdenevolution aufgetreten sind.[22] Er spricht vom Wärmeäther, der eine Beziehung zur physikalischen, aber auch zur geistig-seelischen Wärme hat, vom Lichtäther als Gegenspieler des Luftelements, vom Klangäther, der am Wäßrigen seine Ansatzpunkte hat und vom Lebensäther, der die Härte der Erdenmaterie zu besiegen vermag.

Der Lebensäther und das Element des Festen

Zentripetale Verfestigungskräfte und ätherischer Sog in den Umkreis prallen aufeinander. Kräfte, die Tod, und Kräfte, die Leben repräsentieren, stehen sich gegenüber und durchdringen einander. Die Ansatzpunkte für dieses Wirken sind Samenkörner und Wurzelstöcke, also Gebilde, die von mineralischer Substanz oft kaum zu unterscheiden sind. Sie tragen aber im Gegensatz zum mineralischen Gestein den Nachklang einer Begegnung mit den Ätherkräften des Kosmos aus dem letzten Sommer in sich.

Im Frühjahr und Sommer sind die lebenschaffenden Kräfte stärker, im Herbst beginnt der Sieg des Todes- oder Erdenprinzips. Im Hochgebirge ist das Aufeinanderprallen der Gegensätze besonders deutlich. Das Gestein verwittert und zerfällt, neue lebende Substanz wird der Übermacht der Erdenhärte abgerungen. Kaum ist der Schnee geschmolzen, wächst und blüht es in bewundernswerter Vitalität, mit großer Farbkraft und häufig auch mit starkem Duft. Kräfte, die diesen Duft zum Himmel emporreißen wollen, wirken besonders intensiv.

Ein Bild von der Intensität des Lebensäthers steht vor uns, wenn wir an die Keimkraft denken, mit der Samenkörner in Felsspalten den Fels auseinandersprengen können.

Wirkt der Lebensäther zusammen mit dem chemischen Äther besonders intensiv oder gar im Übermaß, so entsteht «wucherndes Leben».

Im Gegensatz zu den Verfestigungstendenzen der irdischen Substanz erzeugt der Lebensäther innere Regsamkeit. Er hat aber auch gestaltbildende und gestalterhaltende Kraft. Wenn Mineralisches zerbrochen ist, bleiben seine Teile getrennt. Ein gebrochenes Bein bei Mensch und Tier aber heilt wieder zusammen, die gestörte Ganzheit wird wiederhergestellt. Diese Kraft wirkt in jedem Augenblick des Lebens, das ja nicht nur gebildet, sondern auch erhalten werden muß. In jeder einzelnen Zelle bilden Zellkern und Zellhaut eine derartige kleinste in sich abgeschlossene «Ganzheit voller Lebenspotenz». Auch der Nahrung gegenüber wird der Lebensäther aktiv. Die Nahrung muß zerstört und neu belebt werden.

Die Haut ist in besonderem Maß Ausdruck der in sich geschlossenen Ganzheit. In ihr erfolgt eine besonders intensive Begegnung mit den Formkräften des Astralleibes. Die Beschaffenheit der Haut läßt besonders leicht Rückschlüsse auf die Qualität des Lebensäthers, der Vitalität des betreffenden Menschen zu. Auch die Beobachtung der Regenerationskraft und des Wundheilungsvermögens vermitteln Erkenntnisse über die Qualität des Lebensäthers.

Der Klangäther und das Element des Wassers

Das Wesen des Wäßrigen kann folgendermaßen charakterisiert werden: Es ist gegenüber dem Mineralischen in sich beweglicher, gegenüber der Luft wirkt in ihm aber eine größere Tendenz zur Schwere. Die Kraft des inneren Zusammenhaltes ist stärker ausgeprägt als bei der Luft. Jeder Wassertropfen ist in sich gerundet und auf seinen Mittelpunkt zentriert. Als einzelner Tropfen ist er ein Abbild der ganzen Erde. Als See und Meer wird das Wasser Teil der Erdoberfläche.

Eine Besonderheit des Wassers besteht darin, daß jeder einzelne Tropfen das Bestreben hat, sich mit anderen Tropfen zu vereinigen, zusammenzufließen und wiederum ein gerundetes oder der Erdrundung eingefügtes, in sich aber nicht differenziertes Ganzes zu bilden. Auch schmiegt es sich der Form jedes Gefäßes an.

Das Auftreten des Klangäthers wirkt diesen Tendenzen entgegen. Zu seinem Wesen gehört die «Leichte», die die Schwere aufhebt. Welche Dramatik! Das Leichteprinzip als Kräftewirken möchte den Wassertropfen, ob groß oder klein, auflösen, seines inneren Haltes berauben und in die Umgebung zerstieben.

Der Klangäther macht ferner bereit zu «Gliederungen». Er hebt die Tendenz des Wassers zum formlosen Verfließen auf. Die Fähigkeit zum Differenzieren kennzeichnet seine Wirksamkeit. Dies bringt mit sich, daß zwischen den einzelnen Gliedern Zwischenräume, Lücken geschaffen werden. So können die Glieder für sich bestehen, aber doch untereinander in ständige Beziehung treten. Dadurch entsteht die Möglichkeit zu inneren Bewegungen, zu Schwingungen in der wäßrigen Substanz.

Noch deutlicher wird dies im wäßrig-luftigen Element. Jeder Ton beim Singen oder Blasen bringt dieses Medium zum Schwingen. Wellenbäuche sind durch Knoten getrennt. Solange der Ton erklingt, bleibt diese Gliederung bestehen. In ihr wirken die strengsten mathematischen Gesetzmäßigkeiten. Der Klangäther «entzweit», «treibt in die Zahl und in Zahlenverhältnisse». Das Zahlenwesen tritt durch das Wirken des Klangäthers in Erscheinung. Darum nennt Rudolf Steiner ihn auch den Zahlenäther.

Das Entstehen von Zwischenräumen, Gliederungen, Lückenbildungen überwindet die Tendenz des Wäßrigen zu Schwere, Verdichtung, aber auch zum Verfließen. Gleichzeitig vermittelt der Klangäther aber die Entstehung harmonischer Beziehungen zwischen den Gliedern. «Wenn man vom Klangäther spricht, meint man den Träger dessen, was bekannt ist als Sphärenharmonie.» [23]

Der Klangäther macht das Wäßrige, Wäßrig-Luftige, Wäßrig-Breiige bereit, Gestaltungskräfte in sich aufzunehmen. Er hat bei allen Lebensprozessen eine besondere Bedeutung, weil das Wäßrige geradezu der Ansatzpunkt des Ätherwirkens, also der Ansatzpunkt für die Entstehung lebendiger Substanz und damit des Ätherwirkens ist.

Die Versuche von Hans Jenny demonstrieren die chladnischen Klangfiguren unter modernen Versuchsbedingungen.[24] Sie zeigen die Kraft der Töne auf die Materie in verschiedenartigen Substanzen. Im Ton wirken die Kräfte des Astralischen, dessen Pole im Formen und Bewegen ständig neue Gestaltungen schaffen. Bei diesen Versuchen entstehen Strukturen von bewundernswerter Schönheit. Solche Experimente in der unbelebten flüssigen Substanz können ein Ahnen vermitteln, in welcher Weise die Gestaltungskräfte der Natur prägend in den Mutterboden der belebten Substanz eingreifen und dort für die Zeit des Lebens eines Naturwesens wirksam bleiben.

Verfolgt man diesen Prozeß weiter und bedenkt, daß sowohl die pflanzliche Substanz als auch das Eiweiß aus verschiedenen Elementen aufgebaut sind und ein kompliziertes Gebilde darstellen, so erkennt man auch darin die Fähigkeit zur Gliederung, zum Zusammenklang der einzelnen Glieder untereinander und zum Entstehen einer neuen Ganzheit.

Diese chemischen Vorgänge sind in genau der gleichen unerbittlichen Exaktheit von Zahlengesetzen geprägt wie die Welt der Töne und Tonbeziehungen. So wie wir in den Tönen und sonstigen Gliederungen der Natur Zahlengesetze erkennen, auf die besonders Hans Kayser in seiner Lebensarbeit aufmerksam gemacht hat[25], so sind auch die chemischen Vorgänge nach mathematischen Prinzipien aufgebaut. Man denke an das periodische System der Elemente, aber auch an den Bau der Moleküle. Klangäther und chemischer Äther sind also dasselbe. Die verschiedenen Namen weisen nur auf eine andersartige Wirkensqualität in der Beziehung zum Medium hin. Der Klang entsteht im Luftig-Wäßrigen, der Chemismus im Breiig-Festen. Beiden gemeinsam ist die Beziehung zur Gliederung und dadurch zur Zahl, so daß auch der Name Zahlenäther oder gar mathematischer Äther als Synonym Berechtigung hat.

Der Lichtäther und das Element der Luft

Die Luft als physikalisch-substantielles Erdenprinzip ist in sich beweglicher als das Wasser und hat nur Anklänge von Erdenschwere. Die Erdenkraft wirkt in ihr als Verdichtungstendenz und als spannungschaffende Kraft, die aber immer nur relativ kurze Zeit aufrechterhalten werden kann.

Die Luft bildet in sich «Luftkörper», die wir auf jeder Wetterkarte studieren können. Zonen erhöhten Luftdrucks gleichen sich ständig mit Zonen niedrigeren Drucks aus. Ein Hoch oder Tief wird wie ein körperlich begrenztes Gebilde ständig neu geschaffen und löst sich wieder auf. Die Tendenz zu Bewegung und Beweglichkeit ist groß. Das Wirken der zentripetalen, mittelpunktorientierten Erdenkraft ist trotzdem deutlich zu erkennen. Betrachten wir die Erde als Ganzes, so drückt die Luft auf die Erdoberfläche. Das Wort Luftdruck ist sehr anschaulich.

Das Licht wirkt in zweifacher Form dem Erdenprinzip der Luft entgegen. Es wirkt strahlend, ausgehend vom Quell der Sonne. Es wirkt aber auch diffus vom ganzen von der Sonne erhellten Himmelsumkreis, auch wenn dies durch eine Wolkenschicht verborgen ist. Der Lichtäther umhüllt alles Erdengeschehen von außen. Er füllt Zwischenräume aus und berührt die Erdensubstantialität. Er dringt aber nicht in sie ein, wie dies beim chemischen Äther und beim Lebensäther der Fall ist. Der Lichtäther macht alles sichtbar, begrenzt, betastet, vermittelt das Erlebnis des Raumes. Er schafft den Raum. Man denke an einen Sonnenaufgang: In der Finsternis der Nacht ist das Raumeserleben weitgehend aufgehoben. Langsam werden beim Nahen des Tages die Konturen des Horizontes und immer mehr auch der nahen Umgebung erkennbar. Ein ganz anderes Lebensgefühl eröffnet sich durch das Wirken des Lichtes dem Menschen.

Gleichzeitig wird aber im seelischen Leben auch der Sogcharakter des Lichtes offenbar. Das Licht möchte uns hineinsaugen in die Weite. Der Blick ist in Gefahr, sich in der Ferne zu verlieren. Er weckt Sehnsucht, den Raum, den das Licht eröffnet, selbst zu durchmessen und zu erleben.

Im Licht wirkt die Qualität des Sogs, der uns zum Himmel emporheben möchte. Zentripetale Erdberührung und zentrifugale Himmelsorientierung werden am Lichtäther besonders deutlich. Sie sind nicht nur seelisch zu erleben, sondern prägen das Zusammenspielen mit anderen Ätherarten. Die neu gebildete Substanz des Pflanzenseins zum Beispiel bleibt nicht nur wuchernde Substanz, sondern bekommt durch das Wirken des Lichtäthers die Richtung nach oben. Manche Blütenpflanzen verfolgen sogar die Bewegung der Sonne.

Der Wärmeäther und das Element der Wärme

Wärmeäther und physikalische Wärme sind weniger deutlich voneinander getrennt, die Kampfesposition daher weniger anschaulich. Der Wärmeäther steht aber in enger Beziehung zu allen anderen Ätherqualitäten und ihren Taten an der irdischen Substanz. Er hält alles in Bewegung, durchdringt alles, hält Prozesse in Gang, und sei es dadurch, daß zum Beispiel beim Verbrennungsgeschehen Substanz zerstört wird, um neue Möglichkeiten des Werdens und Lebens zu schaffen. Physikalische Wärme kann zerstören, und Todesprozesse wecken neues Leben. Der Wärmeäther durchdringt alles lebende Geschehen.

Eine enge Beziehung besteht zur geistig-seelischen Wärme und zum Geheimnis geistiger Verbrennungsprozesse und Opfertaten. Der Wärmeäther umfaßt Anfang und Ende, Vergangenheit, Gegenwart und Zukunft. In jeder Tat, die wir in ichhafter Weise als Menschen vollbringen, sind Wärmevorgänge die Voraussetzung. Sie entstehen im Geistigen und ergreifen die Leiblichkeit. Jede Tat, mit der wir uns warmherzig und liebevoll mit der Welt in Beziehung setzen, entspricht der «geistigen Einstellung zur Welt» (siehe dazu auch «Das psychosomatische Grundprinzip», S. 119 ff.). Lernen wir, geistige Wärme bewußt zu erzeugen, können dadurch alle Verhärtungen im eigenen Seelenleben aufgelöst und stockende Seelenkräfte wieder ins Strömen gebracht werden. Wir werden wieder «zukunftsfähig». Geistig geschaffene Wärme und Wirken des Wärmeäthers in der Leiblichkeit klingen zusammen. Die warme Hinwendung zur Welt als geistige Tat, die auch gegen Schwierigkeiten als freier Entschluß gleichsam aus dem Nichts entsteht, wird möglich, weil auch im Leib Wärmeprozesse physisch und ätherisch ablaufen. Gleichzeitig hat diese Neuschöpfung der Wärme ihrerseits wieder Rückwirkungen auf den Wärmehaushalt des Körpers. Dies kann bei einiger Aufmerksamkeit immer wieder neu an eigenen und fremden Erfahrungen beobachtet werden.

Verschenkte Wärme hat bedeutsame geistige Wirkungen auf unsere Umgebung. Sie schafft eine Atmosphäre, in der alles gedeihen kann. Geistige Wärme weckt so allem Anschein nach Ätherkräfte, die nicht nur dem eigenen Leib, sondern auch der Umgebung zur Verfügung stehen.

Der Lebensleib des Menschen

Die Bildung des individuellen Ätherleibes

Der Ätherleib des Menschen oder der Lebensleib, wie Rudolf Steiner in späteren Jahren vorzugsweise sagt, wird uns als kompliziertes Gebilde geschildert. Da er in sich abgeschlossen ist und Eigensein hat, wird auch er «Leib» genannt. Beim gesunden Menschen überragt der Äther- oder Lebensleib den physischen Leib nur wenig. Dieser in sich begrenzte Ätherleib hat aber die besondere Eigenschaft, daß er vom Ätherischen, das die

Erde umgibt und auch durchdringt, nicht in der extremen Weise abgetrennt ist wie unser physischer Leib von seiner physischen Umgebung. Wir müssen uns also ein gewisses Ineinander-verwoben-Sein vorstellen.

Die Bildung des Ätherleibes während Konzeption, Embryonalzeit und der Zeit nach der Geburt kann man sich etwa folgendermaßen vorstellen[26]: Den persönlichen Ätherleib verdanken wir den Eltern, das heißt der Verbindung der mütterlichen Eizelle mit dem väterlichen Sperma. Dieser Ätheranteil, der ein Erbe von Vater und Mutter ist, wird – dies ist eine neue Betrachtungsebene – durchdrungen von Ätherkräften, die sich die menschliche Individualität selbst aus dem Kosmos heraus verdichtet: In der Zeit zwischen Tod und neuer Geburt lebt die Individualität ganz in einem «Umkreisbewußtsein». Der vorgeburtliche Entschluß – aus dem Durchdrungensein mit höherer Einsicht, Überschau und Weisheit, eine neue Inkarnation zu beginnen – ist der Anfang eines Verdichtungsvorganges, der sich vom Umkreis auf das neue Zentrum zubewegt, das die Eltern im befruchteten Ei zur Verfügung stellen. Kräfte des Weltenäthers werden von der Individualität durch diesen Konzentrationsvorgang mit dem Ei verbunden. Es entstehen Eihäute, Fruchtwasser und so weiter, also Gebilde, die nach der Geburt abgestoßen werden. Das von der Individualität erfaßte Weltenätherische bleibt aber auch nach der Geburt in Beziehung zum individualisierten Ätherleib, ja durchdringt diesen immer intensiver und hilft mit, das «Ererbte» immer mehr zum «Eigenen» zu gestalten. Gleichzeitig ist es aber die Kraft, die als überpersönliches Element aus dem Kosmos unser mikrokosmisches Dasein ermöglicht und den gestaltenden astralen Kräften das Eingreifen ins Physische vermittelt. Man muß sich dabei vorstellen, daß das ganze Leben lang Weltenäther zu Eigenäther wird. Wir sind also als Erdenmenschen ständig die Empfangenden, die vom Kosmos Beschenkten.

In der Kindheit ist der Ätherleib besonders intensiv mit der wachsenden Leiblichkeit verbunden. Später wird, zunehmend mehr, ein Teil des Ätherischen dem Seelenleben zur Verfügung gestellt. Im Alter wird der physische Leib immer weniger vom Ätherleib versorgt. Dafür steht dieser in freier Fülle der Entwicklung von Altersweisheit, Güte und Offenheit zum Geistigen der Welt zur Verfügung. Er möchte in immer stärkerem Maß vom reifenden Ich ergriffen und verwandelt werden.

Bei jeder handfesten Tat, bei jeder Beziehung zur Welt strömt – und dies ist eine weitere Betrachtungsebene – Ätherkraft aus dem Leib in die Erdenumgebung hinein. Hier findet also ein neues Wechselspiel zwischen Mensch und Welt statt und anscheinend auch, so schildert es Rudolf Steiner, eine neue Art der Rückwirkung vom Erdenäther auf den Menschen.[27] Dieser Vorgang findet sich in intensiver Weise im künstlerischen Schöpfungsakt, besonders deutlich beim Plastizieren.

Es entsteht also ein Bild des intensiven Wechselspiels von Ätherkräften zwischen Mensch und Weltenumkreis einerseits und zwischen Mensch und Erdenumgebung andererseits. Diese Erdenumgebung hat aber den gleichen kosmischen Umkreis wie der Mensch.

Das Ätherische möchte immer «strömen», sowohl im Leib als auch zwischen Leib und Weltall und ebenso zwischen Leib und Erde. Das Strömen erfolgt im ständigen Hin und Her, im Sich-Verwirbeln und im freien Fließen.

Bei dem Bemühen, die Grenzen zum Begreifen des Ätherischen in der erlebten Erkenntnis zu überwinden, kann jede pflegende Tätigkeit vom Gärtnern über die Tierhaltung bis hin zum täglichen Handeln des Pädagogen, Krankenpflegers und Therapeuten eine Hilfe sein. All diese Berufe möchten dem Werden und Wachsen dienen.

Eine ganz besondere Hilfe wird immer mehr das praktische Umgehen mit den Künsten werden. Besonders intensiv und eindrucksvoll kann das Plastizieren das Wirken des Ätherischen im eigenen Leibe vermitteln. Dies wird im entsprechenden Kapitel genauer dargestellt werden. Aber auch der Entstehungsvorgang von Farbwirkungen, sei dies beim «Schichten» oder in dem Sich-Berühren der Farben beim Malen «naß in naß», kann zum Schlüssel für Erlebnisse werden, in denen sich Gesetze und Geheimnisse des Ätherischen offenbaren. Auch beim Hören von Musik, wenn wir uns nicht nur seelisch bewegen, sondern uns bis in die Tiefen unseres Wesens ergreifen lassen, das heißt den ganzen Leib zum Aufnahmeorgan der Töne machen, können wir etwas von den Wirkungen des Ätherischen, das dem ständigen Werden und Vergehen der Tonwelt zugrunde liegt, verspüren. Nicht vergessen seien die Vorgänge bei der Meditation, wie sie in ihren exakt zu fassenden Gesetzen durchschaut und gehandhabt werden können.

Versucht man, die einzelnen Eigenschaften des Ätherischen zusammen-

zuschauen, kann man ahnen, daß bei jedem Heilungsvorgang das Ätherische zentraler Ansatzpunkt ist. Ohne daß wir das Wesen des Ätherischen, und sei es nur in Anfängen, aber aus eigenem Erleben, kennengelernt haben und uns ständig um eine Vertiefung der Beziehung zu diesen Kräften bemühen, kann kein therapeutisches Wirken in dem erneuerten und erweiterten Sinn wirksam werden.

Das astralische Prinzip

Die Gestaltbildung

Pflanzenform und Weltenastralität

Die eigentliche Gestalt der Pflanze kann erst verstanden werden, wenn wir auf eine andere Kräfteart blicken, die hinter der bisher beschriebenen wirkt und diese neue lebende Substanz «umspielt».[28] Es ist eine andere Art von Umkreiskräften, die die Pflanzen gestalten im polaren Wechselspiel zwischen einer zentrifugalen Kraft, die im Inneren ansetzt, aber in ihrer Qualität ausstrahlende Wirkung hat, und einer zentripetal aus dem Kosmos einwirkenden Kraft.

Diese letztere entspricht formenden Prinzipien, die wir bei den Formkräften der mineralischen Erde kennenlernten. Ähnliche formende Kräfte, wie wir sie zum Beispiel bei der Bildung der Schneekristalle beobachten können, erfassen anscheinend als unsichtbare geistige Wirkensprinzipien die bis dahin in unserer systematischen Betrachtung ungeformte pflanzliche Substanz. Das Wirken solcher geometrischer Gesetzmäßigkeiten können wir auch zum Beispiel an der Blütenbildung von Liliengewächsen ablesen. Sie sind vom Prinzip des Sechssterns geprägt. Eine – ebenso exakte – Fünfsternbildung liegt dem Blütenprinzip der Rosengewächse zugrunde.

Wie können wir uns diese unsichtbaren Formkräfte anschaulich vor die Seele stellen? Der größtmögliche Umkreis, der vom Menschen erlebt werden kann, ist der Sternenhimmel. In der Beziehung der Fixsterne untereinander herrscht Ordnung und Gesetzmäßigkeit. Ist diese gleichbleibende Ordnung, die im Verhältnis der Sterne untereinander und in der Anord-

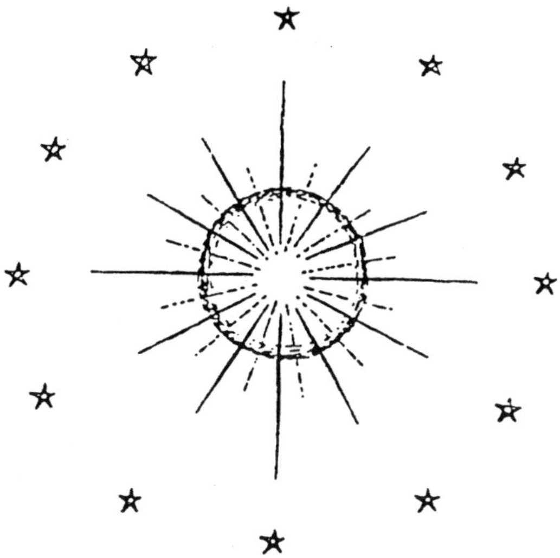

Bild 3

nung der Sternbilder erkennbar wird, vielleicht ein Hinweis, daß der kosmische Umkreis als Ursprungsort aller ordnungschaffenden Kräfte gedacht und erlebt werden kann? Das Wort «Kosmos» bedeutet «die schöne Ordnung». Daß es ordnende Gesetze in Natur und Mensch gibt, ist keine Frage. Wir können uns bemühen, sie in ihrem Wesen zu erfassen und zu verstehen. Ihrer Existenz an sich kann nur mit Staunen, Ehrfurcht und Bewunderung gegenübergetreten werden.

Für das anthroposophische Weltbild sind diese Kräfte reale geistige Prinzipien und Wirkungsvorgänge, deren Gesetzmäßigkeiten durchschaubar sind. Wer die astralen Gestaltungskräfte vorerst jedoch lieber als Arbeitshypothese auffassen möchte, versuche sie als Schlüssel für das Verständnis der Phänomene zu erproben.

Sehen wir als Bild die Erde vor uns und auf ihr die senkrecht dem Himmel entgegenwachsenden Pflanzen. Alle wachsen auf einem Erdradius, so als ob von der Erdmitte eine strahlende Kraft das Stengelwachstum in die Höhe schicken würde. Diese sternenähnliche Mittelpunktskraft würde dann den polaren Kräften entgegenwirken, die vom Sternenumkreis als Ordnungsprinzip auf die Erde hereinwirken. So ergibt sich das Bild, daß die Erde wie ein eigener Stern im Umkreis des Sternenhimmels erlebt werden kann.[29] Sie steht als Stern in Beziehung zu allen anderen Sternen.

Das Wort «Stern» hat nach diesen Überlegungen in der Beziehung zur Erde eine zweifache Qualität: Aufnahme von einstrahlenden Wirkungen aus dem Umkreis und eigenes Ausstrahlen. Wegen dieser Verwandtschaft zu Sternenprinzipien werden diese polaren Kräfte des Formens und des Impulsierens als *Weltenastralität* bezeichnet (astrum = Stern).

Es gehört zum Wesen von Polen, daß sie in Spannung zueinander stehen, aber doch eigentlich eins sind. Dies gilt auch, wenn ihre Qualitäten so verschieden sind wie Strahlen und Formen, Bewegen und Begrenzen. Stellt man sich vor, daß jeder Fixstern am Himmel nicht nur durch Ordnungskräfte in Beziehung zu seiner Umgebung steht, sondern in seiner Qualität eine Sonne ist, so ergibt ein zentripetales Wirken dieser Sonnenkräfte folgendes Bild: Es treffen sich diese Kräfte in der Mitte der Erde wie in einem Brennpunkt. In diesem erfolgt ein Umschlagen: Aus Einstrahlungskräften wird die impulsierende Kraft zentrifugalen Ausstrahlens. Diese Qualität von Mittelpunktskräften wäre dann etwas Ähnliches wie *eine Antwort auf das Hereinwirken von Fixsternkräften aus dem Umkreis.*

Die Weltenastralität ist also eingespannt zwischen die Pole, die die Erdenmitte mit dem Himmelsumkreis in einem ständigen Kräftewirken verbindet. Die Existenz von polaren Kräften kann an den Gestaltungsvorgängen unmittelbar abgelesen werden.

Wichtig ist das Auseinanderhalten der zwei verschiedenen Kräftearten:

- Die ätherischen Umkreiskräfte üben Sog aus und heben die Erdenstarre in eine neue, qualitativ höhere Stufe empor. Sie möchten dabei aber auch die Pflanzensubstanz, wie es zum Beispiel in der Duftbildung geschieht, «zum Himmel emporreißen». Ihnen stehen gegenüber die Erdenkräfte, die zwar ausstrahlen, aber durch ihr Wirken zentripetalen Zusammenhalt ermöglichen. Im Wechselspiel zwischen Äther- und Erdenkräften wird «nur lebende» Substanz, das ist: noch ungestaltete organische Substanz geschaffen. Dies ist die ätherische Betrachtungsebene.
- Dem gegenüber steht das Gestaltungsprinzip des Astralischen, das die ungeformte Pflanzensubstanz von außen umfaßt. Zwischen dem Wechselspiel der Pole entsteht die äußere Form der einzelnen Pflanzenarten. Zwischen Polen sind immer verschiedene Gleichgewichtszustände der Mittebildung möglich. So sind die verschiedenen Pflanzengestalten zu verstehen. Wir sehen dabei die Pflanzenwelt im Zusammenhang mit der Erde, die selbst als Stern in einem Sternenumkreis erlebt wird. Dies ist die astrale Betrachtungsebene.

Zum Charakteristikum der Pflanzenwelt gehört es, daß sie von dieser Weltenastralität nur «umspielt» wird.

Polare Kräfte als Urphänomen

Die Urgesten des «Rundens» und «Strahlens» können nicht nur an der Gestalt der Pflanzen beobachtet werden, sondern an allen Reichen der uns umgebenden Natur. Beim Menschen zum Beispiel prägt das Runden ganz besonders die Form des Kopfes, das Strahlen die Gestalt der Extremitäten.

Die astralen Weltenkräfte, die gesetzmäßige Formen zu prägen vermögen, schaffen in ihrer Mitte Gestaltungen in zweifacher Form:

a) Gestaltungen werden Verdichtungsprozessen eingeprägt. Dies gilt sowohl für die Erde wie für die einzelnen Lebewesen.

b) In diesen geformten Gebilden leuchten zentrifugale Mittelpunktskräfte auf. Auch dieses gilt für die ganze Erde wie für den einzelnen Menschen und das Tier. Dieses Aufleuchten, das Ausstrahlen der Mittelpunktskräfte im Physischen, äußert sich nicht nur in der Bildung der Körpergestalt, sondern auch in Bewegungsvorgängen und Bewegungsimpulsen. Sie können als Antwort auf das Wirken der astralen Kräfte des Umkreises verstanden werden.

Die formenden Kräfte aus dem Umkreis und die aus der Mitte aufstrahlenden verhalten sich zueinander aber nicht wie Gegensätze, sondern wie zwei zusammengehörige Pole ein und desselben Prinzips: Sie verstärken einander in ihrem Eigensein, sehnen sich gleichzeitig zueinander hin, finden einander in immer neuen Ausgleichsmöglichkeiten und trennen sich wieder, gestärkt in ihrer Eigenart. Nie darf zwischen Polen Starrheit entstehen. Polares Wirken wäre dann nicht mehr möglich. Das Ätherische, in dem das Astrale wirksam ist, hilft mit, daß das ständig pendelnde und schwingende Wechselspiel erhalten bleibt.

Beim Bemühen, das miterlebende Denken als Vorstufe der Imagination zu erüben, können die Kräftewirkungen des Astralen *indirekt* erfaßt werden. Wir bekommen dabei Hinweise auf das Wirken der beiden Pole. Sie zeigen sich in ihrem Zusammenspiel im Ätherischen, wie zum Beispiel beim Erleben der Farben und Töne, oder sogar im Physisch-Ätherischen, wo die Gestalten von Pflanzen, Tieren und Menschen, in ihrer Dynamik erfaßt, die Kräftewirksamkeiten erkennen lassen, die dieses «Bild ihres Wirkens» gestaltet haben.[30]

Das astralische Kräftewirken als *wesenhaft geistige Kraft* kann eigentlich nur in einer neu zu erringenden Seelenfähigkeit der Inspiration erlebt werden. Als eine Vorstufe dazu, die von uns allen errungen werden kann, vermag das objektiv gewordene Fühlen, das Qualitätsunterschiede sachlich vermittelt, das Astrale erkennbar zu machen.

Die Tierwelt

Grundgesten des Tierseins

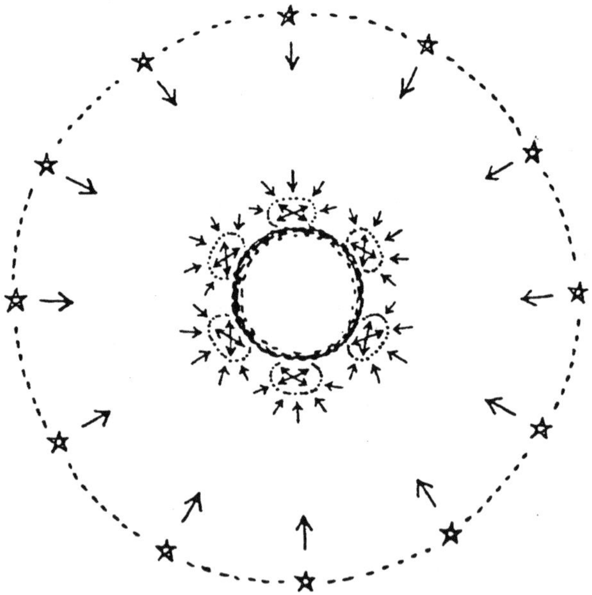

Bild 4

Die Pflanzenwelt ist fest mit der Erde verbunden. Durch die Wurzeln ist jede Pflanze im Erdengrund verankert. Die Erdradien repräsentieren die Wachstumsrichtung. Alles Wachsen hat eine ideelle Beziehung zum Erdmittelpunkt. Wir erleben die pflanzenbedeckte Erde als lebendigen Organismus. Pflanzen und Erde sind eine lebensvolle Einheit.

Blicken wir auf die Tierwelt, so ist diese enge Beziehung aufgehoben. Die polaren Kräfte des Astralprinzips umspielen nicht nur die belebte Materie wie bei den Pflanzen, *sondern ergreifen das ganze Lebewesen*. Sie dringen intensiv in die belebte Substanz hinein.

Der Formpol bewirkt ein Sich-Runden im Innern. Das Innere wird begrenzt und nach außen abgeschlossen. Dadurch ist das Lösen von der Erde möglich. Jedes Tier ist ein Organismus für sich, ist in sich gerundet.

Die polare Gegengeste hierzu äußert sich in zentrifugal ausstrahlenden Bewegungsimpulsen. Es entsteht die Eigenbeweglichkeit gegenüber der Erdenumgebung, aber auch die Vielfalt der Bewegungsimpulse im Leibesinnern.

Die Wechselbeziehung zur Umwelt läßt neue Qualitäten erkennen:

– die Ernährung (Nahrungsaufnahme, Nahrungsverwandlung, Ausscheidungsvorgänge),
– das Atmen (Einatmen und Ausatmen),
– das Empfinden und Reagieren (Sympathie und Antipathie, sich mit der Welt verbinden oder sich abschirmen, Flucht oder Angriff).

Verdauung und Ernährung

Das Sich-Runden erfährt beim Tier eine Metamorphose in der Magen- und Taschenbildung. Die Gastrula (Magenbildung) ist geradezu die charakteristische Tiergeste der Leibesgestaltung. Die Nahrung als Teil der äußeren Welt wird mit dem eigenen Körper umschlossen und dadurch ins Körperinnere hereingenommen. Diese tierische Geste umhüllt die Pflanzennahrung, die damit aber aus ihrem Erdzusammenhang herausgerissen wird.

Die Verdauung ist zu verstehen als Rückgängig-Machen des Pflanzenbildevorgangs. Die pflanzliche Substanz wird in ihre Elemente, ihre «Bausteine», die aus dem Zusammenwirken von Erde, Wasser, Luft und ätherischer Sonnenenergie gebildet wurden, aufgelöst. Sie wird «chaotisiert». Aus diesem bewegten Chaos von Kräften und Substanzen erfolgt die Neubildung von Substanz, die dem Wesen des Tierseins entspricht. Sie ist jetzt vom Eigenleben des Tieres und nicht mehr vom Leben der Erde durchdrungen und wird intensiv von den Polen des Tierisch-Astralischen im engen Körperbereich bewegt und gestaltet.

Statt Kohlehydrat entsteht als charakteristische tierische Substanz das

Eiweiß. Stickstoff wird als neues Element zum wesentlichen Träger der tierischen Substanzbildung.

Die Pflanze, und damit ein Teil der Erde, wird zur Nahrung der Tiere. Aber nur durch die Überwindung des Pflanzenseins kann die neue Stufe der Bildung des tierischen Leibes errungen werden.

Atmung und Rhythmus

Neben der Ernährung ist die Atmung die zweite wesentliche Grundbeziehung des selbständigen Lebewesens zur Welt. In der Verdauung wird immer zerstört, um neu aufbauen zu können. In der Atmung jedoch wird die umgebende Luft unmittelbar und unverändert «einverleibt». Der Sauerstoff entfacht die tierischen Lebensvorgänge. Zuviel Kohlenstoff würde ertöten oder verhärten. Das Tier befreit sich in der Ausatmung von diesem Zuviel an Härtevorgängen, um das Fließgleichgewicht zwischen Aufbau und Abbau, zwischen Lebens- und Todesvorgängen, zwischen Befeuern und Verfestigen zu erhalten.

Der Rhythmus von Atmung und Blutzirkulation ist ebenfalls ein Vorgang, der nur durch das Wechselspiel von polaren Kräften zu verstehen ist. In jedem Augenblick wird dabei eine neue Mitte geschaffen. Im Zusammenziehen des Brustkorbs beziehungsweise des Herzens überwiegen die Kräfte, die formen, runden und zentripetal wirken. Im zentrifugalen Sich-Weiten wirkt die Strahlkraft des Astralischen aus dem Stoffwechsel empor. Die Rundungskraft, die vor allem beim Menschen in so besonderer Weise am Kopf sichtbar wird, findet im Rhythmus den Ausgleich mit den Ausstrahlungskräften des Stoffwechsels und der Bewegungsimpulse.

Die Empfindungs- und Reaktionsfähigkeit

Tierische Substanz ist «empfindungsfähig». Sie vermag auf äußere Reize zu reagieren. Hinwendung und Abwendung können schon bei Einzellern beobachtet werden.

Sympathie und Antipathie sind im Seelenleben die Urgesten des Ausstrahlens und des Sich-Rundens oder Abgrenzens. Lust und Unlust, Freude und Schmerz lassen ebenfalls das zentrifugale und zentripetale Prinzip deutlich erkennen. Das polare Prinzip des Astralen, das den Leib des Tieres bildet, ist in seelischen Regungen und Reaktionen auf Einwirkungen von außen beziehungsweise in Triebimpulsen von innen zu erkennen.

Körperbewegung und Seelenregung

Bewegungsimpulse wirken in den Leibesvorgängen selbst (zum Beispiel der Blutzirkulation), aber auch als Bewegung des ganzen Körpers in seiner Beziehung zur Umwelt. Die aus dem Körper aufsteigende «Bewegungsfreude» als astrales Strahlungsprinzip wird verstärkt durch die Triebregungen von Hunger und Durst. Diese entstehen, wenn das Fließgleichgewicht von Aufbau und Abbau in den Leibesvorgängen gestört ist. Zuviel Abbau wird als Entbehrung erlebt und weckt den Bewegungspol, der sich im Seelischen als Begehren, als Nahrungstrieb äußert und den Körper zur Nahrungssuche aktiviert. Unausgewogenheit im Zusammenspiel der Pole im körperlichen Bereich läßt im Seelenleben Triebimpulse entstehen.

Die Nahrungssuche und der damit verbundene Bewegungsimpuls bringt das Tier in eine neue Beziehung zur Erde: Es bewegt sich in dem Lebenszusammenhang, der seinem Wesen entspricht. Dies wird nur möglich durch weitere Vorgänge, die ebenfalls das Wesen des Tieres charakterisieren und es von der Pflanze unterscheiden.

Die Sinnesfähigkeit als gesteigertes Formprinzip

In den Sinnen wird die Abgeschlossenheit der Körpergestalt in einer anderen Weise für die Umgebung geöffnet als in der Ernährung oder der Atmung. Es ist eine dritte Beziehungsqualität zur Welt. Sie bildet die Voraussetzung für das seelische Reagieren. Die wichtigsten Sinne, vor allem Auge und Ohr, entsprechen fast physikalischen Apparaten, so stark wirken Formkräfte in ihnen. Sie sind nur von einem Minimum an Lebensvorgängen durchdrungen. Äußerlich sind die Sinne dem Kopf, dem Träger der Form- und Todesvorgänge zugeordnet. Wie eigenartig, daß durch die Sinne die Abgeschlossenheit des Leibes für die Umwelt eröffnet wird! Wie in einem «Umkipp-Phänomen» wird aus der extremen Formung und Abgrenzung nach innen die Aufgeschlossenheit nach außen.

Durch die Sinne treten beim Tier aber nur, je nach Spezialisierung der Gestalt, ausgewählte Bereiche der Umgebung in den Körper ein und wekken seelische Empfindungs- und Bewegungsreaktionen. Die bewegte Abgeschlossenheit des Tierseins kann sich durch die Vermittlung der Sinne der Erdenumgebung einfügen. Nahrungsuchen und -finden wird möglich, aber auch die rettende Flucht.

Der Astralleib des Menschen

Der Begriff Astralleib weist auf die kosmischen leibgestaltenden und leiberhaltenden Kräfte hin. Er wird aber auch verwendet für das subjektive Seelenleben. Viele Mißverständnisse können vermieden werden, wenn man diese beiden Inhalte des gleichen Begriffs unterscheidet und dies auch sprachlich zum Ausdruck bringt.

Versuchen wir, die begriffliche Schilderung: «Die Weltenastralität bildet in zwei Grundgesten den menschlichen Leib», in ein Bild vom Wesen des Menschen umzuschmelzen:

Übungsbild:
Wir erleben als großen Umkreis um jedes Menschenhaupt die Fülle der Sternensphäre. Wir stellen uns die verdichtenden Kräfte vor, die abrunden, die aber auch durchstrukturieren. Das Ergebnis ist die Rundung der Erde und die Bildung jedes einzelnen Menschenkopfes. Im erweiterten Sinn ist aber auch die Haut und jede Organgrenze das Ergebnis dieses Kräftegeschehens, ebenso alles Festigkeit- und Knochenbildende im ganzen Leib und schließlich alle Strukturkräfte. Kopf und Knochensystem sind den Härte-, Rundungs- und Todeskräften der mineralischen Erde verwandt.

Gleichzeitig erleben wir die Bewegungs- und Aufbauprozesse des menschlichen Leibes, sehen die Vielfalt von inneren und äußeren Bewegungsvorgängen vor uns und schauen die Sonne hinzu. Ihre flammende Kraft weckt in jedem einzelnen Menschenleib wie in einem Brennpunkt aus seinem Innern aufstrahlende Bewegungsimpulse. Der Stoffwechsel-Gliedmaßen-Mensch steht in seiner bewegten Lebendigkeit vor uns. Diese Strahlkräfte verbinden sich mit den Wachstumsimpulsen des Ätherleibes.

Wir sehen jetzt den ganzen Menschen vor uns auf dem Hintergrund der Erde und des kosmischen Umkreises. Wir haben möglichst eindringlich die Andersartigkeit von *Nerven-Sinnes-System* und *Stoffwechsel-Gliedmaßen-System* erlebt. Sie stehen sich gegenüber wie Winter und Sommer auf der Erde. Wir versuchen uns nun auszumalen, wie die beiden gegensätzlichen, in jedem Augenblick wirkenden Entwicklungstendenzen in unserem Menschsein ineinander verwoben sind.

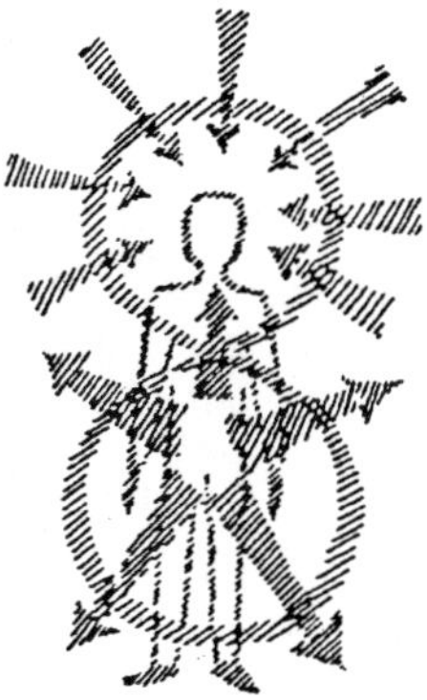

Bild 5

Zwei Erweiterungen des wissenschaftlichen Blickes

Die erste Erweiterung besteht darin, daß der Kopf nicht nur selbst rund, fest, ruhig und der Träger von Todesvorgängen ist, sondern vom Kopf aus die Kräfte des Rundens, Verfestigens, Beruhigens und Abbauens den ganzen Körper durchdringen. Jede Zelle wird erfaßt, vom Kopf bis in die Zehen. Der Grad des Wirkens dieser Kräfte ist dabei in jedem Bereich verschieden und muß – soll Gesundheit bestehen – immer im rechten Maß gehalten werden.

Diese Erweiterung gilt auch für die Lebens- und Bewegungskräfte, die nicht nur im Stoffwechsel-Gliedmaßen-System, sondern über das Blut auch im Nerven-Sinnes-System und in den Knochen bis in jede Zelle wirksam sind.

Die zweite Erweiterung besteht darin, daß die Grundgesten des Ausstrahlens sich in verschiedener Art manifestieren können, wie dies vor allem im Bereich der Lebensstufen anschaulich wird.

Als polares Geschehen steht so dem Formen das Ausstrahlen gegenüber, der Ruhe die Bewegung, dem Verfestigen die Tendenz zum Auflösen, den Todesvorgängen Wachstum und Leben.

Kopfesorganisation:	Form	Ruhe	Festigen	Tod	Abbau
	↕	↕	↕	↕	↕
Stoffwechsel und Gliedmaßen:	Strahlen	Bewegung	Auflösen	Leben	Aufbau

Wenn wir im folgenden die Worte «Runden» und «Strahlen» verwenden, müssen also diese Variationen des polaren Kräftewirkens im Auge behalten werden. Das Umgehen mit diesen Kräftebereichen erfordert innere Beweglichkeit, die dabei aber doch an Exaktheit nicht verlieren darf.

Schaffen einer Mitte als Ergebnis polaren Kräftewirkens[31]

Polare Kräfte sehnen sich zueinander hin, wecken einander, ziehen sich wieder in ihr Eigensein zurück. Das Bilden einer neuen «Mitte» im Sinne Goethes ist ein Charakteristikum des Ausgleichs zwischen den Polen. Diese neue Mitte kann in zweifacher Weise entstehen:

- Im Räumlichen, wie dies in der Bildung eines Organs, ja in jeder einzelnen Zelle erfolgt. Der Bau der einzelnen Organe verrät dabei oft geradezu das Drama des Zusammenwirkens zwischen Form- und Strahlkraft. In besonders eindrucksvoller Weise ist dies an der Anatomie der Niere abzulesen. Die Rundungskraft zwingt den einstrahlenden Blutgefäßen ihre Form auf (Arteria arcuata), dann siegt wieder die Strahlkraft (Arteria interlobulares). Im Glomerulum wird wieder die Rundungskraft in unzähliger Vervielfältigung sichtbar.
- Im Zeitlichen als die Entstehung des Rhythmus. Man denke an den Schlag des Herzens. In der Systole wird das Herz zentripetal «verkopft», in der Diastole zentrifugal vom Blut erweitert. Es sind die verschiedenartigsten Rhythmen bekannt. Der Körper hat die Tendenz, diese Rhythmen, die auch im Magen- und Darmtrakt und sogar im Nervensystem zu erkennen sind, möglichst in vielzahligen Verhältnissen zusammenklingen zu lassen, das heißt, die Rhythmen im gesunden menschlichen Organismus überschneiden sich nicht, sondern gehen ineinander auf.[32] So folgt zum Beispiel auf vier Herzschläge ein Atemzug. Die Lunge steht also den beruhigenden Kräften des Kopfes näher,

das Herz den impulsierenden Kräften des Stoffwechsels. Auf den Bezug des Atemrhythmus zum platonischen Weltenjahr weist Rudolf Steiner eindrücklich hin. In Mensch und Welt wirken die gleichen Gesetze![33]

Besonders interessant ist die Wirbelsäule, die Kopf und Gliedmaßen verbindet. Im rhythmischen Wechsel folgt Wirbelkörper auf Bandscheibe. Die festen, runden Wirbelkörper werden durch die elastischen Bandscheiben getrennt. Diese enthalten im Innern einen Kern, den sogenannten Nucleus Pulposus, dessen zentrifugal wirkender «Quellungsdruck» die Elastizität der Bandscheibe garantiert. Hier wird Rhythmus als Wechselspiel verräumlicht, wird zum festen Organ.

Versuchen mit radioaktiv markierten Substanzen verdanken wir das Wissen, daß die Leibessubstanz in ständigem Werden und Vergehen begriffen ist. Sie muß als «Fließgleichgewicht» (Bertalanffy) von Aufbau- und Abbauvorgängen verstanden werden. Selbst im Knochen wirken noch – wenn auch nur sehr langsam – polare Kräfte: Formen und Verfestigen sowie Auflösen. Diese Kräfte sind jeweils an bestimmte Zellen gebunden: an die Osteoklasten, die die Substanz zerstören, und an die Osteoblasten, die sie wieder neu bilden.

Fehlerhaftes Zusammenspiel der Pole

Wenn wir uns ausmalen – dabei kann uns der Dramatiker Goethe helfen –, welche Fülle von fehlerhaften Beziehungen zwischen polaren Kräftewirkungen entstehen kann, so wird es verständlich, *daß im Bereich des Astralischen die Quelle von Krankheitsvorgängen zu suchen ist.* Man kann bei diesem Bemühen geradezu eine mathematische Wissenschaftshaltung einnehmen und die verschiedenen Möglichkeiten, wie Pole sich verfehlen oder ineinander verhaken, wie sie sich überwältigen oder schwächen können, denkerisch durchspielen. Im folgenden soll möglichst von Erfahrungen des täglichen Lebens ausgegangen werden:

- Pole können zum Beispiel aneinander vorbeiwirken (siehe Bild 6), wie dies bei zwei Menschen geschieht, die sich nichts mehr zu sagen haben und jeweils ihr eigenes Leben leben.
- Pole können sich zwar noch gegenüberstehen, aber die Spannung verlieren. Das wunderbare Wechselspiel zwischen «sich zueinander hinsehnen», eine Mitte finden und sich wieder in das Eigensein zurückzie-

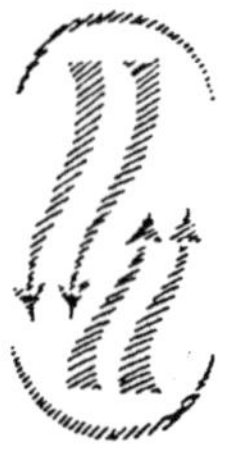

Bild 6

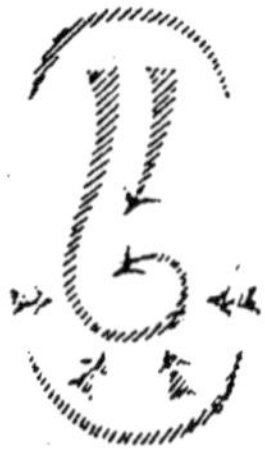

Bild 7

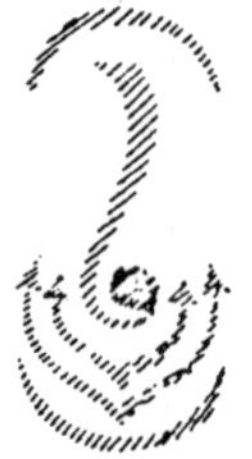

Bild 8

hen, fehlt. Dieses Bild entspricht einer Situation unter Menschen, die zwar nicht zerstört ist, aber lahm wurde.

– Ein Pol kann irgendwo in einem – meist abgegrenzten – Gebiet Eigenleben entfalten. Dies gilt sowohl für den Strahl-, als auch für den Formpol. Beim Strahlpol spricht Rudolf Steiner im Buch «Grundlegendes für eine Erweiterung der Heilkunst …»[34] von Wärmeinseln. Noch deutlicher wird diese Art von disloziertem Eigenleben, wenn der Formpol derartige Sonderbildungen im Physischen, zum Beispiel Tumore, schafft. Solange dabei die Strahlkraft des Gegenpols noch wirksam ist, kann sie durch derartige Eigenwilligkeiten des Formpols zu vermehrtem Wirken aufgefordert werden (siehe Bild 7). Dies kann sowohl lokalisiert als Entzündungsprozeß auftreten als auch als ein generelles Auflodern von ausstrahlenden Kräften, wie dies zum Beispiel beim Fieber geschieht. Dadurch kann die generelle Beziehung zwischen den Polen, das Geschehen zwischen Aktio und Reaktio neu erkraftet werden. Man muß dabei immer das Grundgesetz im Hintergrund haben, daß Pole zueinander hinstreben, sich wecken, verstärken, aber auch wieder ausgleichen. Das generelle Wechselspiel der Pole vermag lokalisierte Eigenwilligkeiten wieder zum Schwingen zu bringen. Gelingt es nicht, eine lokalisierte Verhärtungs- und Überformungstendenz wieder aufzulösen, sind dauerhafte Zustände und Verhärtungskrankheiten wie Sklerosen und Zirrhosen die Folge (siehe Bild 8).

Eine besondere Art von lokalisierter «Sonderbildung» der Formkräfte entsteht, wenn sie wirken wie in Bild 8, aber Zellen umschließen, die zwar voller Wachstumspotenz sind, jedoch keine Orientierung zum Gesamtorganismus haben. Es ist ja immer wieder zu bewundern, daß jede einzelne Zelle, ebenso wie jedes Organ, anscheinend ein Wahrnehmungsvermögen für die Gesamtsituation des Organismus hat. So können sich Zellen vermehren, fügen sich aber immer dem Bauplan des betreffenden Organs ein. Beim bösartigen Tumor ist dieses subtile Wahrnehmungsvermögen verlorengegangen. Das Tumorgebilde ist abgetrennt vom übrigen Organismus. Dem Tumor ist der «Sinn» für die Gesetze der Gesamtorganisation verlorengegangen. Er ist ein Ort, an dem zarte «Sinnestätigkeit» vonnöten wäre, wenn die Gesundheit erhalten bleiben oder wieder neu errungen werden soll.

Die sieben Lebensstufen[35]

Die «Lebensstufen» charakterisieren Gestaltungsvorgänge der Leibesbildung.[36] Im Unterschied dazu schildert Rudolf Steiner als «Lebensprozesse» die Vorgänge, die den Leib in der ständigen Auseinandersetzung mit der Erdenumgebung erhalten.[37] Hierzu gehört in erster Linie die Nahrung, ihre Überwindung und Umwandlung zur körpereigenen Substanz, außerdem aber auch die Atmung im Ein- und Ausatmen. Das Ausatmen hat dabei die Bedeutung, daß der Leib sich von Substanzen, die zuviel Festigkeit geben würden, zu befreien vermag. Auch die Vorgänge, durch die sich der Mensch mit seiner eigenen Wärme in die Wärmeverhältnisse der Umgebung einpaßt, gehören zu den Lebensprozessen.

Als dritten Begriff charakterisiert Rudolf Steiner «Lebensbewegungen» als das Sich-Ergießen der vom Astralleib impulsierten Lebensvorgänge in verschiedene Wirkensbereiche.[38] Sowohl die Vorgänge in den Stoffwechselorganen als auch die Bereiche, die den seelisch-geistigen Prinzipien entsprechen, also sich zum Beispiel in der Sprache und im Denken äußern, werden in verschiedenen Qualitäten von diesen bewegenden Lebensimpulsen erfüllt.

Das Prinzip der sieben astralen Qualitäten in der Beziehung zum Ätherischen des Leibes kann also in verschiedenen Bereichen wirken. Die Grundgesten sind die gleichen, das Wirkungsfeld verschieden. Wir beschränken uns in dieser Darstellung auf die leibgestaltenden Lebensstufen, da wir erst einmal die Grundprinzipien erlebbar machen möchten.

Das Ätherische hat die Fähigkeit, höhere Gesetzmäßigkeiten in sich aufzunehmen. Es vermittelt dem Ich und Astralleib die Verbindung mit dem physischen Leib. Diese Hinorientierung zum physischen Leib ist der Grund, warum Rudolf Steiner dem menschlichen Ätherleib eine gewisse «Tendenz zur Schwere» zuschreibt. Diese Charakterisierung ist nur zu verstehen, wenn man gleichzeitig im Bewußtsein hat, daß das Ätherische in seinem Wesen Sog und Leichte repräsentiert und nicht etwa einer verdünnten Materie entspricht.

Dieser Ätherleib wird in seinem ständigen Strömen vom Astralischen modifiziert, das von der «inneren Planetenwelt» der Organe ausgeht.[39] Der Ätherleib des einzelnen Menschen ist aber gleichzeitig immer vom Ätherischen der ganzen Erde durchströmt. Er ist bei aller Abgrenzung doch mit diesem Erdenäther in Verbindung. In diesen hinein wirken die prägenden Kräfte des umfassenden Astralischen aus dem Erdenumkreis, das durch die Planeten repräsentiert und charakterisiert wird.[40] Vor uns entsteht das Bild vom Mikrokosmos Mensch und seinem makrokosmischen Hintergrund.

Es ist dabei von Bedeutung, daß das Ätherische nicht nur in einem bestimmten Augenblicke Prägungen aufnimmt, sondern daß es auch Prägungen zu bewahren vermag. Dies gilt für Körperprozesse, aber auch – es sei dies als Vorgriff erwähnt – für das Seelenleben. Wir verdanken dieser Eigenschaft im Seelischen die Fähigkeit zu erinnern, Gewohnheiten auszubilden und bewußte Fähigkeiten zu erwerben.[41] Man ist daher berechtigt zu sagen: Die Lebensstufen schildern Ätherqualitäten. Exakter wäre hinzuzufügen: Diese Qualitäten entstehen durch das verschiedenartige Kräftespiel des Astralischen im Ätherischen.

Die einzelnen Qualitäten der Lebensstufen können in einem bestimmten Organ oder Organzusammenhang vorherrschend wirken und die Eigenart dieses Organs bestimmen. Man denke an die Sinne, das Nervensystem, die Atmung, das Zirkulationsgeschehen und die eigentlichen Stoffwechselorgane. Entscheidend ist aber, daß diese Kräfte nicht nur auf einen Organbereich beschränkt sind, sondern im ganzen Organismus tätig sind. Auch in den Verdauungsorganen ist Sinn, das heißt Wahrnehmungsvermögen. Auch sind alle Organe von Atmungsvorgängen durchdrungen, sowohl im üblich wissenschaftlichen Sinn als auch in dem neuen Sinn, daß sie ständig die Urbilder der Leibesgestalt in sich aufnehmen.

Das Wesen der Lebensstufen besteht in der Wechselbeziehung der zwei Astralpole mit dem Ätherischen. Das Ätherische strömt immer zwischen den Polen des Astralischen und ist das Empfangsorgan für deren Wirkungen. Nur wenn dieses bewegte Ätherpolster zwischen den Polen des Astralleibes vorhanden ist, können die astralen Pole sich finden, ausgleichen und immer wieder neu mittlere Zustände schaffen.

Bedeutsam ist, daß dieser Vorgang zwar immer wieder neu entsteht, aber doch sieben Grundqualitäten erkennen läßt. Das Ätherische wirkt dann also nicht mehr universell, nur lebenszeugend, sondern wird zur eigentlichen «Bildekraft» der sieben verschiedenen astralen Wirkensqualitäten, die die Urbilder aufnehmen, in die Leiblichkeit hineintragen und dort wirksam werden lassen. Diese Siebengliederung ist nach Rudolf Steiner ein Charakteristikum des Astralleibes.[42]

Die Namensgebung

Die Sphären der Erdumgebung, die durch die Bahnen der einzelnen Planeten gebildet werden, die mit verschieden großen Radien um die Sonne kreisen – oder, wie man früher annahm, um die Erde, galten von alters her als Urbild der sieben verschiedenen astralen Qualitäten. Da die meisten Menschen heute diese Namen weniger von der Astronomie als von der Astrologie kennen, ist die Anwendung dieser Begriffe nicht ungefährlich, weil sie dazu verführt, vage, verzerrte oder gar phrasenhafte Begriffe zur Anwendung zu bringen.

Man kann die Namen der Planeten zur Schilderung der sieben verschiedenen Schritte des astralen Wirkens sicherlich trotzdem anwenden, wenn man den Inhalt neu entwickelt hat und das Wesen der astralen Qualitäten als spezifische Mitte zwischen den polaren Kräften zu definieren weiß. Die Anwendung ist dann insofern ganz brauchbar, weil die sieben charakteristischen Schritte des astralen Wirkens in den verschiedenen Lebensbereichen wiedergefunden werden können, zum Beispiel in der Gestalt oder auch Funktion der Organe, in den Metallen, in den Farben, in den Musikintervallen, wobei jede dieser Betrachtungsarten ihre kleinen Besonderheiten und auch Einseitigkeiten hat. Aus der Zusammenschau bekommen die sieben Grundqualitäten immer größere Fülle und Lebendigkeit. Die Planetennamen weisen dann auf das gemeinsame geistige Grundprinzip hin. Man muß sich nur klarmachen, daß man auch ohne diese Namen auskäme. Die Namengebung zum Beispiel der Lebensstufen würde für unsere Aufgabenstellung genügen. Man kann folgende sieben Lebensstufen unterscheiden:

Ersterbendes Leben. Sinnesleben

Wir schilderten anfangs die Frühlingssituation: Die Ätherkräfte aus dem Umkreis ergreifen die Materie und heben sie, indem organische Substanz gebildet wird, auf eine qualitativ nächsthöhere Stufe empor. Sie würden diese mit einer Intensität, die wir uns kaum vorstellen können, im Sog zum Himmel emporreißen. Dieses wird verhindert durch das Hereinwirken des Astralischen in seinen sieben Planetenqualitäten.

Die *Saturnkräfte* bewirken eine Begrenzung der ätherischen Wachstumskraft. Der Ätherfluß, der im Physischen wirkt, wird gebremst, ja geradezu ertötet. Die Bäume wachsen nicht in den Himmel.

Blicken wir auf die menschliche Gestalt, so äußert sich diese abschließende Kraft sowohl in der Hautbildung als auch in den Verfestigungsvorgängen des Knochens. Man denke an deren substantielle Festigkeit und an die Rundung des Kopfes. Man muß dabei nur vor sich sehen, daß diese Begrenzung – in der Haut wird das besonders deutlich – ein ständiges Äthergeschehen ist, das ebenso ständig zum Stillstand gebracht wird. Die Haut erneuert sich und schilfert ab. Das ertötende Leben dieser «Saturnstufe» ist also ein fortwährendes Geschehen.

Eine besondere Variation des Todesprozesses im Ätherischen ist die Bildung und Wirksamkeit der Sinnesorgane. Ihr Bau entspricht weitgehend physikalischen Gesetzen. Das Leben in ihnen ist auf ein Minimum reduziert. Wie eigenartig, daß gerade das ersterbende Leben die Möglichkeit schafft, daß nicht nur abgegrenzt und verhärtet wird, sondern daß eine Öffnung bewirkt wird, durch die der Umkreis in das Eigensein hereinwirken kann. – Sterbevorgänge in der Leiblichkeit ermöglichen Weltoffenheit.

Bewahrendes Leben. Nervenleben

Versuchen wir, uns das Strömende des Ätherischen vorzustellen und die zweite Qualität des «bewahrenden Lebens» zu empfinden. Hier halten sich abbauende und aufbauende Vorgänge das Gleichgewicht. Das Nervensystem verdankt diesen Vorgängen seine anatomische Prägung und seine Funktion. Rudolf Steiner schildert, daß die Nerven durch die in ihnen wirkenden Todesvorgänge die Voraussetzung schaffen, daß entlang ihrer Bahnen Äthervorgänge aus der Umgebung, aber auch aus der eigenen Leiblichkeit strömen können. Dieses Fließen wird dann in einem nächsten Schritt durch weitere Todesvorgänge «abgelähmt» zu einem Bild, das als Erinnerung bewahrt werden kann.

Einem Bild gegenüber kann die notwendige Distanz geschaffen werden, die der Bewußtseinsklarheit zugrunde liegt. Wir verdanken die Entstehung des wachen Bewußtseins und des Vorstellens dieser Begrenzung des Lebens und dem immer wieder neu geschaffenen Gleichgewicht zum Tod und Leben. Dieses bewahrende Leben entspricht dem *Jupiter-Prinzip.*

Bildendes Leben. Atmungsleben

Die nächste Qualität ist das «atmende Leben», durch das Wirkungen und Substanzen aus dem Umkreis dem Leibesinnern eingefügt werden können. Rudolf Steiner bezieht das atmende Leben nicht nur auf die Aufnahme von Sauerstoff, sondern auch auf das Aufnehmen der leibgestaltenden Urbilder, die den Menschen aus dem Weltenumkreis heraus prägen. Wir müssen uns dabei vorstellen, daß in jedem Augenblick unseres Lebens die Urbilder unserer Menschengestalt «eratmet» werden. Wir können unter diesem Gesichtspunkt das Atmungsleben auch bildendes Leben nennen, so wie Rudolf Steiner dies tut. Das Ätherische wird dabei nicht geprägt und beschränkt, sondern im besonderen Maße zum Empfangsorgan, wie dies ja dem Wesen des Ätherischen entspricht. Diese dritte Qualität der Lebensstufen wird in der Überlieferung mit dem Namen *Mars* verbunden.

Das Wesen des Mars als Repräsentant des Kampfes klingt an, wenn wir daran denken, daß das Atmen auf einer weiteren Betrachtungsebene nicht nur ein Hereindringen von außen nach innen ist, sondern auch ein Sich-Zurückziehen. Das Physisch-Ätherische des Leibes wehrt sich gegen die Intensität des hereindringenden Astralischen, behauptet sein Eigensein, weist es wieder zurück. Das Wechselspiel von Eindringen und Zurückweisen liegt der Entstehung jeden rhythmischen Geschehens zugrunde. Auch das Atmen ist ein bewegtes Gleichgewicht.

Zirkulationsleben oder sich verbreitende Organbilder

In den nächsten drei Schritten ist das ätherische Wirken ganz auf das Eigenleben der in sich abgeschlossenen Körperlichkeit orientiert. Der Übergang dazu (als eigene Bildungsgeste) ist das Zirkulationsleben, das den in sich geschlossenen Kreislauf bewegten Lebens darstellt.

Unter dem Gesichtspunkt der Lebensstufen ist es die Hauptaufgabe des Zirkulationslebens, die durch den Atembereich aufgenommenen Urbilder der Leiblichkeit einzufügen. Das Herz als *Sonnenorgan* hat eine eigenartige Mittelstellung zwischen Zirkulationsleben und Atmungsleben. Es ist auch anatomisch in das rechte und linke Herz getrennt und stellt eine Mitte dar auf dem Weg von innen nach außen, wie dies im rechten Herzen geschieht, und von außen nach innen als Aufgabe der linken Herzhälfte.

Stoffwechselleben. Verstofflichen

Das so entstandene in sich geschlossene Leben wird im Vorgang der Ernährung mit Substanz erfüllt. Dabei wird zwischen zwei gegensätzlich gerichteten Vorgängen ein immer wieder neuer Gleichgewichtszustand hergestellt. Zum einen muß fremde Materie, die in der Nahrung aufgenommen wurde, überwunden, das heißt verdaut werden. Das erfordert eine Geste der Hinwendung, aber auch der Zerstörung. Andererseits gehört zum Stoffwechselleben auch die gegengerichtete Geste des Aufnehmens und Aufbauens der bisher fremden Materie in den eigenen Lebensprozeß.

Nicht nur das substantielle Leben ist ein Fließgleichgewicht, sondern auch die Wechselbeziehung zwischen dem eigenen Leben und dem Leben, das sich der Erhaltung unseres Organismus durch die Nahrung zur Verfügung stellt. Es kann dieser Vorgang daher mit Recht mit dem Namen des *Merkur* bezeichnet werden.

Bewegungsleben. Kraftendes Leben

Die nächste Modifikation des ätherischen Strömens ist das Bewegungsleben des Körpers, das als kraftendes Leben nacherlebt werden kann. Es ist ein gerichtetes Strömen. Die Bereitschaft zum Fließen und Bewegen im

Ätherleib wird durch die Bewegungsimpulse des Strahlpols des Astralleibes verstärkt. Es bekommt dadurch Dauer und Richtung. Das kraftende und bewegte Leben ergreift die Vorgänge im Leibesinnern und erfüllt Blut, Lymphe und Drüsentätigkeit. Es kann sich aber auch als Bewegungsfreude des ganzen Organismus in seiner Beziehung zur Umwelt ausleben. Liebefähigkeit im Seelenleben als nach innen und außen wirkendes *Venus-Prinzip* impulsiert alles Bewegen.

Reproduktionsleben. Sich erneuerndes Leben

Schließlich gibt es eine Steigerung des Impulsierens und Strömens: das sich erneuernde Leben. Dieser Vorgang bezieht sich sowohl auf die eigene Leiblichkeit, in der ständig neue Zellen gebildet und der Lebensfluß während des ganzen Erdenseins ständig erhalten werden muß, als auch auf die Fähigkeit, ein neues Lebewesen in die Welt zu setzen. Es sind dies die Vorgänge des *Mond-Prinzips*. (Die innere Erneuerung ist so intensiv mit Bewegungsvorgängen verbunden, daß man sie auch unter dem Gesichtspunkt des kraftenden Lebens betrachten und verstehen kann.)

Das Prinzip der Lebensstufen im künstlerischen Schaffen

Jede künstlerische Tat aktiviert sowohl das ätherische als auch das astrale Geschehen.

Beim Plastizieren müssen wir durch liebevolles Kneten, Drücken und Lösen den leblosen Ton so rege machen, daß er die Gestaltungsimpulse aufzunehmen vermag. Der Künstler läßt etwas von seinen eigenen Lebensvorgängen durch die Hände in das Material hineinfließen, so daß dieses für Augenblicke – so möchte man empfinden – gestaltenden Lebensprinzipien ganz nahe gebracht wird. Die Geste des Sich-Rundens, aber auch das Sich-Öffnen der Welt gegenüber lebt in allen künstlerischen Gestaltungsvorgängen.

Beim Malen werden die Pole von Licht und Finsternis, von Ausdehnen und Zusammenziehen in der einzelnen Farbqualität, aber auch in ihrem Zusammenspiel und in der Komposition wirksam. Die Pole wirken sowohl im Erleben der Seele als auch im Malvorgang selbst. Das Malen ist ein ständiges Entstehen und Vergehen, wie dies dem Wesen des Ätherischen entspricht. Jeder neue Pinselstrich verändert das gesamte Farbenspiel. Auf der anderen Seite stellt jede Farbe allein schon eine besondere Qualität im Wechselspiel der Pole des Astralischen dar. Es gibt gesetzmäßige Reihenfolgen von einer Qualitätsstufe zur nächsten. So können wir bei den Farben ein in sich geschlossenes Eigenleben voll innerer Dynamik beobachten, aber auch Öffnen und Sich-Weiten. Wir entdecken Entsprechungen mit den Gesten der Lebensstufen.

Im Zeitprinzip des Ätherischen wirkt alles Musikalische. Die Tonfolgen steigen dabei auf und ab zwischen den Polen des Ausstrahlens einerseits und des Rundens, Begrenzens, ja Verinnerlichens andererseits. Die Intervalle lassen in ganz ähnlicher Weise wie die Lebensstufen sieben differenzierte Tonqualitäten erkennen. Auch hierbei können wir wieder Innenleben voller bewegter Spannung mit Tendenz zum in sich geschlossenen Eigensein erleben, aber auch die Tendenz zur Weite.

Die Entsprechungen von Erlebnissen, die wir bei den einzelnen Künsten haben, mit den Lebensstufen können anfangs noch etwas konstruiert erscheinen. Dies ändert sich, wenn wir die urbildhaften Darstellungen der Lebensstufen nicht nur denkerisch erfassen, sondern immer wieder im Miterleben zu erüben versuchen. Die einzelnen Qualitäten stehen uns dann wie orientierende Erlebnisgedanken zur Verfügung, und wir können die Phänomene anderer Wirkensbereiche mit diesem Schlüssel betrachten.

Das Bemühen um die sieben Qualitätsstufen kann einer der Schlüssel für das Verstehen der Künste werden. Andererseits können aber auch Erlebnisse an den Künsten Mut machen und Gewißheit geben, daß ein derartiger Übungsweg wirklich möglich ist. Wir wissen aus der Erfahrung, daß fast jeder Mensch, der bisher nicht die Möglichkeit hatte, sein Ohr für die Qualitäten der Intervalle zu schulen, dies lernen kann, wenn er mit einiger Ausdauer, Entdeckerfreude und Interesse im immer wieder neuen Hören das Wesen der Intervalle zu erfassen versucht. Beglückend ist der Augenblick, in dem man sich nicht mehr bewußt bemühen muß, sondern in diesen Qualitäten so darinnen lebt, daß die Intervalle unmittelbar im Erleben erkannt werden.

Das Menschsein

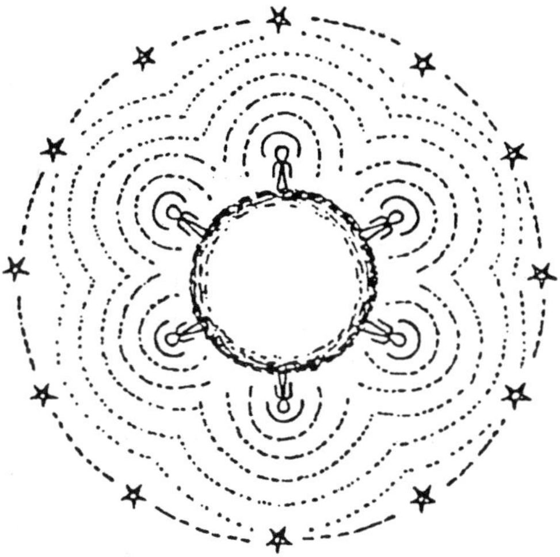

Bild 9

Betrachten wir den Menschen in seiner Beziehung zur Erde, so ist er, wie das Tier, in sich abgeschlossen und gegenüber der Erde frei beweglich. In seiner aufrechten Haltung aber ist er der Pflanzenwelt verwandt.

Im Gegensatz zur Pflanze sind die Regenerationsorgane beim Menschen aber nicht nach oben gerichtet, sondern der Erde zugewandt. Hat die Geste der Überwindung des Pflanzenseins durch die Tiere, die zu einem Losreißen von der Erde führte, vielleicht beim Menschen eine weitere Steigerung erfahren dadurch, daß die waagerechte Wirbelsäule des Tieres in die Senkrechte emporgehoben wurde und dadurch die Geste einer Umkehr des Pflanzenseins entstand?

Betrachten wir die Anatomie des menschlichen Leibes genauer, so entdecken wir überall das Prinzip des Rundens und Strahlens, also das Wirken des Astralischen. Ähnliches gilt auch für den Ablauf der Bewegungen. Der Mensch steht fest auf der Erde, hebt sich mit jedem Schritt von der Erde ab und genießt im neuerlichen Auftreten wieder den festen Grund. Auch jede «Bewegungsgestalt» wird durch Kräfte des Impulsierens und des Rundens gebildet. Dieses Astralprinzip ist im Menschen aber dem *Ich-Wirken* untergeordnet. Es bekommt dadurch eine neue, «menschliche» Qualität. Astrale Spannungen bleiben zwar bestehen, werden aber, wenn sich Einseitigkeiten oder Verfestigungen einstellen sollten, durch die Kraft des Ich immer wieder aufgelöst und ausgeglichen.

Die Menschengestalt als solche ist für alle Menschen und Rassen im Prinzip gleich. Eine Spezialisierung der Gestalt, wie sie im Tierreich typisch wäre, fehlt. In vieler Hinsicht ist der Mensch in seiner Leiblichkeit viel unvollkommener als das Tier. (Man denke nur an die Spezialisierung der Formen, Triebe, Sinnesfähigkeit und auch die Instinkt-Weisheit der einzelnen Tiere, die dem Menschen fehlen.)

Dafür ist dem Menschen aber latente «Omnipotenz», die «Fülle der Möglichkeiten» eigen.[43] Das «Seelenleben Mensch» kann die ganze Welt in sich aufnehmen und zu seinem Besitz machen. Die Beschränktheit der Körpergestalt kann durch die Erfindung von Werkzeugen ausgeglichen werden. Die Unvollkommenheit der Sinne wird durch Instrumente verbessert. Schwache Kräfte lassen sich durch erfundene Maschinen ins schier Unermeßliche steigern. Der Mensch vermag die in die Erde gebannten kosmischen Sonnenkräfte aus Öl und Kohle zu befreien und sich ihrer mit minimaler eigener Willensanstrengung zu bedienen. Der Eigenwille des Menschen wird durch den ins Irdische gebannten und wieder befreiten kosmischen Willen verstärkt.

Das Tierkreis- oder Ich-Prinzip

Der astronomische Tierkreis am Sternenhimmel in seinem geschlossenen Rund repräsentiert seit alters her die Gesamtheit der Sternensphäre. Die Zahl zwölf weist auf das Prinzip der Ganzheit hin und ist aus diesem Grunde auch die Zahl des Menschen. Die Ich-Kraft verbindet Mitte und Umkreis miteinander, *so daß beide eins sind.* Sprechen wir vom Menschen als Mikrokosmos, so ist auf diese Vorgänge hingewiesen. Insofern das kosmisch allumfassende Ich-Prinzip den Menschenleib durchgestaltet, spricht Rudolf Steiner von der Ich-Organisation.[44] Es ist dies das im Physisch-Leiblichen wirkende universelle Ich-Prinzip. Diese Organisation der Leiblichkeit ermöglicht es dem Menschen, bewußt ein Ich zu entwickeln und als Ich zu wirken. Diese Ich-Organisation wirkt noch ohne bewußte Ich-Taten.

Das Wirken formender Kräfte aus dem Tierkreis charakterisiert den kosmischen Astralleib. Sein Wirken ist aber anders als das Wirken des Astralischen in den Lebensstufen. Bei den Lebensstufen wirken beide Pole des Astralleibes in ständigem Wechselspiel ineinander und prägen dem Ätherleib sieben verschiedene Qualitäten ein, die in allem Leibesgeschehen wirken, in einzelnen Bereichen aber ihr Hauptwirkensfeld haben. Im Gegensatz zum Menschen wird der Leib des Tieres durch einseitige Gestaltungskraft geprägt. Ein Teil des Tierkreises dominiert. Diesem Zusammenhang verdankt der Tierkreis seinen Namen. Der Mensch kann erlebt werden als die ausgewogene Zusammenfassung der Tierheit, aller einseitigen Impulse, sowohl hinsichtlich der Form als auch der Triebqualitäten.

Das Tierkreisprinzip gestaltet die ganze Leibesform in ihren verschiedenen, räumlich voneinander zu unterscheidenden Bereichen. Die äußere Gestaltung des Leibes erfolgt durch das Einwirken der zwölf Tierkreiskräfte in harmonischer Ausgewogenheit. Kleine Einseitigkeiten und Betonungen sind möglich und bewirken individuelle oder Rasseneigentümlichkeiten. Es ist die Kraft des Ich-Prinzips, das diese Ausgewogenheit ermöglicht, so daß der Menschenleib Abbild der universellen Sternensphäre werden kann. *Die Weltenastralität wirkt durch die Kraft des Ich-Prinzips in Ausgewogenheit und Totalität. Dadurch wird der Menschenleib zum Mikrokosmos, zum Abbild makrokosmischen Kräftewirkens.*

In Seminaren und Kursen kann immer wieder beobachtet werden, daß die Tierkreisnamen eine so große Faszination ausüben, daß das Erleben der eigentlichen Gestik der formenden Kräfte dadurch behindert wird. Wir verzichten daher im folgenden erst einmal bewußt auf die Bezeichnung der einzelnen Leibgestaltungsgesten mit den entsprechenden Tierkreisnamen. Es möge die Angabe reichen, daß die Hauptesbildung dem Beginn des Tierkreises, dem Widder-Prinzip entspricht.[45]

1. Hinter der immer wieder eindrucksvollen Rundung des Kopfes können wir am leichtesten die Fülle des ganzen Sternenhimmels erahnen, in dem die Gesamtheit der Ordnungskräfte wirkt, die den Sternenhimmel zum Kosmos, das heißt zur schönen Ordnung macht.

4. Rundungskräfte prägen auch den Brustkorb, aber sie haben eine andere Qualität. Diese wird deutlich, wenn wir Kopf und Brustkorb wie eine nach unten offene Lemniskate vor uns sehen. Der Kopf hat die Beziehung zur Welt der äußeren Sterne, der Brustkorb schafft die Voraussetzungen für eine innere Welt, die in seinem Schutz entstehen kann.

2. Die Gestaltungsgestik des Schnittpunktes der beiden Lemniskatenschleifen wird durch den Kehlkopf symbolisiert. In ihm werden beim Sprechen und Singen Vorgänge des Innern zum Ton, der nach außen dringt.

3. Wie eine Vorübung für die raumschaffende Gestik des Brustkorbs kann das Rechts-Links-Prinzip, das durch Schultern und Arme repräsentiert wird, empfunden werden. Mit den Armen festigen wir uns in uns selbst, können uns nach außen abgrenzen. Bei jeder schöpferischen Tat haben die Hände ihre bestimmten Aufgaben. Die linke Hand hält fest, die rechte ist tätig. Halten und Gestalten wirken in jedem aktiven Tun. Die gefalteten Hände und die Fähigkeit des Empfangens und Schenkens, des Gebens und Nehmens symbolisieren geradezu unser Menschsein.

Eine mittlere Gruppe von Gestaltungskräften ist wirksam bei der Erfüllung des durch den Brustkorb geschaffenen Innenraums.

5. In der Herzbildung wird Mitte geschaffen.
6. Ein nächstes Gestaltungsprinzip bildet den Kranz der Organe, die den jetzt Mitte-begabten Innenraum ausfüllen.
7. Das Waageprinzip – nun muß doch noch ein Name genannt werden – schafft Ausgewogenheit im Innern, aber auch in der Beziehung zwischen der Innenwelt der Organe und den Extremitäten.
8. Die Geschlechtsorgane repräsentieren eine andere Art des Gleichgewichtschaffens. Die Einseitigkeiten von Mann und Frau ergänzen sich zur neuen Einheit des Kindes, verbinden Zeugungskraft und Empfängnisfähigkeit, die Geste des Ausstrahlens mit der des Einstrahlens und Empfangens.

Eine dritte Vierergruppe von Gestaltungskräften hat strahligen Charakter. Dadurch wird die Beziehung des Leibes zur Erde ermöglicht.

9. Wir stehen durch die Oberschenkelbildung senkrecht auf der Erde auf einem Radius, der von der Erdmitte zum Sternenhimmel emporstrahlt.
10. Durch die Beugefähigkeit der Knie können wir uns aus dieser Beziehung lösen.
11. Die Unterschenkel vermitteln und ermöglichen Rotation.
12. Durch die Füße können wir dankbar den festen Untergrund der Erde erleben.

Mit den Armen und Händen, die den gleichen Gestaltungskräften zuzuordnen sind, können wir radial nach allen Richtungen wirken. Anstelle der festen Beziehung zur Erde erleben wir Freiheit, Bezugsfülle und Beweglichkeit.

Die Mitte in diesem vor uns liegenden «Erlebnis- und Werkraum» erleben wir in der eigenen Brust. Wir sind selbst Mitte oder blicken von einem Punkt des Umkreises auf die Mitte, der unser Interesse und gestaltende Tat gilt: auf uns selbst. Wir können uns selbst als Objekt in den Mittelpunkt stellen, uns selbst objektiv von außen betrachten. *Ein Doppelaspekt, der auf die Ich-Geste: Mitte wird Umkreis, Umkreis wird Mitte, hinweist.* Für die Beine ist der entsprechende Bezugspunkt die Mitte der Erde neben dem Erleben der eigenen Mitte im Waagebereich von Becken, Kreuzbein und Hüften.

Auch bei diesen Gesten können wir versuchen, sie nicht nur an den bisher genannten Stellen, sondern auch an anderen Orten zu entdecken. Gelenkartige Verbindungen kennen wir zum Beispiel in den Synapsen der Nerven. Auch ein tastendes «In-Beziehung-Treten» von verschiedenen Elementen ist in anderen Organbereichen zu erkennen. Man denke zum Beispiel an die Umschlingungen der kleinen Arterien und Venen gegenüber den Harnkanälchen in den Nieren. Auf dem Hintergrund der zwölf Gestaltungsgesten könnte so eine neue, lebensvolle Anatomie entwickelt werden.

Die im vorigen dick gedruckten Zahlen weisen auf die Tierkreisbilder hin:

1 = Widder	5 = Löwe	9 = Schütze
2 = Stier	6 = Jungfrau	10 = Steinbock
3 = Zwillinge	7 = Waage	11 = Wassermann
4 = Krebs	8 = Skorpion	12 = Fische

Die zwölf Sinne[46]

Eine Variation des Wirkens der zwölf Gestaltungskräfte kann in der Bildung der Sinnesorgane erkannt werden. Mit genauer Betrachtung kann man zwölf Sinnesqualitäten unterscheiden. In gewissem Sinn kann man sogar sagen, daß die ganze Leibesbildung die Aufgabe hat, die physische Grundlage für diese zwölf Erlebnisbereiche zu schaffen. Hier soll auf diese Beziehung nur hingewiesen werden.

Erarbeiten wir uns auf diese Weise eine erweiterte Sinneslehre, so können wir weitere neue Fragen an uns und an die anderen Menschen stellen. Wir können zum Beispiel versuchen, einen Eindruck zu gewinnen, ob ein anderer Mensch vorwiegend als «Augenmensch» durch die Welt geht oder in besonderer Weise das Hörorgan entwickelt hat. Wie ist ein Patient zum Beispiel hineingestellt in seine Beziehung zur Welt durch den Gleichgewichts- und Bewegungssinn? Wie ausgeprägt ist sein Lebenssinn? Wir können ferner fragen: Wie intensiv sind die einzelnen Sinnesfähigkeiten entwickelt, wurden sie gepflegt, oder mußten sie in der vorliegenden Schicksalssituation verkümmern? Dieselbe Fragestellung uns selbst gegenüber vermittelt Einsichten in unsere Beziehung zu unseren Mitmenschen und zur Natur.

Die Fragen nach der Art der Sinnestätigkeit geben dem Kunsttherapeuten wichtige Hinweise für Wahl und Erkennungsart seines Bemühens. Welche Sinne wirken beim künstlerischen Schaffen zusammen? Es ist immer eine Vielzahl, meist mehr, als man denkt. Erinnert sei daran, daß man von Farbklang, Farbtönen und von Tonfarben spricht. Der Bewegungssinn wird ebenso aktiviert wie Gleichgewichts- und Lebenssinn. Es ist ein Gewinn, wenn man versucht, diese Fragestellung intensiv und differenziert zu erleben und zu beantworten.

Zwölf Weltanschauungen[47]

Rudolf Steiner weist darauf hin, daß es zwölf prinzipiell verschiedene, aber doch gleichberechtigte Möglichkeiten gibt, die Welt zu betrachten. Wir können also zwölf Weltanschauungen unterscheiden. Statt daß diese sich gegenseitig ausschließen, mißverstehen oder gar bekämpfen, wie es meist der Fall ist, *aber im Prinzip der Spezialisierungstendenz im Tierreich entspricht*, sollten wir Menschen als Vertreter des Universalitätsprinzips die Berechtigung und Besonderheiten, aber natürlich auch Einseitigkeiten aller einzelnen Betrachtungsstandpunkte einmal durchlebt haben. Dabei ist es selbstverständlich berechtigt, einer bestimmten Blickrichtung für die eigene Person das Hauptgewicht zu geben. Wie weitherzig aber könnten wir sein, wenn wir von der Bedeutung der übrigen Weltanschauungen etwas wüßten und wir sie im anderen Menschen tolerieren könnten. Dann würden wir im Ich-Prinzip leben.

Eine Festlegung auf nur eine Weltanschauung, emotionales Engagement, das zu Verteidigung, Angriff und kämpferischer Auseinandersetzung führt, entspricht dem Wirken von polaren Astralgesetzen im Seelenleben und in der Beziehung zur Welt. Die Ich-Kraft fehlt. Der Blick auf die Ganzheit, auf die Menschheitssituation ist geschwächt. Wenn die zwölf Gestaltungsgesten als Kräftewirksamkeiten von uns erlebt werden können, ist die Art der Zuordnungen der Weltanschauungen zu den Tierkreisprinzipien, die Rudolf Steiner übermittelt, nacherlebbar.

Eurythmie und Tierkreis

Eine große Hilfe zum lebendigen Erleben der zwölf Grundgesten kann die Beschäftigung mit der Eurythmie sein. Die zwölf Leibgestaltungsgesten entsprechen den zwölf Hauptkonsonanten der menschlichen Sprache. Durch das aktive Gestalten dieser Formen mit der eigenen Leiblichkeit im Eurythmisieren können die zwölf Urprinzipien zu einem realen Erlebnis geistiger Qualität werden.

Der viergliedrige Mensch

An dem Wirken der Elemente Erde, Wasser, Luft und Wärme im menschlichen Leib wird die Beziehung zu den vier Wesensgliedern besonders gut ablesbar. An diesen Elementen können wir systematisch den Blick für die vier Wesensglieder schulen.[48]

Die *Erde* (als Element) repräsentiert das Harte, Tote, Mineralische. Sie schenkt dem physischen Leib Substanz, dem Knochensystem Festigkeit und Stütze.

Ähnlich wirkt das Denken für das Seelenleben. Die fest umrissenen Begriffe entsprechen physiologischen Todes- und «Versalzungs»-prozessen. Diesen verdanken wir unser waches Bewußtsein. Die Kraft des Mineralisierens gibt Halt.

Das entsprechende Wesensglied des Menschen ist der rein *physische Leib*. Diesen hat er gemeinsam mit Tieren, Pflanzen und dem Mineralreich.

Das *Wasser* ist der Träger des Lebens. Es ist bei Pflanze, Tier und Mensch die Grundlage für das Ätherische. Man denke daran, daß ein Neugeborenes etwa zu 90 Prozent aus Wasser besteht. Der Mensch kann lange fasten, aber nur kurze Zeit ohne Wasser leben.

Im Seelenleben entspricht das Ätherische der Empfindungsfähigkeit. Das Ätherische des Leibes steht dem Seelenleben zur Verfügung, um sich beeindrucken zu lassen. Es nimmt Gestaltungskraft an wie das Wasser die Form des Gefäßes.

Das dem Wesen des Wäßrigen entsprechende Wesensglied ist der *Ätherleib*. Ihn hat der Mensch gemeinsam mit Tieren und Pflanzen.

Das Wesen der *Luft* entspricht in der Dynamik der Beseelung und dem Tiersein. In luftartigen Vorgängen können wir die Wirkungen des Astralischen erfassen. Man muß dabei den Begriff des Luftigen allerdings etwas weiter fassen. Wir können darunter alle physiologischen und psychologischen Vorgänge verstehen, die Polarität erkennen lassen, ähnlich wie wir dies aus der Meteorologie von der Bildung von Zyklonen und Antizyklonen, von der Bildung von Hochs und Tiefs kennen. Wir wissen auch, daß diese Bildungen immer flüchtiger Natur sind und sich wieder ineinander auflösen.

Im Seelenleben entspricht das Luftprinzip als Kräftevorgang dem Vermögen, in Sympathie und Antipathie zu fühlen. Man denke daran, daß auch Gefühle sich nie festsetzen lassen, sondern beim gesunden Seelenleben in ständigem Fluß sein müssen, obwohl auch hier Hochs und Tiefs ihre Bedeutung haben. Schwankungen im Seelenleben zeigen sich sogleich in Veränderungen der Atmung – dem Luftwirken von Tier und Mensch.

Das entsprechende Wesensglied nennen wir *Astralleib*. Wir haben ihn gemeinsam mit den Tieren.

Das *Feuer* entspricht der geistigen Wesenheit des Menschen. Der Leib trägt das warme Blut in sich. Im Gegensatz zu den warmblütigen höheren Säugetieren vermag sich der Mensch aber zusätzlich zu begeistern oder in seiner Seele für ein Ideal zu erwärmen. Die Wärme des Leibes bildet dabei die Grundlage für das Wirken des Ich. Im Seelenleben entsprechen dem Feuer die Willensprozesse.

Das dem Wesen des Feuers entsprechende Wesensglied ist das *Ich*. Das Ich ist nur im Menschen wirksam.

Mit Hilfe dieser Betrachtungen können wir konkrete Fragen zum Erfassen von Konstitution und momentanem Zustand eines Menschen stellen:

- Wie wirkt das Mineralische im Leib? Ist es in der richtigen Ausgewogenheit vorhanden oder ist die Leibesstruktur zu fest und hart oder zu verschwommen, zu weich und zu wäßrig? Wir können uns ebenso fragen, wie weit das Strukturelement des Erdigen im Seelenleben «Tragekraft» hat. Wenn wir wissen, daß das Physische neben dem Blut ein zweiter Angriffspunkt unseres Ich ist, können wir in der körperlichen und seelischen Festigkeit etwas von Gesundheit und Krankheit des Menschen erfassen.
- Besonders eindrucksvoll kann der Wasserorganismus im Menschen erlebt werden. Die Beschaffenheit der Haut verrät uns einiges über Lebensvorgänge und Äthergeschehen. Die Haut kann zu trocken sein oder zu feucht. Die Absonderungen können stocken oder übermäßig fließen. Ganz besonders gilt dies auch von den inneren Absonderungen, den Verdauungssäften. Wasser kann sich in den Beinen stauen oder kann sich am falschen Ort ansammeln, zum Beispiel als Erguß in Leibes- oder Gelenkhöhlen. Die Frage kann gestellt werden, ob man an der Beobachtung des Wasserorganismus und des Ätherischen etwas aussagen könne über die Empfindungsfähigkeit. Wenn man dies immer wieder versucht, ist man erstaunt, welche konkreten Antworten man erhalten kann.
- Die Beobachtung des Luftorganismus ist relativ leicht, wenn man die Art der Atmung beachtet. Ist sie zu tief oder zu flach, verändert sie sich rasch schon bei der geringsten Seelenregung oder ist sie trotz emotionaler Belastung immer noch ruhig? In welchem Verhältnis steht sie zum Pulsrhythmus? Das gesunde Verhältnis ist 1 : 4.

  Sehr interessant ist es, wenn man die Fragestellung erweitert und an den durch naturwissenschaftliche Untersuchungen faßbaren Fakten abzuspüren versucht, wie wohl die innere Atmung zwischen dem Blut und den Organen des Leibes beschaffen sein mag. Ist die Kraft des Impulsierens und Belebens, die der Sauerstoff vermittelt, intensiv genug, oder sind diese Vorgänge erlahmt? Kann genügend Kohlensäure aus den Organen entfernt und abgeatmet werden? Was liegt vor bei der psychogenen Tetanie, wenn eine Seelenstimmung die Atmung so beeinflußt, daß krampfartige Zustände und Herabdämpfung des Bewußtseins die Folge

sind? Wie interessant auch, daß übermäßige Luftansammlungen in Magen und Darm auftreten können. Wie ist dabei das Verhältnis des Seelenlebens zu den Körpervorgängen?
Bei der Betrachtung der Beziehung zur Welt kann man zu erfassen versuchen, ob der Vorgang des «seelischen Atmens» im Wechsel von Hingabe und Lauschen, von zupackender Tat und empfindendem Innenleben in der richtigen Weise erfolgt. Schließlich kann man versuchen zu beobachten, ob das Fühlen im richtigen Fluß bleibt und die Gegensätzlichkeiten sich immer wieder auflösen. Ob es in der Lage ist, nur subjektiv in Sympathie und Antipathie zu reagieren oder ob es objektive Qualitätserlebnisse vermitteln kann.
Auch alle rhythmischen Vorgänge gehören im erweiterten Sinn zum Luftorganismus. An ihnen lassen sich Abweichungen von der gesunden Norm besonders eindrucksvoll studieren.

- Der Wärmeorganismus kann ebenfalls relativ leicht beurteilt werden. Was heißt es, wenn ein Patient immer kalte Füße und Hände hat oder wenn wir zum Beispiel auffällig kalte Bezirke in der Haut des Oberbauchs feststellen müssen? Was heißt es andererseits, wenn jemand bei äußerer Kälte nur wenig anziehen muß, weil er immer einen Überschuß an Wärme hat, und welche Hinweise auf das Verhältnis seines Ich zum Leib gibt uns die Feststellung, daß ein Mensch auf jedes kleine Lüftchen bereits mit Erkältungen reagiert? Ebenso läßt sich leicht erfassen, ob ein Mensch sich begeistern kann oder in gleichmäßiger Kühle der Welt gegenübersteht.
Man kann so ein Bild erhalten, in welcher Weise ein Mensch durch die Kraft seines Ich den Leib ergreift und wie er sich in die Umwelt einfügt. Man kann schon an diesen äußeren körperlichen Wärmeverhältnissen erspüren, ob er sein Schicksal zu bejahen vermag oder vor ihm auf der Flucht ist. Die Gesetzmäßigkeiten des Ich und die des Blutes decken sich so weitgehend, daß man an den Reaktionen des Blutes die Wirksamkeit des Ich ablesen kann. Das Zusammenspiel von Körpervorgängen und geistig-seelischer Persönlichkeit kann durch das liebevolle und miterlebende Beobachten des Wärmeorganismus erfaßt werden.

Der dreigliedrige Mensch[49]

Das Prinzip der Dreiheit charakterisiert den Astralleib, wenn wir auf das Wirken der Pole und die zwischen ihnen entstehende Mitte blicken.

Im Leibesgeschehen unterscheiden wir:

- das *Sinnes-Nerven-System* als Zentrum des Formpols,
- das *rhythmische System* als Repräsentant von Mitte und immerwährendem Ausgleich und
- das *Stoffwechsel-Gliedmaßen-System* als Wirkensort der ausstrahlenden Bewegungsimpulse und Aufbauprozesse.

In diesen Organsystemen wirken die entsprechenden Kräftequalitäten besonders stark. Sie durchdringen von ihnen ausgehend aber die ganze Leiblichkeit. In jedem Organsystem gibt es Sinnes-Nervenprozesse, rhythmisch ablaufende Vorgänge und ein Stoffwechselgeschehen.

Die Pole des Astralischen wirken stets im Ätherleib. Sie vermögen das Ätherische zu prägen. Der Ätherleib vermittelt die Wirkungen des Astralischen ins Physisch-Materielle hinein. Die gleichen Kräfte, die auf diese Weise den Leib formen, bilden die Grundkräfte des Seelenlebens. Ätherkräfte, die nicht in der Arbeit am Leib gebunden sind, werden vom seelisch wirkenden Astralleib ergriffen.

Etwas anders betrachtet, kann dieser Vorgang auch folgendermaßen gedacht werden: Ein Teil der Astralität, die gemeinsam mit dem Ätherleib den Körper gestaltet, wird mit diesem zusammen von den Aufgaben am physischen Leib befreit. So können die polaren Kräfte des freien Teiles des Astralleibes ganz dem Seelenleben und der Begegnung mit der Umwelt zur Verfügung stehen. *Wir müssen also unterscheiden: die leibgestaltende Weltenastralität und das persönliche Seelenleben.*

Überwiegen im Seelenleben die formenden Kräfte, so werden Vorstellungen in fest strukturierter Gestaltung gebildet. Sie sind das Material für den *Denkvorgang*. Der Formpol des Astralleibes bildet die Vorstellungen. (Das Denken selbst, die ordnende Überschau über die Welt aus einer gewissen Distanz, ist eine Tat des Ich.)

Überwiegen die zentrifugalen Kräfte des Astralleibes mit ihren Bewegungsimpulsen, so wird die Strahlkraft des *Willens* im Seelischen wirksam.

Im *Fühlen* wirken die beiden gegensätzlichen Kräfte in ständigem Ineinanderspiel und bewirken so verschiedenartigste Gefühlsqualitäten. Sympathie steht dabei dem Strahlpol, Antipathie dem Formpol näher.

Die Beziehung zwischen Leib und Seele wird im Buch «Grundlegendes zur Erweiterung der Heilkunst»[50] geschildert: Die übersinnlichen Wesensglieder des Menschen ergreifen die Nahrungssubstanz und heben sie in die jeweils nächsthöhere Organisationsstufe empor. Dies ist der gleiche Vorgang, wie er in den Naturreichen wirksam ist, erweitert durch das Wirken des Ich.

Der menschliche Leib wird aber nicht nur in den drei Stufen – Verlebendigung, Durchastralisierung, Durchichung – als physische Substanz gebildet. An die Aufbauvorgänge dieser einzelnen Stufen schließen sich jeweils Abbauprozesse an. Durch diese Abbauprozesse wird aus den Leibesbildungsvorgängen das bewußte Seelenleben frei, das die Grundlage für unser Selbstbewußtsein ist:

– *Der Abbau der durchichten Substanz, die die menschliche Prägung erfahren hat, setzt den Willen frei.*
– *Der Abbau der durchastralisierten Substanz ermöglicht das Fühlen.*
– *Der Abbau des Ätherischen ist die Voraussetzung für das Denken.*

«Der astralische Leib baut sich seine Organe auf; er baut sie wieder ab, indem er die Gefühlstätigkeit im Bewußtsein der Seele entfalten läßt; das Ich baut sich seine ‹Ich-Organisation› auf; es baut sie wieder ab, indem die Willenstätigkeit im Selbstbewußtsein wirksam wird.»[51]

Ähnlichen Abbauvorgängen verdankt auch eine andere Form der Willenstätigkeit ihre Entstehung. Überwiegen im Fließgleichgewicht der Auf- und Abbauvorgänge, die die Lebensvorgänge im Gleichgewicht halten, die Abbauprozesse, so entsteht ein Ungleichgewicht, welches Tendenzen weckt, das Gleichmaß wieder herzustellen. Hunger und Durst sind Ausdruck dieses körperlichen Ungleichgewichts. An ihm entzündet sich die Kraft des seelischen Begehrens als Sonderform des Willens. Das seelische Begehren vermag durch körperliche Willenstaten das entstandene Mißverhältnis in den Leibesvorgängen wieder auszugleichen, zum Beispiel Nahrung zu besorgen und sich einzuverleiben.[52]

Zusammenschau des dreigliedrigen und viergliedrigen Aspekts[53]

Im Nerven-Sinnes-Menschen haben Ich, Astralleib und Ätherleib den physischen Leib gestaltet; sie haben in ihm einen «Abdruck» hinterlassen, sind dann aber von dieser Tätigkeit wieder frei geworden. Es stehen also im Kopfbereich freier Ätherleib, freier Astralleib und freies Ich zusammen dem physischen Leib gegenüber. Dadurch können im Wechselspiel von Astralleib und Ätherleib Vorstellungen gebildet und am physischen Leib gespiegelt werden. Dies ist die Voraussetzung für das eigentliche Denken, die ordnende Überschau als Ich-Tat.

Im rhythmischen System ist der Ätherleib an den physischen Leib gebunden. Astralleib und Ich sind frei, greifen in den physischen und Ätherleib ein und ziehen sich wieder zurück. Dieses Wechselspiel bewirkt im Leib die Rhythmen, im Seelenleben das Fühlen.

Im Stoffwechsel-Gliedmaßen-Menschen sind sowohl der Ätherleib als auch der Astralleib mit dem physischen Leib verbunden. Nur das Ich ist relativ frei. Entsteht eine Bewegung als Willensimpuls, so ist das Verbundensein der Wesensglieder physischer Leib, Ätherleib und Astralleib intensiv. Wille und Bewegung sind die Wirkungen dieser Konstellation in Seele und Leib. Auch das Ich verbindet sich im Augenblick der Tat mit dem Leib. Will es aber die Wirkungen seines Tuns verantwortlich überschauen, muß es sich wieder etwas distanzieren.

Die Kenntnis und das Verstehen der gesunden Beziehungen der vier Wesensglieder im dreigliedrigen Menschen kann zum Schlüssel werden für das Verständnis einer ganzen Reihe von Krankheitsvorgängen.

Das Blut als körperliche Grundlage des Ich-Wirkens

Das freie Entfalten des Ich im Geistig-Seelischen wird möglich durch eine enge Verbindung mit dem Blut. In ihm wirken die gleichen Gesetze, die das Ich charakterisieren.

Das Blut verbindet die einzelnen Organe und die Gliedmaßen, mit dem Herzen als Mitte des Kreislaufs, zu einem einheitlichen Ganzen. Vom Herzen strömt das Blut aus, berührt in den Kapillaren jede einzelne Zelle und strömt wieder zur Mitte zurück. Im Herzen treffen sich die Blutströme, beladen mit den Folgen der Begegnungen im Umkreis. Man kann so das Herz als Sinnesorgan verstehen, das die Ergebnisse der Taten aller Organe wahrzunehmen vermag.

Rudolf Steiner gibt das Bild, daß das Blut wie eine Tafel zu verstehen sei, die zum einen von innen und zum anderen von außen beschrieben wird.[54] Die Welt der inneren Organe trägt sich in einem unbewußten Vorgang in die Blutestafel ein. Die bewußten Erlebnisse, die an der Welt entstehen, beschreiben die Tafel von der anderen Seite. Das Blut ist das Organ, das die Vielfalt zur Einheit zusammenfügt. In ihm treffen sich bewußte äußere und unbewußte innere Wahrnehmungen. Ist dies vielleicht die Voraussetzung dafür, daß die kosmischen Kräfte, die die äußere Natur gestalten und sich im Wahrnehmungsvorgang mit uns verbinden, die Leiblichkeit unserer Organe als etwas Verwandtes zum Mitschwingen bringen können? Liegt hier vielleicht auch die unbewußte Urteilsfähigkeit über Qualität und Wesen eines Naturobjekts oder eines anderen Menschen? Vermögen wir vielleicht auf dem gleichen Grund sichere künstlerische Urteile zu fällen?

Das Blut kommt mit allen Organen in Berührung. Diese verdanken ihre Gestaltungen den Kräften der Weltenastralität, die jeden Augenblick in ihnen wirksam sind. Das Atmungsleben der sieben Lebensstufen prägt die Gesetze des Bauplanes, die jeden Menschenleib gestalten, dem Blut ein. Dieses vermittelt sie in seinem Zirkulationsleben den Organen.

Nehmen wir das kosmische Wirken der zwölf Tierkreiskräfte als Realität, so gestalten diese nicht nur die Leibesform, sondern vor allem auch das Knochensystem. Sie bannen die Gestaltungskräfte dort in die Erdenfestigkeit.

Die roten Blutkörperchen in Beziehung zu Leben und Tod

Im Innern dieser kosmisch gestalteten Erdhaftigkeit des Knochens lodert im Knochenmark die Blutbildung auf. Man kann diese geradezu als Antwort auf das kosmische Wirken empfinden. Nach Sternengesetzen geprägte Erdenhärte schlägt um in aufloderndes Leben. *Dies ist eine Ich-Geste!* Die Entstehung der roten Blutkörperchen verdanken wir dem Umschlagen von Todesprozessen in Lebensvorgänge. Das Leben hat dabei eine ungeheure Intensität.

Die neu gebildeten roten Blutkörperchen treten aber sofort wieder mit

Todeskräften in Beziehung, verlieren ihren Kern, der der Träger der eigentlichen Lebens- und Vermehrungspotenzen ist.

Durch den Kernverlust können die roten Blutkörperchen zum Träger von Sauerstoff und Kohlensäure werden. Sie können einem «übergeordneten Prozeß» selbstlos dienen. Sie bleiben in die Lebensvorgänge eingegliedert, obwohl sie von Todesvorgängen des Lebenskernes beraubt wurden. Das Ich-Prinzip von «stirb und werde» wirkt so auch in physischen und physiologischen Vorgängen.

Das Seelenleben des Menschen

Das Ich des Menschen

Wahrnehmen und Denken – Der erkennende Mensch

Weltoffenes Sinnenleben und die Entstehung der inneren Welt

Die einzelnen Sinne des Menschen sind zwar weniger scharf als die Sinne der Tiere in ihren Spezialisierungen, dafür aber in ihren Möglichkeiten und ihrer Gesamtheit offen für jede Qualität der Welt. Die Sinnestätigkeit des Menschen ist nicht an enge Sektoren gebannt, sondern öffnet den Blick rundum – bis zur Weite des jeweiligen Horizonts, ja bis zum Sternenhimmel. Sie ermöglicht Weitblick und Überblick, ebenso aber das Eindringen in Einzelheiten. *Unser Mitte-Sein öffnet sich dem Umkreis.*

Die ganze Welt kann wahrgenommen und verinnerlicht werden. Sie bekommt als Seelenbesitz Dauer. So kann im Idealfall die ganze Welt im Seeleninnern aufleuchten. *Der Umkreis wird zur menschlichen Mitte.*

Wahrnehmen und Erinnern

Im immer wieder neuen Wahrnehmen der äußeren Welt praktiziert der Mensch aber auch die Bereitschaft, auf bereits erworbenen Seelenbesitz zu verzichten und sich neu an ein Objekt der Umwelt hinzugeben, sich neu an dieses zu verlieren. Wir erleben uns in dieser Zeit als Teil des Umkreises.

Nach jedem intensiven Eintauchen ins Objekt kehren wir zu uns selbst zurück, lassen uns von dem Erlebnis, das wir soeben hatten, prägen und bereichern dadurch unseren Seelenbesitz. Das vorausgegangene Leben im Umkreis beschenkt jetzt die Mitte unseres Seelenseins.

Mitte und Umkreis stehen sich beim Menschen also nicht nur polar in Spannung und Ausgleich gegenüber, wie dies dem Wirken des Astralleibes entspricht. *Hier kommt als Neues die Geste des Ich hinzu, die dem Ge-*

setz des «stirb und werde» unterliegt. Unser Mitte-Sein verwandelt sich immer wieder neu in ein Umkreiserleben, der Umkreis beschenkt neu die Mitte.[55]

Im Augenblick des Wahrnehmens und Verinnerlichens läuft ein Vorgang ab, der wie ein innerliches Malen der Menschenseele erlebt werden kann. «Ein Malen ohne Malsubstanz. Ein Malen im Geistwerden und Geistvergehen.» In der Begegnung mit den Wachstumskräften des Ätherischen unserer Leiblichkeit prägt sich diesen aber nicht nur ein flüchtiges Bild ein, sondern ein «reales Abbild», das anscheinend sogar den physischen Leib affiziert und in ihm in einer ähnlich geheimnisvollen, verborgenen und doch realen Weise schlummert wie das Bild der Sonnenblume im Samenkorn. Jederzeit kann es zu neuem Leben aufgerufen werden.

Wenn dies geschieht und der Mensch erinnert, dann ist dies «ein inneres Wahrnehmen» dessen, was sich jetzt neu im eigenen Ätherischen abspielt. «Wieder malt die Seele, jetzt aber das im eigenen menschlichen Innern lebende Vergangene. Wieder darf *im Bewußtsein* bei diesem Malen kein dauerndes Reales, sondern nur ein erstehendes und vergehendes Bild sich formen.»[56]

Wie wunderbar, daß das Wahrgenommene vergessen werden kann, daß aber jederzeit die Möglichkeit besteht, Erinnerungsvorstellungen wie in einem neuen Schöpfungsvorgang aus den Tiefen der Seele emporzuheben! Auch hier erleben wir das «Stirb und Werde» als Ich-Geste. Wie furchtbar wäre es, wenn Wahrnehmungen und Erinnerungen ständig in der Seele bewußtblieben und nicht versinken könnten, ebenso aber, wenn sie aus dem Vergessen nicht wieder neu Form und Gestalt annehmen könnten. *Im Erinnern entreißen wir uns der tierischen Grundsituation, immer nur im Augenblick leben zu können.*

Das Denken als Zusammenschau

Jedes neue Objekterlebnis wird nicht nur zur klaren Vorstellung, sondern ruft immer auch die Erinnerung an ähnliche frühere Begegnungen wach. Die entsprechenden Erinnerungsvorgänge stellen sich wie von selbst um die neue Vorstellung herum. Neue Wahrnehmungen werden auf diese Weise mit alten Erlebnissen zusammengeschaut und eingeordnet. Voraussetzung dafür ist das Erzeugen eines inneren Abstandes diesen Vorstellungen gegenüber. Es ist dies eine weitere Grundgeste unseres Ich und die

Grundlage des menschlichen Bewußtseins, das Gegenwart und Vergangenheit umschließt.

Beim Erzeugen des inneren Abstandes betätigen wir Seelenkräfte, die den Todesprozessen verwandt sind, die in unserer Leiblichkeit wirken. *Abstandschaffen macht bewußt – schmerzt aber.*

Bewegungskräfte im Denken

Eine Steigerung der Ich-Tätigkeit ist das Ordnen von Seeleninhalten nach geistigen Prinzipien, zum Beispiel nach den Gesetzen der Logik. Damit dies möglich werden kann, müssen Bewegungsvorgänge im Denken aktiviert werden, die einzelnen Vorstellungen in neue Beziehungen gebracht, zusammengestellt und einer Ordnung eingefügt werden.

Bewegungsimpulse können sich aber auch im Spiel der Phantasie und im künstlerischen Gestalten äußern, können als künstlerische Phantasie wirksam werden. Das Innenleben ist dann nicht nur Abbild der Erdenumgebung, sondern es bekommt Eigenleben, das so intensiv werden kann, daß es uns mitreißt. Solches Ausgeliefertsein ist aber eine Tiergeste. Das Ichhafte des Abstandes gegenüber den Vorstellungen ging dabei verloren.

Auch wenn wir, wie in der künstlerischen Phantasie, ganz in diesen Seelenbewegungen aufgehen, müssen wir aus der Kraft des Ich diesem Erleben zeitweise gegenübertreten und uns der inneren Vorgänge denkend bewußt werden können. Wir müssen sogar lernen, die Vorgänge der inneren Bewegung aus diesem Abstand zu lenken. Da die Helligkeit des Bewußtseins eine Folge der Fähigkeit des Ich ist, Abstand zu erzeugen, wird in dieser Phase des künstlerischen Schaffens ein Prozeß, der sonst nur im Denken erfolgt, in die Region des bewegten schöpferischen Innenlebens hinuntergelenkt.[57] *Der Mensch kann sich seines inneren Erlebens, seines Begehrens und Wünschens, ja sogar seiner Triebwelt bewußt werden.*

Der erkennende Mensch

Instinktweisheit geht dem Menschen immer mehr verloren. Dafür wachsen die Kräfte und Möglichkeiten des selbständigen Erkenntnisvermögens. Die Denkabläufe im Seelenleben können durch immer neue Weltbegegnungen ständig korrigiert und erweitert werden. Sie schaffen die

Grundlage für sinnvolle Taten, mit denen der Mensch die Welt gestalten kann. Erdenklugheit kann sich zur Weisheit steigern, wenn immer weitere Lebensbezirke erschlossen werden, wenn der innere Horizont immer weiter wird. Wissen wird zur Weisheit, wenn wir die Fähigkeit erwerben, auch die Vorgänge des Werdens und Vergehens in ein liebevolles Erkenntnisbemühen einzubeziehen.

Die Willens- und Erlebniskomponente im Denken bewirkt eine Steigerung des üblichen Denkvermögens. Wollen wir etwas Werdendes durch unser eintauchendes Miterleben erkennen, verbinden wir unseren Willen mit dem Werdewillen des Objekts. Mitte verbindet sich mit Mitte.* Wir vermögen unsere eigene Willensmitte mit der Mittelpunktskraft des Objekts zu verbinden, obwohl wir dabei doch bewußte Zuschauer mit Wahrung eines gewissen Abstands bleiben. *Wir sind in diesem Augenblick Mitte und Umkreis gleichzeitig.* Dies ist eine charakteristische Tätigkeit unseres Ich, die allerdings in der Regel erst übend geweckt werden muß.

Der sich selbst erkennende Mensch – Ich erkennt sich

In einem ersten Schritt unserer Persönlichkeitsentwicklung erringen wir das Mittelpunktserlebnis der Seelenfülle und des Seelenbesitzes. Im üblichen Denken, Fühlen und Wollen, das mit diesem Besitz umgehen lernt, sind wir mit unserem Erleben in diesen Seelenregungen «mitten darinnen». Wir können sowohl von einem Gedanken wie besessen sein oder uns in unserem Denkvermögen stolz erleben als auch in einem Gefühl ganz aufgehen. Diese intensive Verbindung mit den eigenen Seelenregungen charakterisiert geradezu die Kraft des seelischen Erlebens. Wir «sind» ganz Zorn, ganz Begeisterung, ganz Freude, sonst ist es kein blutvolles Erleben. Werden wir aber mitgerissen, so wirkt in uns trotz allem Anklingen von Ich-Wirksamkeiten das Astralische doch im Übermaß, so daß wir, ohne es zu bemerken, in diesem Augenblick tierverwandt sind. Wir dürfen dies ruhig sagen, wenn wir das Ausgeliefertsein als Kennzeichen des tierischen Seelenlebens verstehen. (Tierverwandt ist aber ohne Zweifel eine etwas schockierende und drastische Formulierung. Wir können auch sagen: Es walten die Gesetze des Seelischen. Die Astralität mit Neigung zu

* Siehe auch das Kapitel «Wille und Tat».

Einseitigkeit und Enge hat das Ich überwältigt, gefangengenommen oder mitgerissen.)

Erst ein Abstandserlebnis gegenüber diesem Seelenleben macht uns zu bewußten und reifen Menschen. Dabei werden nicht die *Inhalte* des Vorstellungslebens zum Objekt, sondern die *Seelenvorgänge im eigenen Denken, Fühlen und Wollen selbst.*

Das Abstandserleben zur eigenen Seele kann vorbereitet werden durch ein Abstandnehmen von der ganzen eigenen Person, wie dies bei einer täglichen abendlichen Rückschau erübt werden kann.[58] Man lernt dabei, sich wie von außen, wie von einem Umkreis her als Leibesgestalt anzusehen. Interessant ist dabei nicht das Seelenleben, sondern die Körperhaltung und Stellung, die Gestik und Mimik.

Eine ähnliche Abstandshaltung wird heute vielfach geübt beim Bemühen um funktionsfähige Arbeitsgruppen. Eine Person bezieht dabei in einer Gesprächsgruppe die Beobachterposition außerhalb des Gesprächskreises und hat die Aufgabe, nicht den Inhalt, sondern die Seelenregungen und das ganze Verhalten der Gesprächsteilnehmer zu beobachten. Daraus läßt sich dann in einem folgenden Übungsschritt bei den Gruppenteilnehmern die Fähigkeit erringen, vor jedem Aussprechen eines Gedankens innerlich wie von außen, wie aus einem Umkreis, auf die Art der eigenen Wirksamkeit zu schauen und auf die Art, wie sich die eigene Tat in die Gesamtheit einfügt, ohne daß wirklich eine äußere Beobachterposition bezogen werden muß.

Zum Wesen des menschlichen Ich gehört es also auch, daß es die naturgegebene Position des Ruhens in der eigenen Mitte aufzugeben vermag und sich selbst vom Umkreis her anschauen kann: sich selbst allein, aber auch sich selbst in der Beziehung zum entsprechenden Lebensumkreis. Es ist dies eine Fähigkeit, ohne die ein wirkliches Reifwerden unserer Persönlichkeit nicht zu denken ist. Da das Ich-Sein, die Kraft des eigenen Erlebens aber nicht aufgegeben werden darf, kann das Ich Mitte und Umkreisposition in schnellem Wechsel nacheinander einnehmen, vielleicht als «Meisterleistung» gleichzeitig beziehen. Erleben und Beobachten spielen ineinander.

Tagesrückschau als Übung zum Abstandserleben des Ich[58]

Es ist heute ein bekanntes Phänomen, daß das mitmenschliche Seelenklima, die Arbeitsatmosphäre und der rhythmische Ablauf des Tages gepflegt werden sollten, um Krankheitstendenzen zu vermeiden. Leider kann man diese Fähigkeiten aber nicht organisieren und als Lebensschema anderen Menschen nahebringen. Es ist aber möglich, daß jeder einzelne Mensch lernt, seine eigene Lage zu überschauen und aus den entsprechenden Erkenntnissen sein Leben besser zu gestalten, so daß es den Hemmnissen und Erschwernissen der Zivilisation, die uns allen gewisse Seeleneinseitigkeiten aufzwingen, entgegenzuwirken vermag. Eine gute Möglichkeit, zu einer besseren Übersicht über das eigene Leben zu kommen, ist das tägliche Pflegen eines gewissen Abstands zur eigenen Person in einer allabendlichen Rückschau auf den vergangenen Tag.

Blicken wir am Abend auf die Geschehnisse des Tages zurück, so pflegen wir ein Abstandselement, das zu den Reifungsschritten der Ich-Entwicklung gehört.[59] Man versucht dabei, die eigene leibliche Gestalt wie von außen anzusehen. Man nimmt sich selbst gegenüber also eine Umkreisposition ein, eine Position, wie sie ein neutraler Beobachter auch haben würde.

Würde man sich nur fragen: Was hast Du alles gut und richtig gemacht, so bliebe man in seinem eigenen Seelenleben verhaftet. Je nach Seelenstimmung stellte sich dabei sogleich ein Gefühl der Selbstgefälligkeit ein oder ein starkes Unzulänglichkeitsgefühl, das sich bis zu lastenden Schuldempfindungen steigern könnte. Wir wären noch mehr als vorher in uns gefangen. Ein Abstandserleben, wie es eigentlich erreicht werden soll, wäre unmöglich.

Rudolf Steiner gibt den Rat, beim Rückblick *allein den Abstand von der eigenen Gestalt* zu üben: Man kann sich als Beispiel dafür einen Gang durch eine Allee vorstellen. Am Ende der Allee bleiben wir stehen, drehen uns um und betrachten den uns nächststehenden Baum, der bei unserem Weg durch die Allee die letzte Begegnung war. In welcher Körperhaltung ging, stand, saß ich, als ich auf meinem Weg bei diesem Baum vorbeikam? Das gleiche versuche man dann für den vorletzten Baum, den vorvorletzten und so weiter. Überträgt man dieses Allee-Erlebnis auf die Rückschau auf den Tagesweg, so entsprächen den Bäumen die einzelnen Stunden des Tages. Man kann dann versuchen, diese oder zumindest die Hauptabschnitte des Tages in der gleichen Rückwärtsfolge durchzugehen.

Ein anderer Rat Rudolf Steiners lautet: Man steige abends auf einen Hügel in der Nähe des Ortes, in dem man den Tag verbracht hat. Man schaue von dort auf das Haus und seine Umgebung zurück, in der man während des Tages gelebt hat. Auch hierbei kommt es wieder darauf an, sich selbst nur als Gestalt in den eigenen Bewegungen bei den verschiedenen Tätigkeiten des Tagesgeschehens *in rückwärtiger Reihenfolge* zu betrachten.

In einer solchen Weise jeden Abend auf den Tag zurückzublicken ist eine seelenhygienisch bedeutsame Tat. Wir werden dabei in die Lage versetzt, an Schwierigkeiten in den mitmenschlichen Beziehungen zu reifen und innerlich zu wachsen, anstatt nur zu leiden oder sogar zu erkranken.

Für den Kunsttherapeuten ist diese Betrachtung des täglichen Lebens doppelt bedeutsam. Er lernt dabei die gesundenden Kräfte am eigenen Leib immer bewußter erkennen und merkt, *daß sein eigenes künstlerisches Schaffen den gleichen Gesetzen entspricht.* Seelenoffenheit und liebevoller Blick auf das Werden in der Welt müssen täglich neu errungen werden. Die Pflege des persönlichen Seelenlebens und die Weiterentwicklung künstlerischer Fähigkeiten sind miteinander verwandt. An den eigenen Erlebnissen wächst dann die Fähigkeit, Nöte beim Patienten zu erkennen und im künstlerisch-therapeutischen Tun Wege für deren Überwindung zu suchen und zu finden.

Die Objektivierung des Fühlens

Subjektives Fühlen, Freude und Leid, Lust und Unlust erfüllen die menschliche Seele. *Ent*-behrung wird zum *Be*-gehren. Sehn-*sucht sucht* Erfüllung. Instinktive Gefühlsurteile, wie Sympathie und Antipathie, bewegen das menschliche Innere. Der Astralleib wirkt im Fühlen beim Menschen wie auch beim Tier.

Beim Tier führt dieses Fühlen von Sympathie und Antipathie *unmittelbar* zur Reaktion. Beim Menschen dagegen wird es vom Ich geprägt. Wir können gegenüber dem eigenen Fühlen als Ich-Tat einen inneren Abstand erzeugen. Dies gegenüber dem Fühlen zu erlangen, ist allerdings schwerer als beim Denken, weil sich das Fühlen durch sein Eigenleben gegen volle Bewußtseinsklarheit wehrt.

Das Fühlen kann durch diesen Abstand zum Erkenntnisorgan für Qualitäten werden. Dies geschieht bei jedem gefühlsmäßigen Erkenntnisvorgang. Die unbewußt oder halbbewußt ablaufenden Qualitätserlebnisse können bewußt geübt und damit gesteigert werden, zum Beispiel Farben gegenüber. Man entwickelt das Fühlen dabei weiter und stellt das Fühlvermögen wie ein Instrument der Objektbegegnung zur Verfügung. So kann zum Beispiel auch praktisch jeder Mensch durch Übung ein Qualitätsgefühl für die Intervalle in der Musik erringen. Auch Lebens- und Berufserfahrungen können auf diese Weise im objektiven Qualitätsempfinden erlebt werden.

Beim bewußten Handhaben des Gefühlsvermögens entsteht also eine eigenartige, fast paradoxe Gleichzeitigkeit. Wir müssen ganz im Erleben darinnen sein und haben doch auch Abstand zu erzeugen. Das Gefühlsvermögen muß stark und schwingungsbereit sein, aber Sympathie und Antipathie als unmittelbare Handlungsanweiser müssen dabei zurücktreten.

Wille und Tat – Der aus Erkenntnis handelnde Mensch

Die ichhafte Tat entspringt nicht dem Bedürfnis des Leibes wie die Tat beim Tier. Sie ist auch nicht durch die Weisheit der Instinkte geprägt, sondern kann aus der Kraft des Denkens, aus der Erkenntnis heraus entstehen. *Der aus Erkenntnis Handelnde* ist geradezu ein Ideal unseres Menschseins.[60] Das aus Erkenntnis stammende Bild in unserem Innern vermag Willenskräfte zu entzünden, die die Welt verändern können. Urbildhaft, im kleinen, geschieht dies bei jedem Handwerk.

In den pflegenden Berufen des Gärtners, Bauern, Viehzüchters, Pädagogen und Krankenpflegers wird zwar nicht umgestaltet, aber Hand angelegt, damit ein Lebewesen gedeihen kann. Die Freude am Gedeihen eines anderen Menschen kann dabei egoistische Ziele in den Hintergrund treten lassen. Der eigene Wille verbindet sich dann mit dem Willen des anderen Menschen, kann diesen verstärken, kann Lebens- und Willensvorgänge anregen, ja manchmal überhaupt erst wecken. Der Blick auf «Werdendes» ist hier Grundhaltung. Er entspricht einer Ich-Tat. Der eigene Wille, der sich dem Willen des Objekts verbindet, erlebt dessen Kraft, erlebt und erleidet dessen Hemmnisse, fördert und wahrt aber doch den freilassenden Abstand.

Im Menschen wirken, ebenso wie im Tier, die körperbedingten Vorgänge des Liebeserlebens. Im Seelischen wirken sie als Triebregungen, Sehnsucht und Begehren, werden als seelische Wärme empfunden. Bleibt Liebe ein rein seelisches Erlebnis, ist sie, wie jedes seelische Erleben, geprägt von der unbewußten Frage: Was bedeutet diese Liebesbegegnung *für mich selbst*?

So wie wir aber aus innerem Abstand mit den Todeskräften, die Bewußtsein erzeugen, im Seelischen umgehen können, so auch mit Willens- und Liebekräften, die in den Wärmeprozessen des Stoffwechsels ihre physische Grundlage haben. Ähnlich wie für die physische Kraft- und Willenswirkung Verbrennungsvorgänge im Stoffwechsel die Voraussetzung sind, so ist bei der Form der Liebe, die durch eine Ich-Tat bewußt erzeugt wird, im Seelischen ein «Verbrennungsvorgang» notwendig, in dem sich aus freiem Willen das an sich egozentrische Seelenleben «opfert».

Dem Menschen ist es möglich, Liebefähigkeit zu entfachen in Situationen, wo diese natürlich wirkende, aus der Sympathie entstehende Liebe völlig schweigt oder gar Kühle und Abneigung herrschen. Die Grundlage für eine solche Ich-Tat, die eine Reifung und Steigerung unseres Seins darstellt, ist die Frage *nach Wesen und Bedürfnissen anderer Menschen und Naturgegebenheiten*, die Rudolf Steiner die *geistige Einstellung zur Welt* nennt.[61] Sie ist es, die unser *Mensch*sein begründet. Sie weckt den bewußten, liebevollen Blick auf das Werdende im anderen Menschen und in der Natur. Das Miterleben und Miterleiden steigert sich zum «Mit-Wollen»[62], zur Sehnsucht zu fördern und zu helfen, zur Sehnsucht, die Strahlkraft des anderen Menschen zu verstärken und ihr zum Durchbruch zu verhelfen. Die Begrenztheit auch des eigenen Seins kann so überwunden werden.

Die hingebungsvolle Liebe verwandelt sich in das Wesen des anderen, taucht in die Seele des Partners ein, «stirbt in ihn hinein». Sie erlebt die Kraft und die Möglichkeiten des anderen, aber auch die hemmenden Erlebnisse und Ereignisse, die die freie Strahlkraft des Willens im anderen Menschen verhindern. Hier liegt die menschliche Möglichkeit, «aus Mitleid wissend» zu werden. Gemeint ist nicht ein sentimentales Miterleiden, sondern eine bewußte Ich-Tat, die oft auch mit Schmerzen verbunden ist.

Das Ich in seiner Beziehung zu Seele und Leib[63]

Ich und Astralleib, das heißt Geist und Seele bauen den Körper auf. In die dabei menschheitlich wirkenden kosmischen Gestaltungskräfte verweben sich die Schicksalsimpulse der einzelnen Individualität. Ich und Astralleib bauen den Leib wieder ab, um als freie Seelenkräfte wirken zu können. Nur über den Leib kann sich auf diese Weise das subjektive Seelenleben entfalten.[64]

Das Seelenleben läuft in Denken, Fühlen und Wollen nach den Gesetzen eines polaren Kräftespiels ab. Spannen und Lösen, Formen und Bewegen sind die dafür charakteristischen Gesten. Das Seelenleben ist gesund, solange ein ständiges Spiel der Kräfte stattfindet. Krankheitssituationen entstehen, wenn Einseitigkeiten im Seelenleben Dauer bekommen.

Nur das Ich ist in der Lage, die durch die Freiheit des Menschen möglichen Einseitigkeiten des Seelenlebens wieder aufzulösen. Es kann die eigene Mitte ohne astralische Spannung mit den verschiedenen Umkreisen seiner Lebensumgebung in Verbindung bringen. Es kann sich dabei an den Umkreis hingeben ohne sein Mittelpunktsbewußtsein aufzugeben. Es kann ganz eigener Mittelpunkt sein und sich von den Erlebnissen der Umgebung prägen lassen. Das Ich repräsentiert auf diese Weise das Geheimnis der «subjektiven Objektivität». Es ermöglicht das Erlebnis, die Mitte des eigenen Seelenbesitzes zu sein *und* die Mitte der Welt, die es in das eigene Innere aufnimmt.

Das Ich kann aus dem Erleben seines Mitteseins aufblicken zum größtmöglichen Umkreis. Es kann versuchen, das Kräftewirken des Kosmos in den Gestaltungen und Lebensvorgängen der Natur zu erkennen, vor allem aber auch in sich selbst, in Leib und Seele zu erleben.

Der Leib kann als Geschenk einer höheren Weisheit empfunden werden, ebenso die Leibes- und Lebensvorgänge und die Entfaltungsmöglichkeiten des Seelenlebens.[65] Besonders bedeutsam ist das Erlebnis, daß der Wille als Geschenk der Mittelpunktskraft beim Aufwachvorgang erlebt und verspürt werden kann.[66]

Auch mittelbar kann die Fähigkeit, Willenskräfte durch verbrennungsähnliche Vorgänge im Stoffwechsel zu entfalten, als Geschenk des Kosmos erlebt werden. In der Nahrung haben Sonnenkräfte sich mit Erdensubstanz verbunden. Sie können in der Willensbildung durch Stoffwechselprozesse frei werden.

Erhalten wir ein Geschenk, so vermehrt es unseren Besitz, wird es ein

Teil unseres eigenen Seins. Bin ich mir bewußt, daß es ein Geschenk ist, so trete ich ihm mit einem kleinen Abstand gegenüber, auch wenn es bereits mein eigen geworden ist. Erlebe ich Leib und Willen als Geschenk, so erzeuge ich in Augenblicken der Besinnung ein Abstandserleben gegenüber meinem eigenen Sein und Erleben und trete ein in die Erkenntnis – meiner selbst und der Schöpferkräfte meiner selbst.

Das Innenleben entzündet sich an der Begegnung mit der Welt. Die Wahrnehmung beginnt mit der bewußten Hingabe an das Objekt. Die Offenheit der Seele schließt sich an. Im Vorgang des Verinnerlichens verbinden sich Welt und Mensch. Im Erinnern schafft sich der Mensch ein eigenes Innenleben.

Vorstellungen, die an der Begegnung mit der Welt entzündet wurden, müssen klare Konturen haben. Nur so kann sich ihnen das Ich mit Abstand entgegenstellen, ähnlich wie der Mensch den realen Objekten der äußeren Welt gegenübersteht. Klare Vorstellungen geben dem Seelenleben Halt, ähnlich wie das Knochensystem uns Halt gibt und uns ein Abstandserlebnis zur Welt ermöglicht. Trotzdem dürfen die Vorstellungen in ihrer Strukturiertheit keine Dauer bekommen, sondern müssen sich wieder auflösen. Unbewußt aber bleiben Strukturkräfte erhalten. Sie werden dem Leib eingeschrieben, können im Erinnerungsvorgang emporgehoben und zur neuerlich klar konturierten Erinnerungsvorstellung werden.

Das Ich hat die Fähigkeit, sich auch mit schwierigen Schicksalssituationen auseinanderzusetzen, wenn es gilt, sich nicht nur gegen diese Situationen zu behaupten, sondern diese zu überwinden und zu verdauen. Bejaht das Ich eine schwierige Situation, so können deren Eigenarten abgebaut und die darin liegenden «nährenden Kräfte» in gleicher Weise wie im Verdauungsvorgang freigelegt werden. Der unverdauliche Ballast wird «ausgeschieden».

Das Vermögen, die Umkreise zu erweitern

Zum Wesen des Ich gehört es auch, jede Enge auflösen zu können, in Beziehung zu einem Umkreis zu treten und diese Umkreise bis zur größtmöglichen Weite auszudehnen.

So werden heute zum Beispiel die Grenzen der Naturwissenschaft vielen Menschen schmerzhaft bewußt. Sie sind Folge einer Einengung der betrachteten Umkreise. Diese Einengung entspricht auch dem Postulat zunehmender Spezialisierung gerade in naturwissenschaftlichen Bereichen. Gleichzeitig entsteht heute der Ruf nach Beachtung der Umweltwirkungen oder zum Beispiel nach mehr Menschlichkeit in der Medizin als Erweiterung des sachlichen Wissens und Umgangs mit dem Menschen.

Anthroposophie macht aufmerksam auf die Realität von Umkreiskräften und weiß diese zu beschreiben. Das Wissen vom «ätherischen Prinzip» und «astralischen Prinzip» kann so zu neuen Fragen führen.

Wenn wir beim denkerischen Erfassen von Kräftewirkungen den eintauchenden Willen als Erkenntnisvermittler neu entdecken und das subjektive Fühlen zum objektiven Erkenntnisorgan für Qualitäten heranbilden, so bleiben dabei Exaktheit und Nüchternheit als Grundlage wissenschaftlichen Forschens voll erhalten. Die Methode des Erkennens wird aber erweitert.

In anderer Formulierung kann das Mitte-Umkreis-Geschehen so beschrieben werden: Jede Einzelheit steht in Beziehung zu einem Ganzen. Zum Wesen des Ich gehört es, daß das Bedürfnis entsteht, ein aus dem Zusammenhang Gefallenes wieder in den zu ihm gehörenden Umkreis als Mitte einzufügen. Nimmt man die Dramatik in diesem Geschehen ernst, so kann für einen religiös empfindenden Menschen die Tat auf Golgatha als Urgeste einer göttlichen Ich-Wirkung erlebbar werden. Auch die eigenartige Forderung Rudolf Steiners nach einer «Verchristlichung der Naturwissenschaft» kann auf diesem Hintergrund verständlich erscheinen.

Diese Verchristlichung zu verstehen als eine Entdeckung der vertikalen Betrachtungsart von Kräftewirkungen, die zwischen Erde und Sternenwelt wirken, heißt: Es gilt, die wissenschaftlich beschriebenen Einzelheiten im großen Zusammenhang des Kräftespiels zwischen Himmel und Erde zu sehen. Das Einzelne wird auf dem Hintergrund einer großen, ja, der größtmöglichen Ganzheit erlebt. Werden und Vergehen in der Natur und die Gestaltbildung und Gestalterhaltung kann nur denkend erlebt werden im Hinschauen auf das vertikale Geschehen zwischen Erdenmitte und Sternenumkreis.[67] Werden und Vergehen, Leben und Tod, Frühling und Herbst werden als Kräftespiel zwischen Mitte und Umkreis erlebt. *Diese «Ich-Geste» wird an der Natur erlebt. Kräfte werden zum Erlebnis- und Forschungsinhalt.*

Das Ich kann lernen, mit den geschenkten Willenskräften verantwortlich umzugehen. Liebefähigkeit kann als metamorphosierter Wille erlebt werden. Das Ich kann sich bewußt hingeben. Es kann sich dienend einem Geschehen im Umkreis zur Verfügung stellen, ja, es kann sogar sein Leben bewußt einer Idee oder einem anderen Menschen hinopfern.

Zum Wesen des Ich gehört die Fähigkeit, sein Mittelpunktsein aufzugeben und ganz im Umkreis zu leben. Es kann aber auch das Umkreis-Sein beenden, um eine neue Mitte entstehen zu lassen. Beides kann vom Ich so gelenkt werden, daß es selbst ständig neu geschaffen und im richtigen Wechselspiel gehalten wird. Mitte und Umkreis werden durch Ich-Taten zu einer Einheit. Hin-*geben* und wahr-*nehmen* sind zwei Gesten des Ich, die *in Freiheit* gehandhabt werden können.

Lernt das Ich, die Kräfte des Seelenlebens zu dirigieren, so vermag es auch, die «geistige Einstellung zur Welt», das Fragen nach dem *Wesen* des anderen, bewußt herzustellen. Dadurch wird eine unmittelbare Wesensberührung mit dem Gegenüber möglich. Aus ihr entfaltet sich die Fähigkeit, aus Geistesgegenwart begegnen, helfen und fördern zu können.

Im Ich sind alle gegenwärtigen und früheren Erlebnisse zur Einheit zusammengefügt. Dazu kann ständig Neues mit früheren Erfahrungen verschmolzen werden.

Eine besondere Eigenschaft des Ich ist die Begeisterungsfähigkeit. Das Ich kann sich für eine Idee «erwärmen». Dabei wirken körperliche und seelische Wärme- und Bewegungsvorgänge ineinander.

Ich-Taten sind eine neue Stufe des Selbstbewußtseins. Sie verbinden den durch sein Selbstbewußtsein aus dem Weltenzusammenhang herausgefallenen Menschen immer wieder mit den Weltenkräften und wirken dadurch bis in die Leiblichkeit hinein gesundend. Dies geschieht selbst dann, wenn der Leib auf Dauer verändert ist und dem Seelenleben nur eine ungenügende Stütze zu geben vermag.

Das Ich kann aber auch die Gesetze seines eigenen Wirkens erkennen.[63] *Dies ist möglich, weil das Ich Abstand zu sich selbst erzeugen kann. Es nimmt dabei gleichsam eine Umkreisposition ein und schaut zur eigenen Mitte zurück. Das Ich ist so Mitte und Umkreis, irdisch und geistig zugleich.*

Wechselwirkungen zwischen Seelenleben und Körpervorgängen

Ich und Astralleib als geistig-seelische Wesenheiten gestalten den Körper, bauen ihn auf und erhalten ihn in jedem Augenblick des Lebens. Sie gestalten ihn, um an ihm die Grundlage für die ureigene, rein geistige Entfaltung zu haben. Die Seele gibt erst ihr Schaffen an den Körper hin, um, nachdem sie diesem Genüge getan hat, sich in freier Geistigkeit zu offenbaren. Dabei stützt sie sich auf den Körper, wobei der Körper selbst das Korrelat des Seelenlebens ist. Beide stehen in ständiger Wechselbeziehung, werden sie doch von gleichen Gesetzmäßigkeiten geprägt.

Sprechen wir von Astralleib, so müssen wir uns bewußtmachen, ob wir die kosmische Weisheit meinen, die den Menschenleib im polaren Kräftespiel gestaltet, oder das aus dem Leibeswirken frei gewordene Seelenleben.

Das Seelenleben wäre im Idealfall in der Lage, die Weisheit, die in jedem Naturvorgang webt, mitzuerleben und zum Seelenbesitz zu machen. Seelenleben und Körpergeschehen wären dann wesensgleich. Wohlklang und Zusammenklang wären dabei das subjektive Empfinden. Realiter fällt das selbständig gewordene Seelenleben aber aus dem weisheitsvollen Weltzusammenhang heraus. Es sondert sich ab, bekommt Eigenständigkeit, Selbstbewußtsein und Selbständigkeit und kann sich zum Egoismus steigern. Aus diesem Prozeß ergeben sich Einseitigkeiten und Seelennöte, die wiederum zum Ausgangspunkt für körperliche Störungen und Krankheiten werden können. Es besteht aber auch die Möglichkeit, aus Freiheit sich um die Erkenntnis der Weltenweisheit zu bemühen.

Die Kenntnis der Wirkungen des Seelenlebens auf die Leibesvorgänge bildet die Grundlage für das Verstehen von Krankheitstendenzen, die durch einseitiges Seelenleben entstehen können. Sie bildet aber auch den Ansatz für die notwendigen therapeutischen Schritte.

Aufbau und Abbau

Ein gesundes Seelenleben ist dadurch gekennzeichnet, daß das Wirken des einen Pols die Gegenwirkung im anderen Pol wachruft. So sind zum Beispiel Bewußtseinsvorgänge immer mit Abbauprozessen im physischen

Leib verbunden. Dadurch entsteht die Notwendigkeit, das Überwiegen von Abbauprozessen, die durch das bewußte Tagesleben entstehen, durch Aufbauvorgänge auszugleichen, die vor allem im Schlaf stattfinden.

Neben diesem großen Rhythmus von Wachen und Schlafen gibt es kleinere Rhythmen im wachen Tagesleben. Ein gedanklicher Vorsatz wird durch «Todesprozesse» im Nervensystem möglich. Er setzt im Leib ebenfalls Abbauprozesse im Sinne von Verbrennungsprozessen in Gang. So werden Wille und Bewegung möglich. Sogleich schließt sich aber wieder ein Aufbaugeschehen an, das als subjektives Kraftgefühl und Wohlgefühl als Folge der erhöhten Durchblutung und Durchwärmung der Extremitäten unmittelbar erlebt werden kann. «*In der Wahrnehmung dieses Aufbaues liegt das Erleben des Selbstbewußtseins.*»[68] Besonders eindrucksvoll kann dies erlebt werden bei jeder liebevoll durchgeführten, sinnvollen Tat und beim künstlerischen Schöpfungsakt.

Physiologische Wirkungen von Denken, Fühlen und Wollen

Denken wir, so werden Todesprozesse im Nervensystem aktiviert. Wenn wir kristallklares Denken pflegen, fühlen wir uns bis in die Körperlichkeit hinein durchstrukturiert. Wir empfinden sachliche Kühle und innere Festigkeit. Gelegentlich können wir beim Denkprozeß unser Knochensystem geradezu schmerzlich, aber auch beglückend erleben. Rudolf Steiner schildert dies zum Beispiel von einem sachgerechten Umgang mit seiner «Philosophie der Freiheit»[60].

Erfolgt dieses strukturierende Denken in idealer Weise, so erfaßt es nicht nur den Kopf, sondern ist in der ganzen Leiblichkeit wirksam. Es weckt als kraftvoller Pol seinen Gegenspieler, so daß das Endergebnis trotz Überwiegen der Todesvorgänge eine Belebung sein kann. Dies gilt besonders für das bildhafte Denken oder ein Denken, das Gefühl und Erlebniskraft anzusprechen vermag. Rein intellektuelles Denken basiert in der Regel auf übermäßiger Kopftätigkeit. Nüchternheit des Denkens ist dabei durch vermehrte Abbauprozesse erkauft.

Die Wirkungen des Fühlens auf die rhythmischen Prozesse sind allgemein bekannt. Vor allem der Atem ist ein feines Instrument für jede Gefühlsregung. Gesundes Seelenleben zeigt ein ähnliches Wechselspiel wie der Atem. Auch im Seelenleben darf nie «Einatmen» oder «Ausatmen» allein erfolgen. Das gleiche gilt für das Fühlen im Spiel zwischen Sympathie und Antipathie. Auch die Blutzirkulation reagiert sensibel auf Gefühlseindrücke. Man denke dabei nur an Angst oder Freude, wie sie sich in Herzklopfen äußern können.

Das Wesen der rhythmischen Prozesse im Körper ist zu verstehen als ein ständig wiederholter Versuch von Ich und Astralleib, sich mit dem physischen und Ätherleib intensiver zu verbinden. Letztere behaupten aber ihr Eigensein und weisen Ich und Astralleib zurück. So entsteht ein ständiges Spiel zwischen einer etwas festeren Verbindung der vier Wesensglieder und einer angedeuteten Trennung, einer Lockerung. Zentripetale und zentrifugale Gesten wechseln einander ab.

Auch dem Fühlen liegt ein ähnliches Abwechseln zwischen einer etwas intensiveren Leibverbundenheit und einem angedeuteten Sich-Lösen zugrunde. Eine zweite Qualität rhythmischer Wechselbeziehung erfolgt beim Fühlen zwischen Formpol und Bewegungspol des Astralleibes. Dies gilt sowohl für die subjektive Reaktion von Sympathie und Antipathie als auch für die objektive Antipathiegeste des Sich-Behauptens und -Begrenzens und seinem Gegenpol, der Sehnsucht nach Hingabe und Verbindung.

Ein anderes körperliches Substrat des Fühlens ist die Drüsentätigkeit. Im Fühlen ergreifen Ich und Astralleib das Drüsengebilde. Es entsteht die besondere Qualität des Sekrets. Ähnlich wie beim Atmen wird der Astralleib vom starken Ätherleib wieder zurückgewiesen. Im Vorgang des Zurückweisens preßt sich das Drüsensekret als physische Substanz aus der Drüse aus. Die zurückgewiesene Astralität bekommt in diesem Augenblick einen neuen Freiheitsgrad, der sie von den körperlichen Aufgaben entbindet und fürs Seelenleben freistellt. Dieses «Übergewicht des Ätherleibs über den astralischen Leib bewirkt ... unsere gefühlsmäßige Eigenempfindung, ... das körperliche Gesamtgefühl.» [69]

Die besonders enge Verbindung der geistig-seelischen Willensvorgänge mit der Leiblichkeit wurde schon beschrieben. Schon allein die Vorstellung einer Willenstat bringt das Blut in Wallung und bewirkt meßbare Wärmevorgänge.

In etwas variierter Form schildert Rudolf Steiner das Zusammenspiel zwischen Seele und Leiblichkeit in der «Okkulten Physiologie» [13]: Es besteht eine Beziehung zwischen Denken und Knochensystem. Fest geprägte Gedanken sind in ähnlicher Weise Stütze und fester Grund unseres Selbstbewußtseins wie die Knochen.

Der bewußte Denkvorgang kann so charakterisiert werden: Wir aktivieren beim Denken nach dem Muster unseres Knochenaufbauprozesses

«Salzbildetendenzen» im Blut. Es darf dabei aber nicht zur wirklichen Salzbildung kommen, genausowenig wie Gedanken Dauer erhalten dürfen. Sowohl die Gedanken wie die sie begleitenden physischen Prozesse müssen immer sofort wieder aufgelöst werden. Dies Auflösen geschieht vor allem während des Schlafes.

Beim Fühlen kommt es vor allem in der Eiweißsubstanz des Blutes zu Wechselzuständen zwischen Quellen und Entquellen, zwischen einer Tendenz zum Koagulieren und einer Tendenz zum Auflösen. Als Bild dazu kann man sich Flockenbildung und Verflüssigung vorstellen.

Für das Wirksamwerden eines Willensimpulses in der Seele ist das physische Korrelat ein Erwärmungsprozeß, der durch verbrennungsartige Vorgänge im Stoffwechselsystem möglich wird. Das Warmwerden lebt in Pulsation und Strömung des Blutes.

Polare Leibesvorgänge beim bewußten Wahrnehmen und Vorstellen

Die Hinwendung zum Objekt erfordert Willensbetätigung. Dabei werden Wärmevorgänge im Stoffwechsel-Gliedmaßen-System bewirkt. Das Aufnehmen des Objekts ins eigene Innere erfolgt durch die Sinne, in denen, wie schon beschrieben, Todesprozesse wirksam sind. Soll ein Objekt unvoreingenommen als Wahrnehmung in unserer Seele aufleuchten, muß auch das Seelenleben zum Sinnesorgan werden, das heißt, es muß in diesem Augenblick auf die Fülle seines Eigenlebens verzichten. Es ist dies ein freiwilliges seelisches Sterben. Je reicher das Innenleben ist, um so schwieriger wird es, diesen Zustand herzustellen und damit unbefangenes Wahrnehmen zu ermöglichen. Im geheimen sind wir stolz auf die Fülle unseres Seelenbesitzes und haben oft sogar eine unbewußte Abwehr gegen eine seelische Offenheit. Gelingt es aber, diese bewußt herzustellen, kann dies bis in das Körperleben hinein zwar als schmerzlich, aber auch als erfrischend und «weckend» empfunden werden.

Ein Objekt, mit dem man während der Bewußtwerdung verbunden war, wird nach Aufnahme durch das Sinnesorgan vom Nervensystem «gespiegelt». Dabei sind wieder Todesprozesse, Formungs- und Verfestigungstendenzen wirksam. Strukturierende Vorgänge, die der Formpol des Nervensystems ermöglicht, schaffen Gedankenbilder mit festen Konturen. Nur diese können wir im wahrsten Sinn des Wortes «vor uns hinstellen». Das Strukturieren der Vorstellungsbilder ist die Voraussetzung für die eigentliche Ich-Tätigkeit des Denkens, die aus Abstand die Vorstellungen zu überschauen vermag. Diese Strukturbildung entspricht den geschilderten «Versalzungsprozessen». Durch sie wird eine sachliche Beziehung zur Vorstellungswelt möglich, die einer Objektbeziehung in der äußerlich realen Welt ähnlich ist. *Der Lebensprozeß der Hinwendung löst Todes- und Formprozesse aus.*

Vorstellungen erwecken Gefühle, deren Qualitäten dem Vorstellungsinhalt entsprechen. Auf der einen Seite sind diese objektive Qualitätserlebnisse, andererseits subjektive Reaktionen im Sinne von Sympathie und Antipathie. Ein durch Gedanken und Vorstellungen ausgelöstes körperliches Mitschwingen beim Fühlen ist uns allen vertraut. *Todes- und Lebensprozesse verweben sich ineinander.*

An Vorstellungen vermögen sich Willensimpulse zu entzünden. Die durch den Formpol des Astralleibes ermöglichten Vorstellungen eines Handlungsvorsatzes werden im Kopf gebildet und entsprechen Abbauprozessen. Sie werden durch Vermittlung des Gefühls in den Gliedmaßenbereich hinuntergelenkt. Eine Vorstellung der eigenen Leiblichkeit im Tun erleichtert dieses Geschehen. Daran schließen sich dann Aufbauvorgänge, Bewegungsimpulse und Wärmeprozesse an. *Todesprozesse wecken Lebensvorgänge. – Helles Bewußtsein verwandelt sich in unbewußtes Stoffwechselleben.*

Die gesundende Wirkung von Ich-Taten

Verinnerlichen und Erinnern

Die Gestaltungskräfte des Astralischen, die im betrachteten Objekt wirken, erregen den eigenen Astralleib und Ätherleib. Sie prägen sich in den eigenen Ätherleib ein, der seinerseits mit den leibbildenden Astralgesetzen verbunden ist. Nimmt man diese Zusammenhänge ernst, so wird verständlich, daß es nicht gleichgültig ist, welchen Wahrnehmungsinhalten sich der Mensch verbindet. Sie können gleichgerichtet mit den leibgestaltenden und leiberhaltenden Kräften wirken oder im Mißklang mit diesen stehen und dadurch «kränken».

Als Zwischenglied zwischen dem sachlichen Vorstellungsbild und dem Verinnerlichungsprozeß kann das bewußte Erfühlen von Qualitätsunterschieden angesehen werden. Diese Empfindungsfähigkeit für Qualitäten ist seelisches Erleben mit starker Leibbezogenheit.

Auch beim Vorgang des Erinnerns ist oft unmittelbar zu erleben, daß Leibesvorgänge berührt werden. Besonders eindrucksvoll ist dies beim bewußten Erzeugen von bewegten Bildern, in denen die Gestaltungs*dynamik* des Erinnerungsobjekts anschaubar wird. Wir treten dabei dem Wechselspiel der gestaltenden Astralkräfte im ätherischen Substrat gegenüber. Das bewußte Ich weckt dieses Geschehen, holt es aus der Leiblichkeit empor.

Nehmen wir eine Wahrnehmung bewußt in unser Ich auf, so kann dies ebenfalls mit einem unmittelbaren Körperempfinden verbunden sein. Man denke an die Beziehung zwischen Ich und den Gesetzen der Blutestätigkeit, an die Bewegungs- und Wärmevorgänge, die trotz der Beziehung zur Vielheit wieder das Erlebnis der Einheit und Einheitlichkeit ermöglichen. Jede bewußte Ich-Tätigkeit wird als belebendes Element empfunden, auch wenn wegen der damit verbundenen Abstands- und Wachheitskomponente Schmerzen nicht zu vermeiden sind, ja eigentlich dazugehören.

Unbewußte Wahrnehmungen und ihre Wirkungen auf die Leibesvorgänge

Passiert eine Wahrnehmung die Sinnesorgane, ohne daß dabei ein Vorstellungsbild erzeugt und vom betrachtenden Ich registriert wird, so dringt das Wesen eines fremden Objekts ungehemmt und unmittelbar in die Tiefe der Leiblichkeit. Man ist den so unbewußt gebliebenen Wahrnehmungen anscheinend geradezu ausgeliefert. Das Bilden einer bewußten Vorstellung und ihr denkerisches Einordnen gibt Schutz vor dieser Überwältigung. *Ich-Taten schützen vor kränkenden Einflüssen.*

Daß Wirkungen von unbewußten Sinneseindrücken vorhanden sind, lehrt die Beobachtung des täglichen Lebens. Es ist ein Unterschied, ob ein Kind in der freien Natur aufwächst, in einem häßlichen Milieu oder in einem Milieu mit einem Übermaß an Sinneseindrücken wie einer modernen Großstadt.

Auch unbewußte Wahrnehmungen wirken auf Willensvorgänge. Bekannt geworden sind solche unmittelbaren Wirkungen durch Experimente, bei denen ein Bild in einen Film nur so kurz eingeblendet wird, daß es vom Bewußtsein nicht registriert werden kann. Der Betrachter eines solchen Films wird dadurch (unbewußt) in seinem Willen verändert.

Ich-Taten schützen nicht nur vor unbewußten Wahrnehmungen und deren Folgen, sondern auch vor den Wirkungen einseitigen Seelenlebens. Es gehört zum gesunden Gefühlsleben, zwischen Sympathie und Antipathie, zwischen Lust und Unlust abzuwechseln. Wird eine Gefühlsregung zum Dauerzustand oder wirken gegensätzliche Gefühle gleichzeitig in der Seele, so vermag die Kraft des Ich diese normalerweise wieder aufzulösen. Gebundene und fixierte Seelenkräfte werden wieder frei und stehen dem Seelenleben und den Taten des Ich zur Verfügung. Dieser Vorgang wird bis in die Körperlichkeit hinein als gesundend und belebend empfunden, auch wenn er, wie mehrfach erwähnt, durch das Erzeugen des Abstandes vom eigenen Seelenleben und die notwendigen seelischen Verbrennungsvorgänge des Verzichts mit Schmerzen verbunden sein kann.

Bleiben gegensätzliche Gefühle in Gleichzeitigkeit in der Seele bestehen und wird dies zum Dauerzustand, so entsteht ein «Seelenkomplex mit Eigenleben». Dieser hat Folgen für das körperliche und seelische Befinden. Das Ich ist dann unfähig, gegenüber diesem Gefühlsbereich Abstand herzustellen, die ambivalenten Gefühle durch die Kraft des Denkens zu trennen, Entscheidungen zu treffen oder Verzichte zu akzeptieren. Es ist nicht nur unfähig, sondern häufig in diesem Seelenleben geradezu gefangen. So versinkt der ganze Seelenkomplex ins Unbewußte, das heißt, er versinkt wie beim Vorgang des Verinnerlichens in die Leibestiefe.

Dabei muß aber gegenüber der gewöhnlichen Erinnerungsbildung ein bedeutsamer Unterschied bestehen. Warum kann diese Art der ins Innere abgesunkenen Seelenerlebnisse nicht wieder erinnert werden? Kann dies nicht geschehen, weil die klärenden Taten des Ich, das Betrachten aus Abstand und das freie Handhaben der Seelenkräfte, nicht erfolgen konnten? Vermag ein ungelöstes seelisches Spannungsgeschehen etwa das Ätherische des Leibes nicht zum Mitschwingen zu bringen und die leibgestaltenden eigenen Astralkräfte mitklingen zu lassen? Bewahrt es ein astral-ätherisches Eigenleben, das wie ein «nicht eingegliederter» Fremdkörper wirkt, der vom Ich nicht «emporgeholt» und sachlich angeschaut werden kann? Hier gibt es sichtlich noch viele offene Fragen.[70]

Als weitere Störung mischt sich oft die Tatsache hinein, daß solche Menschen in ihrer Kindheit das Schwingen der Seele zwischen Hingabe und Sinnesoffenheit, zwischen Verinnerlichen und Gestalten der Welt, zwischen Genießen von Geborgenheit und Leben in Tatfreudigkeit nicht in richtiger Weise erüben konnten. Seelische Stauungen und Stockungen sind die Folge und spielen sich ganz besonders im Verhältnis von Begehren und Erfüllung ab. Verzichte aus Einsicht, aus Liebe zu einer verehrten Autorität oder aus Orientierung an einem Vorbild wurden nicht erübt.

Treten im Erwachsenenalter die beschriebenen Triebkonflikte auf, so entsprechen diese in ihrer Kräftedynamik solchen Störungen der seelischen Entwicklung in der Kindheit. Dadurch erfolgt eine Verstärkung der Seelenspannung, die sonst vielleicht nur zu vorübergehenden Nöten geführt oder sogar als Aufforderung gewirkt hätte, an ihnen die Kraft des Ich zu entfalten. Das Absinken in die Tiefen des Unbewußten, der Vorgang der Verdrängung macht diese Reifeschritte unmöglich.

Auffällig ist, daß hier die freie Verfügbarkeit der Seelenkräfte gestört ist, daß aber auch Organmißempfindungen resultieren können, ohne daß Funktionsstörungen im medizinischen Sinn nachzuweisen wären. Es verbindet sich also ein Bewußtseinsvorgang mit dem Organgeschehen, das gesunderweise ohne jede Bewußtseinsbeteiligung abläuft.[71]

Die unbestimmte Sehnsucht nach Erlösung aus solchen Seelensituationen, die rumoren, lähmen oder auch innerlich erregen, kann geradezu als Sehnsucht nach dem Wirken von Ich-Kräften erlebt werden. Nur das Ich kann Mitte und Umkreis fast gleichzeitig ineinander schwingen lassen und, als reifes Ich, diesen Vorgang aus Abstand betrachten. Geschieht das gleiche im Spiel der astralen Pole und beherrschen Lust und Unlust gleichzeitig die Seele, so wirkt dies kränkend. Nur die Kraft des Ich kann diese astrale Stauung wieder auflösen.

Ich-Entscheidungen bei zwiespältigen Gefühlen

Nehmen wir an, in der Seele entstand ein Begehren. Es kann körperlichen Vorgängen entspringen, wie zum Beispiel beim Hunger oder bei sexuellen Drangzuständen, es kann sich aber auch an äußeren Wahrnehmungen entzünden.

Das Begehren wird im Fühlen erlebt. Es füllt das ganze Seelenleben aus, ebenso wie die starke Sehnsucht nach Erfüllung und Befriedigung. Das Denken hilft und sucht Möglichkeiten der Realisierung. Es ist in dieser Situation der Diener des Begehrens.

Das Denken vom Ich her kann aber auch Vorblicke auf die Folgen einer Tat vermitteln. Die Frage: Wie fügt sich diese Tat in den sozialen Umkreis ein, entspricht dabei dem Wesen des Ich. Das gleiche gilt von der Fragestellung, was die eigene Tat in der Seele und dem Schicksalsablauf eines anderen Menschen bedeuten könnte.

Auch der Entschluß selbst ist eine Ich-Tat, ganz gleich, zu welchem Ergebnis er führt. Wird die Trieberfüllung beschlossen, so kann von Herzen genossen werden, obwohl bekannt ist, daß Folgen getragen werden müssen, und sei dies auch nur als «Kater». Wird ein Verzicht beschlossen, vielleicht sogar aus Einsicht in größere Zusammenhänge, fühlt sich der betreffende Mensch gestärkt, obwohl «Befriedigung» nicht möglich wurde. Dies ist ein eigenartiges Phänomen. *Der aus Erkenntnis Handelnde ist nach Rudolf Steiners «Philosophie der Freiheit» der eigentlich freie Mensch.* [60]

Wird das Ich aber nicht wirksam, so füllt das Begehren der astralen Regungen und Gefühle das Seelenleben ganz aus. Das Denken schafft keine klärende Überschau, sondern vermittelt nur ein Wissen von unlustbetonten Gefahren oder von überlieferten Moralgesetzen. Es fehlt der Abstand zu sich selbst und der Überblick über die Stellung der eigenen Person in ihrer Umgebung.

Die Folge ist eine Art Gefangenschaft in zwiespältigen Gefühlen oder eine Kampfessituation zwischen Denken und Begehren. Das seelische Erleben identifiziert sich dabei mit beiden gegensätzlichen Standpunkten, lebt gleich stark in beiden Seiten. Das Begehren bleibt in der Region des willensähnlichen Trieblebens und des Gefühlsbereiches und löst sich nicht genügend von seiner engen Verbundenheit mit dem Körpergeschehen ab. Ein Emporheben in den Vorstellungsbereich fehlt, so daß das seelische Erleben sich nicht einmal für Augenblicke wirklich aus der Leiblichkeit lösen kann und als freies Seelenleben vom Licht des Bewußtseins durchleuchtet und vom Ich aus Abstand angeschaut werden kann. Nur wenn eine solche Ich-Tat möglich ist, kann anschließend die Befriedigung von Herzen genossen oder mit «gutem Gefühl» ein Verzicht geleistet werden.

Das Seelenleben und die vegetativen Regulationsvorgänge

Im Gangliensystem waltet vornehmlich der ätherische Leib zusammen mit dem physischen Leib. Die Ganglien sind «vorzüglich nur lebende Organe. Die astralische und die Ich-Organisation wirken auf sie nicht innerlich organisierend, sondern von außen. Daher ist der Einfluß der in diesen

Nervenorganen wirksamen Ich- und astralischen Organisation ein stärker.» [72]

Das Spiel der astralen Pole im Ätherleib entspricht dem Wechselspiel zwischen Sympathikotonus und Vagotonus. Das Wirken des Ich im vegetativen Regulationsgeschehen findet seinen Ausdruck in der Tatsache, daß die vegetativen Rhythmen sich immer in ein Ganzheitsprinzip einfügen. Jeder einzelne Regulationsvorgang entspricht den Bedürfnissen des Gesamtorganismus. Man denke zum Beispiel an die Blutzufuhr zu einem einzelnen Organ bei entsprechender seelischer oder körperlicher Aktivität, was zu einer gleichzeitigen Reduzierung der Durchblutung anderer Organe führt.

Es ist bekannt, daß Angst, Freude, Schock, Streß, aber auch Genuß körperliche Funktionsänderungen zur Folge haben. Die Qualität des Zusammenwirkens der astralen Pole im Ätherischen, das das jeweilige Seelenleben charakterisiert, hat Wirkungen auf das Wechselspiel von Astralleib und Ätherleib, das als vegetatives Regulationsvermögen den Körper versorgt. Herzklopfen, Durchfall, Zittern oder erhöhte Schweißsekretion sind bekannte Folgen bei seelischer Erregung. Dabei spielt nicht nur ein entsprechender akuter seelischer Spannungszustand eine Rolle, sondern auch die Frage, ob das Seelenleben sich voll auf den ganzen Leib stützt, ob es, aus den Leibesvorgängen etwas herausgehoben, ein übermäßiges Eigenleben führt oder auch ob sich der Formpol des Astralleibes über Gebühr in den Leib hineinpreßt.

Bekommen Seelenhaltungen Dauer, oder wirken sie so, daß das Schwingen zwischen den Polen unmöglich ist, so entstehen die entsprechenden Dauerveränderungen auch in dem Wechselwirken zwischen Astralleib und Ätherleib, das die Körperprozesse versorgt. «Affekte und Leidenschaften haben eine dauernde bedeutsame Wirkung auf den Sympathikus. Kummer, Sorgen richten dieses Nervensystem allmählich zugrunde.» [72] Chronische Übermüdungen, anhaltende Schockwirkungen, Streß, ständige Überaktivitäten, aber auch seelisch nicht verarbeitete alte Traumen haben derartige Wirkungen. Die Beziehung des Seelenlebens zum physisch-ätherischen Leib und der Mittlerfunktion des vegetativen Nervensystems werden anhaltend verändert.

In der «okkulten Physiologie» [73] charakterisiert Rudolf Steiner eine wesentliche Aufgabe des vegetativen Nervensystems. Es schützt das bewußte Seelenleben davor, daß die Vorgänge der inneren Organe ins Bewußtsein heraufdringen. Die Vielfalt der Lebensprozesse, aber auch vorübergehende kleine Abweichungen von der Norm entziehen sich unserem Bewußtsein. In bestimmten Seelensituationen sind diese natürlichen Schutzfunktionen aber durchbrochen. Angst, Ärger, Enttäuschungen, Streß und Überforderung spielen dabei eine bedeutende Rolle.

Die Vielfalt der geschilderten seelischen Wechselbeziehungen mit der Leiblichkeit ist beeindruckend. Will man sie in therapeutische Überlegungen einbeziehen, so besteht der erste Schritt darin, daß man sie wissensmäßig kennt, der zweite, daß man lernt, sie nach und nach so intensiv selbst mitzuerleben, daß man Krankheitsursachen «sehen» und therapeutische Wirkungen seelischer Taten beurteilen kann. Erfahrungsgemäß ist es ratsam, bei einer Beziehung zwischen Seele und Leib zu beginnen, die besonders einleuchtet oder die man schon einigermaßen zu kennen glaubt, am besten aus persönlicher Erfahrung. Will man wirklich lernen, Einblicke in diese Beziehungen zu bekommen, läßt sich eine solche zeitlich begrenzte Monomanie meist nicht vermeiden. Man muß nur so beweglich sein, daß nach angemessener Zeit der Schritt zu einem neuen Forschungsthema nicht versäumt wird. Die Lehrjahre sind ohne Zweifel mühsam. Die Freude an eigenen Entdeckungen und an wachsender Urteilsfähigkeit befeuert aber immer mehr. Meisterschaft ist nur zu erreichen, wenn aus Wissen eigenständiges Erkenntnisvermögen wird.

Der Lebenslauf des Menschen

Die Aufgaben der Erzieher

Eine gute Grundstimmung der Eltern wird durch das immer wieder neue Staunen über die Wunder der Leibesbildung geschaffen. Dieses kann sich zum Beispiel an menschenkundlichen Betrachtungen entzünden, die den kosmischen Hintergrund einbeziehen. Das gleiche bewirkt das Staunen über das zunehmende Erwachen der Seelenkräfte und das Bemühen um Verständnis und Bejahung von Schicksalssituationen. *Gesunde Leibesbildung ist keine Selbstverständlichkeit.* Liegen unabänderliche Störungen vor, gilt es, diese im Blick auf die sich entwickelnde Persönlichkeit akzeptieren zu lernen. Das gleiche gilt für Einseitigkeiten der Konstitution und des Temperaments.

Das Kind will die Welt selbständig entdecken, *aber zusammen mit den Erwachsenen*. Hinwendung und Sinnesoffenheit sind beim Kleinkind in großer Intensität vorhanden. Wir können als Erwachsene mithelfen, daß die angeborene Freudigkeit des Kindes, sich mit der Welt zu verbinden, erhalten bleibt. Hinwendung und Aufnahmebereitschaft müssen gepflegt werden, damit sich immer mehr das eigene Innenleben des Kindes daran entzünden kann. Rückwirkungen von Störungen in der Weltbeziehung auf die Leiblichkeit können oft eindrucksvoll abgelesen werden.

Wichtige menschliche Qualitäten, wie den aufrechten Gang [74], das Sprechen, aber auch die Vielfalt der Verhaltensarten, erwirbt das Kind durch Nachahmung der Erwachsenen. Es entwickelt sich eine pädagogisch wirksame, innere Haltung, wenn wir uns bewußt sind, daß unser Verhalten einen tief wirkenden Eindruck auf das Kind macht.

Wie können wir die Kräfte des reifenden Ich in uns selbst immer wider rege machen und dadurch Einseitigkeiten unseres Seelenlebens wieder aufheben? Durch dieses Bemühen des Erwachsenen entsteht die wahre Autorität, nach der das Kind sich sehnt. Es kommt dabei nicht darauf an, daß wir schon wirklich reife Erwachsene sind, sonst müßten wir lange warten, bis wir es wagen könnten, Kinder in die Welt zu setzen und zu erziehen. Entscheidend ist das innere Bemühen. Nachgeahmt werden unsere Ich-Taten, und diese geben unbewußt wirkende Orientierung.

Die Autorität, die das Kind nachzuahmen bereit ist, muß in den verschiedenen Lebensabschnitten verschiedene Qualitäten darleben. Die Aufgabe der Erzieher ist es, die einzelnen Entwicklungsschritte des Kindes in der richtigen Weise zu begleiten und zur Entfaltung zu bringen. Entwicklungsbedingte Schwierigkeiten und neuartiges Verhalten der Kinder wird dann verstanden und nicht Anlaß für pädagogisches Fehlverhalten. Es gilt also, die Gesetze der einzelnen Lebensabschnitte zu kennen.[75]

In den aufeinanderfolgenden Lebensabschnitten vollziehen sich charakteristische Veränderungen in der Beziehung der Wesensglieder untereinander. So erwacht in der ersten Trotzphase (etwa drittes Lebensjahr), die meist mit dem ersten Ich-Sagen zusammenfällt, ein Willenserlebnis. In der zweiten Trotzphase (etwa fünftes Jahr) erfährt dies eine Vertiefung. Das Erleben der eigenen Mittelpunktskraft wird stärker. Erste Erlebnisse des Sich-Behauptens gegen die Erwachsenen werden sichtlich genossen.

Mit sieben Jahren wird das Ätherische in zunehmender Weise aus der Wachstumstätigkeit der Organe frei und steht immer mehr den Denkvorgängen zur Verfügung. Im neunten Lebensjahr erfolgt eine intensivere

Verbindung des Seelenlebens mit dem Bluts- und Willenspol bei gleichzeitig zunehmender kritischer Distanzierung gegenüber den Erwachsenen.[76]

Störungen der kindlichen Entwicklung in Seelenleben und körperlicher Gesundheit

Erleiden die einzelnen Entwicklungsschritte Störungen, so entstehen Krankheitsmöglichkeiten. Diese können sich sofort akut äußern oder nur zu einem Fehlverhalten der Wesensglieder zueinander führen, das lange kompensiert bleibt und erst später zur Krankheitsentstehung führt.

Es ist bedeutsam, daß seelische Spannungen in der Umgebung bei den Kindern in eindrucksvoller Weise zu Kränkungen führen, die unmittelbar bis in die Leiblichkeit hinein ihre Folgen zeitigen. Störungen entstehen immer dann, wenn der Erwachsene das eigene Seelenleben nicht durch die Kraft des Ich zu ordnen vermag und in einer ungesund einseitigen Seelenhaltung verharrt. Das Kind wird in diese seelische Einseitigkeit einbezogen, gedrückt, erdrückt und kann die Welt nicht in freier und gelöster Weise erobern. Kennen wir die Gesetze der einseitigen Seelenhaltungen und ihre Folgen auf die Beziehungen der Menschen untereinander, so können schädliche Wirkungen rechtzeitig erkannt und verändert werden. *Störungen in der Reaktion der Kinder auf das Verhalten des Erwachsenen können so als Aufruf an den Erwachsenen verstanden werden, zu Ich-Taten vorzustoßen.*

In der Schulzeit entstehen Einseitigkeiten, wenn das Denken übermäßig und zu früh begrifflich geübt wird. Das Schulkind möchte Gefühle und Willen in gleicher Weise wie das Denken erüben. Deswegen bemüht sich die Waldorfpädagogik, *Erlebnisse* zu vermitteln, die dann immer mehr – oft in Zeiträumen von Jahren – denkerisch verarbeitet werden.

Erinnern wir uns an die Wirkungen von Denken, Fühlen und Wollen auf die Leiblichkeit, so wird verständlich, daß Einseitigkeiten Krankheitstendenzen bewirken können. Das Kind sehnt sich nach Geschlossenheit seiner Persönlichkeit, nach Integration von Denken, Fühlen und Wollen und benötigt dazu das Vorbild des Erwachsenen und seine verständnisvolle Führung.

Eine besondere Bedeutung bekommt die Tatsache, daß heute viele Kinder ihre Erlebnisse nicht mehr in der Begegnung mit der Natur vermittelt erhalten, sondern ihre Welterfahrungen an Fernseherlebnissen aufbauen. Der erlebnisstarke Willensbezug des eigenen Fragens und Probierens, die Wirklichkeit, in der man wirklich etwas tun kann, fällt dabei weg.

Besonders bedeutsam sind die drei ersten Lebensjahre.[74] Die Seele bildet den Körper und wacht im Zusammenhang mit den Körperfunktionen zum Eigenleben auf. Störungen des seelischen Erlebens in dieser Zeit vermögen so tiefgreifende Veränderungen zu bewirken, daß charakteristische Krankheitstendenzen im Erwachsenenalter die Folge sind.[77] Rudolf Steiner schildert, daß seelische Beeinflussungen und Traumen in der ganzen Zeit des Kindseins zu Veränderungen des Zusammenspiels der Wesensglieder führen. Diese Veränderungen bleiben während der verschiedenen Entwicklungsstufen bestehen oder werden noch zusätzlich beeinflußt, ohne daß sofortige Auffälligkeiten zu bemerken sind. Die Aufgabe eines anthroposophischen Hausarztes wäre es, dieses gestörte Zusammenwirken der Wesensglieder zu erkennen und medikamentös oder kunsttherapeutisch zu beeinflussen. Auch entsprechende pädagogische Ratschläge den Eltern gegenüber gehören zu den hausärztlichen Aufgaben.

Es ist ein bekanntes Phänomen, daß die Störungen der kindlichen seelischen Entwicklung die spätere Entwicklung einer Neurose begünstigen. Bei jeder Neurose finden sich derartige Störungen in der Vorgeschichte. Die Liebefähigkeit der Welt gegenüber und die Offenheit, die Welt in sich aufzunehmen, das Seelenleben zu entfalten, dieses aber immer wieder neu an der Begegnung mit der Welt zu korrigieren, wurden nicht erübt. Damit fehlt die Grundlage für das selbständige Entwickeln der reiferen Ich-Kräfte im späteren Alter.

Bei all diesen Möglichkeiten zur Fehlentwicklung sind die Eigenkräfte des Kindes immer wieder bewundernswert. Nicht alles Fehlverhalten der Erzieher bewirkt Schädigungen. Die Kraft der Urbilder, die den Leib gestalten und mit denen das Kind noch viel mehr als der Erwachsene, vor allem in der Nacht, verbunden ist, aber wohl auch die Inkarnationsfreudigkeit der Persönlichkeit des Kindes vermögen häufig so stark zu sein, daß pädagogische Ungeschicklichkeiten, ja sogar Unfähigkeiten ertragen werden können.

Das Erwachen eines neuen Selbständigkeitsgrades im Seelenleben geht mit beträchtlichen Veränderungen und Problemen im Zusammenleben der Generationen einher. Der sich entwickelnde Astralleib zeigt sich im zunehmend eigenständigen Seelenleben, das sowohl mit übermäßiger Sensibilität, bis zur Mimosenhaftigkeit, wie auch mit einem großen Freiheitsdrang verbunden ist. Es entsteht auf der einen Seite die Sehnsucht, sich liebend einem Partner zu verbinden, auf der anderen Seite das Bedürfnis, sich gegenüber der Welt zu distanzieren.

Im Verhältnis zur Generation der Eltern und Lehrer bilden sich auf beiden Seiten oft Vorurteile, aus denen seelische Allergien entstehen können. Das hat wieder zur Folge: Konfrontation mit Tendenz zur Eskalation. Es sind dies alles ausgesprochen astralische Reaktionsarten. Wehe, wenn der Erwachsene auf die entsprechenden Provokationen hereinfällt. Es entstehen dann Spannungen und unschöne Auseinandersetzungen. Die Jugendlichen freuen sich zwar an diesen Auseinandersetzungen, ersehnen in Wirklichkeit aber ganz etwas anderes, nämlich Ich-Vorbilder.

Will der Erwachsene in dieser Zeit vor dem Jugendlichen und vor sich selbst bestehen, so muß er daran arbeiten, die schon bekannten Schritte der reiferen Ich-Entwicklung zu praktizieren:

- Abstand zu sich selbst und zur eigenen Beziehung zu üben,
- den Blick auf das Werdende im miterlebenden Denken zu richten,
- den Glauben an Entwicklungsmöglichkeiten auch in schwierigsten Situationen wachzuhalten und
- den Willen zu erüben, helfend diesen Entwicklungsschritten zur Seite zu stehen, auch wenn man abgelehnt und gekränkt wird und man mit der Art dieser Schritte nicht einverstanden ist.

Für den Erwachsenen gilt es hier also, auf festgefahrene eigene Vorstellungen verzichten zu lernen und immer wieder den inneren «Verbrennungsprozeß» als Ich-Tat neu zu üben.

Im Gespräch muß man zurücktreten und freilassen können. Dabei ist es durchaus von Bedeutung, eigene Meinungen und Lebensweisheiten zum Ausdruck zu bringen. Diese werden dann akzeptiert, wenn sie echt sind und auf eigenen Erfahrungen basieren. Nicht zu unrecht werden sie abgelehnt, wenn es nur übernommene Meinungen, denkerische Vorstellungen oder gar Phrasen sind. Auch darf man nicht erwarten, daß eine geäußerte Ansicht sofort angenommen wird. Spätwirkungen sind häufiger und intensiver, als man sich im Augenblick vorstellen kann. Wirksam wird dabei alles, was durch Tätigkeit des Ich errungen ist.

Die verschiedenen Gesten des Rumorens dieses Entwicklungs- und Reifungsstadiums der Jugendlichen können sich verzögern oder über Gebühr lange anhalten. Sie können Dauer bekommen und sich über Jahre, ja, Jahrzehnte hinziehen. Durch dieses Unzeitgemäße entstehen seelische Einseitigkeiten mit entsprechenden Belastungen der mitmenschlichen Beziehungen.

Eine andere Form des unzeitgemäßen Wirksamwerdens von Seelenzuständen entsteht, wenn Erlebnisse und Verhaltensarten, die erst in einem späteren Alter zur Entfaltung kommen sollten, vorweggenommen werden. Zu solcher Verfrühung besteht gerade in unserer Zeit eine große Neigung. Dies gilt sowohl für den frühzeitigen Kampf um beruflichen Erfolg oder beherrschende Positionen in einer Gruppe als auch für das zu frühe Sich-Ausleben im Genuß.

Das Erwachsenenalter

Die Zeit bis 28, auch noch bis 35, steht unter der Notwendigkeit, Lebenstüchtigkeit zu entfalten. Damit verbunden ist das Erlebnis einer starken Mittelpunktskraft und einer großen Selbständigkeit. Einsatzvermögen, ja sogar Streß werden ebenso wie Freude an kämpferischer Auseinandersetzung als positive Krafterlebnisse empfunden. Krankheitssituationen entstehen meist dann, wenn zu dieser Intensivierung des Seelenlebens gleichzeitig ein Lockerungszustand kommt. Dies kann sowohl durch Übermüdung und Erschöpfung als auch durch menschliche Enttäuschungen oder übermächtige äußere Schwierigkeiten begünstigt werden. Häufig wirkt auch das Erleben ähnlich, daß man die Ziele zu hoch gesteckt hat oder die eigenen Kräfte zur Erlangung der Ziele nicht ausreichen.

Die Lebensmitte bringt neue Grenzerlebnisse, in der Regel vor allem im zwischenmenschlichen Bereich. Die Gesetze, die im Berufsleben gelten, vermögen nicht, menschliche Krisensituationen zu lösen. Tüchtigkeit und logisches Denken kommen hier schnell an Grenzen. Häufig gibt es Situationen, in denen die Vermittlung in der menschlichen Beziehung durch das Wort, durch den anderen, nicht mehr wirksam ist. Der Versuch, im Gespräch Probleme zu klären wirkt im Gegenteil oft noch verschlechternd.

Das Erleben des eigenen Unvermögens, auf die bisher gelernten Arten

Lösungen herbeizuführen, kann zu tiefen Depressionen und nicht selten zu Suizidgedanken führen. Daß Fähigkeiten, die im Berufsleben höchste Tugenden sind, beim Lösen menschlicher Probleme versagen, bringt das bisherige Weltbild ins Wanken. Werden diese Nöte nicht gelöst, sondern in Resignation oder durch Ablenkung erduldet, sind vegetative Störungen und körperliche Erkrankungen nicht selten.

Der geheime Sinn der Nöte dieses Lebensalters scheint darin zu bestehen, daß der Blick in die Horizontale, den uns die Lebenstüchtigkeit abfordert, erweitert werden muß, daß neue Bewußtseinsräume geschaffen werden müssen. So gilt es zum Beispiel zu erkennen, daß es bei mitmenschlichen Krisen nicht auf die Klärung oder Vermittlung von äußeren Wahrheiten ankommt, sondern daß ein Verstehen, eine Veränderung erst dann möglich ist, wenn als Grundlage eine gute seelische Atmosphäre geschaffen werden konnte. Nur dann kann der Partner wieder gesunden, nur dann werden vermittelnde Worte wieder wirksam.

Während bisher die seelische Beziehung zur Welt bestimmend war, gilt es in der zweiten Lebenshälfte immer mehr, die geistige Einstellung zu entdecken, das heißt zu lernen, den Blick über die eigene Person hinauszulenken, nach dem Wesen des anderen zu fragen, seine Entwicklungsmöglichkeiten im miterlebenden Denken wieder zu entdecken und warten zu können, ob in seiner Seele etwas rege wird. Eigenartigerweise geschieht dies schon relativ schnell, wenn die Gesten der Ich-Entwicklung, die bei diesem Bemühen erübt werden, *von einem* der Lebens- oder Gesprächspartner ernst genommen werden. Da damit das «Stirb und Werde» verbunden ist und feste Urteile dazu aufgegeben werden müssen, sind diese Reifungsschritte aber nicht ohne Schmerzen möglich.

Wir können diese Entwicklungsschritte auch auf dem Hintergrund der Stufen des Schulungsweges sehen, der das Urbild der Reifungsschritte des Ich darstellt: Es gilt, sich vom Mitmenschen ein Bild zu machen, seinen guten Willen zu sehen und mitzuerleben, ebenso aber auch seine Entfaltungsschwierigkeiten zu erkennen. Daran schließt das Bemühen an, in aufnehmender Liebe und Seelenoffenheit dessen Schwäche im eigenen Innern zu erleben, zu erleiden und mitzutragen. Dadurch entstehen Sehnsucht und Wille mitzuhelfen, daß der andere sich wieder selbst finden und seinen Platz in der Welt erfüllen kann. Schicksalsnöte können uns an die Geheimnisse von Imagination, Inspiration und Intuition heranleiten. Sie entsprechen den drei Schritten: ein Bild vom anderen Menschen bilden, sein Wesen lauschend erleben und ihm helfend zur Seite stehen.

Beim Älterwerden gilt es, diese geistige Beziehung zur Welt immer mehr zu pflegen und zu intensivieren. So wird es jetzt zum Beispiel zur Aufgabe, eine liebevolle neue Beziehung der Natur gegenüber zu erüben. Immer mehr steht nicht der einzelne Mensch im Mittelpunkt des Bewußtseins, sondern die sozialen Gemeinschaften, ja, die Menschheitssituation überhaupt. Man muß dabei erst lernen, die eigene Person den Notwendigkeiten eines größeren Zusammenhanges einfügen zu können. Erst dann ist man zum Beispiel in der Lage, in der Öffentlichkeit zu wirken. Im alten Rom konnte man erst mit 40 Jahren ein öffentliches Amt bekleiden. Bis dahin sollte man die Fähigkeit der Selbstlosigkeit errungen haben.

Je älter wir werden, desto mehr müssen wir die Fähigkeit erüben, selbst zurückzutreten, auf die Entwicklungsmöglichkeiten der jüngeren Generation zu schauen und diese nicht nur zu verstehen, sondern auch zu fördern und helfend zu begleiten. Aus dieser geistigen Einstellung zur Welt erwächst nicht nur die Altersweisheit, sondern auch eine intensivere Liebefähigkeit. Man entdeckt die Liebe als eine objektive Weltenkraft. Gelingt es, sich mit dieser zu verbinden, scheint das Ziel unseres Menschseins erreicht. Nicht nur, daß der Friede des Alters dadurch möglich wird, sondern es entsteht eine neue Wirkung auf die jüngere Generation. Einen in rechter Weise alt gewordenen Menschen umgibt eine Atmosphäre, in der alles andere gedeihen kann. Die Herzlichkeit der Hinwendung, die unvoreingenommene Offenheit und die Fähigkeit, liebevoll zu verinnerlichen, erinnern dabei an die Haltung eines Kleinkindes in seiner angeborenen Weltoffenheit. Der älterwerdende Mensch muß auf einer neuen Ebene wieder lernen, was er als Kind als Geschenk in die Wiege gelegt bekam. *Lebensanfang und Lebensende begegnen sich.*

Wenn nicht wenigstens ein wenig von diesem Altersideal errungen wird, können die bedrückendsten Krankheitssituationen entstehen. Es drohen Starrsinn, Verkalkungen und Einengungen des Seelenlebens, statt daß sich die Weite eines «erdumfassenden Menschheitsbewußtseins» verwirklicht.

Variationen durch spezielle Lebensthemen

Die charakteristischen Entwicklungsschritte mit ihren Krisennöten und Erkrankungsmöglichkeiten erfahren bei jedem Menschen eine persönliche Variation. Schon die körperliche und seelische Konstitutionen wie auch Temperamentseinseitigkeiten geben dem Leben bestimmte Färbungen.

Relativ bald können viele Menschen auch eine ganz charakteristische persönliche Lebensthematik entdecken. Es ist, als ob entsprechende Schwierigkeiten uns besonders intensiv auf die Geheimnisse der Reifungsschritte des Ich hinweisen wollten. Mitmenschliche Schwierigkeiten als Folge der nicht überwundenen Einseitigkeiten können als weckende Stufen auf diesem Schicksalsweg verstanden werden. Krankheiten, die ertragen werden müssen, rufen Seelenkräfte wach, die sonst nie entwickelt worden wären.

Die Bedeutung des Erkrankens im Lebenslauf

Da die Beziehungen zwischen Seelenleben und Leibesgeschehen so eng und vielfältig sind, wird es verständlich, daß Rudolf Steiner die eigentliche Ursache des Krankwerdens in dem Seelenleben sieht, das aus dem weisheitsvollen Zusammenhang mit höheren Gesetzmäßigkeiten herausfiel. Viele derartige Zusammenhänge können schon beim Blick auf wenige Jahre oder Jahrzehnte des Lebenslaufes erkannt werden. Die Möglichkeit zum Krankwerden ist anscheinend der Preis, der für das Erleben seelischer Selbständigkeit gezahlt werden muß. Wir beschränken uns im folgenden auf die in einem Leben überschaubaren Zusammenhänge zwischen Seelenleben und Krankheit.

Das Seelenleben neigt immer zu Einseitigkeiten im Spiel seiner Pole, wenn es nicht von der Kraft des Ich durchdrungen wird. Kennen wir die Gesetze, nach denen der freie Astralleib als Träger des Seelenlebens ins Ätherische und Physische des Leibes hineinwirkt, so können wir Verständnis erwerben für die Entstehung von Krankheitserscheinungen.

Nur wenn wir die Dramatik der Einseitigkeiten unseres Seelenlebens bewußt erkennen können, entsteht aus Freiheit der Drang, sich um die Geheimnisse des Ich zu bemühen. Wie beglückend und immer wieder wunderbar, wenn wir dabei merken, daß die Ich-Schritte gleichzeitig mit Gesundungsgesten verbunden sind!

Die Kenntnis vom Wirken der zwei Widersachermächte * macht wach für diese Ich-Taten. Der Dank für die Geschenke dieser Mächte darf nicht vergessen werden, verdanken wir ihnen doch Selbstbewußtsein, Kultur

* Siehe Kapitel «Einseitigkeiten im Seelenleben».

und Zivilisation, Seelenreichtum und Lebenstüchtigkeit. Auf dem Hintergrund dieses Dankes muß sich aber der Blick schärfen für die Gefahren, die sich für das eigene Leben und die Gesundheit, vor allem aber auch für das soziale Verwobensein mit anderen Menschen ergeben. Groß ist die Verantwortung für die Wirkung auf die jüngere Generation. Unser Verhaftetsein in Seeleneinseitigkeiten aus mangelnder Ich-Tat prägt das Seelenleben unserer Kinder und bewirkt Störungen der seelischen Entwicklung, ja sogar der körperlichen Gesundheit.

Krankheit kann aus dieser Sicht als Schicksalshilfe aufgefaßt werden, sich aus den persönlichen Seeleneinseitigkeiten zu befreien. Schon äußerlich wird man dabei aus dem vollen Leben herausgenommen, kann nicht mehr arbeiten oder muß sogar das Bett hüten. Es gibt eine Besinnungspause mit Möglichkeiten, aus der auferzwungenen Ruhe die eigene Lebenslage zu überschauen und neu zu bedenken, vor allem zu lernen, Wesentliches von Unwesentlichem zu unterscheiden. So kann eine Krankheit im Lebenslauf ihren Sinn bekommen. Man muß diesen allerdings oft erst entdecken. Nach einer wirklichen Heilung müßte man dann eigentlich gesünder sein als vorher, zumindest in der seelisch-geistigen Einstellung zur Welt.

Das psychosomatische Grundprinzip

Ist das Astralische im subjektiven Seelenleben stärker als das Ich, so lebt es sowohl im Seelenleben selbst als auch in der Beziehung zur Umgebung seine eigenen Gesetzmäßigkeiten dar. Die innere Spannung der Polarität wird auch in der Beziehung zur Umgebung und in der Art des Reagierens wirksam. Sympathie stößt auf sympathische Reaktion, Antipathie weckt antipathische Seelenreaktion beim Partner. Als Folge bauen sich auch seelische Spannungsfelder auf. Die Gegensätzlichkeit, die dabei zwischen zwei Menschen entsteht, äußert sich in charakteristischer Art: Es entstehen Konfrontation und Kampf und daraus entspringen wiederum Siegererlebnisse oder Furcht und Angst.

Wird die Gegensätzlichkeit zum Dauerzustand, so gerät das Seelenleben in ständige Spannung, entlädt sich schon bei nichtigen Anlässen, wird verdrängt oder zum Komplex mit Eigenleben. Einseitiges Seelenleben verhindert ein bewegtes Schwingen zwischen Sympathie und Antipathie. Einseitiges Seelenleben kann zur Grundstimmung werden und jeder Seelenregung und Weltbeziehung ihre Färbung geben. Feste Meinungen, Vorurteile, gewohnheitsmäßige Denkabläufe und Gefühlsregungen sind für Menschen in dieser Situation oft der einzige Halt, den Spannungszustand zu ertragen.

Aus der fixierten Gegensätzlichkeit zu anderen Menschen entsteht die Überempfindlichkeit, die «seelische Allergie». Diese führt besonders leicht zu Konfrontation und Eskalation. Spannungszustände können dann zwar ausgelebt werden, wirken dabei aber auf das soziale Zusammenleben zerstörend, oder sie werden ins Innere zurückgeschlagen, «hineingefressen». Dadurch wird die Spannung bis ins Unerträgliche erhöht oder wirkt abbauend und kränkend. Die Regulationsfähigkeit des vegetativen Nervensystems ist als erstes gestört. Die Schwingungsbereitschaft geht verloren, Reaktionsarten werden fixiert.

Das Wirken des Astralischen im Seelenleben ohne das Durchdrungensein mit dem Ich hat also krankmachende Wirkung. Es repräsentiert die *seelische Einstellung zur Welt*, bei der alles auf die eigene Person bezogen wird. Denken, Fühlen und Wollen können nicht immer wieder neu ineinanderschwingen oder sich von der Weltbegegnung unvoreingenommen erregen oder korrigieren lassen. Einseitige Seelenhaltungen werden dann rasch zu festen Gewohnheiten.

Seelenleben ohne Ich-Taten wirkt kränkend auf andere Menschen und auf die eigene Gesundheit. Durch die Kraft des Ich stehen wir durch ständiges Geben und Nehmen, durch Hinwendung und Bereitschaft zu empfangen, in dauernder Verbindung mit der Welt. Wir sind hineinverwoben in die Vorgänge der Welt. Das Ich vermag nach dem Wesen der Dinge zu fragen und kann sich bereitmachen, ihnen ihre Geheimnisse abzulauschen. Dies charakterisiert die *geistige Einstellung zur Welt.* Wird diese Einstellung praktiziert, wirkt das Prinzip der in sich bewegten und belebten Ganzheit auch im Seelenleben und hat Rückwirkung auf die Körpervorgänge. Das Wechselspiel des polar orientierten vegetativen Nervensystems ist dann ausgeglichen und in ständig bewegtem Ineinanderschwingen. Die einzelnen vegetativen Regulationen fügen sich in die Bedürfnisse des Gesamtorganismus ein. Sie werden von der Ich-Organisation gelenkt.

Das Ich-Prinzip schafft Ganzheit. Es bildet Einheit zwischen Körpervorgängen und Seelenleben, stellt aber auch die Einheit des Menschen mit der Welt her. Das Ich repräsentiert Mitte und Umkreis in gleicher Weise. Dies wird möglich durch das Prinzip des «Stirb und Werde», das zum Wesen des Ich gehört. Im Seelenleben bedeutet dies die Bereitschaft, eine jeweilige Position aufgeben zu können und doch in der eigenen Mitte zu verbleiben.

Bei der ichhaften Beziehung zur Welt steht das Zusammenspiel von Astralleib und Ätherleib unter den Ich-Gesetzen. Alles ist in ständigem Fluß. Das polare Wechselspiel entsteht, wird wieder gelöst und fügt sich dem Gesamtkonzept ein. Ich-Taten, die in der Begegnung mit der Welt erfolgen, erhalten gesund und wirken gesundend auf Seele und Leib, auch wenn Krankheitstendenzen vorliegen.

Das Ich wirkt also in zwei Bereichen und verschmilzt beide Wirkensbereiche zur Einheit. Es erhält die Schwingungsfähigkeit des Seelenlebens, so daß dieses in Übereinstimmung mit den Astralgesetzen bleibt, die in der Körpergestaltung und Physiologie wirken.

Das Ich erhält die Schwingungsfähigkeit des Astralischen in der Begegnung zur Welt. Statt polaren Spannungsgeschehens erfolgt das ständige Spiel zwischen Mitte und Umkreis, das die geistige Einstellung zur Welt charakterisiert. Ist diese Haltung zur Welt nach den Gesetzen des Ich gestaltet, so ist auch das Seelenleben vom Ich in Fluß gehalten. Die Rückwirkungen auf die Leiblichkeit sind im Idealfall positiv oder zumindest nur minimal im Mißklang mit ihr. Die liebevolle Hingabe einerseits und das Sich-Öffnen für ein objektives Geschehen andererseits wirken harmonisierend auf die vegetative Situation.

Diese Gesetzmäßigkeit kann bezeichnet werden als *psychosomatisches Grundprinzip*:

Können wir uns immer wieder neu mit der Welt verbinden, können wir die Welt mit offenen Sinnen in uns aufnehmen, so wirken wir gesunderhaltend und gesundend auf das Seelenleben und die Leibesvorgänge. Seelisches Innenleben und Weltverbindung schwingen ineinander. Die geistige Einstellung zur Welt, das Fragen nach dem Wesen anderer wirken harmonisierend auf Seele und Leib. Denken, Fühlen und Wollen entzünden sich immer wieder neu an der Begegnung mit der Welt. Dies befreit vom Gefangensein im eigenen Seelenleben. Ich-Taten wirken gesundend.

DER KRANKE MENSCH

Einseitigkeiten im Seelenleben

Im üblichen seelischen Erleben sind wir abwechselnd ganz mit einem der Seelenpole beziehungsweise der dazwischen entstandenen Mitte verbunden. Wir selbst sind es, die denken oder fühlen, wir erleben uns «mitten im Gefühl darinnen» und empfinden uns als Ausgangspunkt der ausstrahlenden Willensimpulse. Dieser – immer im Augenblick einseitigen – Verbindung mit einer der drei Seelenqualitäten verdanken wir unser Mittelpunktserlebnis und damit eine erste Stufe unseres Selbstbewußtseins.

Das Seelenleben ist gesund, solange die Seelenregungen immer wieder zu wechseln vermögen. Die ständigen Veränderungen geschehen dabei «von selbst» oder durch eine bewußte Tat unseres Ich.

Das rein seelische Leben im subjektiven Astralleib hat aber die Tendenz, «von allein» abzulaufen, aus übergeordneten Zusammenhängen herauszufallen und ihnen gegenüber zu selbständig zu werden.

Bleibende Einseitigkeiten entstehen, wenn das Seelenleben in einem der Pole Dauer bekommt. Wir können der Welt zum Beispiel vorwiegend als Denker gegenübertreten. Wir können aber auch auf jede Weltbegegnung vorzugsweise mit einer Gefühlsaufwallung reagieren. Schließlich gibt es Menschen, die bei jeder neuen Situation sofort zupacken und etwas ändern wollen, nicht selten, ohne die Situation vorher denkerisch genügend überblickt zu haben.

In jedem dieser drei Bereiche können sich Gewohnheiten festsetzen: Denkgewohnheiten, Gefühlsgewohnheiten und Willensgewohnheiten, die dann nach festen Mustern ablaufen.

Auch in der Art, auf die Welt zu reagieren, können gewohnheitsmäßige Einseitigkeiten entstehen. Die Reaktionsfähigkeit kann zu groß oder zu gering sein. Die Neigung, mit zuviel Sympathie oder zuviel Antipathie zu reagieren, kann Seelengrundstimmung sein.

Die Rückwirkungen des Seelenlebens auf den Körper wurden bereits beschrieben. Nimmt man diese Zusammenhänge ernst, so kann die krankmachende Wirkung einseitigen Seelenlebens auf den Leib verständlich und durchschaubar werden.

Die zwei Haupteinseitigkeiten des Seelenlebens

Das Mittelpunktserleben im Blutpol

Stellen wir uns einen Menschen vor, der aus der seelischen Grundhaltung kraftvoller Überfülle wirkt. Er vermag mitzureißen, zu begeistern, zu impulsieren, mit freudiger Selbstverständlichkeit Verantwortung zu tragen. Führerrollen zu übernehmen und zu genießen, macht ihm Freude. Wahrscheinlich entsprachen die germanischen und griechischen Helden, die auch zornmütig aufbrausen konnten, dieser Einseitigkeit. Im üblichen bürgerlichen Leben werden die Mitmenschen von solcher Seelenfülle leicht «an die Wand gedrückt», ohne daß dabei unfreundliche Absichten bestehen.

Die Vertreter dieses bluthaften Menschentyps werden heute durch zunehmende Intellektualisierung immer seltener. Dafür wird eine Variation häufiger, bei der die Willensintensität nach innen gerichtet ist. Sie wird ganz dem Seelenleben zur Verfügung gestellt, das dadurch Fülle und Bewegungsreichtum bekommt. Begeisterung und Sympathie für die eigenen Seeleninhalte sind dann Grunderlebnisse. Die Qualität des Seelenlebens wird dadurch in folgender Weise einseitig geprägt:

Wallt der Bewegungspol in der Seele kraftvoll empor, so entstehen Phantasie und künstlerische Schöpferkraft. In einem nächsthöheren Bereich ist Gefühlsreichtum die Folge, ebenso Innigkeit und warme Religiosität. Letztere kann, wie alle diese reichen Seelenerlebnisse, mit einem gewissen Lustgefühl genossen werden. Im Denken entsteht die Freude am Philosophieren. Übersteigerungen sind philosophisch anmutende Gedankengänge, die den eigenen Interessen dienen oder in die man verliebt ist. Sie können im Extremfall zu Wahngebäuden werden. Als letztes entsteht die Neigung zu Schwärmerei und weltfremdem Träumertum im Gedankenleben.

Wir verdanken diesen Einseitigkeiten unseren Seelenreichtum und die Kulturschöpfungen. Das Innenleben hebt sich dabei in seiner großen Selbständigkeit, in innerer Aktivität und bewegter Fülle etwas aus der Leiblichkeit heraus.

Diese Intensität des Seelenlebens vermag andere schwächere, aber ebenfalls nach innen orientierte Menschen mitzureißen. Sie werden «eingemeindet». Aus der Verehrung und Bewunderung dem Kraftvolleren gegenüber entstehen geistige Gemeinschaften und Freundeskreise.

Eigenartig aber ist, daß solche Gemeinschaften in der Beziehung zu anderen Menschen eher zu Absonderungen führen. Der Gemeinschaftsbildung folgt als Umschlagphänomen ein Antipathie-Element der Abgrenzung und Gegensätzlichkeit. Es entsteht das Gefühl, auf die weniger für geistig-seelisches Erleben Interessierten «herabblicken» zu müssen.

Ähnliches gilt auch für Einzelpersönlichkeiten, die ihre Aktivitäten und ihr Seelenerleben nur in innerer Tätigkeit praktizieren. Innenerlebnisse werden als wichtiger gewertet als das Interesse an der Umgebung. So kann die paradoxe Situation entstehen, daß die wunderbarsten sozialen Empfindungen gepflegt und zum Beispiel weltverbessernde denkerische Systeme ausgearbeitet werden, der Blick für die menschliche Not in der Umgebung aber gleichzeitig verschlossen bleibt. Die Liebe zum Geist schlägt um in die Unfähigkeit zur wirklichen sozialen Beziehung. Sie kann sich sogar zur Verachtung des Mitmenschen steigern.

Das Mittelpunktserleben im Kopfpol

Es ist ein starkes Erlebnis unseres eigenen «Mittelpunkt-Seins», wenn wir die Fähigkeit erwerben, unsere Gedanken zu erzeugen, zu dirigieren und mit der unerbittlichen Gesetzmäßigkeit der Logik und Mathematik zu durchdringen. Da der Kopfpol der Repräsentant der Form- und Todeskräfte ist, können Vorstellungsgedanken in ihrer Konturiertheit genau so exakt sein wie die Umrisse eines betrachteten Gegenstandes. Noch schärfer, weil lebloser, können Begriffe gefaßt werden.

Das Denken orientiert sich dabei ganz an den Erdenrealitäten. Es vermag diese in ihren Gesetzmäßigkeiten so zu erkennen und mit ihnen umzugehen, daß die Welt der Technik geschaffen werden kann. Diese ist heutzutage so exakt und «fast» vollkommen, daß wir ihren Ergebnissen bedingungslos unser Leben anvertrauen. Diese klare Art des Denkens kann sich im extremen Fall so steigern, daß die Formulierung Rudolf Steiners «besessen von Klugheit» verständlich wird.

Das Fühlen ist bei dieser einseitig ausgeprägten Art zu denken dürftig und kühl. Es wird mehr von der Kraft der Antipathie als der der Sympathie geprägt. Vermeintlich objektive Urteile können zu vernichtender Kritik werden, die sich zu Menschenverachtung oder Freude am aggressiven Verhalten steigern kann. Im Extremfall entstehen Haß oder aggressiver

Ärger. Sie bedienen sich des Denkens, um sich in scharfen Urteilen von Stauungen zu befreien.

Die Willenskräfte werden hier vorwiegend für die Dynamik des Denkens verwendet. Andererseits kann die Macht des Denkens Willenskräfte unter Spannung setzen. Das Denken ermöglicht die Fähigkeit, sich «zusammenzunehmen», «zusammenzuraffen» oder sich zu Willenstaten «zu zwingen». Bevor der Wille sich dabei nach außen ergießt, wird ihm eine ungeheure innere Spannung verliehen.

Es ist der geniale Kunstgriff dieser Denkart, daß der Wille nicht in einer vorzeitigen Explosion verpufft, sondern so lange unter Druck gehalten wird, bis er sich zielgerichtet in die Welt ergießen kann. Durch diese Art der Verbindung von zielgerichtetem Denken und Wollen konnten die Errungenschaften der Zivilisation und Technik geschaffen werden.

Diese denkerische Art des Selbstbewußtseins hat also zwei Ansatzpunkte: das Erleben des Denkens und das Erleben im kraftvollen Willen, wobei sich das Denken in die Willenssphäre hineinzwingt. Die Leiblichkeit wird dadurch überformt und in Spannung versetzt.

Das Geschenk dieser Denkart ist die Lebenstüchtigkeit. Die Einseitigkeiten im Denken, Fühlen und Wollen sind dabei in der Regel gezielt nach außen gerichtet. In der Beziehung zu anderen Menschen wird die Kraft eines Starken vermehrt, wenn Schwächere sich dieser zielgerichteten Willenskraft verbinden. Der schwache Wille verstärkt den starken. So entstehen Gefolgschaft und Führertum.

Prallen zwei Vertreter dieser Seelenhaltung aufeinander, entstehen polare Spannungen, Auseinandersetzung, Kampf, Krieg, Verletzen, Töten. Es ist dies eine zwingende Notwendigkeit, weil das Leben in einem Pol der Astralität beim Partner immer ähnliche Verhaltensweisen weckt.

Ist jedoch ein Partner schwach, so kann die polare Spannung auch umschlagen in Angst und Furcht, die sich dann als einseitige Seelenhaltungen festzusetzen vermögen. Bei diesem Vorgang lockert sich das anfangs zu fest in den Leib gepreßte Seelische als Umschlagphänomen aus dem Leib heraus. Es gibt aber auch – wenn auch seltener – eine Form der Angst, bei der ein Mensch sich in die Erdenschwere des Leibes wie hineingebannt erlebt. Beide Ängste lähmen den Willen und das klare Denken. Als weiteres Umschlagphänomen kann Dauerstreß in einen «break down» übergehen, bei dem kraftvolle Härte sich in Schwäche verwandelt und das klare Denken durch Schwindelzustände getrübt ist.

Es kann auch die Sehnsucht nach Genuß entstehen, die einem einseitigen Innenleben entspricht: Man arbeitet unter Streß und äußerster gedanklicher oder körperlicher Willensanspannung, um sich danach etwas leisten zu können.

Bildhaftes Erleben der Seeleneinseitigkeiten

Rudolf Steiner ordnet die beschriebenen Einseitigkeiten wesenhaften Mächten zu, die den Menschen mit der geschilderten ersten Stufe des Selbstbewußtseins beschenken:

Das einseitige reiche Innenleben – Das luziferische Prinzip *

Im Erleben der eigenen Seelenfülle vermag der Mensch in seinem Innenleben die Welt abzubilden, in schöpferischer Phantasie nachzuschaffen und mit Ordnungsprinzipien zu durchdringen. Dadurch kann ein gottähnliches Erleben entstehen, wie es uns die Schilderungen vor dem Sündenfall darstellen. Gleichzeitig grenzt dieses reiche Innenleben den Menschen aber in seinem Seelenleben von der Welt ab.

Die Wesenheit «Luzifer», die uns mit diesem Seelenreichtum beschenkt und uns das innere «Licht» bringt, hat, bildlich gesprochen, ihre Burg in den Wolken. Von hier aus darf sie das Blut des Menschen ergreifen und in Bewegung bringen. Luzifer vermag Begeisterung zu «entzünden», reißt dabei aber alle Willensintensität nach oben und nach innen ins Seelenleben hinein (Bild 10).

Wir verdanken ihm, daß wir uns über die Nöte des Erdenseins zu gei-

* Die Begriffe «Luzifer» und «Ahriman» sind brauchbar, um in Kürze auf die entsprechenden Prinzipien hinzuweisen. Hat man die damit verbundenen Kräftewirksamkeiten in der Darstellung gut entwickelt und miterlebt, so werden diese Begriffe nicht als weltanschauliche Dogmen oder gar Phrasen wirken. *Man muß sich aber immer wieder klarmachen, daß es bei einer Betrachtung von wirksamen Kräften und Kräfteprinzipien nur auf das unmittelbare Erleben und denkerische Durchschauen ankommt. Ein vorschnelles Verwenden von Begriffen lähmt die Bereitschaft und Freudigkeit zum miterlebenden bildhaften Denken. Das wirkliche, realistische Erleben dieser Urgegensätzlichkeiten wird dadurch erschwert.*

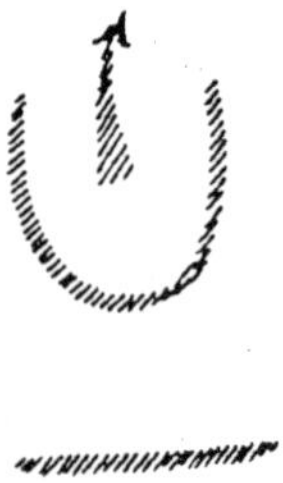

Bild 10

stig-seelischen Erlebnissen zu erheben vermögen. Der Preis, den wir dafür bezahlen, ist die Gefahr, den Kontakt zur Erdenrealität und den Blick für die Belange der äußeren Welt und für die Not unseres Mitmenschen zu verlieren.

Die einseitige Erdentüchtigkeit – Das ahrimanische Prinzip

Das Wesen, das uns übermäßig fest mit der Realität der Erde verbindet, ist uns durch Rudolf Steiner als Ahriman bekannt. Dessen Burgen kann man sich bildlich unter der Erde vorstellen. Ahriman hat das Recht, in der allgemeinen Weltenordnung die Härte- und Todesvorgänge, die zum Beispiel im menschlichen Kopf wirken, zu beherrschen. Diese sollten aber den Blutesvorgängen und Lebensprozessen begegnen können, wodurch die Einseitigkeiten beider Bereiche im lebendigen Wechselspiel aufgelöst würden. Geschieht diese ständige Begegnung und gegenseitige Bereicherung nicht, so entsteht die Tendenz, Verhärtungsvorgänge über den ganzen Menschen zu erstrecken. Es kann zum Beispiel das Blutgefäßsystem in Daueranspannung versetzt werden mit den Folgen von Hypertonie und Sklerose. Seelisch wird der Mensch durch Ahriman über Gebühr an die Erdenfestigkeit gekettet (Bild 11).

Diese Macht schenkt uns Erdenklugheit und Lebenstüchtigkeit zu dem Preis, die Beziehung zu «Weisheit» und «Güte» zu verlieren und den Gefühlsreichtum nicht zur Entfaltung bringen zu können.

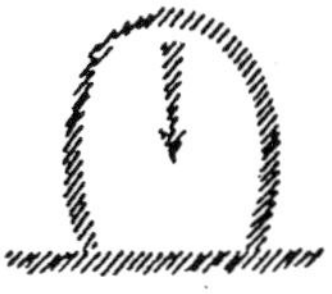

Bild 11

Erkrankungsmöglichkeiten und Ich-Entwicklung

Beim «üblichen Seelenleben» ist das Ich noch auf der ersten Stufe seiner Entwicklung, das heißt, es ist von beiden Grundeinseitigkeiten geprägt. Die Beziehung dieses Seelenlebens zum Körper ist bei beiden Einseitigkeiten verschieden:

Der Mensch, der die Innerlichkeit besonders pflegt und die Seelenfülle kultiviert, ist immer in Gefahr, sich durch ein sehr aktives Seelenleben etwas aus dem Körper herauszulösen. Es entsteht also eine *seelische Entzündungstendenz*. Der Körper gibt zwar die Voraussetzung für das Seelenleben, aber dieses hat in sich die Bereitschaft, sich ins Geistige emporzuheben und damit die Beziehung zum Körper weniger intensiv werden zu lassen, etwas zu «vergessen». Schon beim Lesen eines Buches, das sich mit geistigen Inhalten befaßt, lockern wir uns etwas aus unserem Leibeshaus heraus. Die Fülle des Seelenlebens, der Reichtum der bewegten Inhalte, kann dabei freudig genossen werden. Die in der Lockerung wirkende luziferische Tendenz «flieht die Erde».

Die Betonung des Formpols im Kopf führt zu einer intensiveren Verbindung mit der Leiblichkeit. Die Menschheit der Gegenwart wird, vor allem durch die Intellektualisierung des Denkens und die Technisierung des Lebens, unbemerkt von diesem Kräftewirken geprägt. Das Seelenleben wird zu fest an den Leib gekettet.

Das gleiche geschieht auch, wenn der Wille, der eigentlich im Gliedmaßensystem seine Heimat hat, durch die Kräfte des Kopfes in die innere Spannung gebracht wird, der wir auf der anderen Seite wiederum unsere Lebenstüchtigkeit verdanken. In der Pflege des Willens, der etwas durchzusetzen vermag, ist das Seelenleben intensiver mit der Leiblichkeit verbunden, im Extremfall in sie «hineingepreßt».

Die ahrimanische Tendenz «kettet an die Erde» und an die Leiblichkeit.

Lebensvorgänge und innere Beweglichkeit werden in Leib und Seele herabgemindert. Dies kann eine Fülle von gesundheitlichen Konsequenzen haben.

Beide Einseitigkeiten wirken immer in uns. Sie schenken uns Selbstbewußtsein und Mittelpunktserleben. Unser eigentliches Ich aber ist dabei in der zu engen Verbindung mit einem der beiden Astralpole gefangen. Wollen wir diesen Mächten nicht nur für ihre förderlichen Gaben danken, sondern sie auch in den Gefahren ihrer Einseitigkeiten erkennen, so muß sich das Ich erkraften und einen neuen Reifungsschritt vollziehen. Es muß von der ersten Stufe des Verhaftetseins im Mittelpunktsgeschehen Abstand erringen.

Wir können auch sagen: Beide Mächte kämpfen um den Menschen und führen ihn in die geschilderten Einseitigkeiten, an denen er schmerzlich aufzuwachen vermag, sei dies nun, daß er in soziale Schwierigkeiten gerät durch die geschilderten Konsequenzen für das menschliche Zusammenleben, sei es, daß er unter seinen eigenen Seeleneinseitigkeiten leidet oder daß gar Krankheitszustände die Folge sind.[1]

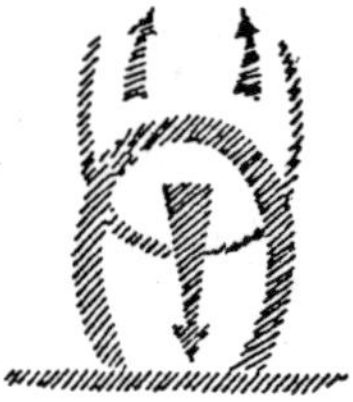

Bild 12

Vom Standpunkt einer Schicksalsbetrachtung aus können wir sagen: Jedes Mal, wenn eine der beiden einseitigen Mächte die Oberhand zu bekommen droht, ist unser reifendes Ich aufgerufen, sich in der Auseinandersetzung mit diesen Mächten zu erkraften und sie in ihre Schranken zu weisen. Aus dem Abstand sich selbst gegenüber entsteht eine neue Stufe der Selbsterkenntnis, die den Menschen im Zusammenwirken mit diesen notwendigen Mächten sieht.

Betrachten wir die Lebenssituation anderer Menschen unter diesem Gesichtspunkt, sollten wir uns hüten, rasche Urteile zu fällen. Es besteht sonst die Gefahr, schnell lieblos oder überheblich zu werden.

Bei solchen Betrachtungen sind wir immer gehalten, auf das «Ich» des anderen Menschen zu blicken, das an der Auseinandersetzung mit diesen Mächten reifen und sich selbst finden möchte. Ein Urteil kann dann nur lauten: Ich sehe das Ich im anderen und erlebe die Nöte mit, die ihm die Begegnung mit diesen zwei Mächten bringt. Das Bemühen um diese Wahrnehmung des Ich im anderen Menschen gibt ihm und uns selbst Kraft für die immer wieder neu notwendige Begegnung mit diesen Gegenmächten.

Folgen einseitigen Seelenlebens

Die Verselbständigung des Seelenlebens

Wenn das Seelenleben zu große Selbständigkeit erlangt, verliert es am Leib seine gesunde Stütze. Aber auch die Rückwirkungen des Seelenlebens auf die Leiblichkeit erfahren eine Veränderung. Das Idealbild des psychosomatischen Grundprinzips, in dem das Seelenleben im Innern und das Seelenleben in der Beziehung zur Welt ineinander verwoben sind, ist nicht mehr gegeben. Eine wohltätige Rückwirkung auf die Leibesvorgänge wird verunmöglicht.

Rudolf Steiner charakterisiert das zu intensive Selbständig-Werden des Seelenlebens als eine ahrimanische Geste.[2] Diese sei erst in letzter Zeit – wohl seit Anfang des Jahrhunderts – übermäßig wirksam geworden und werde noch an Bedeutung zunehmen.

Das verselbständigte Seelenleben ist zu sehr in sich abgeschlossen. Es kann verhärten und fällt aus dem Zusammenhang mit der Welt heraus. Es hat die Fähigkeit verloren, sich zeitweise aufzugeben, sich zu öffnen und unvoreingenommen mit der Welt zu verbinden. Dadurch entstehen Störungen, die zu Erkrankungen führen können.

Rudolf Steiner weist immer wieder darauf hin, daß die lateinische Sprache den Menschen in die Lage versetzt, ein Seelenleben zu pflegen, das eine gewisse Selbständigkeit bekommt. Logische Gedankenabläufe, wie sie im Lateinischen gepflegt werden, können wie ein in sich geschlossenes, eigenständiges Geschehen ablaufen, ohne daß man sich innerlich mit dem Gedankeninhalt intensiv verbinden muß.

Etwas Ähnliches gilt vom technischen Denken, ja eigentlich von jeder wissenschaftlichen Grundhaltung. Die Inhalte dieser Denkart müssen so exakt sein, daß sie unabhängig von ihrem Schöpfer ein Eigenleben bewahren können. Gedankliche Tüchtigkeit in der heute üblichen Art kann also zur Verselbständigung des Seelenlebens führen. Viele Berufe zwingen geradezu zur Ausbildung dieser Seelenintensität.

Diese Denkart entspricht der vorwiegend ahrimanischen Grundhaltung. Alles Neue wird durch diese Denkart dem schon erworbenen Wissen eingeordnet. Die Geste der Verselbständigung und Abkapselung gegenüber

Neuem wird damit jedesmal größer. Das Denken ist nicht von warmen Gefühlen begleitet. Ebensowenig wird der Wille zum Mitschwingen gebracht. Kraftvolle Erlebnisse können sich nicht in rechter Weise am Gedanken entzünden, das heißt, sowohl im rhythmischen als auch im Stoffwechselbereich werden die Vorgänge wenig erregt, die sonst das Denken begleiten. Der Leib wird zuwenig Resonanzorgan. Das gleiche gilt für jedes Routinedenken.

Das Denken zieht sich in seinen wie von allein ablaufenden Vorgängen ein wenig aus der Verankerung im Geschehen des ganzen Leibes heraus und stützt sich fast nur auf das Nervensystem. Die Abbauvorgänge, die mit der Tätigkeit des Sinnes-Nerven-Systems verbunden sind, überwiegen und können nicht genügend ausgeglichen werden durch die Aufbauvorgänge, die dem Willens- und Stoffwechselsystem entspringen. Verhärtungsvorgänge und Erkrankungen können die Folge sein.

Diese Grundsituation verändert sich, wenn sich das seelische Leben zusätzlich aus dem Leib herauslockert. Die häufigsten Ursachen dafür sind menschliche Enttäuschungen, Mißerfolge, Unsicherheit, gehetzter Lebensstil und vor allem chronische Übermüdung und körperliche Erschöpfung. Die ahrimanische Tendenz der zu großen Abkapselung einer überstrukturierten Seele verbindet sich dann mit einer luziferischen Gegenwirkung. Diese hebt ja immer das Seelenleben ein wenig aus dem Gleichgewicht heraus. Das Willensleben vermag sich dann nicht mehr kraftvoll in die Welt zu ergießen. Es bleibt im Innenleben und entreißt durch dessen innere Spannung dem Körper Kräfte. Das große Wechselspiel der Pole, das den ganzen übrigen Leib umfassen sollten, ist gestört.

Eine Verselbständigung erfolgt auch dann, wenn in einer primär luziferischen Tendenz ein übermäßiges Innenleben gepflegt wird. Dies hat ja immer eine gewisse Abgrenzung nach außen und Abkapselung nach innen zur Folge. Krankhaft wird diese Abkapselung zum Beispiel in zwiespältigen Situationen, die zu einer Verknäuelung des Denkens mit einem emotionsgeladenen Gefühlsleben führen. Meist sind diese Situationen verbunden mit Enttäuschungen an anderen Menschen und können gelegentlich sogar zu einer schockartigen Lockerung des Seelenlebens aus dem Körperzusammenhang führen. Häufig verbinden sich mit den zwiespältigen Gefühlen als Härtegesten nagender Ärger und urteilende Gedankengänge.

Emotionsgeladene Gedankengänge drehen sich ständig im Kreis und nehmen den betreffenden Menschen, zumindest zeitweise, völlig gefangen. Ist es unmöglich, sich daraus durch Ich-Taten zu befreien, so können

Rückwirkungen auf die Körperlichkeit erfolgen, die sich zum Beispiel in psychovegetativen Störungen äußern. Liegt gleichzeitig eine gestörte kindliche seelische Entwicklung vor, so besteht die Gefahr der Erkrankung an einer Neurose. Das Seelenleben ist dann so verselbständigt, daß man direkt von einem «seelischen Komplex mit Eigenleben» spricht. Wenn wir als Orientierungsmaßstab wieder die Dynamik des psychosomatischen Grundprinzips vor uns hinstellen, wird deutlich, daß bei einer Neurose und ihren Vorstadien sowohl die Beziehung zur Welt als auch das körperliche Wohlbefinden betroffen sein muß. Auch diese Art der Erkrankungen scheint erst in letzter Zeit häufiger geworden zu sein.

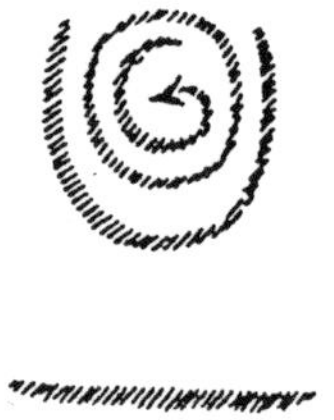

Bild 13
Eigenleben eines Komplexes

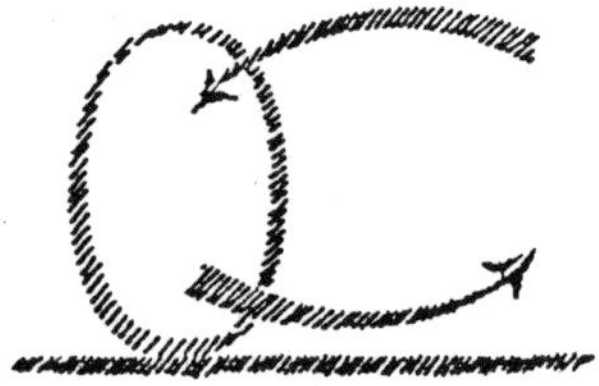

Bild 14
gesundes Seelenleben

Rudolf Steiner schildert, daß die beiden Widersachermächte bisher *gegeneinander* um den Menschen kämpften. Jeder wollte Sieger sein und den Menschen seinen Einseitigkeiten dienstbar machen. Es sei noch gar nicht lange her, daß eine neue Situation entstanden ist, die man als ein Bündnis der beiden Mächte erleben kann. Das «Sich-Herauslockern» aus der Leiblichkeit mit einer Betonung des Innenlebens, das die Verbindung mit der Welt verliert, verbindet sich mit der ahrimanischen Abkapselungstendenz, mit Härte, Ärger, Kritiksucht, festgefahrenen Vorurteilen, ja schließlich mit Haß und Aggressionsbereitschaft. Es kommt zu einer «Knotenbildung», zu einem Knäuel im Seelenleben. Die zwei gegensätzlichen Seeleneinseitigkeiten wirken durcheinander und ineinander.[3] Die «geistige Einstellung» zur Welt ist unmöglich geworden, das Ich in der Macht des Seelenlebens gefangen.

Wirkungen auf den Ätherleib

Der menschliche Ätherleib kann als Konstitutionsmerkmal schwach sein oder Fülle haben. Wirkt das Seelenleben einseitig, so wird bei ätherischer Fülle das Ätherische mit dem zentrifugalen Triebpol zu stark. Es wird zu sehr nach oben streben, im extremen Fall die Hautgrenzen überschreiten und sich zum Beispiel als Akne, also als Entzündungsvorgang in der Gesichtshaut oder als Seborrhoe mit Schuppenbildung an der Kopfhaut äußern.

Eine übermäßige, nach oben drängende Ätherfülle kann aber auch Entzündungen im Nebenhöhlenbereich und Rachen bewirken und sie immer wieder zum Aufflackern bringen. Sie kann im Gehirn zu Migräne oder im Extremfall zu Hirnhaut- oder Gehirnentzündung führen. Übermäßige Ätherfülle kann sich auch im Wuchern der Leibesvorgänge äußern und zur Fettsucht führen. Ein Zuviel an Lebensvorgängen am falschen Ort und ohne genügende Begrenzung durch den Formpol des Astralleibes macht krank. Das Ätherische will immer von beiden Polen des Astralleibes ergriffen und durch den Formpol auf das richtige Maß zurückgeführt werden.

Bedenken wir, daß das Ätherische sich *in der Tat* der seelischen Hinwendung, aber auch der zupackenden Gestaltung der Welt durch die Extremitäten zentrifugal entfalten will, so können wir die geschilderten Veränderungen als eine falsche Richtung im Strömen des Ätherischen auffassen.

Ähnliches gilt, wenn das Ätherische sich über Gebühr ins Seelenleben hineinergießt und zur wuchernden Phantasiekraft wird, die sich bis zu schwärmerischen Traumzuständen steigern kann. Man denke auch an die Vergiftungen durch Drogen, bei denen das Ätherische aus dem Leib «gepreßt» wird und das Seelenleben über Gebühr überflutet.

Das Ätherische kann aber auch, beim Überwiegen der Formkräfte des Astralleibes, eine relative Unbeweglichkeit und Starre erkennen lassen und dadurch in seiner Wirksamkeit abgeschwächt sein. Besonders deutlich wird dies bei den beschriebenen Magersüchten im Pubertätsalter. Möglicherweise geschieht ähnliches durch häufiges Fernsehen.

Es ist eine Zeiterscheinung, daß das Ätherische heute vielfach nicht mehr so fest mit der Leiblichkeit verbunden ist wie früher.[4] Es kann sich im ganzen oder partiell aus einzelnen Organen ein wenig herauslockern, so daß es vom bewußten Ich des Menschen ergriffen werden kann. Entstehen diese Lockerungszustände, ohne daß das Ich sie im verantwortlichen Geistsuchen erfaßt, so entstehen neue Krankheitszustände. Dies gilt sowohl für den seelischen Bereich als auch für entsprechende körperliche Rückwirkungen.

Unmittelbare Wirkungen auf den Leib

Entzündung und Verhärtung als Grundgesten des Krankseins

Vor dem Hintergrund der geschilderten zwei Seeleneinseitigkeiten sind Entzündung und Verhärtung die zwei gegensätzlichen Grundgesten des Krankseins. Bei der Betrachtung der Entstehungsdynamik muß folgendes beachtet werden:

1. Entzündungen und Verhärtungen können entweder den *ganzen Organismus* erfassen oder nur *partiell*, lokalisiert auftreten.

2. Entzündungen und Verhärtungen können *primär* oder *sekundär* entstehen: Bei der primären Entzündung beziehungsweise Verhärtung überwiegt einer der beiden Pole. Bei einer Verhärtung ist dies der Formpol, bei einer Entzündung der Triebpol des Astralleibes. Der Triebpol verbindet sich dabei meist mit der Fülle des Ätherischen; der Formpol des Astralleibes baut das Ätherische ab, ertötet es.
   Eine Entzündung kann sekundär die Antwort auf ein zu starkes Wirken des Formpols sein, vor allem, wenn dieses lokalisiert erfolgt. Es wird dann der Gegenpol aufgefordert, in einem Selbstheilungsversuch das Wechselspiel der Pole wieder herzustellen. Die Folge kann eine allgemeine Entzündung mit Fieber sein oder zum Beispiel lokalisiert die Bildung eines Abszesses.
   Eine Verhärtung kann andererseits die Antwort auf einen abgeklungenen Entzündungsprozeß sein: Formkräfte haben die Entzündung zu bannen vermocht, sind aber lokalisiert übermäßig wirksam geblieben. Dieser Vorgang findet zum Beispiel bei jeder Narbenbildung statt.

An beiden Krankheitsformen kann deutlich erlebt werden, wie sich jeder Pol des Astralleibes nach Harmonisierung durch den Gegenpol «sehnt». Verhärtungen werden geheilt, wenn sie von Lebensvorgängen und Bewegungsimpulsen ergriffen werden. Entzündungen werden auf das richtige Maß zurückgeführt, wenn sie vom Gegenpol durchstrukturiert werden und die Überfülle der Lebensvorgänge abgebaut werden kann.

Das Durchschauen dieser Zusammenhänge ist für die Therapie von großer Bedeutung. Eine primäre Entzündung wird man durch Aktivierung des Formpols zu bändigen versuchen. Eine sekundäre Entzündung – als Selbstheilungsversuch – muß man unter Umständen noch verstärken, dabei aber selbstverständlich die Kontrolle über das Geschehen behalten.

3. *Absolutes* und *relatives* Überwiegen eines Kräftepols: Die gesunde Mitte zwischen zwei Polen kann in gleicher Weise verschoben werden:
   - wenn ein Pol absolut übermächtig ist,
   - wenn der Gegenpol zu schwach ist. Es kommt dann zu einem relativen Überwiegen.

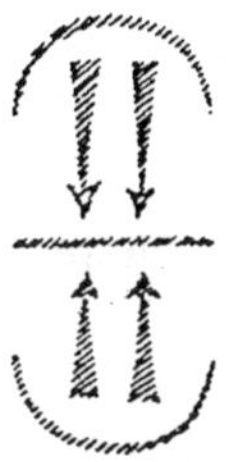

Bild 15
Ausgewogenheit

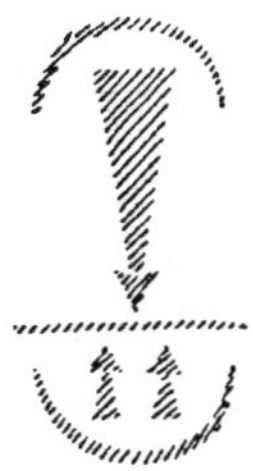

Bild 16
absolutes
Überwiegen

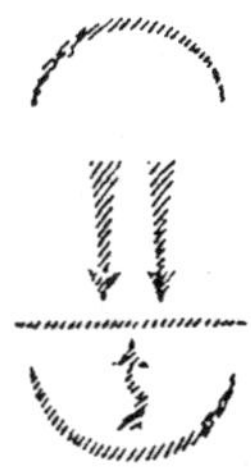

Bild 17
relatives
Überwiegen

Die *Symptome* sind in beiden Fällen die gleichen, die *Ursachen* jedoch verschieden. Dies ist für die Wahl der Therapie und für die wissenschaftliche Beurteilung eines Heilmittels von großer Bedeutung.

Die Entzündungen in ihren vielfältigen Ursachen sind ein gutes Beispiel für die notwendige Zusammenarbeit zwischen Arzt und Therapeut. Selbst wenn der künstlerische Therapeut gut geschult ist, wird er für das Verstehen der Krankheitssituation auf die Hilfe des Arztes angewiesen sein. Sollte das Bild, das man sich von der Krankheit macht, einmal aber doch nicht ganz zutreffend sein, so wird dies beim künstlerischen Schaffen des Patienten schnell offenbar werden. Manchmal ist das Bild, das man sich machte, nicht einmal falsch, auch nicht die Entscheidung, daß zum Beispiel gemalt werden sollte, aber der Zeitpunkt war zu früh, die Methode nicht die ideale oder das Vorgehen erfolgte zu schnell. Bei guter Zusammenarbeit wird man Mißgriffe rasch korrigieren und immer etwas Entscheidendes, Neues lernen können.

Wir verstehen aber auch, daß es für die künstlerische Therapie keine festen Rezepte gibt, die sich auf ein Krankheitssyndrom oder – symptom beziehen. Wenn bei der Besprechung der einzelnen Künste am Schluß des Buches doch entsprechende Hinweise gegeben werden, dann geschieht dies in der Hoffnung, daß der Leser sich dann bereits mit den Grundprinzipien zum Erfassen von Kräftewirkungen vertraut gemacht hat. Künstlerische Therapie, dies muß mit Nachdruck ausgesprochen werden, benötigt die neue Wissenschaft vom Umgang mit Kräftewirkungen. Diese verbindet die künstlerische Erlebnisseite mit der Gedankenklarheit, die wir an der Naturwissenschaft üben dürfen.

Entzündung und Verhärtung im erweiterten Sinne

Zu den beiden polaren Kräften des Astralleibes gehört jeweils ein ganzes Spektrum von Eigenschaften und Kräftequalitäten. So gehören zum Triebpol jedes zentrifugale Strahlen in Bewegungsimpulsen, Aufbau, Leben und Auflösungsprozessen. Zum Formpol gehören die Tendenz zur Ruhe, zum Festwerden, zur Ablagerung, zum Abbau und zu Todesvorgängen.

Überwiegt einer dieser Kräftebereiche und hat er das Zusammenwirken mit dem Gegenpol verloren, so können Krankheitsbilder entstehen, die der Grundgestik der Entzündung und Verhärtung verwandt sind, aber entsprechende Modifikationen erfahren. Überwucherndes Leben, vermehrte Bewegungsabläufe oder Beschleunigung von Rhythmen sind dann auf der Entzündungsseite zu sehen, übermäßige Formtendenzen (auch wenn sie nicht zur Verhärtung führen), übermäßiger Abbau und Verlangsamung von Funktionen und Rhythmen sind der Verhärtungsseite zuzuordnen.

Selbstverständlich kann man auch im Seelenleben eine Entzündungstendenz und eine Verhärtungstendenz beobachten. Im Kapitel über den Astralleib wurden ausführlich Störungsmöglichkeiten im Zusammenspiel der Pole geschildert. Jede dieser Einseitigkeiten kann zur funktionellen Störung oder zur körperlichen Krankheit führen.

Die Einseitigkeiten des Seelenlebens erfahren im sozialen Zusammenhang eine Verstärkung, werden übersteigert und kommen oft schmerzlich zum Bewußtsein. Es gibt dabei eine «entzündliche» Form des einseitigen Lebens in Idealen und Ideen, aber auch ein Darleben von zwingender Macht aus beherrschender Klugheit als Form der Verhärtung. Bekommen solche Einseitigkeiten Dauer, so entstehen Krankheiten im sozialen Zusammenleben. Sie führen auch ganz besonders häufig und rasch zu funktionellen Störungen, aus denen körperliche Krankheiten werden können.

Umkipp-Phänomene und Mischformen

Wird eine Einseitigkeit extrem dargelebt, entstehen häufig Umkipp-Phänomene. Gesteigertes luziferisches Innenleben führt zu einer Verhärtung nach außen, die selbst dem ahrimanischen Prinzip entspricht. Eine ahrimanische Lebenstüchtigkeit hat oft als Ziel den Genuß, der eine luziferische Sehnsucht ausdrückt. Lang anhaltende Streßsituationen mit Anspannung und übermäßiger Wachheit dekompensieren, so daß Schwindelgefühl, Schwäche, Angst und vorübergehende Lebensuntüchtigkeit die Folge sind.

Man hat den Eindruck, daß die beiden Seeleneinseitigkeiten zwar, wie Rudolf Steiner dies schildert, intensiv um den Menschen kämpfen mit dem Ziel, ihn ganz in ihre Gewalt zu bringen, daß sie sich dabei aber trotzdem gegenseitig die Bälle zuwerfen. Ein besonders eindrucksvolles Wechselspiel ist das Übergehen von Entzündungen in die Narbenbildung, in der immer Verhärtungstendenzen wirken.

Es gibt auch Mischformen. So können zum Beispiel Entzündungen, die aus dem Stoffwechsel aufflammen, und Abrundungsvorgänge, die dem Kopfprinzip entsprechen, ineinanderwirken, wie dies zum Beispiel bei der Abszeßbildung geschieht. Umkipp-Phänomene und Mischformen gibt es in allen Betrachtungsebenen.

Inkarnations- und Exkarnationsgesten

Wachen und Schlafen als Urbild der Beziehung zwischen Leib und Seele

Man kann die Beziehung der beiden Seeleneinseitigkeiten zum Leib auch auf dem Hintergrund von Wachen und Schlafen betrachten. Der Lebenstüchtige ist übermäßig wach, während einer, der den Seelenreichtum pflegt, immer ein klein wenig träumt. Der erste wacht morgens meist rasch auf und ist gleich «ganz da», während der zweite oft lange Zeit braucht, um sich leistungsfähig zu fühlen.

Rudolf Steiner schildert den Aufwachvorgang unter einem weiteren Gesichtspunkt. Diese Darstellung kann besonders fruchtbar für das Verständnis heilpädagogischer und psychiatrischer Krankheitsbilder werden: Im Schlaf verlassen Ich und Astralleib die Enge des Körpers, weiten sich in den Umkreis der Sternenwelt und durchdringen sich dort mit den urbildhaften Kräften der Leibesbildung und des Seelenseins. Beim Aufwachen wird der vom Ätherischen belebte physische Leib wieder ergriffen. Man kann sich dazu die Situation bildhaft so vorstellen, daß der Leib wie ein Gefäß von Ich und Astralleib erfüllt wird. Rudolf Steiner gebraucht in einem anderen Zusammenhang den drastischen Vergleich eines Milchtopfes.[5] Ich und Astralleib wären dann die Milch, die beim Aufwachen in diesen Topf gegossen wird.

- Sie versorgen dabei die Organe und erhalten deren Gestalt und Funktion. Das wären im Bild die Wände des Gefäßes.
- Ich und Astralleib müssen aber außerdem die Organe durchdringen – wie im Bild die Milch die poröse Struktur der Gefäßwände – und sich mit dem Teil, der nicht für die Erhaltung des Lebens der Organe verwendet wird, als seelische Kraft in die Welt ergießen. Erst wenn dieses geschehen ist, sind wir wirklich hellwach und können auch Neues in unserer Erdenumgebung aufnehmen. Das Bild des psychosomatischen Grundprinzips ist dann wirksam.
- Die Milch, die im Topf bleibt, entspricht dem dritten Aufgabenbereich: Sie steht dem inneren Seelenleben zur Verfügung.

Wir unterscheiden also drei Wirkensbereiche: den freien Inhalt des Seelischen, die Versorgung der Organe und das Sich-Ergießen in die Welt.

Störungen des Einschlaf- und Aufwachvorgangs

Die unbefangene, interessierte Beziehung zur Welt erfährt eine Einschränkung, wenn wir nach des Tages Arbeit müde oder gar erschöpft sind. Wir können uns dann zwar noch wach erhalten, doch erfordert dies bereits ein etwas krampfhaftes Eingreifen des Bewußtseinspols. Unser eigentliches Seelenleben ist schon etwas herausgelockert in einer Vorstufe des Lösens vom Leibe beim Einschlafen. Der Wachheitspol kann sich dem zwar entgegenstemmen, vermag aber nicht mehr, das Wechselspiel der polaren Kräfte im ganzen Leib zu bewirken. Es wirken dabei zwei gegensätzliche Tendenzen ineinander und verhaken sich: eine Exkarnationstendenz und eine auf den oberen Menschen beschränkte Inkarnationsgeste.

Eine ähnliche Situation kann entstehen, wenn der Aufwachvorgang nicht richtig zu Ende geführt wird. Der Milchtopf in unserem Bild wäre dann zwar mit seinem Inhalt gefüllt, aber das Hindurchdringen durch die porösen Wände könnte nicht erfolgen. Zwingt man sich trotzdem, so entsteht das gleiche Bild wie bei der Ermüdung: Herausgelockert- und Hereingepreßt-Sein gleichzeitig.

Beide Zustände, die der Morgen- und der Abendsituation, können zum Dauerzustand werden. Der erste wäre der *konstitutionelle Morgenmuffel*, der zweite charakterisiert die Situation eines *Erschöpfungszustandes*.

An der Orientierung des Bildes vom psychosomatischen Grundprinzip sind die Folgen auf die vegetativen Regulationen und auf das Wechselspiel der polaren leiberhaltenden Kräfte gut und rasch ablesbar.

Schockzustände

Auch durch einen Schock kann die gesunde Beziehung zur Welt gestört werden. Dabei lassen sich wieder zwei Grundgesten unterscheiden:

- Ein Schock kann uns herauslockern und in einen traumhaften Dämmerzustand versetzen. Ernst Kretschmer schildert derartige psychische Krankheitsbilder als Folgen des Erdbebens in Messina.[6] Eine körperliche Folge dieses Herauslockerns kann es dann zum Beispiel sein, wenn der Blutkreislauf nicht mehr zwischen den Polen des Astralleibes in Bewegungsfluß gehalten wird und versackt.
- Ein Schock kann uns aber auch in den Leib «hereinpressen» und uns in einer fast versteinerten Starre gefesselt halten.

Dem Tagesrhythmus von Wachen und Schlafen, zwischen Leibverbundenheit und Leben in der Welt der Urbilder, entspricht im großen die Dramatik von Inkarnation und Exkarnation, von Lebensbeginn und Lebensende. Der Schlaf wurde immer als kleiner Bruder des Todes erlebt, der Tod als ein Einschlafen.

Störungen beim Inkarnationsvorgang können verschiedene Formen und Ursachen haben. Die Ursachen können konstitutionell sein, also eine Schicksalsgrundsituation charakterisieren, können aber auch durch Traumen und Störungen in der seelischen Entwicklung bedingt sein. Es gibt auch anhaltende oder vorübergehende Störungen durch Schicksalsnotwendigkeiten. Dies ist zum Beispiel der Fall, wenn zu früh, etwa schon im Kindesalter, Verantwortungen übernommen werden müssen. Das Seelische bindet sich dann zu früh und zu fest mit dem Leib.

Der Leib kann ungeeignet sein, das Seelenleben in sich aufzunehmen: Er kann, bildhaft gesprochen, die Härte eines Felsens haben, der nicht von innen ergriffen und durchdrungen werden kann. Rudolf Steiner schildert dies als die Grundsituation bei manchen seelenpflegebedürftigen Kindern.[7] Das ganze Leben ist dann ein Kampf einer primär vielleicht ganz kräftigen Seele mit einem unzulänglichen Instrument.

Eine ähnliche Situation kann auch als Krankheitsfolge entstehen. Man denke an verhärtende Organerkrankungen oder an Narbenbildungen nach Entzündungszuständen und Blutungen im Nervensystem. Auch bei der Gehirn-Arteriosklerose oder bei der Leberzirrhose ist der Körper nicht mehr das geeignete Instrument, das von Ich und Seelenleben genügend durchdrungen werden kann.

Sind die Wände der Organe nicht durchlässig genug, so daß Ich und Astralleib sich frei in die Welt ergießen können und dadurch die Voraussetzungen schaffen, daß der wache Mensch in der Welt stehen kann, so kommt es zu einem *Stauungsvorgang im Seelenleben.* Dieser kann rein seelisch bleiben und sich nur als epileptoide Seelensituation äußern oder sich als Epilepsie mit Gewalt den Durchbruch durch die zu harten Wände der Organe erzwingen. Auch Narbenbildungen im Gehirn können derartige Stauungen bewirken.

Interessanterweise gibt es geradezu eine «Aufwachepilepsie» als Begleiterscheinung einer gestörten Inkarnationsgeste beim Aufwachen.

Der Körper kann ganz brauchbar sein, aber die Seele hat kein Inter-

esse, ihn richtig zu ergreifen: Eine solche Seele ist lustlos und hat nicht genügend Inkarnationsfreudigkeit. Auch diese Situation ist aus der Heilpädagogik bekannt. Rudolf Steiner schildert, daß die menschliche Seele vor der Geburt eine Lebensvorschau habe. Sie könne daran so erschrecken, daß etwas wie eine Art vorgeburtlicher Schock entsteht,[8] der die Freudlosigkeit an der bevorstehenden Inkarnation, ja die Angst davor erklären kann. Diesen Kindern muß man anders zur Seite stehen als denen mit der Felsennatur des Leibes.

Das Seelische kann im Leib «gefangen» sein: Es ist in ihm dann wie eingemauert. Dies gilt zum Beispiel für manche Formen der massiven geistigen Minderbegabung. Ein Gefangensein im Leib ist aber auch die spastische Lähmung ebenso wie verschiedene Schmerzzustände. Auch bei verschiedenen Formen der Depression kann der Eindruck des Gefangenseins in der Leiblichkeit entstehen.

Die kindliche Hysterie

Die Gegengeste zu diesem Gefangensein findet man zum Beispiel bei der kindlichen Hysterie: Der Leib gibt nicht genügend Halt.[5] Die Organwände sind dabei übermäßig porös, so daß der Inhalt des Leibesgefäßes über Gebühr ausfließt und sich in die Welt ergießt. Dadurch entsteht eine erhöhte Sensibilität gegenüber der Welt, die aber auch schmerzlich als «Hautlosigkeit» und Verwundbarkeit erlebt wird. Die Kinder fließen in ihrem Seelenleben aus, haben zuwenig Haltekraft, mit der sie der Welt gegenübertreten könnten. Sie vermeiden deswegen die tätige Verbindung mit der Welt, weil diese sie schmerzt.

Eine funktionelle Organschwäche oder eine unvollkommene, «schlampige» Abheilung eines Krankheitszustandes, die *Organverhärtungen*, eine Verphysizierung, zur Folge hatte, braucht das durchschnittliche Seelenleben nicht zu beeinträchtigen. Treten aber Belastungen auf, so vermag die Seele sich an diesem Organ nicht frei im Innenleben oder in der Beziehung zur Welt zu entfalten:[9]

- Gibt die Leiblichkeit des Organs dem Seelenleben zu wenig «Zutritt», so daß es die Welt ergreifen kann, so kann zum Beispiel eine endogene Depression die Folge sein. Dies gilt besonders für Störungen im Lebergebiet, aber auch für Störungen in Niere und Lunge.[10]
- Ergreifen Ich und Astralleib in besonderen seelischen Spannungssitua-

tionen das Ätherische – das mit der Erinnerungsbildung in Beziehung steht –, so kann als krankhafte Situation ein übermäßiges Auspressen der gesamten Fülle des Erinnerungsschatzes die Folge sein. Beim gesunden Seelenleben darf nur die vom bewußten Ich angestrebte Erinnerungsvorstellung aus der Beziehung zur Leiblichkeit befreit werden. In der krankhaften Situation ergießt sich ein Schwall von Erinnerungsvorstellungen «von allein» übermächtig ins Seelenleben, wie dies zum Beispiel bei halluzinatorischen Psychosen geschieht. Rudolf Treichler hat diese Zusammenhänge eindrucksvoll ausgearbeitet und in seinen Schriften dargestellt. Besonders interessant und von therapeutischer Bedeutung ist dabei die Beziehung zwischen den verschiedenen Psychoseformen und bestimmten Organen.[10] Bekannt sind diese Zusammenhänge auch bei Vergiftungszuständen, die durch Drogengenuß in Erscheinung treten. Interessant ist, daß auch hinsichtlich des Inhaltes der Halluzinationen eine luziferische und eine ahrimanische Seite unterschieden werden können. Es gibt beglückende Erlebnisse, in denen sich der Himmel öffnen und religiöse Stimmungen bis hin zu Verzükkungszuständen entstehen können. Und es gibt die Düsterheit, die vom Horrortrip bekannt ist, in der alle dunklen Dämonen auf den Kranken einzustürmen scheinen.

– Schließlich neigt das vorgeschädigte Organ dazu, als schwacher Punkt, als «locus minoris resistentiae» bei ungewöhnlichen Belastungen zu dekompensieren und neuerlich zu erkranken.

Hysterie und Neurasthenie[11]

Die Hysterie des Erwachsenen

Nach der Pubertät erfährt die *kindlich-hysterische* Grundsituation eine Veränderung. Das Seelenleben bekommt erhöhtes Eigensein. Es fließt nicht nur nach außen aus, sondern steht einem äußerst egozentrischen Innenleben zur Verfügung. Die Seelenfülle, die sich unter anderem in besonderem Charme äußern kann, wird von dem Betreffenden selbst genossen. Das Vermögen, auch in die Welt auszufließen und dort jede Regung zu erspüren, wird jetzt nicht mehr nur als Verwundbarkeit erlebt, sondern nutzbar gemacht. Mit hochinteressantem unbewußtem Raffinement versteht eine Hysterika oder ein männlicher Hysteriker sich zum Beispiel so in die Situation eines Partners einzuleben, daß er ihn wie durch Sog zu dirigieren vermag. Er vermag auch, durch Krankheitszustände, die meist dramatischen Charakter haben, andere Menschen zu beherrschen. Das Begehren und Habenwollen, also Kräfte aus der Triebregion, spielen dabei eine große Rolle.

Die Hysterie ist eine Inkarnationsschwäche. Der betreffende Mensch vermag nicht, durch Ich-Kraft dieser konstitutionellen Einseitigkeit Herr zu werden. Der luziferische Einschlag dominiert.

Die hysterische Konstitution kann sich aber auch in einer gebändigten Form äußern. Das Seelenleben ist dann nicht übermäßig auffällig. Die Macht seelisch nicht ausgelebter, von unten nach oben aufsteigender Triebsehnsüchte und Lebensimpulse kann aber körperliche Folgen haben, dem Leib eine Art Stempelabdruck einprägen. Dies kann sich zum Beispiel als Entzündungstendenz im Kopfbereich oder als Prädisposition zur Tuberkulose äußern. Auch Krankheitszustände im Unterleib sind nicht selten. In allem fehlt das Wechselspiel mit dem Formpol, der begrenzt und strukturiert.

Die Neurasthenie

Hier liegt eine konstitutionelle «Verkopfungstendenz» vor, die das Seelenleben ergreift, also eine ahrimanische Geste. Das Seelenleben stützt sich dann vorwiegend auf die Organe im Kopf- und Halsbereich (vielleicht auch noch auf die Lunge). Gleichzeitig ist es aber von intensiver Tätigkeit erfüllt. Es zieht sich dabei aus dem Zusammenhang mit der üblichen Leiblichkeit etwas heraus. Die Abgeschlossenheit in sich ist verbunden mit innerer Spannung. Diese erregte Spannung entzieht dem Teil des Seelenlebens, der sich nach dem Urbild des psychosomatischen Grundprinzips frei in die Welt ergießen sollte, Kräfte und verunmöglicht eine gesunde Kommunikation mit der Welt. Sie entzieht aber auch dem Körper Lebenskräfte, die sie statt dessen in das Seelenleben hineinreißt. Der Neurastheniker erlebt sich intensiv im eigenen Denken und in der Abgrenzung seines Seelenlebens von der übrigen Welt.

Eine andere Konsequenz ist: Das Leben des Gesamtorganismus bleibt nicht im rechten Fluß, weil beide Pole des Astralleibes sich bei ihrer Begegnung im oberen Bereich als dort vorwiegend wirkendes Seelenleben

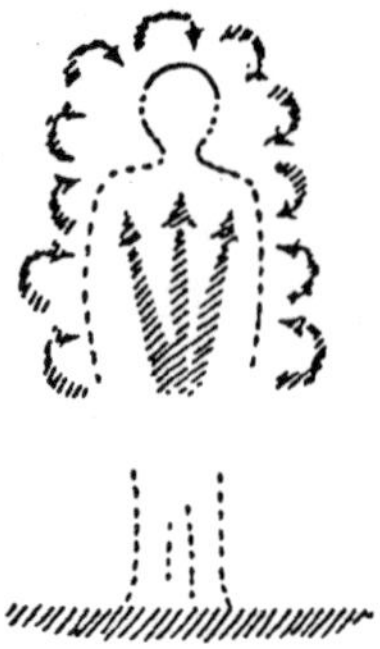

Bild 18
Hysterie

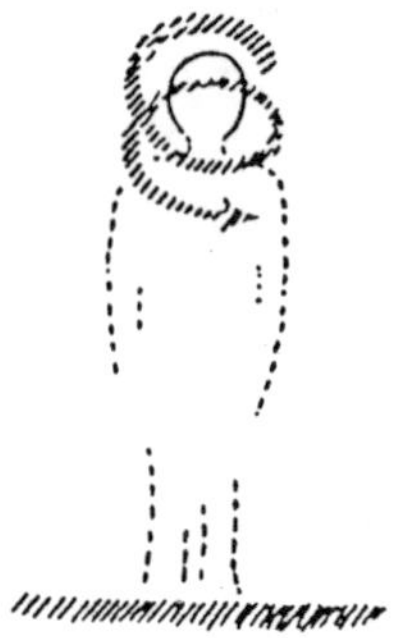

Bild 19
Neurasthenie

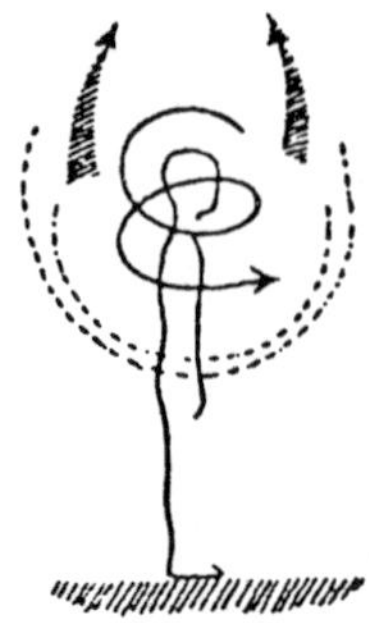

Bild 20
Mischform

verausgaben. Sie können dann ihre Aufgabe nicht erfüllen, gleichzeitig mit dem Seelenleben den gesamten physischen Leib in das bewegte Spannungsgeschehen einzubeziehen. Asthenie – körperliche Schwäche – ist die Folge. Die Bewegungen der Gliedmaßen sind zappelig und werden rasch kraftlos. Sie werden von gehetzten Gedankenabläufen erzwungen und sind dadurch mit übermäßigen Abbauvorgängen verbunden. Daraus resultieren ebenfalls Schwächezustände, die wiederum Versagenserlebnisse und mangelndes Selbstbewußtsein zur Folge haben.

Gesundes Selbstbewußtsein entsteht, wenn die Abbauvorgänge eines klaren Vorsatzes, der im Denken entsteht, sich mit dem Willensbereich der Glieder verbinden.[12] An die dort bewirkten Verbrennungsvorgänge, die Willensimpulse und Bewegungen ermöglichen, schließen sich immer sofort wieder Aufbauvorgänge an. Das Erleben von Abbau- und Aufbauvorgängen in den Gliedmaßen führt zu einem gesunden Körpergefühl, zum Erleben des kraftvollen Ruhens in sich und damit zum gesunden Selbstbewußtsein. Dieses Erleben seiner Glieder fehlt dem Neurastheniker.

Die «Verkopfung» des Seelenlebens kann verbunden sein mit einer erhöhten Reizbarkeit durch Sinneseindrücke. Man bezieht alles auf die eigene Person und kann sich nicht in gelassener Ruhe der Welt gegenüber behaupten.

Trotz der erregten Spannung und der intensiven Bewegtheit des Seelenlebens neigt auch das Seelenleben selbst zur Asthenie. Spannungszustände in der Beziehung zur Welt können nicht lange durchgehalten werden. Eine reizbare Erschöpfung ist die Folge.

Die Neurasthenie ist also eine Unfähigkeit, den ganzen Leib richtig zu ergreifen, wohlig in ihm zu ruhen und mit seiner Hilfe wach und liebevoll der Welt zu begegnen. So gesehen ist sie eine allgemeine Inkarnationsschwäche. Das Seelenleben macht mit seiner Verselbständigung, mit der Tendenz zu gesteigertem Eigenleben und der Folge, sich aus der gesunden Verbindung mit der Körperlichkeit etwas herauszuheben, eine Exkarnationsgeste. Andererseits steht es unter großer Spannung, ist also zu wach. Diese Inkarnationsgeste wirkt aber nicht im ganzen Leib. So wirken bei den Neurasthenikern beide Gesten konträr.

Die einzelnen Krankheitsbilder

Jede Seeleneinseitigkeit, die nicht von der Kraft des Ich wieder aufgelöst wird und die daher Dauer bekommt, kann zur Krankheitsursache werden. Diese These liegt den folgenden Betrachtungen zugrunde.

Es sollen vor allem Krankheitsbilder geschildert werden, deren Entstehung oder Wirksamwerden bei Betrachtung des Lebenslaufes erkennbar sind. Ein großer Teil der ausgewählten Krankheitsbilder kommt in der Praxis des Kunsttherapeuten besonders häufig vor. Andere Krankheitsbilder wurden einbezogen, weil an ihnen Krankheitsgesten oder Entstehungsbedingungen besonders anschaulich zu erkennen sind.

Eine umfassende Darstellung wurde nicht angestrebt, sondern es sollte Einblick in die Art der diagnostischen Bemühungen gegeben werden. Geschieht dies unter Einbeziehung der im ersten Hauptteil besprochenen menschlichen Grundelemente, so schafft das Krankheitsverständnis die Basis für die Richtung therapeutischen Vorgehens. Trotzdem wurden, soweit möglich, Systematik und Geschlossenheit der Darstellung angestrebt.

Einseitig gewordenes Seelenleben führt einerseits in der Beziehung zur Umgebung, also im sozialen Bereich zu Schwierigkeiten, andererseits wirkt es auf den uns bekannten Wegen in die Leiblichkeit hinein und kann funktionelle oder organische Störungen und Krankheiten auslösen. Die Auswahl der folgenden Krankheitsbilder möchte die Beziehung zwischen Seelenleben, Umweltbeziehung und Körperlichkeit anschaulich machen und anregen, die in ihnen wirkende Kräftedynamik mitzuerleben. So betrachtet, ist jede der einzelnen Krankheitsschilderungen ein Übungsbild, an dem sich die Fähigkeit des miterlebenden Denkens entzünden kann. In dieser Richtung Anregungen zu geben, ist das eigentliche Anliegen des folgenden Abschnittes.

Die Schilderungen der einzelnen Krankheiten möchten dem Kunsttherapeuten Grundlagen für die Praxis vermitteln, können aber die unerläßliche Zusammenarbeit mit dem Arzt nicht ersetzen.

Liest der interessierte Laie oder Patient diese Schilderungen, so möge er sich der Gefahr bewußt sein, voreilige Konsequenzen für die eigene Person oder Angehörige zu ziehen. Dies ist zwar eine menschlich verständliche Reaktion, sie ist aber nicht frei von Gefahren. Viele Symptome sind vielschichtig, und das Erkennen ihrer Ursachen setzt ein gründliches

Studium voraus. Vorschnelle Urteile können zu Ängstlichkeit führen, können aber auch ernste Krankheiten verkennen. Werden die Schilderungen aber gelesen, um an ihnen den Blick für die Aufgaben des Ich zu schulen, so werden sie viele Anregungen für das praktische Lebensverständnis vermitteln können.

Über den Umgang mit Begriffen

Wenn wir versuchen, Kräftewirkungen darzustellen, so sollte dies nur mit dem «miterlebenden Denken» geschehen. Die erlebten Vorgänge müssen anschließend selbstverständlich durchdacht werden, und dies geht nur unter Verwendung von Begriffen. Es besteht aber immer die Gefahr, daß diese Begriffe äußere Formeln bleiben, ohne daß das Erlebnis, auf das sie hinweisen, mit ihnen verbunden ist. Sie können dann als Phrasen empfunden werden. Die Anwendung von Begriffen entspricht dem üblichen wissenschaftlichen System. Der Vorstoß in das exakte Erleben und Begreifen ist aber gefährdet, wenn die Freude am Umgehen mit Begriffen dominiert, auch wenn diese neuartig, zum Beispiel «anthroposophisch» sind.

Begriffe wie «Inkarnationsschwäche» oder gar «Ich-Schwäche» dürfen dem Patienten gegenüber daher nie ausgesprochen werden. Auch im Kreis der Therapeuten sollten derartige Feststellungen nur behutsam verwendet werden. Das Erkennen einer Krankheitssituation möchte ja immer hinführen zur Fähigkeit, den Patienten anzuregen, seine Schwächen im praktischen Tun zu überwinden, oder zu Erkenntnissen hinlenken, die in ihm selbst wachsen können. *Hilfreich für den behutsamen Umgang mit derartigen diagnostischen Begriffen ist es, sich daran zu erinnern, daß die Situation der Ich-Schwäche durch das Gefangensein im übermächtigen Astralleib unsere gegenwärtige Menschheitslage charakterisiert. Der Therapeut ist in derselben Gefahr, diesen Einseitigkeiten ausgeliefert zu sein, wie seine Patienten.*

Will man der Gefahr der vorzeitigen begrifflichen Fixierung und damit der Phrasenhaftigkeit entgehen, bewährt es sich, den Vorgang, den es zu erfassen gilt, nochmals, aber jetzt mit anderen, eigenen Worten auszudrükken.

Gelingt dies, so ist es gleichgültig, ob wir zum Beispiel Exkarnationstendenz sagen, oder den Vorgang so schildern, daß wir deutlichmachen, daß die höheren Wesensglieder sich etwas aus der gesunden Verbindung mit dem physischen Leib herausgelockert haben. Wir können ebensogut sagen: Es handelt sich um eine unzeitgemäße Einschlaftendenz. Wir können aber auch den Reichtum der Seele so schildern, daß deutlich wird, wie aus der Intensität des Ätherischen «Wohlgefühl» entsteht, wie die Seele die Tendenz hat, sich zu weiten und zum Himmel zu erheben.

Dies Vorgehen hilft, daß das miterlebende Denken wirklich zu einem tragenden Grund weiterer Betrachtungen und therapeutischer Betätigungen werden kann. Wenn wir in den folgenden Schilderungen doch immer wieder einzelne Begriffe bevorzugt verwenden, so möge der Leser sich aufgerufen fühlen, für sich selbst «dasselbe nochmals mit eigenen Worten» zum Ausdruck zu bringen. Im Hintergrund steht immer der liebevolle Blick auf die Individualität des betreffenden Menschen und das Wissen, daß alles begriffliche Urteilen immer eine Art Verletzung für den anderen Menschen bedeutet und die therapeutische zwischenmenschliche Atmosphäre beeinträchtigt.

Die psychosomatischen Krankheiten

Fühlt ein Mensch sich nach Enttäuschungen und Verlusterlebnissen, wie Trennungen und Todesfällen, dem Schicksal ausgeliefert, so ist sein Ich aus den Willensorganen herausgelockert, vermag sie nicht mehr voll zu ergreifen. Entsteht gleichzeitig die Situation, trotzdem «weitermachen» zu müssen, erfolgen Gewohnheitstaten, in die das Ich nicht wirklich engagiert ist.

Wesentlich ist, daß auch die Liebefähigkeit, nach der jeder Mensch sich sehnt, dann keine Ziele mehr finden kann. Das Vertrauen, daß im Lebensschicksal Kräfte des Werdens und Wandelns wirksam werden, ist hier verloren gegangen.

Diese Schicksalssituation, daß der Wille nicht durch die Kraft des Ich ergriffen werden kann, findet sich in der Vorgeschichte vieler psychosomatischer Krankheitsbilder.

In der weiteren Betrachtung unterscheiden wir von den *psychovegetativen Syndromen*, die in Form von funktionellen Störungen ablaufen, *die eigentlichen psychosomatischen Krankheiten*, die im Grunde internistische Erkrankungen mit massiven Organveränderungen sind. Es sind dies Colitis ulcerosa (Dickdarmentzündung mit Geschwüren) und Morbus Crohn (Dünndarmentzündung mit Abszessen), Magen- und Zwölffingerdarmgeschwüre, der chronische Rheumatismus, Asthma, bestimmte Formen des erhöhten Blutdrucks, gewisse Hauterkrankungen, Hyperthyreose (erhöhte Schilddrüsenfunktion), Fettsucht und Magersucht.

Bei diesen Krankheiten ergreift der Formpol des Astralleibes ein Organ oder eine Organfunktion zu intensiv.[13] Daneben kommt es zu einer Lockerungsgeste. Das universelle Wirken von Ich-Organisation und Astralleib, das der Gestalterhaltung und den physiologischen Funktionen dient, geht dabei verloren. Vorstadien und Wegbereiter dafür können die beschriebenen funktionellen psychovegetativen Störungen als Folge einseitigen oder übermäßig verselbständigten Seelenlebens sein. Besonders eindrucksvolle Beispiele für den Weg von einer funktionellen Störung zur organverändernden Krankheit sind die Colitis und der chronische Rheumatismus.

Psychovegetative Herzrhythmusstörungen, Herzphobien, Herzneurosen

Am Rhythmus des Herzens ist das Wechselspiel zwischen den beiden Seelenpolen eindrucksvoll abzulesen. Der Form- und Beruhigungspol prägt die Systole, der ausstrahlende Bewegungspol impulsiert die Diastole. Eine Verschiebung des rechten Maßes zwischen den beiden Polen führt zu Störungen im Herzrhythmus.

Der Bewegungspol kann zu stark nach oben drängen

Dies kann in krankhafter Weise geschehen, wenn die Willenskräfte sich nicht in sinnvollen, freudigen, liebevollen Taten nach außen entladen können. Sie werden dann gestaut und brechen nach oben durch. Charakteristisch sind die «ohnmächtige Wut» und der Aggressionsstau. Das Gefühl eines seelischen Spannungszustandes verstärkt das Drängen nach oben.

Eine häufige Ursache ist Erwartungsangst. Dies ist eine Seelenspannung, die sich selbst sehr stark erlebt in der Abgrenzung gegenüber Forderungen oder Beeinträchtigung durch die Umgebung. Der Stauungs- und Spannungszustand wird verstärkt durch das ohnmächtige Gefühl, die Lebensumstände nicht verändern zu können. Häufig kommen menschliche Enttäuschungen dazu, die eine zusätzliche Lockerung des Seelischen aus dem physischen Leib bewirken, wodurch die nach oben drängende Geste noch verstärkt wird.

Die abbauenden, formenden, strukturierenden Kräfte des Bewußtseins können nicht genügend begrenzen und beruhigen, das Ich kann der eigenen seelischen Situation nicht mit dem Abstand des Denkens gegenübertreten. Entscheidungen, die klären könnten, sind unmöglich. Verzichte und Schmerzen, die für eine Entscheidung oft notwendig wären, können nicht ertragen werden. Die Fähigkeit, sich von sich selbst zu distanzieren, sich gar in die Situation eines Partners einzuleben und die Frage nach dessen Wesen und Nöten zu stellen, geht verloren. Ein solcher Patient ist in der eigenen Seelensituation gefangen und bezieht alles auf sich. Sein Ich vermag nicht wirksam zu werden.

Die Beziehung des Herzens zum Ich kommt in den Formulierungen zum Ausdruck: Er hat ein mutiges Herz oder ein starkes Herz, er vermag Schwierigkeiten herzhaft anzupacken. Es ist bemerkenswert, daß die Unfähigkeit, dies zu tun, sich in Herzbeschwerden äußert. Charakteristischerweise werden diese stets als Lebensbedrohung erlebt.

Erschöpfungserlebnisse und Gewissenskonflikte

Eine Lockerung des Seelischen aus der Verankerung im physischen Leib kann auch durch Erschöpfungszustände entstehen. Das Erleben der Überforderung oder die Angst, beruflichen Aufgaben nicht mehr gewachsen zu sein – auch neurasthenische Überaktivität –, können zur Schwächung des großen Wechselspiels der Pole führen, wodurch die Bewegungsimpulse zu stark nach oben drängen und vom Formpol nicht gebändigt werden.

Lockerungszustände können auch bei Patienten entstehen, die zum Beispiel täglich große Strecken mit dem Auto fahren müssen und dies in einer gehetzten Spannung tun. Sehr häufig verbindet sich diese Situation mit einer zusätzlichen Schwächung der Kräfte des Formpols, zum Beispiel durch Schuldgefühle oder Zwiespalte, die nicht gelöst werden können oder die sich zu neurotischen Spannungszuständen steigern.

Der Abstand gegenüber sich selbst und gegenüber der Lebenssituation fehlt. Dadurch ist es unmöglich, ein «ruhiges Herz» oder «ruhiges Blut» zu bewahren.

Das Herz hängt auch mit dem Gewissen zusammen. Darauf weist die Redewendung: «Es schlägt ihm das Gewissen.» Gewissenskonflikte gehen zu Herzen, bedrängen das Herz. Sie können sich sowohl in Herzbeschleunigung als auch in Herzenge äußern. Zusammen mit der körperlich oder seelisch bedingten Lockerung erfolgt der Durchbruch der beschleunigenden Stoffwechsel- und Bewegungskräfte nach oben über das rechte Maß hinaus.

Schockerlebnisse

Ein Seelenleben, das sich häufig aus innerer Unsicherheit und einem Minderwertigkeitsgefühl intensive Leistungen abzwingt, kann durch ein Schockerlebnis aus seinem festen Gefüge herausgelockert werden. Die beruhigende und formende Kraft, die den Herzrhythmus mitbestimmen sollte, ist dann geschwächt.

Auffällig häufig entsteht der Schock durch die plötzliche Konfrontation mit dem Tod. Ein Herzinfarkt im Bekanntenkreis zum Beispiel stellt den Patienten vor die Existenzfrage, wirft das Problem nach dem Sinn des Lebens auf. Dieser lag bisher oft nur in den intensiven Aktivitäten, die man sich «abgepreßt» hat. Statt Ringen um Antwort setzen sich beim Schock Angst und Depression fest. Die Seele erlebt sich wie eingeschlossen in einen Spannungszustand und vermag nicht mehr in die Welt hinaus zu blikken und ihre Aufgaben zu meistern. Würde dies geschehen, könnten die Seelenspannungen eine Lösung erfahren.

Diese Schocksituation verbindet sich für den Patienten häufig mit einer abergläubischen Gewißheit, selbst der Nächste zu sein, der einen Herzinfarkt erleiden werde. Zwanghafte Gedankenabläufe werden fixiert und erfüllen völlig das Seelenleben. Zum Herzrasen gesellt sich nicht nur der harte Herzschlag als Ausdruck eines Aufeinanderprallens der Kräfte ohne Zusammenspiel im rechten Maß, sondern häufig kommen auch pectanginöse Beschwerden hinzu, die Symptome der Herzenge.

Ungesunde geistige Aktivitäten

Lockerungszustände können auch durch ungeschicktes oder übertriebenes geistiges Bemühen und durch unsachgemäß durchgeführte Meditationsübungen entstehen. Eine so bewirkte Lockerung wird seelisch als Gefühl der Befreiung von der Erde und als Geistverbundenheit genossen. Das Interesse für die Geschehnisse der Erdenumgebung erlahmt, die geistige Einstellung zur Welt, das Fragen nach dem Wesen des anderen wird nicht mehr gepflegt. Entsprechend dem Gesetz des psychosomatischen Grundprinzips sind Störungen im Wechselspiel der polaren Kräfte in Seele und Leiblichkeit die Folge.

Treten an den betreffenden Menschen Forderungen aus der Umgebung heran, die er als Belastung empfindet, werden ihm zum Beispiel Verpflichtungen deutlich, zu denen er keine Kraft oder keine Lust hat, so entladen sich die Willenskräfte, die eigentlich nach außen wirken sollen, ebenfalls in das eigene Innere. Dabei wird wieder zusätzlich das Herz als Organ des Gewissens wirksam. Der Patient kommt in einen Zwiespalt zwischen dem Wissen, sich den Erdenverpflichtungen nicht entziehen zu können, und der gedanklichen Beruhigung, daß geistige Verpflichtungen wichtiger seien als die Gegebenheiten des täglichen Lebens. Kommen noch Trotzreaktionen als Abwehr gegen Forderungen der bürgerliche Umwelt oder Familie hinzu, so ist dem Durchbruch der gestauten Seelenkräfte nach oben der Weg bereitet.

Fast könnte man meinen, es sei ein geheimes Wissen vorhanden, daß geistige Entwicklung nur dann gesund ist, wenn sie gleichzeitig dazu führt, daß die Nöte und Aufgaben der Erdenumgebung in das geistige Bemühen einbezogen sind. Gesunde geistige Entwicklung will immer den Blick nach dem Himmel *und* die Orientierung hin zur Erde miteinander verbinden. Unbewußtes Wissen um diese Zusammenhänge wirkt als «Gewissen» am Herzen.

Das Krankheitsbild der Herzphobie oder Herzneurose

In seelischen Spannungszuständen, die nicht durch die Kraft des Ich gelöst werden können, kann der Patient aus dem Schlaf mit Herzjagen und quälendem Herzklopfen aufwachen (hyperkinetisches Herzsyndrom). Das

Klopfen läßt die pressende, das Jagen die beschleunigende Kräftewirkung erkennen. Die Pole des Astralleibes schwingen nicht ineinander, sondern prallen ohne genügende Elastizität aufeinander.

Da man nach solchem Erleben die Wiederholung fürchtet, schließt sich die Angst vor der nächsten Nacht an. Angst ist in dieser Situation einerseits eine Exkarnationstendenz, die eine zusätzliche Lockerung und damit einen neuerlichen Verlust der Kraft bewirkt, die Mitte zu bilden, andererseits zieht sich in der Angst alles zusammen, und das Seelenleben gerät in zusätzliche Spannung.

Meist erfolgt eine aktive Verstärkung des Trieb- und Bewegungspols durch die Unfähigkeit, sich von stauendem Ärger oder einer verhaltenen Wut durch äußere Taten zu befreien. Das Ich gerät immer mehr in die Gefangenschaft der verselbständigten Seelenvorgänge. Es sieht keine Möglichkeit, die bedrückende Lebenssituation zu verändern. Ärger steigert sich zu Haß, den man sich nicht eingesteht oder der Schuldgefühle weckt und das Seelenleben in weitere zusätzliche Spannungen versetzt. Häufig entsteht Aggressionsstau.[14]

Ich und Astralleib können sich nicht unvoreingenommen und frei mit der Welt in Verbindung setzen. *Der Erlebnisschwerpunkt sitzt ganz im Kopf*, in den ärgerlichen Gedanken, die sich meist im Kreise drehen oder aber so verdrängt werden, daß einzig und allein die Angst vor der Wiederholung dieser Zustände zum Seeleninhalt wird. Aus dieser Situation schaut man auf den Leib von oben herab. Es ist dies die Situation der Hypochondrie, die ihren Namen davon hat, daß man aus der Situation des Kopfes ängstlich auf die Bereiche unterhalb des Rippenbogens schaut. Dieselbe Haltung kann sich auch auf die Herzsensationen richten.

Dieser Blick auf den eigenen Körper wie von außen und oben charakterisiert Lähmungszustände. Bei der Lähmung eines Gliedes können Ich und Astralleib die Muskulatur der Glieder nicht mehr genügend von innen erfüllen und durch sie hindurch als Tat oder Hinwendung in die Welt strömen. Sie betrachten diese stattdessen von außen wie einen Fremdkörper. Der angsterfüllte Blick der vegetativen Herzpatienten auf die Herzfunktionen führt zur Lähmung des gesamten Seelenlebens und der körperlichen Handlungsfähigkeit. Dieser angstvolle Blick auf sich selbst kann zum einzigen Inhalt des Seelenlebens werden, wodurch die Krankheitssituation geradezu meditiert wird. Richtet sich ängstliches Bewußtsein auf Störungen von vegetativen Abläufen, so ist dies die sicherste Art, eine funktionelle Störung zu fixieren und ihr Dauer zu verleihen.

Die beschriebenen Symptome charakterisieren das Krankheitsbild einer Herzphobie. Die Übergänge von vorübergehenden psychovegetativen Störungen zu Neurosen sind fließend. Es ist interessant, daß derartige Zustände sich besonders dann zu schweren Krankheitsbildern steigern können, wenn die kindliche seelische Entwicklung gestört war. Es kann schon im Kindesalter zu Stauungen des meist kraftvoll veranlagten Seelenlebens kommen.

Störungen der Atmung

Beziehungen zwischen Seelenleben und Atmung

Der Atem ist ein äußerst sensibler Indikator für das Wirken des Astralleibes. Der Atemrhythmus entsteht wie der Blutrhythmus durch das Hereinwirken von Ich und Astralleib in physischen Leib und Ätherleib. Dieser Vorgang ist beim Atem etwas flüchtiger als beim Blutkreislauf. Er spielt sich vor allem im Luftelement ab. (Das Wirken in der Blutzirkulation ist schon etwas physischer.)

Die Atmungsvorgänge stehen dem Kopfprinzip näher. Dies äußert sich darin, daß der Rhythmus des Herzschlages viermal schneller ist als der der Atmung. Die Kräfte des Kopfpols wirken beruhigend, sie verlangsamen.

Auf der anderen Seite ist das Atmen durch Bewußtseinsvorgänge äußerst leicht zu beeinflussen. Will man den Atem zählen und läßt dies den Patienten merken, so ist die Atemfrequenz sofort verändert.

Am Wechsel von Ein- und Ausatmen wird besonders deutlich, wie sich der eine Pol stets nach dem Gegenpol sehnt. Er drängt in dessen allernächste Nähe mit der Bereitschaft, sich aufzugeben und den Gegenpol wirksam werden zu lassen. Ein tiefer Atemzug erfrischt. An seinem Höhepunkt entsteht quasi die Vorfreude auf die lösende Tat der Ausatmung. Durch sie fühlt man sich wie befreit. Alle Lasten fallen vom Herzen ab. Wie wunderbar, daß die Ausatmung dann nicht übertrieben werden muß – das würde in Nöte führen –, sondern daß sich mit selbstverständlicher Sicherheit wieder die Einatmung anschließt! Für diese gilt das gleiche. Das Leben müßte stocken, wenn sich nicht am Höhepunkt der Einatmung wieder die befreiende Ausatmung anschließen könnte.

Begegnen wir der Welt in einem ruhevollen Wechselspiel zwischen Hingabe und aufnahmebereiter Sinnesoffenheit, so ist der Atem ruhig. Das Bemühen um eine Verbindung von liebevoller Hingabe und liebevoller Empfangsbereitschaft harmonisiert den Atem. Dies gilt für das Wahrnehmen, für die liebevolle Tat und für die Meditation. Das «atmende» Wechselspiel der Seele mit der Welt steht in Korrespondenz mit dem kleineren Hin und Her von Ein- und Ausatmen.

Die gleiche Beziehung besteht aber auch in dem vertikalen Wechselspiel von Denken und Wollen und dem dazwischenliegenden Ausgleich im Fühlen. Angstsituationen führen zu einer oberflächlichen Beschleunigung des Atems. Bei Schreck kann der Atem stocken. Man sagt: «Es verschlägt mir den Atem.»

Die Seufzeratmung [14]

Wenn das Gleichgewicht zwischen Individuum und Welt gestört ist, tritt oft Seufzen auf. Die Seufzeratmung ist ein verzögertes und gepreßtes Einatmen. In ihr äußern sich Bedrückung und Niedergeschlagenheit, so als stehe man unter einer Last, die nicht abgeworfen werden kann. Es gibt aber auch den Seufzer der Erleichterung, der in der Ausatmung die Spannung wieder löst.

Neben der Angst, die den Atem beschleunigt, ist eine flache, schnelle Atmung mit «Seufzerzügen» häufig Ausdruck einer persönlichen Situation, in der die Größe der Anstrengung und Mühe nicht durch Erfolgserlebnisse aufgewogen wird und sich nichts mehr vorwärts bewegt. Diese Art der Atmung ist Ausdruck der Abgespanntheit und Resignation. Trotz Anstrengung können gesteckte Ziele nicht mehr erreicht werden.

Auch bei diesen Patienten besteht häufig eine Störung der kindlichen Entwicklung. Das liebevolle Wechselspiel von Geben und Nehmen zwischen Kind und Erwachsenem, zwischen Kind und Welt, konnte nicht genügend geübt werden. Die Sehnsucht, sich auch einmal durchsetzen zu können, wurde nicht befriedigt, beziehungsweise durch entsprechende moralisierende Gedanken oder das Bemühen, alles recht zu machen, verhindert. Auch hierbei sind die Kräfte, die eigentlich nach außen wirken sollten, nach innen gelenkt. Hier ist es aber eher ein Rückzug als eine Stauung. Sensible Betroffenheit ist stärker als der Drang, sich nach außen zu entladen.

Das vegetative Atemsyndrom (Das Phänomen, nicht durchatmen zu können, oder der Drang, ganz tief durchatmen zu müssen)

Zum Verständnis dieser oft sehr quälenden Symptome gibt Rudolf Steiner einen Hinweis[15]: Das Wechselspiel der Pole des Astralleibes wird im Atembereich besonders deutlich. Im Gesamtorganismus wird der Formpol vom Nervensystem repräsentiert. Er wirkt von dort zentripetal in die Leiblichkeit. In der Niere erfolgt der Umschlag der zentripetalen Kräfte in die zentrifugale Wirksamkeit. Der Astralleib strahlt von hier wiederum nach oben und sucht die abrundende und begrenzende Begegnung mit dem Nervenpol. Das Wirken der astralen Pole im Gesamtorganismus ist die Voraussetzung, daß das Wirken des Astralischen in der Atmung ausgeglichen ist. Wir sehen auch bei diesem Beispiel verschiedene Wirkungsebenen des Astralleibes ineinander verwoben.

Ist nun durch ein in sich zu aktives Seelenleben, das eine Lockerungstendenz nach oben aufweist, dieser Umschlagspunkt des Astralleibes in der Nierengegend geschwächt, ist er, um es bildhaft auszudrücken, etwas zu sehr nach oben verlegt, so kann eine Störung im Atmungsverlauf die Folge sein. Fast könnte man meinen, die Sehnsucht nach dem tiefen Durchatmen wäre das Bemühen, das Wechselspiel der Pole wieder in den richtigen Fluß zu bringen. Der Patient hat den Eindruck: «Wenn ich nur einige Male richtig tief atmen könnte, müßte ich mich wieder wohl fühlen und würde wieder in mir ruhen, in meiner Leiblichkeit verankert sein.»

Die Pseudotetanie oder Atmungstetanie

Hierbei ist die Lockerung des Astralischen aus der Verankerung in den Organen noch intensiver. Die Lebenssituationen sind oft ganz ähnlich wie bei der Herzphobie. Anstatt sich nach außen mit der Welt zu verbinden, schlagen die entsprechenden Willenskräfte nach innen um und drängen gleichzeitig nach oben. Die innere Unruhe wird dabei immer größer. Die Angst verstärkt die Exkarnationsgeste, versetzt aber gleichzeitig in immer stärker werdende Spannung. Das Denken versucht dem entgegenzuwirken, vermag aber nicht zum ausgleichenden Gegenpol zu werden, sondern nur wie ein zusätzlicher Zwang zu wirken. Die Pole spielen nicht ineinander, sie verfehlen sich oder führen zu einem unharmonischen Zusammenspiel.

Das tiefe Durchatmen ist ein Versuch, das Spiel der Pole des Astralleibes wieder in das richtige Schwingen zu bringen. Da dadurch aber zuviel Kohlensäure ausgeatmet wird, wird das Bewußtsein zusätzlich getrübt, also ein Exkarnationsvorgang bewirkt. Der Astralleib löst sich immer mehr heraus und reißt, auch aus den Extremitäten, das Ätherische in seine Seelenwirksamkeit mit hinein. Dadurch entsteht im Körper ein prickelndes Gefühl wie bei einem eingeschlafenen Glied. Die spastische, verkrampfte «Pfötchen-Haltung» schließt sich an – wiederum möchte man sagen, als Versuch, sich doch noch im Körper festzuhalten. Erwartungsangst und aktuelle augenblickliche Angst verstärken die Exkarnationsgesten und fixieren die Beschwerden.

Im Blick auf die Lebenssituation sind solche Anfälle oft eine Art Notschrei, zum Beispiel um auf den Verlust der Partnerbeziehung aufmerksam zu machen. Es ist häufig wie eine Bitte um Zuwendung, die sich aber bei Nichtbeachtung auch steigern kann wie zum Versuch, Aufmerksamkeit und Liebe zu erzwingen.

Vergleicht man die Gruppe der Patienten, die zu Herzphobien neigt mit der, die zur Pseudotetanie tendiert, so scheint die Grundsituation verschieden zu sein. Die Herzphobiker sind meist kraftvollere Persönlichkeiten, während die Atmungstetaniker sensibler, weniger kräftig inkarniert sind. Versteht man unter einer hysterischen Konstitution das Überwiegen von Stoffwechselvorgängen, die nach oben drängen und die zu wenig von den Formkräften begrenzt und geformt sind, dann scheint diese Konstitution bei den Patienten, in denen sich eine verlorene Beziehung zur Welt in Atembeschwerden zeigt, relativ häufig vorzuliegen.

Das Asthma

Hierbei ist wieder die Geste von Herausgelockert- und gleichzeitigem Hereingepreßt-Sein auffällig. Die seelische Situation wirkt wie aus der Verankerung mit der übrigen Leiblichkeit herausgehoben. Die zentrifugale Geste des «Lufttumors» ist ebenso eindrucksvoll, wie die Spastik (Formpol) der kleinen Bronchien als Gegengeste. Auch hier ist das Charakteristikum, daß die Pole nicht ineinander schwingen. Man möchte bildhaft sagen, sie verkeilen sich ineinander.

Beim kindlichen Asthma liegt häufig eine organische Grundschädigung vor, etwa eine gesteigerte Entzündungsbereitschaft in den Bronchien, zum Beispiel nach Keuchhusten [14/16], oder der bekannte Symptomwandel vom allergischen Ekzem zum Asthma.

Aus der Krankheitssituation ergibt sich häufig eine Störung im Wechselspiel zur Mutter. Die Kinder fühlen die Bedrohung, deren Zuneigung zu verlieren, das heißt das vertrauensvoll offene Zusammenklingen mit der Liebe der Mutter entbehren zu müssen. Die Mütter sind häufig überbesorgt und übermäßig liebevoll. (Diese Mutterbindung kann bis ins Erwachsenenalter bestehen bleiben.) Auf der anderen Seite sind die Mütter ebenso häufig unsicher, weil sie Angst um das Leben des Kindes haben; es gibt ja auch tödlich ausgehende Asthmaanfälle. Sie geraten zunehmend in eine ambivalente Seelenverfassung, weil sie durch die häufige Störung der Nachtruhe oft an die Grenzen der eigenen Leistungskraft kommen und den Ärger über einen neuerlichen Anfall dabei nicht immer ganz unterdrücken können. Durch eine solche Haltung der Mutter kann sich das gesunde Urvertrauen nicht festigen.

Die psychosomatische Forschung beschreibt, daß das Asthma als ein Abwehrvorgang aufgefaßt werden kann.[14] Ähnlich wie Fremdstoffe durch den äußerst komplizierten Hustenreflex aus der Luftröhre entfernt werden, wehrt sich der Asthmatiker zum Beispiel gegen unangenehme Gerüche. Er ist empfindlicher gegen Gerüche als ein gesunder Mensch (Jores). Dieser vermag die Luft unmittelbar in sich aufzunehmen. Es besteht keine Notwendigkeit, die Luft zu verändern, «zu verdauen», sie ihrer unangenehmen Geruchsbeigaben zu entkleiden. Beim Asthmatiker dagegen besteht eine erhöhte Sensibilität und eine Schwäche, sich zu behaupten. Die Vermutung liegt nahe, daß diese Schwäche sich auch auf andere Lebensbereiche übertragen kann.

Die Allergie ist eine Überempfindlichkeit im astralen Wechselspiel zur Welt. Die Kraft, zu verdauen und eine Substanz ihres Eigenseins zu entkleiden, ist gering. Dies gilt beim Asthmatiker auch gegenüber Stoffen, die mit der Luft aufgenommen werden, zum Beispiel Pollenstaub. Die Allergie hat aber einen «psychophysiologischen Doppelaspekt». Nicht nur der reale Pollenstaub, sondern auch das Gemälde einer Heuernte oder das Bild einer Rose vermag in extremen Fällen einen Asthmaanfall auszulösen. Das gleiche ist im fortgeschrittenen Krankheitsstadium möglich, wenn eine Blütenlandschaft nur vorgestellt wird. Ein Vorstellungsbild vermag «vergiftend» zu wirken! Das Seelenleben verändert Körpervorgänge! Dies ist eine Beobachtung von außerordentlicher Tragweite.

Es gibt auch das Phänomen der Konditionierung, wodurch ein Fehlverhalten Gewohnheit wird. Gewohnheiten entstehen, anthroposophisch gesehen, wenn der Astralleib das Ätherische zum wiederholten Mal auf gleiche Weise prägt, bis dann Vorgänge von allein ablaufen. Dieser Vorgang der Gewohnheitsbildung ist in keiner Weise krankhaft, sondern gehört völlig zu unseren Fähigkeiten der Erinnerungsbildung dazu. Er gilt aber eben auch für den kränkenden Teil unserer Erlebnisse und muß bei der Betrachtung von Krankheiten und vor allem dann bei der Therapie seine Beachtung finden.

Seelische Ursachen

Aufregungen und Konfliktsituationen schwächen das seelische atmende Wechselspiel mit der Welt. Asthmaanfälle können ausgelöst werden, wenn eine Situation Aufforderungscharakter hat, sich zu behaupten und aktiv, vielleicht sogar aggressiv zu reagieren. Ebenso aber können sie in Situationen entstehen, in denen zärtliche Hingabe gefordert ist. (Charakteristisch ist zum Beispiel der erste Asthmaanfall in der Hochzeitsnacht.) Triebsehnsüchte und äußere Notwendigkeiten werden abgewehrt oder verdrängt. Haß und Zärtlichkeitssehnsucht verbinden sich. Häufig ist auch das Gefühl der Verlassenheit und das Erlebnis, verstoßen zu sein. Gleichzeitig wirkt unterdrückte Wut, daß man sich nicht zu behaupten vermag.

Versuchen wir wieder die Grundgestik des gesunden Menschen im Hintergrund zu sehen, wie sich dies im psychosomatischen Grundgesetz ausdrückt, so wird die Problematik und Dramatik des Asthma anschaulich, ebenso die Art des gestörten Zusammenwirkens der Pole des Astralleibes und die mangelnde Kraft des Ich, Lösungen herbeizuführen. Erwartungsangst und Selbstbeobachtung wirken als Verstärkungs- und Fixierungseffekte in gleicher Weise wie bei den anderen vegetativen Syndromen. Auch das Asthma kann Notschreifunktion haben, es kann aber auch die Gefahr mit sich bringen, ohne es zu wollen, eine beherrschende Position im Familienzusammenhang zu erringen, der alle ausgeliefert sind.

Erkrankungen des Magen-Darm-Trakts

Die Verdauungssäfte des Magens fließen nur in richtiger Weise, wenn wir in Ruhe, mit Freude oder Dank – also annehmend – essen können. Zeitunglesen beim Essen ist ebenso eine Störung wie die berühmten «pädagogischen» Gespräche am Familientisch, die oft Ärger mit sich bringen.

Im Verdauungsvorgang wird die aufgenommene Nahrung zerstört und in einen chaotisierten Zustand gebracht. Dies ist die Voraussetzung, daß die Nahrung getrennt, daß das Nährende aufgenommen und das Unverdauliche wieder ausgeschieden werden kann. Ein Anteil der Nahrung ist immer unverdaulich, erfüllt aber doch die Aufgabe, Bewegungsvorgänge im Darm zu aktivieren. Im Dickdarm wird dieser Teil nochmals des Restes von Eigenleben entkleidet. Er wird durch den Entzug des Wassers in einen fast mineralischen Zustand zurückgeführt, und nach einem umhüllenden Stauungsvorgang im Enddarm erfolgt die befreiende Trennung von diesem Ballast.

Die Verwandtschaft zwischen dem physiologischen Verdauungsvorgang und der Notwendigkeit, schicksalhafte Ereignisse zu verdauen, ist außerordentlich auffällig. Wir müssen lernen, in so manche Schicksalsbrocken mutig hineinzubeißen und sie anschließend in herzhaftem Entschluß hinunterzuschlucken; müssen lernen, sie nicht nur wohlwollend mit unserem ganzen Wesen zu umhüllen, sondern ihnen auch ein großes Maß an Zuwendung zuteil werden zu lassen. Auch bei der Verdauung dieser Schicksalsbrocken gilt es, sich so intensiv mit ihnen auseinanderzusetzen, daß ihnen ein Segen abgerungen werden kann, daß das Nährende daran sich mit dem eigenen Sein verbinden und das Unverdauliche abgeschieden werden kann. Dies muß im rechten Maß, darf weder zu schnell noch zu langsam geschehen. Vor allem darf sich nicht die ganze Seelenaufmerksamkeit mit dem Ballast befassen.

Steht ein Mensch in freudiger Hingabe und Tatkraft in der rechten Wechselbeziehung zur Welt, aber auch in der immer wieder neu erzeugten unvoreingenommenen Offenheit, so sind, entsprechend dem psychosomatischen Grundprinzip, auch die Vorgänge, die zwischen den Polen des Astralleibes in der Leiblichkeit schwingen, gesund. Dieser Grundsatz gilt auch für den Verdauungstrakt. Auch hier treten Störungen auf, wenn das Seelenleben Exkarnationsgesten aufweist, sich zu sehr aus der Körperlichkeit herauslöst, oder wenn es zu tief in die Leiblichkeit hineingepreßt wird.

Der Astralleib verbindet sich in den Bewegungsvorgängen intensiver mit physischem Leib und Ätherleib. Das Wechselspiel von Eingreifen und Sich-wieder-Zurückziehen findet seinen physiologischen Ausdruck im rhythmischen Charakter der Darmbewegungen. Diese Vorgänge wirken sowohl im Dünndarm als auch im Dickdarm. Obwohl sie unbewußt ablaufen, lassen sie sich sehr leicht von Seelenstimmungen beeinflussen. Das freie Seelenleben verändert die Qualität der rhythmischen Bewegungsabläufe.

Im Darm ergreifen Ich-Organisation und Astralleib im rhythmischen Wechsel den physischen Leib und Ätherleib und ziehen sich wieder aus ihm zurück. Sekretbildung und Drüsenabsonderung entstehen, wenn der Astralleib intensiver ein drüsenhaltiges Organ, zum Beispiel die Schleimhaut von Magen oder Dünndarm, zu erfassen versucht. Das Physich-Ätherische «wehrt sich» dagegen und stößt im Zurückweisen den Drüseninhalt aus. Das Astralische ist anschließend in besonderer Weise von den Aufgaben in der Körperlichkeit befreit und steht dem Seelenleben zur Verfügung. Dieses intensivere Eingreifen des Astralischen kann schon durch seelische Vorgänge, zum Beispiel das Lesen einer Speisekarte, ausgelöst werden.

Aus dem Darm werden nicht nur die Verdauungssäfte ins Darmlumen abgesondert, sondern es werden auch die ihrer Eigenarten entkleideten, das heißt verdauten Nahrungssubstanzen und Kräftewirksamkeiten über den Darm ins Blut aufgenommen. Wie durch eine Art Sog wird das immer noch Fremde dem Gesamtorganismus einverleibt. Die Wesensglieder müssen in diesem Gesamtorganismus in gesunder und intensiver Weise zusammenwirken, so daß dieser Sog entstehen kann. Wahrscheinlich hängt dieser Sog auch damit zusammen, daß im Gesamtorganismus ständig Zerstörungs- und Abbauvorgänge stattfinden, so daß eine Mangelsituation, eine Art körperlichen Begehrens entsteht.

Der Gesamtorganismus muß anschließend die Kraft haben, das neu Aufgenommene ganz in eigene Substanz zu verwandeln. Die Nachklänge der Fremdartigkeit der Nahrungssubstanzen muß dabei völlig überwunden werden.

Diese Verdauungsvorgänge entsprechen exakt der geistig-seelischen Begegnung mit der Welt. Wir müssen uns ganz intensiv mit ihr und den in ihr wirkenden Kräften verbinden und bereit sein, sie in uns aufzunehmen. Die Kraft unseres Ich muß die Stärke haben, auch Schwerverdauliches so zu verwandeln, daß die Gesamtheit unserer Persönlichkeit dadurch gestärkt wird. Nur so entsteht die Kraft, unser Eigensein wieder als Glied in einen übergeordneten Zusammenhang einzufügen – sowohl im sozialen Bereich wie im Erkenntnis- und Tatleben.

Die körperlichen und die seelischen Prozesse zeigen so auffällige Entsprechungen, daß im Miterleben und Durchdenken das orientierende Bild des psychosomatischen Grundprinzips eine neue Kräftigung erfährt. Kann eine geistige Beziehung zur Welt durch die Kraft des Ich möglich werden, so ist auch das Ganzheitsprinzip in den Körpervorgängen wirksam.

Zwei Arten von Schmerzen im Bauch

Hat das Seelenleben eine zu große Eigenkraft oder auch besondere Fülle, dann vermag es Ätherisches, das ihm ja immer als Grundlage und Mittler zur Verfügung steht, über Gebühr mit sich zu verbinden.[17] Dabei wird nicht nur das freie Ätherische benützt, das regulär für das Seelenleben zur Verfügung steht, sondern auch Ätherisches ins Seelenleben hereingezogen, das eigentlich dem Leben der Organe dienen sollte. Entzieht sich aber Ätherisches der Leiblichkeit, so entsteht *Schmerz.*

Auf diese pathologische Situation im Organ antwortet der leibgestaltende Gesamtastralleib mit einem «Selbstheilungsversuch». Der Formpol versucht, an der kranken Stelle wieder einzugreifen. Er vermag aber nicht universell zu wirken, sondern nur lokalisiert und meist aus einer falschen Richtung. Er wirkt nicht nur im Organ, sondern von außen oder von innen. Wirkt er auf Magen oder Darm von außen, so entstehen Spasmus, Krampf, Kolik als *eine zweite Art Schmerz.*[13] Wirkt er zu intensiv und lokalisiert im Innern von Magen und Darm, so bildet sich eine «Luftkugel», die dann wie ein Fremdkörper wirkt (siehe Meteorismus).

Funktionelle Oberbauchsyndrome[14]

Die Beschwerden sind Völlegefühl und Schmerz im Oberbauch und unter dem Rippenbogen. Gegen Abend erfolgt häufig eine Besserung. Dies erinnert an die Situation einer endogenen Depression. Eine – oft verdeckte –

depressive Grundstimmung ist tatsächlich bei diesen Patienten häufig. Sie klagen über Appetitlosigkeit, schlechten Mundgeruch, belegte Zunge, Aufstoßen und Blähungen, manchmal auch Übelkeit.

Ein weiterer Hinweis zum Verständnis dieser Situation kann die Beobachtung sein, daß manche Patienten mit dem Gefühl einer belegten Zunge, Druckgefühl sowie üblem Mundgeruch aufwachen und daß diese Symptome schlagartig verschwinden, wenn eine erfrischende Waschung erfolgt ist oder der betreffende Mensch sich reckte, streckte oder ein paar gymnastische Übungen machte. Diese Beobachtung weist darauf hin, daß es sich hier um einen gestörten Aufwachprozeß handelt. Das Seelenleben bleibt etwas herausgelockert und verbindet sich zuwenig mit der Leiblichkeit. Der Astralleib kann den Ätherleib und physischen Leib nicht richtig erfassen. Das hat die Entstehung einer depressiven Seelenstimmung zur Folge.

Meteorismus und Blähbauch

In den Hohlorganen wirkt das Astralische immer auch im Lumen. Seine Verwandtschaft zum Luftelement äußert sich in der Bildung kleiner Luftblasen, die den aufgenommenen Nahrungsbrei durchsetzen und so für eine gute Durchmischung sorgen. Wenn das Astrale im Darmlumen lokalisiert zu stark wirkt, hat dies körperliche Folgewirkungen: An Stelle der kleinen Luftblasen entstehen große Luftkugeln, Blähungen, entsteht Luftfülle im Bauch, bis hin zum Blähbauch. Nach neueren Erkenntnissen handelt es sich dabei nicht um geschluckte Luft oder übermäßige Gärungs- oder Fäulnisprozesse, wie man früher annahm, sondern um ein seelisches Wechselspiel zwischen Blut und Darminhalt. Blut kann ja «Luft» aufnehmen und abgeben. Diese Fähigkeit äußert sich anscheinend nicht nur in der Lunge.[18]

Psychisch besteht in der Regel eine leichte «Lockerungstendenz» beziehungsweise Schwäche der Inkarnationskraft (Blähungen nur morgens, bei Überforderung, im Alter!), aber auch Neigung zu seelischen Verkrampfungen oder zu starke Selbstbezogenheit.

Es sind wieder zwei gegensätzliche Tendenzen zu beobachten, die ineinander spielen: Der Gesamtastralleib ergreift einerseits die Darmregion insgesamt zu schwach, andererseits wirkt er disloziert, also an falscher

Stelle, im Darmlumen zu stark. Im Seelenleben ist das im Prinzip gleiche Kräftespiel wirksam.

Das Reizcolon

Dies ist ein außerordentlich häufiges Beschwerdebild. Auch dabei sind die gegensätzlichen Gesten des Herauslockerns und Hereinpressens erkennbar. Das Sich-Herausziehen der Wesensglieder – entsprechend dem Unterbauchsyndrom – führt zu Schmerzen. Der unzweckmäßige Selbstheilungsversuch, bei dem der Formpol des Astralleibes doch wieder einzugreifen versucht, bewirkt eine zweite Art von Schmerzen. Kolikartige Beschwerden sind dadurch erklärt. Hinzu kommt, daß das übermäßige Bemühen des Astralleibes, im Darm wieder im universellen Stil wirksam zu werden, eine vermehrte Schleimabsonderung (Drüsentätigkeit) zur Folge haben kann. Es können Durchfälle entstehen, die aber auch in Darmträgheit umschlagen können.

Die seelischen Hintergründe sind bisher noch wenig untersucht. Es ist aber schon fast selbstverständliche Meinung, daß bei diesen Patienten seelische Probleme bestehen. Eine Untersuchung spricht von 63 Prozent der Patienten, bei denen wahrscheinlich ist, daß eine «zwanghafte Erlebnisverarbeitung» sich mit einer depressiven Grundstruktur verbindet.

Nach unserer Betrachtungsweise würde dies heißen: Das Seelenleben hat ein zu großes, in sich abgegrenztes Eigenleben oder hat sich aus anderen Gründen etwas aus der Körperlichkeit herausgelockert. Dies hat zur Folge, daß der Astralleib das für das Seelenleben freie Ätherische nicht mehr richtig ergreift. Dies würde die depressive Stimmung charakterisieren.

Verzagtheit gegenüber Lebensaufgaben und krampfhaftes Bemühen spielen ineinander. Überwiegt die Zwangssituation im Denken, so entsteht eine seelische Haltung, die charakteristisch für die Neigung zur Obstipation ist (siehe dort).

Das Besondere des Reizcolon besteht darin, daß das fehlerhafte Zusammenspiel der Wesensglieder nur funktionelle Beschwerden macht. Das Organ der Darmwand oder der Schleimhaut ist in der Regel nicht oder nur geringfügig verändert. Das große Wechselspiel der Pole ist trotz der Seeleneinseitigkeiten gerade noch wirksam.

Als Kontrast versuche man sich vorzustellen, wie dieser Mensch in der Welt stünde und wie er seinen eigenen Leib erleben würde, wenn er sich im Sinne des psychosomatischen Grundgesetzes verhalten würde.

Durchfälle

Durchfälle können verschiedene Ursachen haben. Eine gezielte Therapie ist nur möglich, wenn man sich vorher um ein Verständnis der speziellen Krankheitssituation bemüht hat. Die psychovegetativen und psychosomatischen Krankheitsbilder können uns ganz besonders helfen, den Blick für die Einseitigkeiten des Seelenlebens und dessen Wechselbeziehung zum Leib zu schulen.

Bei diesen Betrachtungen kommt es darauf an, Denkmodelle zur Verfügung zu stellen. Selbstverständlich muß man in jedem einzelnen Fall versuchen abzulesen, ob diese Zusammenhänge wirklich vorliegen oder ob vielleicht auch Verbindungen zwischen den verschiedenen Möglichkeiten das Krankheitsbild prägen.

Durchfall aus Angst

Ich und Astralleib lockern sich etwas aus der Leiblichkeit heraus. Dadurch ist die Kraft des Abschlusses nach unten geschwächt. Der Darminhalt kann nicht «gehalten» werden und «fällt durch».

Durchfall bei Erwartungsangst

Lebt ein Mensch in Erwartungsspannung, so ist dies die sorgende Angst: «Werde ich auch bestehen können?» Man fühlt sich wie im eigenen Seelenleben beschlossen, abgetrennt von der Umgebung und ihren Forderungen, die als übermächtig und bedrängend empfunden werden. Gleichzeitig wird die Spannung erhöht durch die zwingende Vorstellung: «Du mußt aber bestehen! Das Ansehen oder das eigene Wertgefühl stehen auf dem Spiel.» Fast jeder kennt derartige Situationen, bei denen der innere seelische Überdruck «auf den Darm schlägt». Es entstehen vermehrte Bewegungsabläufe und Drüsenabsonderungen. Darf man endlich handeln, zupacken, vorwärtsgehen, so löst sich alles wieder auf. Eine Spannungssituation kann aber auch Dauer bekommen oder durch jede kleinste Belastung ausgelöst werden.

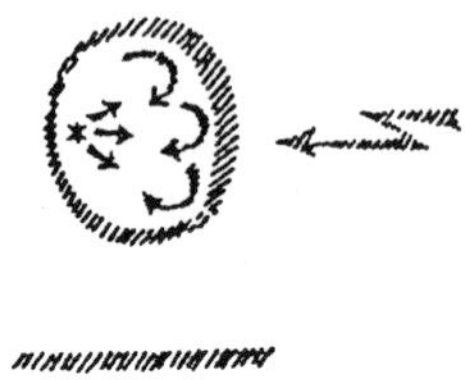

Bild 21

Emotionale Durchfälle

Die Seelenverfassung bei dieser Durchfallart ist völlig anders. Psychoanalytiker schildern, daß die Patienten aus ihrer seelischen Vorgeschichte heraus einen übermäßigen Drang verspüren, sich von Schuldgefühlen dadurch zu befreien, daß sie im sozialen Bereich immer wieder schenkende Taten vollbringen in der Hoffnung, dadurch vom seelischen Druck erlöst zu werden. Die Schuldgefühle zwingen zu Gedanken, die in übersozialen Taten ihren Ausdruck finden. Diese Geste des zu intensiven Hergebens wird als Hintergrund zur Durchfallsneigung gesehen. Die Fähigkeit, an sich zu halten, ging verloren.

Diese Zusammenhänge stimmen sicherlich in vielen Fällen. Wir möchten noch eine andere Erklärung hinzufügen: Ein Schuldkomplex führt zur Verselbständigung des Seelenlebens. Dieser Vorgang ist immer mit einer Lockerungstendenz der Seele aus dem Körperzusammenhang verbunden. Die Bereitschaft zur sozialen Hinwendung kann zwar als ausgleichende Liebestat erlebt werden, die Liebe wird dabei aber von zwingenden Gedanken dirigiert. Sie überschüttet den anderen wie von oben oder bedrängt ihn geradezu durch überfürsorgliche Aktivitäten.

Das atmende Wechselspiel von Geben und Nehmen, das Fragen nach dem Wesen des anderen und das geistesgegenwärtige Erfassen der sich immer wieder ändernder Notwendigkeiten ist nicht möglich. Die Kraft des In-sich-Ruhens fehlt. Handlungen erfolgen aus Pflichtgefühl oder innerem

Zwang statt aus warmherziger Bejahung der Situation. Das Seelenleben reißt weniger das Ätherische aus dem Darmbereich in seine Überaktivitäten hinein, vielmehr versäumt es, sich mit dem Physisch-Ätherischen des Leibes im rechten Maß zu verbinden. Es fehlt das intensive Zusammenspiel der Wesensglieder. Dadurch ist die Sogwirkung hinein in den Gesamtorganismus geschwächt und der flüssige Darminhalt wirkt wie ein Fremdkörper, der nicht aufgesogen werden kann. Da die Kraft und die «Abgeschlossenheit in sich selber» im Stoffwechsel-Gliedmaßen-Menschen geschwächt sind, kann der Stuhlgang nicht gehalten werden.

Durchfälle bei gesteigerter Schilddrüsentätigkeit[19]

Bei diesen Patienten sind in der Vorgeschichte Verlusterlebnisse besonders charakteristisch. Erfolgen diese in der Kindheit, so entstehen Spannungs- und Angstzustände, die zum Dauerzustand werden. Sie werden aber dadurch unterdrückt und abgewehrt, daß nach außen in vorbildlicher Weise Lebenstüchtigkeit dargelebt und Verantwortung getragen wird. Das spielerische Sich-Einfühlen in die Welt und das Sie-sich-zu-eigen-Machen, das Vorbild von Ich-Taten von Erwachsenen, das Erleben von Geborgenheit im Geben und Nehmen bleiben unterentwickelt.

Treten in späterem Alter Situationen auf, die existenzbedrohend wirken, so bricht der seelische Mechanismus der «Angstabwehr durch Tüchtigkeit» zusammen. Das Seelenleben lockert sich dann etwas aus der Leiblichkeit heraus, bleibt dabei aber zu sehr in sich abgeschlossen und in einer ungeheuer intensiven, hart wirkenden Spannung. Die Stoffwechselvorgänge werden in diese Situationen des Astralleibes, der vorwiegend im oberen Menschen wirksam ist, hineingerissen. Verbrennungsvorgänge sind übersteigert, das Herz rast, die Hände zittern.

Der Durchfall kann hier aus der Beschleunigung aller Bewegungs- und Stoffwechselvorgänge verstanden werden. Wahrscheinlich hat aber zusätzlich die Lockerung aus dem Bauchraum eine Bedeutung, denn die geschwächte Beziehung des Astralleibes zum Gliedmaßen-Bewegungs-System äußert sich in Schwächegefühl und Leistungsunfähigkeit. Wir können also Beschleunigungsvorgängen im Muskel- und Drüsenbereich unterscheiden von mangelnder Haltekraft aus allgemeiner Schwäche.

Bei der Obstipation werden die schon bekannten Grundgesten: Herauslokkern und Hereinpressen, erweitert durch die Gesten von Zwängen und Starre im Denken und Vorstellungsleben und durch ein mangelhaftes Zusammenspiel von Denken, Fühlen und Wollen.

Bei der chronischen, habituellen Obstipation klagen die Patienten häufig gleichzeitig über Mattigkeit und Kopfschmerzen. Ihr Seelenleben ist oft in hypochondrischer Weise auf die Beschwerden fixiert, wobei die Vorstellung, durch die Verstopfung vergiftet zu werden, fast zwangsartigen Charakter annehmen kann. Das Seelenleben weist im Denken, Fühlen und Wollen charakteristische Eigenarten auf: schon Sigmund Freud beobachtete Eigensinn, Ordnungsliebe und Sparsamkeit. Es sind dies geradezu die klassischen Gesten des in sich abgeschlossenen und verfestigten Seelenlebens – ohne Beziehung zum Lebenspol und ohne das vom Ich geprägte Wechselspiel mit dem Lebensumkreis. Diese Eigenschaften können das Denken beherrschen und sich zu Intoleranz, Pedanterie und Geiz steigern.

Der Unfähigkeit, unvoreingenommen und offen der Welt gegenüberzu-

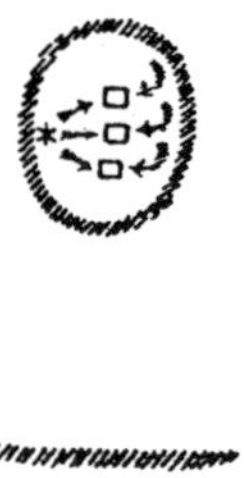

Bild 22

treten, liegt meist eine große Selbstunsicherheit zugrunde. Es kann ein ähnlicher Spannungszustand entstehen wie bei der Erwartungsangst, aber jetzt nicht im Fühlen, sondern im Denken. Man erlebt den eigenen Seelenraum wie abgeschlossen gegenüber der Umgebung, ist gleichzeitig voller Unsicherheit und sucht inneren Halt an den Gedanken, die man sich über die verschiedenen Dinge gemacht hat und die jederzeit als schnelle, meist sogar vorschnelle Urteile zur Verfügung stehen. Das Denken wird vom Ich nicht aus Abstand gehandhabt, sondern das Ich lebt im Denkvorgang selbst, ja eigentlich «in» den Vorstellungen, die in einem eingeengten Ausmaß zur Verfügung stehen. Daß man sich vorwiegend im Gewohnheitsdenken erlebt und von den Forderungen der Welt abgrenzt, entspricht etwa einem Menschen, der hinter den festen Mauern seines Hauses nur in der Wohnung bleibt und nicht den Mut hat, Fenster und Türen zu öffnen, die Welt eindringen zu lassen und auch selbst in die Welt hinauszuschreiten.

Das Fühlen ist wenig schwingungsbereit. Es herrscht eine resignierte, negativ getönte, depressive Grundstimmung vor. Das heißt aber wieder, der Astralleib hat wenig Neigung, den physischen Leib und Ätherleib zu ergreifen und seine Schwingungsfähigkeit in ihm auszuleben. Häufig hat sich die Grundstimmung festgesetzt: «Es lohnt sich nicht, sich mit den Problemen intensiver zu befassen, die die Umgebung stellt. Man kann sie doch nicht lösen, muß aber irgendwie weiterleben. Wenn man schon von anderen nichts zu erwarten hat, so lohnt es sich auch nicht, etwas zu geben. Ich muß schauen, daß ich mit mir selbst zurecht komme.» [14]

Es erlahmt also das Vermögen, vom Denken her den Willen zu impulsieren. Gleichzeitig bleibt der Wille doch noch wirksam für die Routinetaten, nur der eigentliche, der «freudige» Wille ist wie gelähmt. Es stellt sich die Frage, ob er durch das zwingende An-sich-Halten, das das Denken charakterisiert, ganz unwirksam wurde oder ob er doch – wenn auch in eigenartig versteinert wirkender Weise – als innere Spannung im Seelenleben vorhanden bleibt.

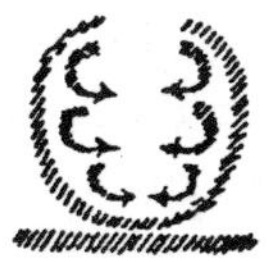

Bild 23

Vorschnelle Urteile, die gewohnheitsmäßig ablaufen, sofort abrufbares Routinedenken, Vorstellungen mit beherrschendem oder gar zwingendem Charakter blockieren die unvoreingenommene Wahrnehmung – also die Beziehung zur Welt. Das Wechselspiel zwischen der inneren Welt des Scheins und der inneren Welt des Seins – zwischen dem Sinnes-Nerven-System und dem Stoffwechsel-Gliedmaßen-System, das im ersten Hauptteil ausführlich beschrieben wurde, wird nicht betätigt, erlahmt, verliert seine Schwingungsfähigkeit. Beim Wahrnehmen, Erinnern, Denken und Tun ist nicht der ganze Mensch mit Leib und Seele engagiert. Vielmehr laufen in einer oberflächlichen Schicht gewohnheitsmäßige Routinevorgänge ab.

Es ist eine interessante Beobachtung, daß diese Art des verfestigten Denkens häufig Rückwirkungen auf den Darm hat. Rudolf Steiner schildert im «Heilpädagogischen Kurs»[20], daß eine Gegensätzlichkeit im Zusammenwirken der Wesensglieder in der Leiblichkeit des Rumpfes und im Gehirn bestehe. Man könne sich dies im Bild einer Lemniskate vorstellen. Jede Veränderung in der einen Schleife hat Rückwirkungen auf die andere. Bei der Lemniskate erfolgt dieses Wechselspiel sogar nach mathematischen Gesetzmäßigkeiten. Die geschilderte enge Beziehung zwischen dem Denken, das zur Vorsatzbildung führt, und der Willenstat bekommt hier besonderes Gewicht, auch wenn die Bewegungen im Darm unwillkürlicher Art sind. Jede bewußte Bewegung der Glieder führt zu einem intensiven Verschmelzen von physischem Leib, Ätherleib und Astralleib, in den sogar das Ich eintaucht, sich aber wieder zurückzieht. So ist es denkbar, daß durch freudig ausgeführte Willenstaten das gesunde Zusammenspiel der Wesensglieder im Bauchraum gewährleistet wird.

Aus der Unsicherheit, sich in die Umgebung einzufügen und sich ihr gegenüber in gelöster Weise zu behaupten, entstehen bei diesen Patienten auch Nöte für die tägliche Stuhlentleerung. Dies gilt ganz besonders in ungewohnten neuen Situationen, in denen erhöhte Forderungen erlebt werden und der Patient dann meint, sich nicht genügend Zeit nehmen zu können. Auch die Freude auf die «befreiende Tat», das Genießen der eigenen Leiblichkeit in Spannung und Entspannung vermag er sich nicht zu gönnen. Die Hilfe der Gewohnheit und das Einhalten eines festen Rhythmus im Tageslauf können aus Ängstlichkeit und Unsicherheit nicht ergriffen werden.

Neben dem bisher geschilderten Obstipationstyp, bei dem die zwingende Art des Denkens mit Verkrampfungen im Darmbereich verbunden ist, gibt es auch eine atonische, eine kraftlose Form der Obstipation. Der Astralleib ist dann so stark im Seelenleben des Denkens gebunden, daß er den Bauchraum nicht mehr zu versorgen vermag und keine Bewegungsimpulse in der Darmmuskulatur mehr entstehen. Es ist wie eine Depression im Physischen. Letztere ist ja dadurch gekennzeichnet, daß der Astralleib den Ätherleib nicht mehr zu durchdringen vermag.

Obstipation bei Kindern

Interessant sind die Beobachtungen des Seelenlebens bei obstipierten Kindern. Drei Motive spielen eine Rolle:

- *Trennungs- und Verlustängste:* Wenn ein Kind tagsüber nicht genügend Geborgenheit und Liebe erfährt, kann die Notwendigkeit, allein schlafen zu müssen, eine Katastrophe bedeuten. Reagiert die Mutter ängstlich oder ärgerlich, kann es zu einem Machtkampf zwischen beiden kommen. Das Kind fühlt sich auf sich zurückgewiesen und kann als leibliche Rückwirkung mit Verstopfung reagieren.
- *Reinlichkeitserziehung:* Achten Eltern zu früh auf das Reinwerden und haben sie dabei ein zwingendes, pädagogisch ungeschicktes Verhalten, so kann ebenfalls der Vorgang des «Gebens und Nehmens» im Körperlichen wie im Seelischen gestört werden. Diese Störung kann auch die Grundlage für die Obstipation im späteren Lebensalter sein.
- *Soziale Erziehung:* Es gibt strenge, über jede Seelenregung der Kinder wachende Mütter, die ihre Kinder zu sozialen Menschen erziehen wollen und zu früh Wert darauf legen, daß diese lernen, etwas an andere abzugeben. Alles, was sie geschenkt bekommen, müssen sie mit anderen teilen. Die Liebe, die man zusammen mit dem Geschenk empfangen hat, darf nicht genossen werden. Mit der Zeit entsteht bei den Kindern eine Angst, sofort wieder hergeben zu müssen, und eine Trotz- und Abwehrhaltung, womit sie ihr Eigensein behaupten wollen. Das seelische Wechselspiel mit der Welt erlahmt und hat, entsprechend dem psychosomatischen Grundprinzip, Rückwirkungen auf die Körperfunktionen.

Funktionelle Unterbauchsyndrome

Im Bauchraum und Unterleib sollten physischer Leib, Ätherleib und Astralleib besonders intensiv verbunden sein. Zieht sich der Astralleib durch überaktives Seelenleben aus diesem Bereich zurück und zieht er noch einen Teil des Ätherischen, das die Organe versorgen sollte, in die Seelentätigkeit hinein, so sind die Bauchorgane vom Astralleib und sogar vom Ätherleib zu wenig versorgt. Das Herauslösen eines Anteils des Ätherischen aus dem Physischen bewirkt Schmerzzustände, ohne daß körperliche Veränderungen vorliegen. Die sogenannte Pelipathie – das sind Schmerzzustände im kleinen Becken – ist so zu verstehen.[17]

Übergänge in organische Krankheitszustände

Ist das Ätherische, obwohl gelockert, doch noch genügend mit dem Physischen verbunden, wird es aber von den strukturierenden, abbauenden Kräften des Astralleibes nicht richtig ergriffen, so können Entzündungsvorgänge im Bauchraum die Folge sein und zum Beispiel Prostata oder Eierstöcke ergreifen. Als Gegenschlag versucht der Formpol des Astralleibs, seine Aufgaben wieder zu erfüllen. Er greift lokalisiert und übermächtig in falscher Weise ein, was sich zum Beispiel in Krampfzuständen, Spasmen und ähnlichem äußert.

Das Astralische sollte sich nur über die Vermittlung des Ätherischen mit dem Physischen verbinden. Wenn der Formpol des Astralleibes den physischen Leib ohne genügenden «ätherischen Puffer» beziehungsweise nicht mehr universell, sondern lokalisiert und zu intensiv ergreift, so kann er die Oberfläche der zarten Darmschleimhaut ähnlich wie beim Magengeschwür zerstören. Es kommt zu Erosion und Geschwürbildung im Darm.

Nehmen wir schließlich das Bild ernst, daß im Bauchraum beim Herausheben des Ätherischen eine ähnliche Situation entsteht, wie wir sie in gesunder Weise im Kopfbereich vorfinden. Dort ist es richtig, daß Ich, Astralleib und Ätherleib sich aus dem Physischen etwas herauslösen, so daß das Physische nur gerade eben am Leben erhalten bleibt. Durch diese Trennung vermag es zum Spiegelorgan für die Vorstellungen zu werden. Geschieht das gleiche aber im Bauchraum, wo Astralleib, Ätherleib und physischer Leib besonders eng zusammenwirken sollen, so wirkt das «Kopfprinzip» am falschen Ort und kann sich in Tumorbildungen ausleben: Das alleingelassene Physische grenzt sich gegenüber dem Gesamtorganismus ab. Es umschließt aber doch noch etwas Ätherisches, das dann aber ohne jeglichen Bezug zu den Gestaltungsgesetzen des Gesamtorganismus steht. Der Bauplan der menschlichen Gestalt wirkt an diesem Bereich, der aus dem Gesamtzusammenhang herausfällt, vorbei. Daher sind Tumoren aus Zellen aufgebaut, die die Ordnung vermissen lassen, nicht genügend durchstrukturiert sind, oft aber ungeheure Potenz zum Wuchern haben.[17]

Intensives Seelenleben, Lockerung des Ätherischen und seine Folgen:

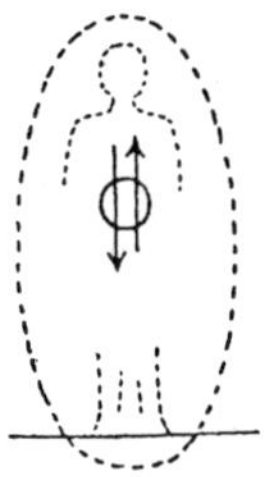

Bild 24
Das gesunde Organ

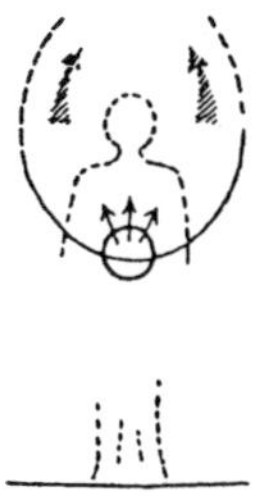

Bild 25
Das Ätherische wird ins Seelenleben gerissen

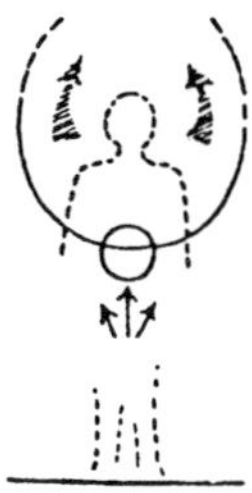

Bild 26
Entzündungstendenz als Selbstheilungsversuch

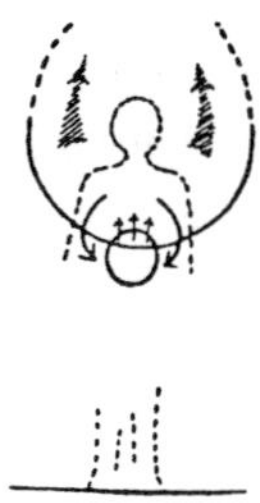

Bild 27
Krämpfe

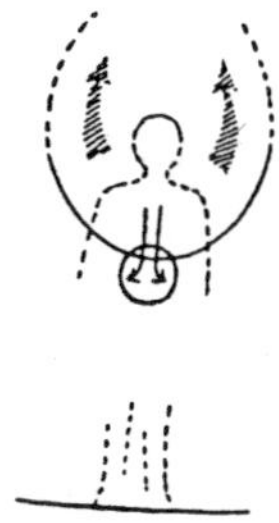

Bild 28
Substanzverlust, Zerstörung, Geschwür

Magen- und Zwölffingerdarmgeschwüre

Auch hier handelt es sich im wesentlichen um Lockerungsprozesse. Dazu kommt ein Eingreifen des Astralischen an falscher Stelle. Ein solches Geschwür (Ulcus) ist kreisrund, entspricht also der Gestik des Formpols des Astralleibes. Es zerstört die Darmwand, was ebenfalls dem Wesen des Formpols entspricht, der in seiner Steigerung abbauende Prozesse und Todesvorgänge bewirkt. Dieser Formpol greift lokalisiert und zu intensiv am falschen Ort ein. Er wirkt in diesem Fall von innen, vom Darmlumen, auf die Schleimhaut, anstatt die gesamte Darmwand mit seinen gestaltenden Impulsen zu durchsetzen und sie dadurch im Wechselspiel mit dem Gegenpol gesund und funktionsfähig zu halten. Die Verdauungssäfte könnten im letzteren Fall die Darmschleimhaut nicht zerstören.

Das Zusammenspiel von exkarnierenden und übermäßig inkarnierenden Gesten findet in den Beobachtungen der psychosomatischen Medizin eine Entsprechung. Zum Ulcus neigen ehrgeizige junge Männer, so sagte man früher, wenn sie merken, daß die Kraft nicht reicht, die gesteckten Ziele zu erfüllen, also ein Lockerungszustand dazukommt. Heute steht die Beobachtung im Vordergrund, daß oft ein Zwiespalt zwischen der Sehnsucht nach Geborgenheit und Liebe einerseits und nach Selbständigkeit und Lebenstüchtigkeit andererseits besteht.

Morbus Crohn

Bei Morbus Crohn wird das lokalisiert übermäßige Eingreifen des Astralischen besonders deutlich, wenigstens bei seiner klassischen Form. Er erfaßt nur das Endstück des Dünndarms, als ob eine Faust diesen fassen und zusammendrücken würde. Nur in diesem Bereich ist die Darmwand und Schleimhaut verändert. Besonders interessant ist wieder das Zusammenwirken von gegensätzlichen Prinzipien: Entzündungsvorgänge können sich steigern zu Eiterungen, Abszessen und Fistelbildungen. Ganze Darmabschnitte können aber auch im fortgeschrittenen Stadium zu einem Konglomerat verbacken oder starr, hart und eng werden. Das Ganze wirkt dann wie ein Tumor. Es können aber auch echte Tumorbildungen in der Darmwand entstehen.

Die psychische Situation der Patienten mit Morbus Crohn weist viele Ähnlichkeiten mit denen mit Colitis ulcerosa auf. Über die faßbaren Unterschiede wird vielerorts geforscht.

Colitis ulcerosa

Bei dieser schweren Entzündung des Dickdarms wird die Schleimhaut an ihrer Oberfläche geschwürartig zerstört. Der Stuhldrang mit seinen blutigen Entleerungen ist außerordentlich unangenehm, weil er zwingenden Charakter hat. Im akuten Zustand besteht eine ausgesprochene Schwäche und Erschöpfung, die sowohl im Körperlichen wie im Seelischen in Erscheinung tritt. Die Patienten fühlen sich ihrem Schicksal ohnmächtig ausgeliefert, neigen zur Selbstaufgabe und sind voller Hoffnungslosigkeit. Die Anforderungen der Umwelt werden als übermächtig erlebt.

Trotz Ohnmachtsgefühl und Schwäche erscheint das Denken in ähnlicher Weise eng und verfestigt wie bei den Patienten mit Obstipation. Die Krankheit wird oft in einer Weise zum alleinigen Inhalt des Denkens, die an Zwangsneurosen und Anorexien erinnert. Wohl als Folge dieses Gefangenseins im eigenen Denken besteht bei den Colitis-Patienten eine ganz besondere Unfähigkeit, sich selbst aus Abstand zu betrachten. Dies geht so weit, daß man geradezu von einer Unfähigkeit spricht, seelische Erlebnisse in Worten auszudrücken (Alexithymie).

Das Willensleben wirkt gelähmt. Es kann sich nicht mit der Welt verbinden, sie durch vermehrte Hinwendung überschauen oder sich in befreienden Taten äußern. Man hat dabei aber doch den Eindruck einer großen inneren Spannung entsprechend einer «Aggressionshemmung» oder eines «Aggressionsstaus». Dieser Stau wirkt aber nicht rumorend, so daß er, wie bei der Herzphobie, einen Ausweg nach oben findet, sondern er bleibt in einem fast versteinerten Zustand, der in seiner Auswirkung einer psychischen Lähmung gleichkommt. Eigenartig ist auch wieder das Bemühen, trotz der Aussichtslosigkeit der Lebenslage irgendwie weiterzumachen. Die Patienten führen, oft ohne eigentliche Beteiligung des Ich, Routinetaten aus. Vielleicht ist dieses zwingende Ergreifen der Leiblichkeit auch die Ursache, daß es hier relativ häufig zu Psychosen kommt, die vor allem paranoiden Charakter haben und sich zum Beispiel als Verfolgungswahn äußern.[14] Nach Rudolf Steiner entstehen diese Zustände, wenn die Formkraft des Astralleibes ein Organ übermäßig erfaßt.

Auffällig ist bei der Colitis ferner die Vorgeschichte der kindlichen seelischen Entwicklung, die oft die gleichen Motive, die bei der Obstipation geschildert wurden, erkennen läßt. Das Geben und Nehmen, das Genießenkönnen wurden zu wenig gepflegt. Dadurch ergibt sich häufig das Bild einer gewissen Unreife in der Persönlichkeitsentwicklung der Erwachsenen, die zum Beispiel oft über Gebühr lange an eine übermächtige Mutter gebunden bleiben. (Noch ausgesprochener als bei der Colitis ist dies beim Morbus Crohn der Fall.)

Nun besteht aber das eigenartige Phänomen, daß die Colitis-Patienten nicht an einer Verstopfung leiden, sondern an einer schweren *organischen* Erkrankung des Dickdarms. *Auslösende* Ursachen hierfür sind auffallend häufig Schockerlebnisse durch Todesfälle oder Trennungssituationen. Es wird immer wieder beschrieben, daß schon wenige Tage nach einem solchen Ereignis das organische Bild der Colitis auftreten kann. Die bisher geschilderte Situation, die so viel Verwandtschaft mit der Obstipation hat, scheint also mehr die Prädisposition zu schaffen, auf deren Boden eine zusätzliche Lockerung durch einen Schock sich am Darmorgan auswirken kann. Die schockbedingte Lockerung des Seelischen aus der Verbindung mit den Organen des Bauches muß dabei eine große Intensität haben.

Tritt diese Lockerung ein, so wird die Darmwand nicht mehr von dem großen Wechselspiel der polaren Kräfte des Astralleibes durchdrungen und Gestalt und Funktion können nicht mehr erhalten bleiben. Der Wegfall des formenden Prinzips führt zu einem Überwiegen des Ätherischen, das ohne die Bändigung durch die abbauenden Kräfte des Formpols Entzündungen bewirkt. Gleichzeitig besteht aber das unglückliche Bemühen des Astralischen, die von ihm verlassenen Organbereiche doch wieder zu ergreifen. Diese Wirkung erfolgt dann von innen, vom Darmlumen, auf die Schleimhaut und bewirkt die geschwürbildenden Zerfallsprozesse. Erfolgt sie von außen, entstehen krampfartige Schmerzen.

Nicht selten kommt es zur Karzinombildung in diesem entzündeten Gewebe, wobei als Ursachen beide Möglichkeiten der Karzinomentstehung wirksam werden können: das zu intensive Eingreifen des Formpols, der Ätherisches in sich beschließt, aber die Verbindung zu den Gesamtgestaltungsprinzipien verliert, oder die «Verkopfungstendenz», die dadurch entsteht, daß das Ätherische sich über Gebühr aus dem Physischen herauslöst und sich mit der Seele verbindet.

Für eine psychosomatische Betrachtung ist das Auffälligste die Unfähigkeit des Patienten, sein Schicksal zu akzeptieren. Es wird vielmehr als ein Ereignis empfunden, dem man machtlos ausgeliefert ist. Trauer und reaktive Depression sind nach Trennungserlebnissen verständlich, aber bei diesen Patienten entwickelt sich daraus die geschilderte Willenslähmung mit der eigenartigen starren Spannung. Der Ich-Abstand vom eigenen Seelenleben kann nicht erzeugt werden. Es fehlt auch der Mut zu jedwedem Lösungsversuch. Dieses Erlebnis des Ausgeliefertseins hat eine ungeheure Macht. Die Taten, die noch vollbracht werden können, haben nur routinemäßigen Charakter und wirken wie automatisch ablaufend. Die mit den Blutsvorgängen und Wärmeprozessen verbundene Kraft des Ich kann im Willensleben nicht mehr wirksam sein.

Als neue Geste für das Verstehen der Darmerkrankungen fällt hier die Unfähigkeit auf, Willenswärme zu erzeugen. Der Wille wirkt wie versteinert oder gelähmt. Eine Schicksalsbejahung ist unmöglich. Für das Verständnis dieser Situation kann das Wissen von den Vorgängen bei der Gliedmaßenbewegung zum Schlüssel werden. Schicksalsbejahung und körperliches Zupacken haben ja eine innige Verwandtschaft: Soll eine Tat vollbracht werden, so gilt es, vorher die Situation zu durchdenken und einen Vorsatz zu fassen. Diese im Denken erzeugte Vorstellung muß sich mit unserer Leiblichkeit verbinden. Dieser Vorgang wird erleichtert, wenn wir uns vorstellen können, wie wir selbst etwas tun. Dazu benötigen wir Abstand von uns selbst. Das heißt: Das Ergebnis des Denkprozesses wird hinuntergelenkt in die Region der Gliedmaßen. Dies ist anscheinend die Voraussetzung für den immer wieder neu geheimnisvollen Vorgang der Willens- und Bewegungsentstehung.

Schon bei der Hinwendung auf das Objekt und die leibverbundene Vorstellung werden die Gliedmaßen, indem sie sich mit der Welt verbinden, von Ich und Astralleib wie auch vom Ätherleib «von innen durchströmt». Jede Willenstat, die die Umwelt ergreift und sie zu ändern versucht, ist gleichzeitig ein Inkarnationsprozeß, bei dem die Wesensglieder in höchster Aktivität ineinanderschwingen. Durch diesen Prozeß können Stauungen im Seelen- und Körperleben behoben werden, vor allem, wenn es sich bei den Handlungen um freudig vollführte oder gar liebevolle Taten handelt, die einem anderen eine Freude bereiten möchten.

Bei den Colitis-Patienten geht es darum, einen ähnlichen Prozeß der Schicksalsbejahung wieder in Gang zu bringen. Bemerkenswert ist die Beobachtung, daß körperliche Betätigung unter anderem auch auf die physiologischen Vorgänge der Verdauung wirkt und Einseitigkeiten zu beheben vermag. Die künstlerischen Therapien vermögen die bestehende Sperre am ehesten zu beheben. Voraussetzung dafür ist, daß es gelingt, den Patienten zu aktivieren und mit der Zeit Freude am Tun zu wecken. Der Patient kann dann erleben, daß er wieder die Kraft bekommt, die eigenen Bewegungen oder ein Material künstlerisch zu gestalten. Ganz besonders hilfreich ist die Heileurythmie, bei der der Patient lernt, sinnvolle Körperbewegungen (!) zu vollführen. Da die Bewegungen in der Heileurythmie überschaubaren geistigen Gesetzmäßigkeiten entsprechen, können sie in das gestörte Kräftespiel eingreifen und gesundend wirken. Langsam kann so das Vertrauen wachsen, mit dem das Schicksal neu ergriffen werden kann.

Rückwirkungen des zu selbständigen Seelenlebens auf die Gliedmaßen

Ist das Seelenleben zu intensiv tätig und hat es gleichzeitig die Tendenz, sich etwas aus dem Körper herauszulösen, so können die Extremitäten nicht genügend von Ich und Astralleib «durchströmt» werden. Dieses «Durchströmt»-Werden ist aber die Voraussetzung jeder vom Ich getragenen tätigen Verbindung mit der Welt. Bei zu stark herausgehobenem Seelenleben wird statt dieser zentrifugalen Wirkung vom Menschen auf die Welt durch die Gliedmaßen eher eine Gegengeste wirksam. Die Strömungsrichtung kehrt sich um. Nicht nur Ich und Astralleib ziehen sich aus der Peripherie etwas ins Zentrum zurück, sondern auch das Ätherische wird in diese Umkehr einbezogen. Aus dieser Situation des etwas aus der Leiblichkeit herausgelockerten Seelenlebens ist durchaus liebevolle Hinwendung zur Welt möglich, wenn das Seelenleben Fülle und Gefühlsreichtum hat. Dies ist dann aber Liebe, *die man im Verschenken selbst genießt*, die andere vielleicht sogar überschüttet und erdrückt. Man male sich die Gestik selber aus: Alle Liebeskräfte strömen erst in der Seele nach oben, bevor sie sich nach außen ergießen (Bild 29).

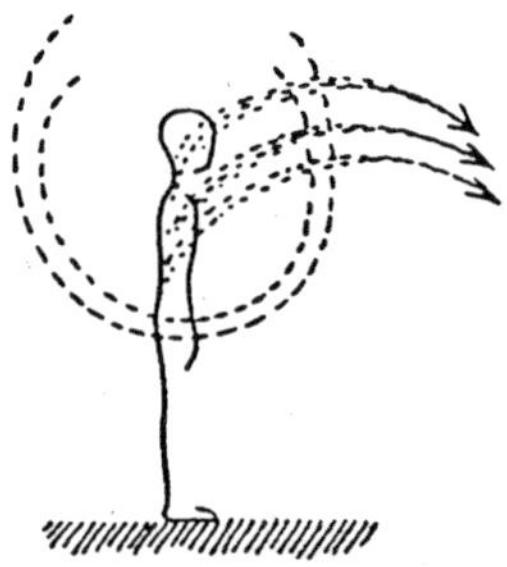

Bild 29

Der gesunde Mensch hat im wahrsten Sinne des Wortes «das Herz auf dem rechten Fleck» und kann in liebevoller Hingabe und praktischem Tun Herzlichkeit und Wärme durch seine Gliedmaßen in die Welt verströmen. Er schafft dadurch um sich herum eine Atmosphäre, in der alle Lebewesen sich wohl fühlen und gedeihen können. Im Gegensatz dazu haben Menschen mit zu intensivem auf sich selbst bezogenem Seelenleben wenig unmittelbare Ausstrahlung. Man erlebt ihre Wesensart «wie auf dem Rückzug» ins eigene Innere. Sehr deutlich kann dies beim Hände-Geben erspürt werden. Die Hände wirken unbelebt. Subjektiv werden sie als kalt und ungeschickt erlebt.

Man stelle sich im Gegensatz dazu das Bild des Menschen vor, in dem das psychosomatische Grundprinzip der ichhaften Verbindung mit der Welt erkennbar ist. Diese Liebe vermag freizulassen, Werdendes zu bekräftigen und selbständige Entwicklungen in anderen Menschen zu erkennen und anzuregen. Die Gliedmaßen sind warm, geschickt und «belebt». Der Händedruck eines gesunden Menschen kann beleben, ermutigen, Verbundensein bekräftigen.

Rückwirkungen auf das zentrale Nervensystem

Eine andere Folge dieser eben beschrieben Strömungsumkehr in den Extremitäten ist ein Übermaß an Lebensvorgängen im Kopfbereich. Das herausgelöste Seelenleben strömt nach oben, ist aber in den Gliedmaßen und häufig auch im Bauchraum nicht genügend verankert. Das Ätherische wird in diese Geste des Nach-oben-Strömens einbezogen und gerät in Gefahr, sich zeitweise zu intensiv mit dem Physischen des Nervensystems zu verbinden. Dieses aber darf vom Ätherischen nur ganz gering versorgt werden, da sonst die Bewußtseinsklarheit aufgehoben und abgeschwächt würde. Letzteres geschieht im Migräneanfall.[21]

Interessant ist, daß die Migränepatienten trotz dieser «Lockerung» aus dem Stoffwechsel-Gliedmaßen-Bereich und der mangelnden Fähigkeit, die Extremitäten mit den drei höheren Wesensgliedern zentrifugal zu durchströmen, meist sehr tätige Menschen sind. Sie kommandieren dann aber die Bewegungen aus ihrem Erlebnisschwerpunkt, der im Kopfbereich liegt. Sehr häufig sind es Menschen, die alles mehr als gut machen wollen und sich Leistungen abpressen.

Ebenfalls auffällig ist, daß Migräniker das Bedürfnis nach aktiver, liebevoller Hinwendung haben. Diese strömt aber vom Herzen in einer Geste, die, wie gesagt, zuerst nach oben und dann nach außen in die Welt wirkt. Die Wesensart dieser Patienten und die Dramatik dieses zu starken Nach-oben-Wirkens von Ätherkräften wird deutlich, wenn wir das Urbild des psychosomatischen Grundprinzips vor uns sehen: Die Sinnesorgane sollen als Aufnahmeorgane wirksam werden, während die Hinwendung zur Welt bei jeder liebevollen körperlichen Tat durch die Gliedmaßen erfolgen soll. Die gleiche Geste charakterisieren Hingabe und inneres Lauschen beim Meditationsvorgang. Meditieren aber Menschen, die zu Migräne neigen, so nehmen sie meist die entsprechenden Inhalte in die Fülle ihres Gefühlslebens auf. Dadurch lockern sie sich neuerdings und zusätzlich aus ihrem Leibesgefüge etwas heraus; die nach oben drängende Ätherfülle wird verstärkt und damit auch die Krankheitsgeste.

Die therapeutischen Aufgaben und Möglichkeiten sind an diesen Bildern ablesbar: Das Seelenleben, das zuwenig im Stoffwechsel-Gliedmaßen-Bereich verankert ist, müßte dort hingelenkt und befestigt werden. Der Patient muß das In-sich-Ruhen und das liebevolle Zuhören lernen. Die zentrifugale Kraft des Ausstrahlens von Ich, Astralleib und Ätherleib durch die Hände muß durch entsprechende therapeutische Maßnahmen, zum Beispiel durch Plastizieren, angeregt werden.

Störungen im Ergreifen der Erdenumgebung durch den Leib

Bei den psychovegetativen Syndromen handelt es sich in der Regel um eine Störung in der Beziehung zur Welt, meist eine Hemmung oder Abschwächung. Das Verhältnis des Seelenlebens zur Leiblichkeit ist charakterisiert durch eine Exkarnationstendenz, ein Herausgelockert-Werden aus dem Fundament des Körpergeschehens. Gleichzeitig ist die Geste des Hineinpressens zu beobachten. Zwei gegensätzliche Tendenzen wirken ineinander. Der Ort dieser Begegnung kann verschiedenartig sein. Er prägt das Krankheitsbild. So können auch Muskulatur und Nervensystem auf diese Weise fehlerhaft ergriffen werden.

Außer den bekannten Ursachen wie Enttäuschung, Überforderung und zu aktives Seelenleben spielen bei den Lockerungszuständen auch Zivilisationseinflüsse eine wichtige Rolle. Bei vielen Schreibtischberufen zum Beispiel ist es unmöglich, eine tatkräftige Beziehung zur Welt im praktischen Tun zu pflegen. Auch der liebevollen menschlichen Beziehung im Aufeinander-Zugehen und Zuhören-Können wird heute oft zuwenig Aufmerksamkeit geschenkt.

Bei der gesunden Hinwendung zur Welt werden die Extremitäten von Ich, Astralleib und Ätherleib im Akt des Verbindung-Schaffens durchströmt. Tritt diese Weltbeziehung zurück, so kommt es zu einer Strömungsumkehr. Sie kann an der Art des Händedrucks (kalt, schwach) und an einer mangelhaften Geschicklichkeit deutlich beobachtet werden.

Ist das Seelenleben so intensiv, daß es in einem Körperbereich auch noch das Ätherische in sein Wirken hereinzieht, so entstehen Schmerzzustände. Diese können sich zu Entzündungen steigern und – dies gilt für die Nerven – in schlaffe Lähmungen übergehen. Die entsprechende Extremität wird dann nicht mehr von innen durchströmt und von außen umhüllt, sondern wie ein Fremdkörper von außen betrachtet. Der Schwerpunkt des Bewußtseins liegt dabei im Gedankenleben des Kopfes. Das Erleben der Blutesvorgänge ging verloren.

In der Regel wirken Lockerungssituationen und übermäßiges Hereinwirken des Formpoles des Astralleibes ineinander. Meist geschieht dies lokalisiert an einem bevorzugten Ort. Im Kopfbereich entstehen zum Beispiel die Gesichtsneuralgien, in der Nacken-Oberarm-Gegend die Schulter-Arm-Syndrome, in der Lendengegend der Hexenschuß und in den Beinen der Ischias. Die Schüttellähmung ist eine besondere Form, die spastische Lähmung ebenfalls.

Als psychische Ursache für das Hereinpressen lassen sich immer wieder ähnliche Motive erkennen. Es sind Menschen, die, obwohl wenig in ihrem Blutespol und Stoffwechsel-Gliedmaßen-System verankert, großes Pflichtgefühl haben, ehrgeizig sind, sich selbst viel abverlangen und die Bedeutung des Denkens überbewerten. Sie lassen sich leicht von begrifflichen Vorstellungen prägen. Dies wird besonders deutlich bei einer Sonderform der Bewegungsstörungen, bei der die Schwingungsfähigkeit der Muskulatur bei kraftvollen Bewegungen aufgehoben wird und ein gedanklicher Vorsatz, verbunden mit Ehrgeiz oder Pflichtgefühl, in den Bewegungsablauf hineingepreßt wird. Normalerweise wird beim Erlernen und Ausüben einer Tätigkeit das Bild des eigenen Tuns in die Tiefe der Leiblichkeit hinuntergelenkt und dort die Bewegung vorauserlebt. Dies ist in diesen Fällen nicht mehr möglich. Es wirken nur noch zwingende Befehle. Der spielerische Fluß der Bewegung ist gestört, und als Folge entsteht zum Beispiel der Tennisarm.

Gesichtsneuralgien

Es ist eindrucksvoll, daß bei den Patienten, die Neuralgien bekommen, immer eine Lockerungssituation vorliegt, die entweder konstitutionell bedingt ist oder nur vorübergehend durch eine besondere Lebenssituation entsteht. So treten die Neuralgien zum Beispiel häufig nach Zahnextraktionen auf. Gleichzeitig wirkt die Tendenz, aus Pflichtgefühl und gedanklichen Vorsätzen trotzdem tüchtig und tätig zu sein. Die Verankerung im Blutespol fehlt.

Bei Menschen, die wenig Erlebniskraft, Tatfreude und Kontaktfähigkeit haben, die ihren Blutespol wenig kraftvoll und wohlig erleben können, die durch Enttäuschungen und so weiter aus dieser Verankerung herausgerissen werden oder an Minderwertigkeitsgefühlen leiden, besteht gleichzeitig ein Überwiegen der Formkräfte im Seelenleben. Alle denkerischen Leistungen werden sehr exakt und gewissenhaft vollzogen. Der Gegenpol wird aber nicht geweckt und zum rechten Wechselspiel aufgerufen, er wird auch nicht in eine Hinwendung zur Welt umgelenkt. Es entstehen statt dessen Stockungen und Spannungszustände, die sehr schmerzhaft werden können. Das Organ – dies gilt besonders für die Arme – wird nicht mehr von innen durchströmt und von außen wohlig umhüllt. Ich und Astralleib verbinden sich ungenügend «im Geben und Nehmen» durch die Arme mit der Welt. Die Pole des Astralleibes vibrieren nicht mehr in der Fülle des ätherischen Strömens und im Spiel der Muskeln ineinander. Der Formpol preßt sich in die Muskulatur hinein. Es bilden sich im Unterhautzellgewebe der Muskulatur Verhärtungen (Myogelosen) und dadurch oft äußerst schmerzhafte Bewegungseinschränkungen.

Bei Menschen, die alles hundertprozentig machen wollen, aber spüren, daß ihre Kräfte überfordert sind, entstehen auf ähnliche Weise Beschäftigungsneuritiden, Erkrankungen der Sehnen und Sehnenscheiden, der Tennisellenbogen oder die Epikondylopathien. Diese können als untereinander verwandte Krankheitsbilder angesehen werden. Der Blick von außen auf die Gliedmaße, die jetzt wie ein Fremdkörper erlebt wird, fixiert zusätzlich die Schmerzen. Das gleiche gilt für die Erwartungsangst, daß durch Bewegung eine Verschlechterung eintreten könne.

Der Blick von außen auf ein Organ, das innerlich ergriffen werden sollte, führt zu einer Art funktioneller Lähmung, die man in diesen Fällen eine Schmerzlähmung nennen kann. Der Schmerz ist hier als Vorstufe der Lähmung zu sehen.[22] Die Überforderung lockert das Seelenleben hinaus, Ehrgeiz und guter Wille als beherrschender Gedanke pressen herein.

Die Spannungszustände im Oberarm können auch das Vorstadium des Morbus Parkinson sein. Beim Parkinson ergreift der zwingende Formpol, der alles unter Spannung versetzt, den Bewegungsablauf. Eine gelöste Bewegung entsteht nur, wenn der Astralleib, gelenkt vom Ich, im intensiv strömenden Ätherleib im lockeren Spiel seiner Pole wirksam wird. Fehlt das ätherische Polster und ist das Ich nicht in der Lage, das Spiel der Muskelgruppen im Spannen und Lösen einer Gesamtbewegung einzuordnen, es aber auch wieder ruhen zu lassen, so kann keine harmonische, kräftige und schöne Bewegung entstehen. Es entsteht die «Schüttellähmung», eine automatenhaft ablaufende, rhythmische Bewegungsfolge ohne Orientierung auf ein Objekt. Die Bewegungen der Hände werden zum Selbstzweck, werden zum «Pillendrehen». Sie laufen von allein ab und dienen nicht mehr dem Wirken des Ich. Bei schweren Krankheitsfällen ist das Gehen wie versteinert. Es kann schwer begonnen, aber auch schwer wieder gebremst werden. – Das Ich, das alle Starrheit immer wieder auflöst, ist unwirksam.

In der Vorgeschichte finden sich Lebenssituationen, in denen der Patient aus der Verankerung im Blutespol herausgehoben wurde. Das In-sich-Ruhen, die Gelassenheit ging verloren. Berufliche oder menschliche Enttäuschungen oder das Erleben, überfordert zu sein und versagt zu haben, sind häufig. Gleichzeitig bestehen aber hohe Ehr- und Pflichtgefühle, die die Geste des Sich-in-den-Leib-Pressens auslösen. Der Formpol des Astralleibes wirkt zu intensiv von oben nach unten und ohne Spiel mit dem Gegenpol. Die freie Tätigkeit der Pole des Astralleibes als Träger der Beziehung zur Welt ist erlahmt. Das «seelische Atmen» im tätigen Wahrnehmen und aufnehmenden Verinnerlichen wurde schwach.

Nicht nur der Gang wirkt wie versteinert, ebenso auch die Mimik. Gleichzeitig tritt das Ätherische, das nicht mehr genügend zwischen den Polen des Astralleibes im Bewegungsablauf strömt, vor allem im Bereich des Kopfes, über die Hautgrenzen hinaus. Es entsteht das eigenartige Salbengesicht mit erhöhter Tätigkeit der Talgdrüsen. Auch der Speichelfluß kann in extremem Maß und völlig unbeherrschbar zunehmen.

Schmerzzustände und Neuritiden im unteren Körperbereich

Stellen wir wieder das Bild vor uns hin, wie Ich und Astralleib die Leiblichkeit ergreifen, sie von innen erfüllen und durch die Extremitäten in die Welt hinausfließen wollen. Ist das Seelenleben zu intensiv und löst es sich dadurch zu stark aus dem Zusammenhang mit dem Leib, so erfährt dieser gesunde Fluß durch die Extremitäten eine Umkehr. Es strömt alles zu sehr aufwärts ins Seelenleben hinein. Verbinden sich mit dieser Einseitigkeit wieder Enttäuschungen, Mißerfolge oder dauernde Überforderungen bis hin zum Erschöpfungszustand, so werden Strömungsumkehr und Herauslösen aus der unteren Leibeshälfte verstärkt. Wird der Teil des Ätherischen, der den Leib versorgen sollte, ins Seelenleben hereingerissen, so können Schmerzzustände in der Lendengegend als Hexenschuß oder Ischialgie auftreten, die sich bis zur Ischiasneuritis steigern können. Das schmerzende Bein wird vom Ich nicht mehr durchströmt, sondern wie ein Fremdkörper von außen betrachtet. Dies charakterisiert eine Lähmungssituation.

Ein Hineinpressen ist ebenfalls vorhanden. Der Formpol greift zu stark ein, aber nur lokal, nicht universell im ganzen Leib. Auch seelisch ist ein pressendes Element zu erkennen. Der entsprechende Patient gibt nicht auf, sondern zwingt sich zum Weiterarbeiten, bis es nicht mehr geht. Die Schmerzlähmungen können durchaus in echte Lähmungen übergehen.

Der chronische Rheumatismus

In der Vorgeschichte gibt es häufig eine Phase des Auflehnens gegen das Schicksal. Der Volksmund spricht von der Faust in der Hosentasche, die aber nie herausgezogen wird. Der betreffende Mensch weiß, daß er ja doch der übermächtigen Umgebungssituation ausgeliefert ist. Es setzt sich eine resignierte, verbitterte Stimmung fest. Es kann wie ein letzter Versuch empfunden werden, doch noch zu einer positiven Einstellung durchzustoßen, wenn immer wieder berichtet wird, daß kurz vor Ausbruch der Erkrankung eine Phase äußerer Überaktivität durchgemacht wurde.

Im weiteren Verlauf der Erkrankung ist es eindrucksvoll für die Umgebung, daß dieses sehr schmerzhafte Krankheitsschicksal mit bewundernswerter Ruhe und Geduld ertragen wird. Man hat den Eindruck, daß die

Ich-Geste der «Schicksalsergebenheit» als Versuch der Krankheitsbewältigung geradezu gepflegt wird. Sie ergreift dabei aber nicht die Tiefen des Willenslebens. Fast möchte man sagen, der Versuch der Schicksalsbewältigung schwebt seelisch etwas über dem Leib. Es gelingt nicht, die Schwierigkeiten der schicksalhaften Lebensereignisse wirklich zu bewältigen und aufzulösen. So wie den Schicksalsumständen fühlen sich diese Patienten auch der Krankheit ausgeliefert. Es wird aber der Versuch unternommen, wenigstens die Krankheit zu akzeptieren.

Würde es dem Ich gelingen, bis in die Blutes- und Willenstiefen des Leibes *dem Schicksal einen Segen abzuringen*, so könnte der Astralleib wie immer durch Ich-Taten aus seiner Starre befreit werden. Es käme zum neuerlichen Schwingen zwischen den Polen des Astralleibes im Milieu des Ätherischen. Wäre dieser Vorgang wieder in Gang gebracht, so könnten Ablagerungs- und Stauungserscheinungen in den Gelenken gelöst werden und die Extremitäten wieder von Ich, Astralleib und Ätherleib «von innen» durchströmt werden. Die liebevolle, willenshafte Verbindung mit der Welt wäre dann sowohl in der körperlichen Tat als auch in der seelischen Hinwendung wieder möglich. Da der «gute Wille» sich aber nur im etwas herausgelockerten Seelenleben erleben kann, werden die schmerzhaften Gelenke wie bei einer Lähmungssituation von außen angeschaut.

Schmerzzustände nach Operationen

Besonders interessant für das Verständnis dieser Zusammenhänge sind Schmerzzustände nach Operationen. Die Schmerzen können so intensiv sein, daß schon wenige Schritte zur unerträglichen Qual werden. Bewegungen, die anatomisch möglich sein müßten und auch schon einige Male gut abliefen, können das nächste Mal vor Schmerz nicht durchgeführt werden. Der Patient ist wie gelähmt. Für den Zuschauer entsteht der Eindruck, der Patient stelle sich nur so an, denn er müsse die Bewegung machen können. Das daraus entstehende Gefühl, nicht ernst genommen oder gar als Simulant betrachtet zu werden, kann empfindsame Patienten zusätzlich aus der Fassung bringen und aus sich herauslockern.

Die Ursache für solche Zustände ist darin zu suchen, daß nach der Narkose, die heutzutage keinerlei subjektive Beschwerden hinterläßt, die Beziehung zwischen geistig-seelischer Persönlichkeit und den Gliedmaßen noch nicht in gesunder Weise wiederhergestellt ist. Manche Patienten beschreiben, daß sie sich noch etwas wie «oben drüber schwebend» fühlen würden. Sie versuchen dann, sich vom Denken aus die Bewegungsabläufe zu befehlen. Dies ist aber interessanterweise nur unvollkommen möglich.

Voraussetzung für eine Bewegung ist die freudige Verbindung der Vorstellung mit der Leiblichkeit. Man muß sich dafür aber erst wieder wohlig in seinen Gliedern darinnen erleben können. Dann erst wird der Vorsatz zu einer Bewegung, die nach der Operation noch mühsam ist, nicht zu der geschilderten Schmerzlähmung führen. Es ist daher sinnvoll, schon bald nach der Operation mit Bewegungsübungen oder Heileurythmie zu beginnen. Beides kann im Bett durchgeführt werden. Das Massieren und Einreiben der Glieder hätte unter diesem Gesichtspunkt einen neuen Sinn und diente nicht nur der Thromboseprophylaxe. Es würde mithelfen, die Gliedmaßen wieder wohlig zu erleben und so die Grundlage für ein tatkräftiges Ergreifen von Bewegungsvorgängen zu schaffen.

Schlaffe Lähmungen

Bei der schlaffen Lähmung bestehen im Gegensatz zu Nervenentzündungen – Neuritiden – meist keine Schmerzen. Durch die fehlende Nervenversorgung, zum Beispiel durch die Verletzung eines peripheren Nerves, können die Extremitäten nicht mehr von innen ergriffen werden. Ein Vorsatz, der im Denken gefaßt wird, braucht die Vermittlung durch die Nerven, um im Blutespol die Willenswirkung entfachen zu können. Selbst wenn sie erfolgen würde, könnte sie durch die fehlende Nervenverbindung aber nicht wahrgenommen werden.

Ein ähnliches Krankheitsbild, aber ohne Nervenverletzung, wird bei den hysterischen Lähmungen beobachtet. Hier ist das Seelenleben meist beträchtlich aus dem Leib herausgelockert. Breuer, der Mitbegründer der Psychoanalyse, schildert den klassischen Fall[23], wo ein Erschöpfungszustand durch die Pflege des kranken Vaters mit vielen Nachtwachen die Ursache eines solchen Lockerungsgeschehens war. Schuldgefühle wirkten verstärkend. Das Ich der Patientin konnte weder die eigene Situation mit Abstand betrachten noch ihre Beziehung zur Schicksalssitution der Familie.

Therapeutisch gilt es in derartigen Situationen, Ich und Astralleib wieder zum Ergreifen der Körperlichkeit zu führen und zu bewirken, daß die seelisch-geistige Persönlichkeit wieder lernt, sowohl den eigenen Leib als auch die Lebenssituation zu ergreifen.

Spastische Lähmungen

Hier ist der Spiegelapparat in Gehirn und Rückenmark gestört. Fällt diese Spiegelfunktion aus, so können Vorsätze vor der Tat nicht richtig gebildet werden. Vor allem aber können sie nicht in die Gliedmaßen hinuntergelenkt und dort vorbereitendes Erlebnis werden. Man kann sich die eigene Leiblichkeit nicht vorstellen, wie sie sich im Tun bewegen und empfinden wird. Das normalerweise anschließende wunderbare Wechselspiel zwischen Ich, Astralleib, Ätherleib und physischem Leib kann dadurch nicht in Gang gesetzt werden.

Das Ich bleibt also herausgezogen. Der Astralleib hingegen ergreift *mit beiden Polen in Gleichzeitigkeit* die Muskulatur, so daß diese in einen Dauerspannungszustand versetzt wird. Die Aktivitäten der Pole wechseln nicht ab. Die Agonisten und Antagonisten der Muskulatur, die Beuger und Strecker, werden nicht im feinen, ineinanderschwingenden Wechselspiel innerviert, sondern werden, jeder für sich, gleichzeitig mit großer Intensität in Spannung gehalten.

Das vibrierende, wohlige Sich-in-seinen-Gliedern-Erleben, das sonst jede Muskelbewegung begleitet, kann nicht empfunden werden. Ebenso fehlt im Anschluß an eine abgelaufene und beendete Bewegung das Erleben des Aufbaus, das den Menschen zum gesunden Bewußtsein seines Selbst führt.

Der Patient ist wie hineingebannt in seinen Spasmus, der häufig Arme und Beine einer ganzen Körperseite ergriffen hat. Die Seele erlebt sich wie gefangen in diesem muskulären Spannungszustand. Da die Glieder nicht von Ich, Astralleib und Ätherleib durchströmt werden können, erfährt die Beziehung zur Welt ebenfalls eine Störung, und zwar sowohl im Zupakken als auch in der liebevollen Hinwendung. Das Wechselspiel des Gebens und Empfangens, das in den Händen wirksam wird – in variierter Form auch in den Beinen beim Gang –, ist unmöglich geworden.

Diese Zustände können auftreten nach Verletzungen im Gehirn, zum

Beispiel bei einem Geburtstrauma oder einem Unfall, nach einer Gehirnblutung, einem Schlaganfall oder nach Entzündungen im Zentralnervensystem und Rückenmark, zum Beispiel bei der multiplen Sklerose.

Die Rumpfataxie

Bei allen neurologischen Störungen, die die Beine einbeziehen, ist der Kräftestrom von oben nach unten gestört.

Zwischen den Menschen und der Erde findet ein ständiger Kraftwechsel statt, also auch ein Geben und Nehmen. Dadurch kann sich der Mensch in die Schwerkraft einfügen, sich aber auch wieder aus ihr herausheben. Da jeder einzelne Mensch quasi auf einem Erdradius steht, sind alle Menschen ideell in der Erdmitte miteinander verbunden – ebenso wie auf der anderen Seite durch das Gewölbe des Sternenhimmels. Das Nervensystem als physisches Organ lenkt die Koordination der Gliederbewegungen und dieses Wechselspiels zwischen Mensch und Erde.

Der besondere Spiegelapparat für diese Kräfte ist das Kleinhirn. Liegt hier eine Störung vor, so ist der Mensch nicht in der Lage, die aufrechten Bewegungen immer wieder aus dem Schwerebereich herauszuheben und neu einzufügen. Auch das Einordnen in die Raumesrichtungen ist erschwert. Nur mit Mühe kann der aufrechte Gang bewahrt werden. Er verliert seine Menschenwürde und Leichtigkeit, aber auch seine Fähigkeit zu tänzerisch-spielerischen Bewegungen und ähnelt eher dem Bild des breitbeinig gehenden Betrunkenen.

Die häufigste Ursache liegt, neben den selteneren degenerativen Kleinhirnerkrankungen und den Tumoren, in der multiplen Sklerose. Bei letzterer ist es interessant, die Vorgeschichte zu studieren. Welche Einseitigkeiten im Entwicklungsgeschehen und Lebenslauf führten dazu, daß die Beziehung zum eigenen Leib und zur Erde verlorenging.

Eine andere Art der Störung, sich in den Erdenraum einzufügen, entsteht durch eine Erkrankung des Gleichgewichtsorgans im Innenohr. Die Bogengänge dieses Organs repräsentieren die drei Raumes- und Willensrichtungen. Erkrankungen an dieser Stelle führen zu Schwindelzuständen, die das freie Gehen unmöglich machen.

Störungen in der Beziehung zur Umwelt

Aus den beiden beschriebenen Seeleneinseitigkeiten können wir auch die Folgen auf die Beziehung zur Umwelt ablesen. Haben wir wieder das Bild des psychosomatischen Grundprinzips im Hintergrund und kennen wir die Rückwirkungen des Seelenlebens auf die Körpervorgänge, so sind die Folgen sowohl im sozialen Zusammenleben als auch im Körpergeschehen anschaubar.

Geschwächte Sinnesfähigkeit

Hier dominiert das seelische Innenleben. Es besteht kein genügend großes Interesse für die Verbindung mit der Welt. Die Wahrnehmungsfähigkeit ist abgeschwächt.

Durch unsere Zivilisation und die durch sie geförderte starke egozentrische Mittelpunktskraft entsteht eine immer größere Beziehungslosigkeit – sowohl zur Natur, als auch zu anderen Menschen. Intensität und Qualität dieses mangelnden Wechselspiels können in vielerlei Hinsicht eindrucksvoll erlebt werden. Ist diese Beziehung zur Umwelt gestört, so sind vegetative Fehlsteuerungen im Körpergeschehen die Folge.

Es ist ein bedeutungsvolles Phänomen, daß gleichzeitig, vor allem bei jungen Menschen, eine starke Natursehnsucht besteht, die zu einem neuen Verpflichtungsgefühl gegenüber der Natur und der Menschheit führt. Vielfach bleiben diese Sehnsüchte aber leider im Bereich einer Seelenstimmung haften oder äußern sich nur in Kampfbereitschaft gegenüber bestimmten einzelnen Phänomenen. Wird diese Sehnsucht auf die rechte Art ergriffen, so kann sie ein Keim für neue soziale und Naturbeziehungen werden, die der Kraft von Ich-Taten entspringen. Dies wäre möglich, wenn in der «geistigen» Haltung zur Welt nach dem Wesen der Naturvorgänge und dem Wesen anderer Menschen gefragt werden könnte. Schon allein aus dieser Ich-Haltung müßte eine harmonisierende und impulsierende Seelenstimmung entstehen.

Die Dramatik einer abgeschwächten Wahrnehmung wird deutlich, wenn man sich selbst oder andere Menschen bei einem Spaziergang beobachtet: Welche innere Seelenkraft wäre nötig, um aus der seelischen Abgeschlossenheit, mit der man meist durch die Welt geht, zu einer neuen Sinnesoffenheit und Wahrnehmungsfreudigkeit aufzuwachen?

Die Unfähigkeit, sich zu behaupten und die Welt zu «verdauen»

Die Fähigkeit, die Welt als Schicksalsgegebenheit und als Nahrungssubstanz in der Wahrnehmung zu verdauen, das heißt ihre Eigenart zu überwinden und sich das Wesentliche einzuverleiben, ist hier geschwächt.

Die Unfähigkeit, sich gegenüber der Erdenumgebung abzugrenzen, Fremdeinflüsse zu eigenen Impulsen zu verdauen, nimmt anscheinend immer mehr zu. Sie kann sich zum Beispiel in Wetterempfindlichkeit äußern, aber auch in übermäßiger Sensibilität gegenüber Erdeinflüssen (Erdstrahlung, Wasseradern) oder kosmischen Einflüssen. In extremen Fällen entstehen Situationen, die an eine kindliche Hysterie erinnern, ebenso aber an eine mediale Haltung, bei der Fremdimpulse unverwandelt in der Seele und im Körper wirksam werden. Vielleicht als Hilfe im Bemühen, sich doch noch behaupten zu können, werden Vorurteile, abergläubische Überzeugungen und Angstvorstellungen geradezu gepflegt. Werden die körperlichen Beschwerden dadurch immer wieder ins Bewußtsein gebracht, so wird aus den anfänglich flüchtigen Beeinträchtigungen ein Dauerzustand. Die Bewußtseinskomponente vermag die Beschwerden zu fixieren.

Es ist eine brennende Frage, ob auch das ständige Fernsehen, vor allem wenn es schon von Kindheit an geschieht, eine solche Offenheit gegen Fremdeinflüsse fördert. Die Kinder lernen nicht genügend, in eigenen freudigen Willenstaten die Welt zu erobern und sie sich in starken Erlebnissen «einzuverleiben». Das Fernsehbild selbst wirkt stark prägend. Man ist dem Inhalt ausgeliefert. Die Gefühle werden in einer einseitigen Kommunikation von außen gelenkt und in Erregung versetzt. Das eigene Fragen und die eigene Fähigkeit zu Konfliktlösungen treten zurück. Die Meinungsbildung ist leicht zu beeinflussen. Die Darstellungen sind häufig so perfekt und überzeugend, daß sie mit einer erstaunlichen Glaubensbereitschaft aufgenommen werden. Ihre Logik ist geradezu «zwingend».

Eine besondere Form einer fast medialen Sensibilität stellt der Beziehungswahn dar. Eine andere Art, bei der eine Verhärtungskomponente hinzukommt, ist der Verfolgungswahn mit den entsprechenden, noch harmlosen Vorstadien. Bei letzterem mischen sich in besonderem Maß die luziferischen Komponenten des intensiven seelischen Eigenlebens mit einer dem Ahrimanischen entsprechenden, zwingenden, unheimlichen Gewalt. Die «seelische» Einstellung zur Welt steigert sich zur extremen Selbstbezogenheit.

Die Allergien

Eine besondere Form dieser Schwäche, die Welt als Nahrungssubstanz zu «verdauen», ist die Allergie. Im Verdauungsvorgang muß die Nahrung zerkleinert und ihres Eigenseins entkleidet werden.[24] Dann können die nährenden Kräfte und Substanzen der eigenen Körperlichkeit einverleibt werden. So wird zum Beispiel aus Pflanzen- oder Tiereiweiß auf diese Art das menschliche Eiweiß. Ist die Verdauungskraft zu gering, so wird Fremdgebliebenes aufgenommen und bewirkt eine Art Vergiftungszustand. Die Symptome sind meist dem Entzündungsgeschehen verwandt. Man denke zum Beispiel an das Nesselfieber. Eine besondere Form der Allergie ist das Asthma (siehe dort).

Von besonders großer praktischer Bedeutung sind die «seelischen Allergien», die so häufig gerade in nahen menschlichen Beziehungen entstehen. Es ist dies eine Art seelischer Verdauungsschwäche, ein Unvermögen, Eigenarten des Partners zu ertragen. Dabei wirkt wieder eine eigenartige Verbindung zwischen Entzündungs- und Verhärtungstendenzen. Man ist etwas aus sich herausgelockert, hat nicht die Fähigkeit, in Ruhe dem anderen gegenüberzustehen, und lebt ganz in der Haltung der «seelischen Beziehung» zur Welt: Man selbst ist der Betroffene, der Verwundbare. Dabei bestehen meist feste Vorurteile über die Verhaltensart des Partners, die sich in jede Wahrnehmung hineinmischen. Dies entspricht einer Verhärtungstendenz.

Die erhöhte Sensibilität ist eine Art Verfließen in die Umwelt. Man fließt dabei aber mit seinem Seelenleben nicht in bewußter Liebe in das Wesen des anderen hinein. (Dies wäre eine Ich-Tat.) Es geschieht «von allein» in erhöhter Verwundbarkeit. Hinzu kommt die Entzündungskomponente des Aufwallens von Emotionen, die sich aber wieder mit der Verhärtungstendenz der antipathischen Abwehr, die sich bis zum Haß steigern kann, verbindet. Gegensätzliche Tendenzen wirken ungeordnet ineinander. Vegetative Fehlregulationen sind oft die Folge.

Intensives Leben im Intellekt, vom Denken in Spannung gesetzter Wille, der sich nach außen entladen möchte, preßt sich der Welt auf. Dies führt zu seelischen Härtevorgängen und Kampfsituationen.

Zu einem wirklich ichhaften Umgang mit der Welt würde es gehören, daß man sich mit der Welt verbindet, in sie aufgeht, sich wieder zurücknimmt und in ständigem Wechselspiel diesen Vorgang wiederholt. Dann würde die eigene Vorstellungswelt zwar mit der Welt verbunden, aber sie stünde mit dem Eigenwesen des Objekts in einem lebensvollen Wechselspiel. Die Frage nach dem Wesen der Umgebung, in die das Ich hineinwirkt, blieben dabei bestehen. Verhärtungen entstehen, wenn dies verlorengeht und nur Aktivitäten wirken.

Wenn das astrale, einseitig gewordene Seelenleben allein wirkt, muß es zu Schwierigkeiten mit der Umgebung kommen. Da das astrale Wirken einseitigen Mittelpunktserlebnissen entspringt, wird der Partner zu gleichen Mittelpunktserlebnissen aufgerufen. Angriff weckt Gegenangriff. Die Folgen sind Konfrontation, Allergie, Eskalation, Streit, Kampf, emotionale Ausbrüche und Entladungen oder aber das Bemühen, diese Seelenregungen in sich abzuschließen, zu unterdrücken, zu verdrängen. Nur die Kraft des Ich könnte solche Situationen wieder auflösen, Stockungen beheben und Gemeinsamkeiten entstehen lassen. Geschieht dies nicht, so sind zumindest vegetative Fehlregulationen die Folge. Bei Ehekonflikten wurden in einer diesbezüglichen Untersuchung bei 85 Prozent der Frauen und 63 Prozent der Männer körperliche Beschwerden vegetativer Art gefunden.[14]

Störungen in der Beziehung des Teils zum Ganzen

Zum Wesen der Ich-Organisation gehört es, alle Teile zu einem Ganzen zusammenzufügen. Die Ich-Organisation repräsentiert also das «Gesetz vom Organismus». In ihm klingen die Organe und deren Tätigkeiten zusammen: Sie sind voneinander getrennt und stehen doch miteinander in Beziehung. In ihnen selbst wieder ist jede einzelne Zelle auf das Organ hin orientiert, indirekt aber auch auf den gesamten Organismus.

Die gleiche Fähigkeit, ganz Einzelwesen zu sein und doch ebenso intensiv im Umkreis zu leben, charakterisiert die Tätigkeit unseres Ich. Liegt eine Schwäche des freien Ich oder der Ich-Organisation vor, so kann das einzelne Gebilde aus dem Zusammenhang herausfallen.

Störungen im sozialen Gefüge

Die zwei prinzipiellen Einseitigkeiten verdanken wir den beiden «Widersachermächten». Sie führen in verschiedener Qualität zu Gruppierungen, die sich, weil sie von einem egozentrischen Prinzip getragen sind, gegenüber anders Gesinnten absetzen müssen. Hat eine solche Menschengruppe innere Potenz, so kommt es zu einem tumorartigen Wachstum im sozialen Organismus. Ist dabei die Grundstruktur mehr auf das Innenleben der Gruppe orientiert, so kommt es, wenn das Wachstum zunimmt, mindestens zu Verdrängungserscheinungen gegenüber der Umgebung. Hat eine Gruppe aber aggressive Potenzen, so kann der ganze soziale Organismus zerstört werden. Das Wachstum erinnert dann durchaus an einen bösartigen Tumor.

Man darf sich vorstellen, daß in früheren Jahrhunderten und Jahrtausenden ein elementares Erleben des Verbundenseins mit den Kräften der Natur und göttlichen Ordnungsmächten bestanden hat. Man denke an die Lebensstimmung der Griechen oder der germanischen Völkerschaften. Heute kann der einzelne Mensch geistig und seelisch aus dem Zusammenhang mit der Welt herausfallen, weil er mit der einseitig wirkenden Mittelpunktskraft auf sich selbst hinorientiert ist. *Es gehört zu unserer heutigen Menschheitssituation, daß die Beziehung zur Ganzheit bei uns allen gestört ist.* Vielleicht ist deswegen die Sehnsucht nach wirklich sozialem Zusammenleben und nach neuer Natur- und Umweltbeziehung so besonders groß, aber auch so besonders schwer zu realisieren.

Jede seelische Einseitigkeit stellt gleichzeitig ein Herausfallen aus dem sozialen Zusammenhang dar. Störungen im Ehe- und Familienbereich, aber auch im beruflichen Gefüge sind die häufigste Ursache psychovegetativer Krankheitssituationen. Die seelische Einstellung zur Welt dominiert. Man kapselt sich in sich selbst ein. Die geistige Einstellung, die nach dem Wesen, nach Nöten und Bedürfnissen anderer Menschen fragt, kann nur mit großen Mühen wieder errungen werden. Besonders ausgeprägt ist dies der Fall bei den Neurosen.

Die Tumorbildung[25]

Gutartige Tumoren

Die astralen Gestaltungskräfte wirken durch die Vermittlung des Ätherischen in den physischen Leib hinein. Sie sind in ihren Zusammenklängen für jedes Organ ein wenig anders. Die Ich-Organisation fügt das einzelne zum Ganzen zusammen. Diese Gestaltungskräfte wirken nicht nur in der Embryonal- und Kinderzeit, sondern in jedem Lebensaugenblick. Sie werden, wie dies bei den Lebensstufen geschildert wurde, ständig neu «eratmet». In jeder Nacht ist das Seelenleben mit dem Urbild dieser Gestaltungskräfte verbunden. Die Urbilder wirken dabei von außen direkt auf die Leiblichkeit, so wie es jedem einzelnen Organ entspricht. Dabei erfährt das Wachstum die für jedes Organ wichtige Begrenzung.

Bleiben diese Gestaltungskräfte zwar erhalten, fehlt aber dieses begrenzende Maß, so entsteht der gutartige Tumor. Das Volumen des Organs nimmt zu. Die Beziehung zum Gesamtorganismus erfährt dabei eine Störung, die aber meist nur gering und lokalisiert ist. Sie kann Verdrängungserscheinungen zur Folge haben. Obwohl ein solcher Tumor «gutartig» ist, kann er doch, zum Beispiel im Gehirn, zu lebensbedrohlichen Zuständen führen.

Bösartige Tumoren – Carzinome

Die abrundenden Kräfte, die Eigensein und Abgeschlossenheit vom Organismus ermöglichen, wirken zusammen mit Lebensvorgängen, die sie umschlossen halten. Entsteht ein bösartiger Tumor, so ist die Beziehung zum Gesamtorganismus völlig verloren. Ohne von den Polen der Gesamtastralität durchgestaltet und begrenzt zu werden, wuchert dieses abgespaltene Leben. Dies geschieht in einer so großen Intensität, daß das Leben des Gesamtorganismus schwer beeinträchtigt, ja zerstört wird. Die Urbilder der Leibgestaltung können in einem solchen Geschehen nicht wirksam werden.

Wagen wir, mit dem beweglich gewordenen Denken den Begriff der Tumorbildung etwas zu erweitern, so kann das Asthma als Lufttumor empfunden werden. Das Element der Abgrenzung ist ebenso stark erlebbar wie das Unter-innerer-Spannung-Stehen, das sich ausdehnen möchte – wenn dies auch keine Lebensvorgänge sind, sondern nur Vorgänge im Luftelement.

Der Aszites, die Bauchwassersucht, kann als Tumor im Wäßrigen verstanden werden, der aus dem Körperzusammenhang herausfällt und wie ein Fremdkörper im Bauchraum liegt. Wir wissen erst seit kurzem, daß trotzdem Zirkulationsvorgänge stattfinden und der Aszites immer wieder erneuert wird. Ähnliches gilt für Ergüsse in anderen Körperregionen.

Manie und Depression

Beide sind Störungen der Fähigkeit, sich ins Ganze der Erdumgebung einzufügen. Wir sind gewohnt, die Manie im Gegensatz zur Depression zu sehen, das gesteigerte Seelenleben im Gegensatz zum reduzierten. Rudolf Steiner beschreibt Manie und Depression als Krankheitszustände, die körperlich bedingt sind. Eine Depression kann in eine blühende Manie «umkippen». Dies ist ein äußerst eindrucksvoller Vorgang. Eine enge Beziehung besteht also ohne Zweifel.

Die Manie[25,26]

Übermäßige Seelenkräfte werden im manischen Zustand kritik- und hemmungslos ausgelebt. Sie wirken wie gesteigerte Lebensvorgänge ohne Begrenzung und ohne die Fähigkeit, sich in einen Gesamtzusammenhang hineinzustellen. Es können zwar Handlungen des täglichen Lebens gut vollzogen werden, es fehlt aber die Verantwortlichkeit, die jeweilige Handlung in einen sozialen Zusammenhang einzuordnen. Die Manie kann als ein Wuchern des Seelenlebens erlebt werden, das auf die Umgebung zerstörerisch wirkt.

Als Vorstufe der Manie gibt es hypomane Zustände, die nur als erhöhtes

Selbstgefühl erlebt werden und gerade eben noch den Blick auf den Gesamtzusammenhang einigermaßen zu wahren vermögen.

Die Depression[26]

Depressionen können verschiedene Ursachen haben, körperliche oder seelische. Eine *endogene* Depression ist nach Rudolf Steiner durch die Störung eines einzelnen Organs verursacht. Es ist – zum Beispiel durch eine vorausgegangene Erkrankung – zu physisch geworden und kann dadurch dem Seelenleben nicht genügend Durchlaß gewähren. Man unterscheidet verschiedene Qualitäten der endogenen Depression, je nachdem welches Organ die Ursache ist. Die ruhige Depression hat eine Beziehung zur Leber, die erregte Depression, die aber in stuporähnliche Zustände umkippen kann, eine Beziehung zur Niere, Depressionen mit zwangsartigem Charakter haben eine Beziehung zur Lunge. Gleichzeitig kann man diese Formen der Depression auch als gestörte Aufwach- beziehungsweise Inkarnationsprozesse empfinden.

Reaktive Depressionen sind Folgen eines Schocks, meist eines Trennungserlebnisses. Man kann dabei aus der Leibesbeziehung «herausgeschockt» sein, sich wie in Traumeswelten schwebend fühlen oder wie in den Körper hineingepreßt, sich seelisch wie versteinert erleben.

Eine besondere Bedeutung haben die *neurotischen* Depressionen. Das Eigenleben der neurotischen Seelenspannungen wirkt lähmend auf die Körpervorgänge und auf die Beziehung zur Welt zurück. Es ist wie ein Gefangensein in einer Seelenstimmung, die ebenfalls «wuchern» kann und dem Gesamtorganismus Kräfte entzieht.

Innerhalb der Depressionen können wir eine luziferische Seite von einer ahrimanischen unterscheiden. Meist ist das Seelenleben etwas aus der Leibesbeziehung «herausgelockert». Das Astralische vermag dabei das freie Ätherische nicht zu ergreifen und durchzugestalten. Beim Herausgelockertsein gibt es nicht selten eine Art leidvollen Genusses, wie Patienten nach Abklingen ihrer Krankheit immer wieder berichten. Auch schuldhafte Wahnideen sind meist mit dem Zustand des Herausgelockertseins verbunden. Man kann aber sein Krankheitsgeschehen auch «hineingepreßt» und wie gefangen in der Düsterheit des Leibes erleben. Besonders gefährlich sind Depressionen, bei denen eine düstere Starrheit mit zwingenden Gedankenabläufen das Bild beherrscht.

Hier überwiegt jeweils ein Pol und beherrscht das ganze Seelenleben. Bei der Sucht ist es der Triebpol, beim Zwangsdenken und Zwangshandeln der Formpol des Astralleibs. Dabei gibt es eigenartige Übergänge, wenn zum Beispiel die Sucht alles Denken in ihren Bann zwingt oder Zwangsgedanken in fast süchtiger Weise festgehalten und immer wieder bewegt werden. Die Tragik, daß der einzelne Pol seine «Erfüllung» nicht in richtiger Weise in der Begegnung mit dem Gegenpol zu finden vermag, wird bei beiden Krankheitszuständen besonders deutlich. Ein Pol tyrannisiert das gesamte Seelenleben oder weckt zwar den Gegenpol, findet aber nicht das rechte Ineinanderschwingen und den lösenden Ausgleich. Die Ganzheit schaffende Kraft im Seelenleben ging verloren.

Das gestörte Zusammenspiel der polaren Seelenregungen wird besonders deutlich bei der Anorexia nervosa, der Pubertätsmagersucht. Zwangsgedanken führen zur Sucht, dünn sein zu wollen. Das Leichtegefühl bei extremer Abmagerung hat ebenfalls suchtartigen Charakter und möchte, wenn es einmal erlebt worden ist, um keinen Preis aufgegeben werden. Der Zwang zum Hungern kann umschlagen in maßlose Gier und Freßsucht. Anschließend dominieren wieder die Zwangsgedanken, die jegliches Essen verbieten, und aus dem Schuldgefühl, diesem Gedanken untreu geworden zu sein, kann das zum Erbrechen der oft riesigen Mengen des Gegessenen führen.

Eine weitere Störung des Zusammenwirkens zwischen Gedanken- und Bewegungspol findet statt, wenn bei der Magersucht zwangsartig extreme körperliche Leistungen in erschreckend automatenhafter Weise ablaufen. Das Denken preßt sich in den Willen. Die Bewegungen verlieren die Geste der menschlichen Gelöstheit. Hinzu kommt außerdem ein Gefangensein in der Betrachtung der eigenen Körperlichkeit. Dieses Betrachten ist angstbetont, wodurch verschiedene Beschwerden, wie zum Beispiel Magendrücken, fixiert werden. Zwangsdenken verbindet sich mit einer hypochondrischen Erwartungsangst, daß das nächste Essen bestimmt wieder Schmerzen bereiten wird.

Stellen wir das Bild des gesunden Menschen, auf den das Bild vom psychosomatischen Grundgesetz hinweisen möchte, daneben, so wird erschreckend deutlich, in welch intensivem Maß die gelöste und herzliche Weltbeziehung verlorenging. Im sozialen Zusammenleben wirkt der Anorexie-Patient wie ein störender Fremdkörper, der Ärgernis erregt. Der Patient selbst hat das Gefühl verloren, in das soziale Gefüge eingebettet zu sein. Er fühlt sich nicht verstanden, alle erziehen an ihm herum. Ein herzlicher Kontakt ist nicht möglich, ebensowenig wirkliches Interesse. Das Seelenleben ist von zwingenden Gedanken und Eßproblemen erfüllt. Alles dreht sich um die eigene Person.

Zusammenfassung

Charakteristische Störungen in der Beziehung zur Umwelt

Den folgenden Phänomenen ist gemeinsam, daß die seelische Einstellung zur Welt dominiert, in der alles auf die eigene Person bezogen wird, und daß die Ich-Tat der geistigen Einstellung, der Blick über den eigenen Tellerrand hinaus, zum Beispiel im Fragen nach dem Wesen anderer, nicht praktiziert werden kann.

- Stauung der Sehnsucht nach Hingabe und Liebe. Der Wille kann kein Ziel finden und sich in befreienden Taten darleben. Wille, Liebe und Hingabefähigkeit geraten unter Spannung. Die Spannung sucht sich eine Lösung mittels Durchbruch nach oben. Klinische Folgen sind zum Beispiel Anfälle von Herzjagen. Die Grundpersönlichkeitsstruktur ist kraftvoll.
- Besteht beim gleichen Stauungsprozeß innere Unsicherheit, Hypersensibilität und die Bereitschaft, sich zurückzuziehen, so entstehen Atembeschwerden (vegetatives Atemsyndrom, Tetanie, Asthma). Die Persönlichkeitsstruktur ist weniger kraftvoll, mehr nach innen orientiert als nach außen. Starke Sehnsucht nach Geborgenheit und Erfüllung.
- Angst als Rückzugstendenz von der Welt verbindet sich mit innerer Spannung und dem Erleben, Forderungen nicht gewachsen zu sein. Das Seelenleben ist in der gespannten Erregung gefangen, erlebt sich in starker Abgrenzung nach außen, ist ganz auf sich selbst und seinen Spannungszustand hin orientiert.
- Mangelnde Fähigkeit, sich mit der Welt in Geben und Nehmen zu verbinden. Es entsteht eine allgemeine Unsicherheit in der Begegnung mit der Welt, die als bedrückend erlebt wird. Versuche, sich demgegenüber zu behaupten, sind Arrangements, zum Beispiel feste Verhaltenswei-

sen, feste Denkschemen, von alleine ablaufende Gefühlsmuster und Vorurteile. Gelegentlich ist paradoxerweise auch ein Krankheitsgeschehen ein derartiger Schutz gegen Unsicherheit. Vergleiche Asthma und die Seelenstruktur bei Obstipation, Unfähigkeit, die Nahrung und Schicksalstatsachen zu verdauen, körperliche und seelische Allergien.

- Die Fähigkeit zur Schicksalsbejahung ging verloren. Der Wille «mit Tiefgang» ist geschwächt oder erlahmt. In besonderen Situationen kann er aber auch wie versteinert wirken (oft bei Colitis). Auslöser sind oft Situationen mit dem Erleben, dem eigenen Schicksal ohnmächtig ausgeliefert zu sein. Trotz dieser Lähmung des Willens zur Lebensbejahung können oberflächliche Willenstaten routinemäßig nach festen Mustern ablaufen. Man kann sich dabei aber nicht am Tun erwärmen, kann sich nicht auf die Tat freuen und findet keinen Sinn im Handeln.
- Der Wille vermag sich im Bewegungsvorgang nicht genügend mit dem festen Erdenuntergrund in Beziehung zu setzen. Die Liebe zur Erde, die Liebe zum eigenen Leib, das wohlige Erleben des Leibes, die Fähigkeit, sich in Bewegungsabläufen in die Gesetze der Schwere hineinzustellen und wieder herauszuheben, sind geschwächt. Bewegungen laufen ohne genügende seelische Beteiligung ab. Das zentrifugale Durchströmen von Armen und Beinen bei Bewegungstaten fehlt. Folge: Bewegungsstörungen, Erkrankungen des Nervensystems.
- Überaktives Seelenleben erlangt übermäßiges Eigenleben, zieht das Ätherische aus seiner Aufgabe, die Organe zu versorgen, heraus und über Gebühr in sich hinein. Folge: Schmerzzustände in bestimmten Organbereichen, mangelnde Durchblutung der Extremitäten, Schwächung der natürlichen Beziehung zur Umgebung, im Extremfall Entstehung von Neurosen und vegetativen Beschwerden.
- Eine Verbindung dieses überaktiven und etwas aus dem Leib herausgelockerten Seelenlebens mit Spannungszuständen. Häufigste Ursachen: Erwartungsangst, Versagensangst, Erschöpftsein und trotzdem weitermachen müssen, menschliche Enttäuschung verbunden mit nagendem Ärger oder Haß. Folgen: Psychovegetative Erkrankungen, psychosomatische Krankheitsbilder.
- Verbunden mit Resignation können Fühlen und Wollen als lastende Schwere erlebt werden und eine gewisse Starrheit bekommen. Die Schwingungsfähigkeit zwischen den Polen geht verloren. Es entsteht eine lähmende Wirkung auf das eigene Seelenleben und auf die Mitmenschen.

- Überaktives Seelenleben mit erhöhter Spannung kann lange Zeit den Willen ergreifen, die Weltbeziehung aktiv gestalten und große Leistungen vollbringen. Das Seelenleben ist zu intensiv mit dem Leib verbunden. Treten zusätzliche Lockerungszustände ein durch Erschöpfung oder durch Mißlingen der gesteckten Ziele, so sind in der Folge vegetative Störungen möglich, die sich zu Krankheitsbildern wie Hypertonie, Angina pectoris oder Herzinfarkt steigern können.
- Die zwei menschlichen Grundsehnsüchte, die Sehnsucht nach Geborgenheit, Zärtlichkeit und Liebe und die Sehnsucht nach Lebenstüchtigkeit, Selbstverwirklichung und Erfolg, sind nicht erfüllt. Wenn beide Sehnsüchte in Konkurrenz stehen, gleichzeitig wirken, aber keine Erfüllung finden, entstehen Spannungszustände in der Seele oder lähmungsartige Folgen auf das Seelenleben. Schicksalsvertrauen und Schicksalsergebenheit können nicht errungen werden.

Charakteristische Störungen des seelischen Innenlebens

Jede dieser Einseitigkeiten im Seelenleben hat Folgen für das Verhalten gegenüber der Umwelt. Andererseits kann man die Seeleneinseitigkeiten auch als Ergebnis von Störungen in der Umweltbeziehung verstehen. Auf dieses Ineinanderverwobensein von Innenleben und Umweltbeziehung weist das psychosomatische Grundgesetz hin. So wie dies im Negativen gilt, gilt es auch in positiver Weise: Eine gelöste, warmherzige und sinnesoffene Weltbeziehung harmonisiert das Innenleben der Seele und vermag gesundend auf Regulationsvorgänge und Gestaltungsprozesse einzuwirken.

- Denken, Fühlen und Wollen sollten etwa gleich stark erlebt werden in abwechselnder Intensität und *vorübergehender* kräftiger Entfaltung eines der drei Bereiche. Bei Störungen kann der «Erlebnisschwerpunkt» in einer der drei Seelenregungen mehr oder minder fixiert sein. Dies zu beachten gibt interessante Aufschlüsse.
- Die Qualität von Denken, Fühlen und Wollen wird durch eine luziferische oder ahrimanische Einseitigkeit charakteristisch verändert. Das gesunde Abwechseln zwischen luziferischer und ahrimanischer Betonung ist oft nicht mehr möglich. Wenn eine Einseitigkeit Dauer bekommt, beherrscht sie das Seelenleben und bildet eine einseitige seelische Grundstimmung.

- Denken, Fühlen und Wollen sind beim gesunden Menschen integriert, das heißt, sie schwingen ineinander. An einen klaren Gedanken schließt sich das ihm entsprechende Gefühl an. Willenstaten können sich aus der Qualität des Fühlens und dem Inhalt des Denkens entzünden, so daß sie mit ihnen in einem organisch empfundenen Zusammenhang stehen. Denken, Fühlen und Wollen können aber auch auseinanderfallen, so daß ein Gedanke von einem Gefühl begleitet wird, das ihm nicht wesensverwandt ist. Dies geschieht zum Beispiel beim Krankheitsbild der Schizophrenie.
- Denken, Fühlen und Wollen können in gesunder Weise nur zusammenwirken, wenn sie andererseits auch voneinander getrennt sind. Sie können aber auch «ineinanderpurzeln» und einen Knäuel bilden, der Eigenleben bekommt. Das Denken ist dann nicht mehr in der Lage, das Fühlen zu klären und mit Triebbereich und Willenskräften in freier Weise in Beziehung zu treten. Es entstehen nicht Spannungen, die sich wieder lösen, sondern eine eigenartige Dauerspannung ohne Schwingungsfähigkeit, die das ganze Seelenleben gefangen nimmt.

Das Denken

- Das Denken kann zu schwach ausgeprägt sein oder vorherrschen.
- Vorstellungen können zu geformt sein oder zu verschwommen.
- Sie können sich zu rasch auflösen oder zu lange Dauer bekommen.
- Sie können zwingenden Charakter haben und das ganze Seelenleben erfüllen.
- Das Denken kann sowohl das Fühlen als auch das Willensleben unterdrücken und bevormunden, statt beide Bereiche mit dem Licht des Bewußtseins zu durchhellen.
- Das Denken kann seinen Gegenpol, den Willen, wecken oder ihn nicht erreichen.

Das Fühlen

- Am Fühlen, das als Mitte durch das Zusammenwirken der beiden Pole entsteht, kann man besonders gut die Qualität der Pole ablesen. Das Fühlen kann von zuviel Sympathie oder zuviel Antipathie geprägt sein.

- Das Fühlen kann Eigenleben bekommen und das Denken überfluten.
- Das Fühlen kann mit dem Wollen, vor allem dem Begehren und dem Triebbereich in inniger Gemeinschaft stehen.
- Besonders interessant ist die Beziehung des Fühlens zum Denken. Das Fühlen kann das Denken zum Diener machen, ja, geradezu versklaven.
- Das Fühlen kann sich von der Kraft des Denkens klären und durchleuchten lassen oder dies verweigern.
- Eine Sonderform des intensiven Lebens im Fühlen ist die Angst, verbunden mit innerer Spannung.
- Eine weitere Sonderform sind zwiespältige Gefühle, die sowohl das Denken als auch das Wollen in sich hineinsaugen.
- Das Fühlen vermittelt zwischen Vorsatz und Tat. Es kann dies in genügend starker Weise tun oder als Mittler zu schwach sein.
- Das Fühlen kann als solches zu stark oder zu schwach sein.
- Das Fühlen kann nur subjektive Erlebnisse vermitteln oder in sein subjektives Erleben objektive Qualitätsinhalte aufnehmen.

Das Wollen

- Das Wirken nach innen kann zu stark sein bei gleichzeitiger Schwäche im Wechselspiel nach außen. Eine zu starke Außenweltbeziehung stellt zu wenig Kräfte fürs Innenleben bereit.
- Die Intensität der Triebanteile, des Begehrens als besonderer Willensqualität, kann die ganze Seele erfüllen und das Denken überfluten oder versklaven.
- Der Wille kann aber auch geradezu Sehnsucht haben, sich mit dem Denken in eine klärende und geordnete Beziehung zu bringen.
- Zwischen Wollen und Denken kann ein Spannungsgeschehen entstehen, wenn moralisierendes Denken und Triebstärke miteinander kämpfen.
- Der Wille kann sich als Phantasiekraft und künstlerisches Schöpfungsvermögen äußern. Dies kann übermäßig stark oder zu schwach sein.
- Die Tatkraft, die nach außen wirkt, kann freudig erfolgen oder ungern, potent oder lahm wirksam werden.
- Das Denken vermittelt den Vorsatz, der zur Tat führt. Der Denkprozeß kann dabei zu schwach oder zu stark sein. Der Wille kann vom Denken nicht erreicht werden oder auf jeden kleinsten Denkprozeß überschießend losbrechen.

- Es kann aber auch sein, daß der Wille bereit wäre, sich vom Denken entzünden zu lassen, daß das Denken aber in sich gefangen bleibt und die Verbindung zum Willen nicht herstellen kann.
- Willenstaten können gewohnheitsmäßig, routineartig, ohne jeweiligen klaren Vorsatz, ohne Bewußtseinserlebnis, ohne vorausgegangenes seelisches Engagement, ohne Möglichkeiten, sich am Tun zu erwärmen, ablaufen.
- Das Denken kann den Willens- und Triebbereich vergewaltigen, indem es ihm Leistungen «abzwingt» oder ihn zu drosseln und erdrosseln vermag.

Erkenntnishilfen

Beispiele und Vorbilder für eine wesensgemäße Erfassung von Krankheiten und ihren Therapien

Die in den vorhergehenden Kapiteln versuchte Übersicht über die Dynamik der verschiedenen Krankheitssituationen möchte helfen, Fähigkeiten in der Beurteilung des Astralleibes zu erwerben. Von den Einseitigkeiten des Seelenlebens gehen ja in erster Linie die krankmachenden Tendenzen aus. Gleichzeitig möchte diese Übersicht dazu anregen, sich mit den Krankheitsfällen näher zu beschäftigen, die Rudolf Steiner und Ita Wegmann in ihrem gemeinsamen Buch «Grundlegendes für eine Erweiterung der Heilkunst nach geisteswissenschaftlichen Gesichtspunkten»[27] darstellten. Dort wird die Qualität des Astralleibes in seiner übermäßigen oder zu geringen Wirkung auf physischen Leib und Ätherleib und auch das Verhältnis des Astralleibes zur Ich-Organisation eindrucksvoll dargestellt. Ein künstlerisches Erfassen der Gesamtpersönlichkeit wird in diesen Schilderungen wegweisend deutlich.

In den ersten vier dort beschriebenen Krankengeschichten finden wir folgende Charakterisierung:

- *Übermäßige Eigentätigkeit des Astralleibes*: Er gerät rasch in Wallungen. Er stößt die Ich-Organisation (also das Ganzheitsprinzip) zurück. Wegen der Eigentätigkeit ist die Wirkung auf physischen und Ätherleib zu gering.
  Die *Therapie* hat hier die Aufgabe, die Ich-Organisation zu verstärken und die Tätigkeit des Astralleibes herabzumindern.
- *Der Astralleib ist in sich unbeweglich*: Er hat daher zu Ätherleib und physischem Leib eine zu geringe Affinität. Die subjektive Empfindung des nicht richtig mit dem Astralleib verbundenen Ätherischen erzeugt Depressionen. Das nicht richtige Verbundensein mit dem physischen Leib führt zu Müdigkeit und Apathie. Die Ohnmächtigkeit des Astralleibes, den physischen Leib und Ätherleib zu gebrauchen, erzeugt im Seelenleben Ratlosigkeit. Da die Beziehung vom Astralleib zum Ätherleib wenig intensiv ist, ist der Schlaf gut. Das Herauslösen in der Nacht erfolgt ohne Schwierigkeiten. Das Aufwachen aber fällt schwer. Erst

am Abend ist wieder die normale Verbindung der Wesensglieder hergestellt, der Patient richtig wach.
Therapierichtung: Der Astralleib muß verstärkt und in sich beweglich gemacht werden.

- *Der Astralleib ist, bei einer Künstlerpersönlichkeit, überempfindlich und «zermürbt»*. Seine Gesamtaktivität ist auf die künstlerische Tätigkeit konzentriert. Die Aktionsfähigkeit gegenüber Ätherleib und physischem Leib ist beeinträchtigt. Letztere sind daher unterversorgt, was sich als Müdigkeitsgefühl äußert. Es besteht allgemeine Schwächlichkeit mit Neigung zu Katarrhen. Die normalen Rhythmen laufen nicht ungestört ab. Durch die übermäßige künstlerische Tätigkeit kommen die anderen Systeme zu kurz. Der Astralleib vermag sich abends nicht richtig vom physischen Leib zu lösen. Es entsteht Schlaflosigkeit. Der Patient hat aufregende und sehr unangenehme Träume. Der Astralleib verarbeitet ebensowenig seelisch die Lebenserfahrungen wie physisch die Stoffe. Es entstehen körperlich Stoffansammmlungen und seelisch Inhalte mit außermenschlichem Charakter.
  Die *Therapie* muß in die Richtung zielen, die Ich-Organisation zu stärken, so daß sie den Astralleib beleben und in die gesamte körperliche, aber auch in die Umweltsituation einordnen kann.
- *Der Astralleib ist im ganzen schwach, nur lokalisiert in der Magengegend hypertrophiert.* Der Ätherleib ist ebenfalls schwach und kann nur in gewissen Teilen einen geringen Einfluß des Astralischen aufnehmen. Dort, wo der Astralleib in den physischen Leib, dessen Ätherisches atrophiert ist, einzugreifen versucht, entstehen Krämpfe. Dies geschieht immer, wenn Astralisches unmittelbar, ohne Vermittlung des Ätherleibes auf den physischen Leib einwirkt.
  Therapie: Der Astralleib muß in seiner Gesamtheit gestärkt werden.

Mögliche Fragestellungen zum Erleben und Erkennen der Wesensglieder

Die folgenden Fragestellungen möchten nicht zu intellektuellen Urteilen auffordern, sondern zur Disziplinierung der Erlebniskraft. Sie möchten anregen, den künstlerischen Blick auf den Menschen zu üben. Dabei ist es notwendig, sich vorübergehend auf eine Teilfrage zu konzentrieren, um später die Ergebnisse der verschiedenen Blickrichtungen miteinander zu verbinden.

Bei der Beantwortung jeder Frage sollten die in den früheren Betrachtungen erübten Erlebnisse mitschwingen. Die Fragen sind zwar begrifflich formuliert, können aber nicht intellektuell beantwortet werden, da sie an die Fähigkeit appellieren, Kräftewirkungen im miterlebenden Denken zu erfassen. Die scheinbare Wiederholung einzelner Fragen, wie sie in immer wieder abgewandelter Form an verschiedenen Stellen des Textes auftauchen, ist nicht nur in Kauf genommen, sondern dient bewußt der Betrachtung einzelner Symptome oder Symptomenkomplexe aus immer wieder neuen Richtungen, um so mit der Zeit ein immer klareres Bild der vorliegenden Störung oder Schwäche zu bekommen.

Der physische Leib

Er gibt Halt, Form, Abgrenzung nach innen und nach außen.

Im Leib selbst:

- Ist der physische Leib zu hart (Sklerotisierungs- und Mineralisierungstendenzen)? Hat er zuwenig Festigkeit (Entzündungstendenzen, Erweichungen)?
- Hat er Fülle oder Dürftigkeit? Besteht Fettsucht oder Magersucht?
- Ist er übermäßig geformt oder sind die Formkräfte schwach wirksam? Beziehen sich diese Veränderungen auf den ganzen Leib, oder sind sie nur lokalisiert zu finden?

In der Beziehung zu anderen Wesensgliedern:

Zur Ich-Organisation:
- Ist die menschliche Form erhalten und ausgeprägt oder ist sie beeinträchtigt? Wie ist das Verhältnis zur Wärme?

Zu den Polen des Astralleibes:
- Ist der physische Leib gut durchgeformt? Wie intensiv können in ihm Bewegungsimpulse angreifen?

– Ist er «durchluftet» oder starr?

Zum Ätherleib:
– Dominiert die Härte oder wird sie in den Lebensvorgängen im rechten Maß überwunden?
– Wie ist das Verhältnis zum Flüssigkeitsorganismus?

Der Ätherleib

Er belebt, ist die Gegenkraft zum Festwerden, hat Sogcharakter. – Er ist in ständigem Fluß, er strömt. – Er verbindet Astralleib und physischen Leib. Er ist der Mittler.

Das Leibeswirken des Ätherischen:

– Zuviel Fülle und Vitalität? Zuwenig Fülle, Dürftigkeit, Unvitalität?
– Können die zentripetalen Schwere-, Verdichtungs- und Verfestigungskräfte genügend überwunden werden? Geschieht dies zuviel oder zuwenig?
– Abweichungen vom rechten Maß der Gestalt? Betreffen sie die Gesamtheit oder sind sie nur lokalisiert erkennbar?
– Bewegtes Strömen? Starre und Trockenheit oder Ausfließen unter Verlust des in sich geschlossenen Strömens?
– Art des Strömens? (Wärmeäther und Lichtäther wirken von oben und bauen ab. Sie machen dünn. Chemischer und Lebensäther wirken von der Erde in den Leib, bauen auf, haben eine Beziehung zur Leber und zum Dickwerden. Beide Ätherströme sollten sich ineinander verwirbeln und ausgleichen.)
  • Konkrete Frage: Dünn oder dick? Wie ist das Dicksein verteilt?
  • Wie strömt das Ätherische durch die Hände: Qualität des Händedrucks? Geht etwas Belebendes von den Händen aus? Die gute Hand. Die ungeschickte Hand.
  • Die Wechselbeziehung zur Erde beim Gehen und Stehen: Wie ist das Kräftespiel zwischen Beinen und Erde? Harmonischer Gang, kraftvoller Gang, unsicherer Gang, gedankenlos über die Erde hinwegstolpern?
– Die Haut als Möglichkeit, die Qualität des Ätherischen zu erkennen:

- Weich, zart, geschmeidig, belebt?
- Hart, derb, ledern, trocken und unbelebt?
- Die Haut im Gesicht: zu große Ätherfülle, Glanz um die Stirn, Seborrhoe, Akne. Ist die Haut unbelebt und trocken?

– Wie ist das subjektive Lebensgefühl, das dumpfe Bewußtsein der eigenen Körperlichkeit? Ergeben sich Anhaltspunkte zur Beurteilung der Absonderungsvorgänge des Drüsen- und Lymphsystems?

– Die Qualität des Ätherleibes als Mittler:
- Können Gestaltungsimpulse aufgenommen und in die Organe weitergeleitet werden?
- Sind die Pole des Astralleibes im Ätherischen schwingungsfähig? Wie ist das «Fließgleichgewicht» zwischen Auf- und Abbauprozessen? Schwingen die Rhythmen in Atmung, Zirkulation, Darm und Gliederbewegungen in rechter Weise mit?

– Wie ist die Fähigkeit, Nahrung abzubauen und als belebte menschliche Substanz neu aufzubauen?

– Wie ist die Beziehung zum Astralleib, der in der Leibesgestaltung wirkt? Läßt sich das Ätherische vom Astralleib prägen (zuviel, zuwenig)? Läßt es sich in seinem wuchernden Wachstum begrenzen? Läßt es sich rhythmisieren?

Das Ätherische im Seelenleben

– Wird genügend Ätherisches von der Organtätigkeit freigestellt fürs Seelenleben? Zuviel – zuwenig? Fülle – Dürftigkeit?

– Wie dient das Ätherische als Medium den Salzprozessen des Denkens und der Auflösung fester Vorstellungen? Wie den Quellungsvorgängen des Fühlens? Wie den Wärmeprozessen des Wollens?

– Das Ätherische unterhält die Lebensvorgänge auch im Seelenleben. Ist das Ätherische im Fluß oder erstarrt? Läuft es in festen Mustern ab, herrschen Gewohnheitsbildungen vor oder sind diese zu schwach ausgeprägt?

– Wie stark kann das Ätherische zusammen mit dem Ich als Hingabe im Wahrnehmungsakt strömen, beim Eintauchen ins Objekt, beim Sich-Hineinverwandeln? Wie stark ist die Fähigkeit zum Nachahmen geprägt?

– Der ätherische Anteil beim Wahrnehmen und Verinnerlichen:

- Kann das Fremdätherische genügend abgelähmt und ein konturiertes Bild gebildet werden?
- In welcher Weise ist das Ätherische der eigenen Leiblichkeit fähig, dem Vorgang des Verinnerlichens zur Verfügung zu stehen?
- In welcher Weise kann erinnert werden (leicht oder schwer)? Steigen Erinnerungen übermäßig hoch? Überwältigen sie das Seelenleben, oder ist es schwer, sie aus der Tiefe emporzuheben?

– Welche Qualität und Intensität haben die Phantasiekräfte und das bewegte Vorstellungsleben? Hat das Innenleben Fülle oder ist es starr und dürftig? Können lebensvolle Bilder erinnert werden oder nur abstrakte?
– In welcher Schnelligkeit und Intensität können Gewohnheiten gebildet und Fähigkeiten errungen werden, das heißt, in welcher Weise ist das Ätherische bereit, Formungsprinzipien durch wiederholtes Erleben mit sich zu verbinden?
– Können Gewohnheiten und feste Seelenabläufe durch die Kraft des Ich wieder aufgelöst werden, und kann das Ätherische wieder frei strömen?
– In welcher Intensität ist eine körperliche Tat oder die Tat der liebevollen Hinwendung von einem ätherischen Mitströmen begleitet?

Der Astralleib

Das Spiel der Pole schafft eine immer neue Mitte. Es bewirkt und erhält die Gestalt und die Funktionen. – Dem Spiel der Pole entsprechen im Seelenleben Denken, Fühlen und Wollen. – Der Astralleib ermöglicht die Reaktion auf die Welt in Sympathie und Antipathie. – Die Wechselbeziehung zur Welt wird durch das Spiel der Pole in Hingabe, Aufnehmen, Verinnerlichen und Erinnern gepflegt. – Aus der Vorsatzbildung entstehen neue Bewegungsabläufe. Der Formpol weckt den Bewegungspol. – Die Vorgänge im Seelenleben und die Vorgänge in der Welt sind ineinander verwoben. – Phasen der Verinnerlichung und der Veräußerlichung wechseln wie in einem Atemrhythmus miteinander ab.

- Was sagt die Gestalt als Ergebnis des Zusammenspiels von Form- und Bewegungskräften aus? Wirken die polaren Kräfte ausgewogen, sind Einseitigkeiten betont, wirken sie kraftvoll oder lahm?
- Was kann an den Funktionen abgelesen werden über das Spiel von Form- und Bewegungskräften, von Aufbau- und Abbauimpulsen? Sind Störungen und Einseitigkeiten allgemeiner Natur oder wirken sie nur lokalisiert?
- Wie wirken die Pole des Astralleibes in der Wechselbeziehung zwischen Blut und Nerv, zwischen Stoffwechsel-Gliedmaßen-System und Nerven-Sinnes-System? Abweichungen von der Norm?
- Wird zwischen den Polen eine immer wieder neue Mitte erzeugt, das heißt, können die Pole ineinanderschwingen?
- Läßt sich die Qualität der immer wieder neu geschaffenen Mitte beurteilen? Mittebildung im Zeitlichen als Rhythmus, im Räumlichen in den verschiedenen Organformen? Können die sieben Qualitäten der Lebensstufen beurteilt werden?
- Überwiegt ein Pol, vergewaltigt er den Gegenpol oder können sich die Pole nicht finden und wirken aneinander vorbei?
- Die gewonnenen Beobachtungen überprüfen unter dem Gesichtspunkt: Ein Symptom kann aus verschiedenen Ursachen entstanden sein. Die Verschiebung der Mitte kann durch die Schwäche des einen oder die zu große Stärke des anderen Pols entstehen.

Das Wirken des Astralischen im Seelenleben

- Ist das Astralische im Seelenleben intensiv oder lahm? Hat es Fülle oder Dürftigkeit? Zu großes Eigenleben oder zu großes Mitvibrieren mit der Welt?
- Denken, Fühlen und Wollen:
  - Intensität und Qualität?
  - Ineinander schwingen und sich harmonisch verbinden? Integrieren oder Auseinanderfallen? Sich verknäueln?
  - Überwiegt eine dieser Seelenqualitäten, überwältigt sie die anderen, entsteht Gegenwehr oder Ablehnung? Können sich die einzelnen Pole gegenseitig finden oder haben sie ein Genügen in sich selbst?

  - Fehlt zum Beispiel zwischen Denken und Wollen die Mitte des Fühlens?
- Wo liegt der subjektive Erlebnisschwerpunkt: im Denken, im Fühlen oder im Wollen?
- Reaktionen auf die Welt in Sympathie und Antipathie:
  - Ist das atmende Wechselspiel zwischen Sympathie und Antipathie erhalten oder wird eine einseitige Seelenstimmung zur Grundhaltung?
  - Besteht eine zu große Selbstbezogenheit oder ist sie zu gering? Das heißt: Beherrscht die seelische Einstellung zur Welt alles oder ist sie zuwenig ausgeprägt?
- Kann sich der Patient von der Welt genügend abgrenzen, aber auch genügend mit ihr verbinden? (Qualität des objektiven Antipathie- und Sympathieprinzips, Fähigkeit zur Distanzierung von der Welt beziehungsweise der naturhaft ablaufenden Verbindungsfähigkeit mit der Welt und des Entstehens einer schwingenden Mitte.)
- Können Gefühlsreaktionen objektive Qualitätserlebnisse vermitteln? (Angeborene, gepflegte oder erübte Fähigkeit?)
- Die Beziehung zur Welt im Wahrnehmen, sofern dies wie von allein abläuft:
  - Intensität der natürlich ablaufenden Hingabe?
  - Natürliche Seelenoffenheit? Ist sie möglich oder wird sie durch zu große Seelenfülle, durch übermäßiges Eigenleben der Seele oder Seelenstarrheit zerstört?
  - Wie läuft der Vorgang des Verinnerlichens ab? (Sich bewegen lassen, mitschwingen, Resonanz geben, sich von den Gestaltungskräften der Objekte prägen lassen.) Wie ist die Erlebniskraft, wie die Gedächtnisbildung?
- Die Fähigkeit des Erinnerns (klar, wahrheitsgetreu, farbig, beweglich)? Können die Erinnerungsbilder wieder zur scharf konturierten Vorstellung oder zum Begriff abgelähmt werden oder bleiben sie verschwommen?
- In welcher Intensität steigt seelisches Begehren aus der Leiblichkeit auf? In welcher Intensität entzündet sich Begehren? Geschieht dies an den eigenen Erinnerungen oder an der Begegnung mit der Welt? Findet es Befriedigung und Befreiung oder wird es gestaut und verdrängt?
- Die Beziehung des Astralleibs zur Welt durch körperliche und seelische Taten? Intensität? Beziehungsfreudigkeit oder -armut?
- Die Fähigkeit zur Tat:

- In welcher Art und Intensität bewirkt Vorsatzbildung im Denken die Bewegung der Glieder?
- Ist die vermittelnde Tätigkeit des Fühlens gut ausgeprägt, stark oder schwächlich (Freude auf die Tat, Freude am Tun, Freude auf die Wirkungen der Tat)?
- Laufen Handlungen automatisch, reflexartig, instinkt- oder routinemäßig ab?

– Übermäßige Sensibilität, Allergie oder Stumpfheit, Verschlossenheit?

Beziehung des Seelenlebens zum physischen Leib

– Inkarnations- und Exkarnationstendenzen? Ist die Leibesbeziehung gelockert (Erschöpfung, Enttäuschung, Schock)? Ist der Patient übermäßig in den Leib hineingepreßt?
– Qualität von Wachen und Schlafen? Neigung zu übermäßigem Träumen als Symptom einer zu losen Verbindung mit der Leiblichkeit? Die Art des Aufwachens (rasch oder verzögert)?
– Lokalisierte Störungen in der Beziehung zum physischen Leib? Eingreifen ohne genügenden ätherischen Puffer (Schmerzzustände, Koliken, Krämpfe)?
– Zu große Selbständigkeit des Astralleibs im Verhältnis zum physischen Leib? Eigenleben in Fülle? Eigenleben in innerer Spannung (Lampenfieber, Erwartungsangst, Ehrgeizhaltung)? Steht das Seelenleben dabei unter Druck, läuft es gehetzt ab oder ist es trotz Selbständigkeit lahm? Seelenkomplex mit Eigenleben (Neurose)?
– Welche Folgen zu großer Selbständigkeit sind erkennbar?
  - Wird das Ätherische, das ein Organ versorgen sollte, zu sehr ins Seelische hineingerissen (erste Art von Schmerzen)?
  - Greift der Formpol in die vom Ätherischen zu schwach versorgten Bereiche verstärkt ein (zweite Art von Schmerzen, Krämpfe)?
  - Wird das polare Kräftespiel, das den Gesamtleib versorgen sollte und die Weltbeziehung vermittelt, geschwächt (allgemeine körperliche und seelische Leistungsschwäche)?

Wechselspiel zwischen Innenleben und Außenorientierung

Können Einseitigkeiten im Seelenleben von alleine wieder abklingen? Wechseln Innenleben und Außenorientierung von allein in rechter Weise ab? Besteht die entsprechende Schwingungsbereitschaft? Läßt sich die Seele von der Umwelt erregen? Läßt sie sich leicht gefangennehmen? Wird sie von den Umwelteindrücken überwältigt? Kann intensive Weltverbindung wieder zum In-sich-Ruhen zurückfinden?

Die Beziehung des Astralleibs zum Ich

- Ist das Seelenleben stärker als das Ich? Nimmt es das Ich gefangen? Bleiben Einseitigkeiten bestehen und bekommen sie Dauer oder lassen sie sich von der Kraft des Ich wieder auflösen?
- Fällt ein Teil des Seelenlebens aus dem Gesamtzusammenhang heraus oder läßt es sich durch die Kraft des Ich wieder einfügen?
- Fügen sich Denken, Fühlen und Wollen zur integrierten Einheit zusammen oder fallen sie auseinander? (Schizoide Persönlichkeit oder gar Geisteskrankheit oder nur Dominierung einer der Kräfte bei Schwächung der beiden anderen.)
- Verknäueln sich Denken, Fühlen und Wollen? Ist das Ich in diesem Seelenknäuel verfangen (Neurose-Bildung) und unfähig, die Seelenkräfte zu erkennen, zu ordnen und zu lenken?

Das Ich

Möglichkeit des Abstands zu sich selbst. – Das Stirb und Werde. – Fähigkeit zu Verzicht und Schmerz als Tor zu neuem Leben. – Mitte wird Umkreis, Umkreis wird Mitte. – Der Teil kann sich organisch und seelisch einem Ganzen einfügen. – Die geistige Einstellung zur Welt als Fähigkeit, nach dem Wesen und den Nöten eines anderen zu fragen und Beziehungen zum anderen Menschen, zur Menschengemeinschaft und zur Welt zu pflegen. – Das geistesgegenwärtige Erfassen einer Situation. – Die Bereitschaft zum Helfen als freie Tat. – Die «gekonnte» Liebe. – Die Bereitschaft zum Dienen aus Erkenntnis der Notwendigkeiten. – Ordnen der Vorstel-

lungen nach Gesetzen der Logik. Fähigkeit zu Mathematik und zu Musik, zu objektiven Qualitätserlebnissen, die bewußt herbeigeführt werden. – Die Fähigkeit, die Idee zu finden aus bewußtem Miterleben und Mitschwingen in Seele und Leib. – Die Fähigkeit zum künstlerischen Gestalten. – Die Fähigkeit, Erlebniskraft und Bewußtseinsklarheit zu verbinden. – Die Fähigkeit zum sprachlichen Ausdruck. – Erkennen der Welt und der Person aus innerem Abstand. – Das Erleben von Selbständigkeit, Freiheit und Verantwortlichkeit. – Integration ins Ganze der Welt.

Die Beziehung des Ich zum Astralleib

- Wird das Ich vom Astralleib gefangen oder ist es der Herrscher über das Seelenleben?
- Kann es Stockungen im Astralleib auflösen?
- Kann es die polaren Seelenkräfte bewußt dirigieren?
- Kann es das Eigenleben der Seelenfülle zum Schweigen bringen, so daß die Seele zum Sinnesorgan wird (das heißt, kann es Todesprozesse aktivieren)?
- Hat das Seelenleben durch das Ich-Wirken innere Geschlossenheit? Vermag es sich aufzugeben und in einen größeren Zusammenhang oder Rhythmus einzufügen?
- Kann es Abstand zu sich selbst erzeugen, das heißt vom Mittelpunktserleben, in dem es sich gerade noch befunden hat, zurücktreten?
- Vermag es Schicksalssituationen zu bejahen, nach ihrem Wesen zu fragen, ihnen einen Segen abzugewinnen?
- Kann es eigenes und fremdes Schicksal auf einem menschheitlichen Hintergrund sehen?
- Kann es Situationen der seelischen Enge überwinden und sich um die «geistige» Einstellung zur Welt bemühen?
- Vermag es die Umkreise der Lebenssituationen zu erweitern und die Selbstbezogenheit zu überwinden?

Die Beziehung des Ich zum Ätherleib

Jede körperliche und seelische Tat, jede Hingabe, jedes bewußte Einfühlen und Nachahmen ist von einem Mitströmen des Ätherischen begleitet.

– Ist dieses Mitströmen vorhanden?
– In welcher Stärke oder Schwäche erfolgt das ätherische Strömen?
– Wie ist das subjektive Lebens- und Wärmeerleben bei einer Tat?

Die Beziehung zum physischen Leib

Das Ich benötigt das Knochengerüst, um es von außen zu ergreifen. Es benötigt das mineralische Widerlager im Blut. Es braucht die Auseinandersetzung mit der Realität der Welt.
– In welcher Intensität und Qualität erfolgen diese Beziehungen?
– Wie ist das Verhältnis des Ich zur Bluteswärme?

Beziehungen des Ich zum Zusammenspiel mit Astralleib, Ätherleib und physischem Leib

Stimmen die verschiedenen Qualitäten des Zusammenwirkens im dreigliedrigen Menschen?
– Sinnes-Nerven-System: Ich, Astralleib und Ätherleib sind frei, stehen dem physischen Leib gegenüber;
– rhythmisches System: Ich und Astralleib sind frei, treten mit physischem Leib und Ätherleib in rhythmische Verbindung;
– Stoffwechsel-Gliedmaßen-System: Das Ich ist relativ frei, Astralleib, Ätherleib und physischer Leib sind intensiv miteinander verbunden.

Die Beziehung zwischen Ich einerseits, Seele, Leib und Welt andererseits

– Blick nach innen und außen:
  - Können in der Begegnung mit der Welt klare Vorstellungen gebildet und Vorsätze gefaßt werden?
  - Können diese als bewußt gelenkte Schritte durch Vermittlung des Gefühls das Seelenleben erregen?
  - Besteht die Fähigkeit, die Bewegungen des eigenen Leibes, aber auch die Wirkungen auf die Umwelt aus innerem Abstand wahrzunehmen?
  - Können diese Wirkungen im voraus überblickt und den Bedürfnissen der Umgebung angepaßt werden?

- Kann das Ich aus Abstand sich selbst in seiner Beziehung zur Umgebung in seinen Wirkungen und deren Rückwirkungen überblicken?
- Wie äußern sich diese Beziehungen in der Gestik des Menschen?
- Wie ist die Beziehung zur Achse zwischen Erdmitte und Sternenumkreis:
  - Aufrechter Gang?
  - Wie wird das Haupt getragen?
  - Wie ist die Art des Denkens und Sprechens?
- Wie werden die Einseitigkeiten des Seelenlebens im Sinne der luziferischen und ahrimanischen Einengung vom Ich erkannt und korrigiert?
- Wie kann das Ich die Geschenke der Einseitigkeiten genießen, sie aber auch verantwortlich lenken?

KUNST ALS THERAPIE

Von der Diagnose zur Therapie

Das beschriebene diagnostische Vorgehen orientiert sich am Bild des gesunden Menschen. Krankheitsvorgänge oder -zustände werden als Abweichungen von diesem Urbild erlebt. Da die Kräfte, die im Menschen wirken, von verschiedenen Standpunkten aus betrachtet werden können, gilt es zu lernen, diese Standorte zu definieren und die Kräftequalitäten zu differenzieren. Nur dann können wir an die Phänomene die entsprechenden Fragen stellen.

Durch diese Orientierung am gesunden Menschen hat eine Krankheitsdiagnose zur Folge, daß sie aus der Krankheit gleichzeitig den Weg zurück zum Gesunden weist. Wir können dann den Organismus anregen, den Leib oder die Seele durch das gesunde, übergeordnete Kräftewirken wieder durchzugestalten.

Das Ziel therapeutischen Handelns ergibt sich aus der Diagnose. Wir haben nur noch zu überlegen, auf welchem Weg das therapeutische Ziel erreicht werden kann. Rudolf Steiner formuliert: «Es muß mit der Diagnose zusammen schon etwas gegeben sein, was auf die Heilung hinweist.»[1] So ergibt sich eine rationelle Therapie[2] dadurch, daß die Kräftewirkungen, die zur Krankheit führen, und die, die zu gesunden vermögen, im miterlebenden Denken erkannt werden. Wir entdecken so eine Ratio für unser Handeln.

Haben wir – als ersten Schritt auf dem Wege zum imaginativen Denken – versucht, im eintauchenden Denken ein Bild vom Krankheitsgeschehen zu erwerben, und haben wir anschließend versucht, die Inspirationsstimmung zu pflegen, in der wir bei Ausschaltung allen Wissens offen werden für das Qualitätserleben von Kräftezusammenhängen, so entsteht aus diesem Erleben die Sehnsucht, dabei mitzuwirken, daß das Zerrbild der Krankheit sich wieder dem Urbild des Gesundseins annähern kann. Es kommt zu einer Steigerung der Kräfte des Sich-Öffnens und der liebevollen Hingabe. Die so bewußt erübte Intuitionsfähigkeit meidet nicht schmerzvolles Miterleben. Sie entdeckt eine objektive Liebefähigkeit und verwandelt sie in Erkenntniskraft. Der Vorgang der bewußt errungenen Intuition hat Verwandtschaft mit der Geistesgegenwart. Sie ist immer ein Geschenk, entzieht sich aber nicht der denkerischen Klarheit.

Grundsätzliche Gedanken zum therapeutischen Wirken

Der therapeutische Vorgang als solcher entspricht immer einer künstlerisch-schöpferischen Tat. Dabei werden die Kräftewirksamkeiten im Patienten mit dem Kräftewirken im Therapievorgang zusammengeschaut. Welche Aufgabe übernimmt die therapeutische Substanz? Wie erkenne ich das rechte Medikament und wie beobachte und lenke ich seine Wirkung auf das Kräftespiel des Gesundungsprozesses?

Die Zusammenarbeit von Arzt und Kunsttherapeuten kann im Arzt die Fähigkeit verstärken, die Schritte seiner Therapie, ja sogar schon den Vorgang der Diagnosefindung als künstlerischen Prozeß zu erleben. Sollen nicht nur Krankheits-«Zustände» betrachtet werden, sondern auch das Kräftespiel, das sie auslöste, und das Kräftespiel, das aktiviert werden muß, um Gesundung zu bewirken, so ist dies nur durch künstlerisches Erfassen und Erleben möglich. In diesem Bemühen fördern sich Arzt und Künstler, wenn eine gute Zusammenarbeit gepflegt wird. Die Notwendigkeit für den Arzt, dem Kunsttherapeuten zur Seite zu stehen und auf seine Bedürfnisse und Wesensart einzugehen, weckt im Arzt neue Fragestellungen, Erkenntnisse und Fähigkeiten, die ihm helfen, «Heilkunde» wieder zur «Heilkunst» werden zu lassen.

Das Therapieren will helfen, überpersönliche Gestaltungskräfte im Menschenleib wieder wirksam werden zu lassen. Die Kräfte, die nachts den Leib zu regenerieren vermögen, müssen beim Kranken auch tagsüber im Therapievorgang angesprochen werden. Therapieren ist dann das dienende Herbeiholen und Herbeibitten dieser Menschheits- und Weltenkräfte. Therapieren (therapeuein) ist im Griechischen das Wort für «dienen».[3] Arzt und Künstler sind dann beide «Therapeuten». Sie «dienen» den Gesundungskräften und der guten Weiterführung des Schicksalslaufes ihrer Patienten.

Die ärztliche Therapie bedient sich in erster Linie des Medikaments. Der anthroposophische Arzt bedient sich dazu oft der Medikamente aus dem Naturreich. Kennen wir die Kräfte, die in besonderer und oft betont einseitiger Art in einer Pflanze, in einem Mineral oder Metall wirken, so können wir diese Kräfte dem Gesundungsvorgang dienstbar machen.

So können wir zum Beispiel bei einem schwachen Wirken des Astralleibes den entsprechenden Pol stärken, können eine übermäßige Wirksamkeit abschwächen oder können beide Pole zu besserem Eingreifen in den

Leib anregen. Eine Tendenz des Seelenlebens, sich zu wenig mit dem Leib zu verbinden, kann zum Beispiel durch Eisen, Arsen oder Phosphor (jeweils in homöopathischer Form) korrigiert werden. Um solche Substanzen handhaben zu können, müssen ihre Eigenschaften vorher in «künstlerischer Betrachtungsart», das heißt im miterlebenden Erkenntnisvorgang, erfaßt werden. Dabei bilden die wissenschaftlichen Phänomene, die physikalischen und chemischen Eigenschaften, das Ausgangsmaterial für weitere exakte Betrachtungen. In ähnlicher Art können auch die Kräftewirkungen in den Pflanzen erkannt und benutzt werden. Sie wirken besonders auf den Astralleib.

Bedenken wir, daß das Astralische immer im Ätherischen wirkt, so ist das Ätherische geradezu als Grundlage für die Gesundungsprozesse zu verstehen.[4] Ist das Ätherische schwach, so können die Pole des Astralleibes nicht richtig ineinander schwingen oder es kann die Situation entstehen, daß sich der Formpol des Astralleibes ohne ein genügendes ätherisches Polster unmittelbar in den physischen Leib hineinpreßt. Dies führt, wie geschildert, zu Schmerzzuständen und Verkrampfungen, ja bis zu Zerstörungen.

Das Ätherische kann gestärkt werden durch roborierende (stärkende) Maßnahmen, durch Zuführung von Substanzen, die in besonderer Weise reich an Ätherkräften sind, aber auch durch Anwendung von Medikamenten aus dem Tierreich.

Eine besondere Möglichkeit, kräftigend auf das Ätherische zu wirken, besteht darin, therapeutische Maßnahmen in rhythmischer Weise durchzuführen. Der Ätherleib ist der Zeitenleib und steht rhythmischen Prozessen sehr offen. Bedenkt man, daß das Ätherische mit den Äthervorgängen der Erde in besonderer Weise verbunden ist, so kann man auch die Beziehung zu den Rhythmen von Tag und Nacht, zum Beispiel bei der Medikamentengabe, therapeutisch nutzbar machen. Hier entwickelt sich gegenwärtig eine neue Wissenschaft.[5]

Wirkt das Ätherische zu stark, so muß es durch die Abbaukräfte des Astralleibes ins rechte Maß zurückgeführt werden.

Von besonderer Bedeutung ist das therapeutische Einwirken auf die Ich-Organisation. Es sind dies die Kräfte, die im Körper die Gestaltungsvorgänge in ihrer Universalität aufrechterhalten, die den Menschen zum mikrokosmischen Abbild des Makrokosmos werden lassen. Im Ablauf der Funktionen bewirkt die Ich-Organisation, daß jede einzelne Aktivität immer im Zusammenhang mit dem Ganzen steht. Medikamentös wird dies durch Substanzen aus dem Mineralreich und durch Anwendung von Metallen versucht. Geben wir Mineralien, so appellieren wir an die Kräfte, die auch in der Leiblichkeit das Leblos-Werden der Stoffe verhindern. Man denke an das Eisen, das ausfallen möchte, aber als Blutfarbstoff im Lebenszusammenhang gehalten werden muß. Ähnliches gilt für die Mineralstoffe im Blutserum, deren Fehlen Bewußtseinsveränderungen bewirkt. In ähnlicher Weise benötigt das Ich die Auseinandersetzung mit der mineralischen Welt des Gewordenen um uns herum. Es gehört zu den paradox wirkenden Eigenarten des Ich, daß es sowohl Lebens- als auch Todesvorgänge repräsentiert. Es vermag beide in das richtige Maß zu bringen.

Auf die Wärme als Ich-Qualität kann ebenfalls das Medikament einwirken. Man denke an die Misteltherapie und die Verabreichung von Eisen. Der Wärmehaushalt kann aber auch durch äußere Maßnahmen aktiviert werden. Außerdem wird die Wärme als Kraft der Zuversicht in jedem therapeutischen Vorgang angesprochen, sowohl durch die Begegnung mit dem Therapeuten und Pflegenden als auch im Bemühen, der Krankheit einen Sinn abzuringen und eine neue, ichhafte Zukunftsorientierung zu finden. Hier liegen zum Beispiel mögliche Aufgaben für eine Schicksalsbegleitung.

Auch durch äußere Anwendungen, hydrotherapeutische Maßnahmen, Bäder und Wickel kann in das Zusammenspiel der Wesensglieder eingegriffen werden. Wie überall gilt es auch hier, die Wirkungsart zu durchschauen. Bei physiotherapeutischen Maßnahmen wird auf den Patienten sowohl auf passive Weise eingegriffen, zum Beispiel durch Massagen, als auch aktiv durch Krankengymnastik. In beiden Fällen kann beruhigt und gelöst oder bewegt und befeuert werden. Operationen können den Weg frei machen für das Eingreifen von gesunden Kräften.

Die Psychotherapie appelliert ebenfalls an die Gesundungskräfte. Stokkungen im Seelenleben, Verdrängungen müssen durchschaut und durch die Kraft des Ich wieder aufgelöst werden. Die Gesetze des Ich können an den Nöten des stockenden oder in sich gefangenen Seelenlebens erkannt werden. Die Eigenaktivität des Patienten wird angesprochen.

Das gleiche geschieht bei den künstlerischen Therapien, die im weiteren betrachtet werden sollen. Sie sind eine bedeutsame Erweiterung therapeutischer Möglichkeiten. Im «Heilpädagogischen Kurs»[6] schildert Rudolf Steiner die Gesetzmäßigkeit, mit der jeder Therapeut unmittelbar auf die Wesensglieder seines anvertrauten Patienten wirkt. Die Kraft seines Ich vermag immer ordnend auf das Seelenleben eines Kindes oder Patienten einzuwirken. Dies geschieht unmittelbar und ohne Worte. Da das Seelische aber Rückwirkungen auf die Körpervorgänge eines Patienten hat, bleiben diese Wirkungen nicht auf das Seelische beschränkt. Die Ausstrahlung bedeutender Arztpersönlichkeiten und Heiler beruht auf dieser Gesetzmäßigkeit.

Kunst als Therapie

Jede therapeutische Tat, womit auch immer sie erfolgt, ruft Gestaltungskräfte auf, bemüht sich, die Weltenastralität zu intensiverem und zu kraftvollerem Eingreifen in die Leiblichkeit zu veranlassen. Der Mittler für diesen Prozeß ist das subjektive seelische Erleben. Es entzündet sich an Vorgängen, die in der Natur durch die gleichen Kräfte hervorgerufen werden, die auch den Leib gestalten. Suchen wir die Verbindung mit diesen Weltenkräften, so kann dies eigentlich nur in der Stimmung liebevoller, ehrfürchtiger Zuwendung geschehen. Wir können ihr Eingreifen nie erzwingen, dürfen sie aber herbeibitten und uns als Mittler und Werkzeug ihres Wirkens zur Verfügung stellen. Nie sind wir der inneren Verpflichtung enthoben, verantwortlich für ihr intensiveres Eingreifen in Seele und Leib des anderen Menschen zu sein. Diese Verantwortung können wir aber nur bewußt tragen, wenn wir das Wesen dieser Kräfte, die Art, wie sie in den Elementen der Künste wirken, intim kennengelernt haben. Dann ist es möglich, aus wirklichem Überblick und Kenntnis der Zusammenhänge, aus einer «Ratio» zu therapieren. Wenn wir erleben, daß künstlerisches Tun auf einen Krankheitsvorgang einzuwirken vermag, wenn wir dessen Dynamik mit dem neu erworbenen Denken zu beurteilen gelernt haben, dann können therapeutischer Mut und therapeutisches Verantwortungsgefühl in gleichem Maße wachsen.

Bisher wurden in diesem Buch die Wege geschildert, in denen Seelenerlebnisse auf Körpervorgänge wirken. Die Kenntnis dieser Zusammenhänge kann therapeutisch nutzbar gemacht werden. Durch sie entsteht eine Ratio für die Anwendung der künstlerischen Therapien, wobei durchaus ähnliche Gesetzmäßigkeiten gelten wie bei der Anwendung von Medikamenten aus dem Pflanzen- oder Mineralreich.

Man muß selbstverständlich die Vorgänge kennen, die in der Ausübung der Künste und in den Elementen, mit denen die Künste umgehen, wirken. Auch die Methoden des künstlerischen Tuns, zum Beispiel die Instrumente, derer man sich bei der Musik bedient, haben verschiedenartige Wirkungen auf das Seelenleben und die begleitenden Kräfteregungen. Solche Gesetzmäßigkeiten sollen im folgenden Teil dieser Ausführungen dargestellt werden.

Wenn man zum Beispiel weiß, daß beim Plastizieren der Ätherfluß besonders angeregt wird und sich intensiver mit dem Physischen verbindet, so ergibt sich die Frage, bei welchen Krankheitsbildern diese Wechselbeziehung gestärkt werden muß. Gelingt dies, so entsteht zusätzlich die neue Bereitschaft, Gestaltungsimpulse aus dem Astralischen auf dem Umweg über den Ätherfluß in den physischen Leib einwirken zu lassen.

Beim Malen wird das Wechselspiel zwischen den Gestaltungskräften des Astralischen im Ätherischen in besonderer Weise aktiviert. Dies entspricht einem inneren Geschehen, das viel mit dem Entstehen von Erinnerungsbildern zu tun hat. Die Verbindung mit dem Physischen wird dann erst mit dem Pinsel auf der Leinwand realisiert. Die Wahl der Farben vermag dabei besonders einen einzelnen Pol des Astralleibes anzusprechen. Im Malvorgang selbst wird das Ineinanderschwingen der Pole wieder in Gang gesetzt. Auch die Beziehung zwischen Seelenleben und Welt wird durch das Wechselspiel von «Tun und Sinnen» in Fluß gebracht. Die Ich-Kräfte werden aktiviert durch das kompositorische Bemühen, durch das sich die Einzelheiten einem Gesamtbild einfügen.

In der Musik wird in besonderer Weise die Gesamtastralität angesprochen, die in ständig bewegtem Fluß die Pole ineinanderklingen läßt, das Ätherische bewegt und das Prinzip der Ganzheit miteinbezieht. Im schöpferischen Akt ergreift das Ich in besonderer Intensität Leib und Seele, die im Ausüben der Musik in einmaliger Weise zusammenklingen. Gleichzeitig taucht das Ich ganz in der Welt der Töne unter, vertraut sich ihr an, geht in ihr auf.

Noch intensiver verbindet das Ich das Wirken des Astralischen, Ätherischen und Physischen in der Sprachgestaltung, die ebenfalls therapeutisch eingesetzt werden kann.

Die Heileurythmie und ihre Anwendung wurde hier nicht besonders dargestellt, da Wirkungsart und therapeutische Hintergründe durch Rudolf Steiner im «Heileurythmiekurs» ausführlich dargestellt wurden.[7]

Das Wesen der Künste und der künstlerischen Tat

Bewußtes künstlerisches Erleben

Das künstlerische Erleben führt, wenn es in moderner Weise bewußt erübt wird, die Abstandskraft des Denkens ein wenig in die Lebensvorgänge des Leibes hinunter.

Bewußtes Wahrnehmen, seelisches Erleben und unbewußte Leibesempfindungen schwingen ineinander. Die Bereitschaft, mit unmittelbaren Leibesempfindungen auf einen Eindruck zu reagieren, kann geübt und dadurch dem Bewußtsein ein wenig nähergebracht werden. Es gilt dabei, die Phänomene möglichst «vorstellungsfrei einzusaugen».[8] Das Erleben wird dadurch unmittelbarer, Erlebnisbereitschaft und Erlebnisstärke nehmen zu. Gleichzeitig gilt es aber, die Fähigkeit des Abstandnehmens den eigenen Erlebnissen und Lebensvorgängen gegenüber zu erlernen. Bei Goethe finden wir dafür folgende Formulierung:

> «Ich lasse ... die Gegenstände ruhig auf mich einwirken, beobachte dann diese Wirkung und bemühe mich, sie treu und unverfälscht wiederzugeben; dies ist das ganze Geheimnis, was man Genialität zu nennen beliebt.»[8a]

Diese Goethesche Art von Genialität müßte lehrbar und erlernbar sein. Das treue und unverfälschte Wiedergeben des Erlebens ist sowohl in Worten möglich als auch im künstlerischen Prozeß. Bedeutsam ist dabei, daß die Erlebniskraft nicht schwächer wird, sondern daß sie sich im Üben verstärkt, obwohl sie sonst durch Bewußtsein immer abgedämpft wird. Bedeutungsvoll ist ferner, daß diese Erlebniskraft trotz zunehmender subjektiver Fülle in objektiver Weise an den Schöpfungskräften der Natur teilnimmt.

In dieser Weise kann sowohl der gesunde wie der kranke Mensch «miterlebend» erkannt werden. Unmittelbares Erleben und denkerische Distanz verbinden sich in neuer Weise.

Das künstlerische Schaffen

Der moderne Weg des Künstlers und Kunsttherapeuten

Wir können aus anthroposophischer Menschenkunde die Gesetzmäßigkeiten der künstlerischen Tätigkeit in immer mehr Einzelschritten durchschauen und die einzelnen Schritte erüben. Soll Kunst zur Therapie werden, so besteht eine neue künstlerische Fähigkeit darin, diesen lebensvollen Vorgang im Patienten in Gang zu bringen und ihm zu helfen, Schwierigkeiten, die sich aus seiner Krankheitssituation ergeben, zu überwinden.

Nicht so ausgesprochene Einseitigkeiten, wie sie ein kranker Mensch hat, aber doch Einseitigkeiten im Seelenleben und in den Organfunktionen hat jeder von uns, auch der, der Künstler und Therapeut werden will. Werden diese bewußt erlebt und durchschaut, wird versucht, sie zu überwinden, so kann der Künstler aus seinen eigenen Schwierigkeiten Erkenntnisse und Hilfen geschenkt bekommen, die ihm in seiner späteren Arbeit mit den Patienten zugute kommen.

Wichtig ist es, die *prinzipiellen* Einseitigkeiten und Hemmnisse zu kennen, ja vielleicht selbst erlebt und durchlitten zu haben. Wollen wir therapeutisch wirksam werden, so müssen wir uns zwar immer am Urbild orientieren, gelegentlich aber auch einmal eine einseitige Art des Schaffens bewußt als Therapiefaktor einsetzen. Wenn wir therapeutisch wirken aus Erkenntnis von Kräftewirksamkeiten, so kann es keine Dogmen geben, sondern nur Geistesgegenwart und die Fähigkeit, krankhafte Situationen zu durchschauen. Allein daraus ergibt sich die Frage, auf welche Weise die bestehenden Einseitigkeiten behoben werden können.

Zeitbedingte Erschwernisse

Regen wir einen anderen Menschen an, künstlerisch tätig zu sein, so geht fast jeder von einer intellektuellen Einstellung aus. Man ist gewohnt, eine Vorstellung zu haben, diese dem Willen einzupressen und dem Material aufzuzwingen. Auf diese Weise können zwar Taten vollbracht werden, aber es kommt nicht zu dem beschriebenen Ätherstrom, der objektive Gestaltungskräfte aufnimmt. Das geschaffene Werk ist konstruiert, nicht lebenswahr. Es entspringt nicht unmittelbarem Erleben. Künstlerische Betätigung unter kundiger Führung hilft, die Unmittelbarkeit des Erlebens wieder zu erringen.

Eine andere Menschengruppe meint, künstlerisches Tun müsse aus den Tiefen des Unbewußten emporsteigen. Es sei also etwas Ähnliches wie ein titanenhaftes Schaffen. Die Ungebärdigkeit der Phantasie solle befreit, Verdrängtes und Unbewußtes heraufgeholt werden. Es wäre künstlerisches Tun dann etwas Ähnliches wie ein Abstieg in die Abgründe unseres Seins, ein «Gang zu den Müttern», ohne dabei aber die Himmelsorientierung als Kraft mit in die Tiefe zu tragen. Diese allein aber ermöglicht den Rückweg, ja, kann die Kräfte des Abgrundes erlösen.

Befreiend kann ein solches spontanes Schaffen durchaus wirken; am entstandenen Werk jedoch wird man die jeweiligen Einseitigen der Seelensituation unmittelbar erkennen können. Krankhafte Prägungen der Leiblichkeit, sogar Einseitigkeiten der Konstitution, offenbaren sich im Werk ebenso wie gestaute oder verdrängte Seeleninhalte. Das Erleben dieser Wirkungen kann die Sehnsucht wecken, subjektive Schöpferfülle und objektive Weltgestaltungskräfte zusammenklingen zu lassen.

Viele Menschen sind unfähig, die Inhalte ihres Seelenlebens in freudigen Willenstaten «herauszusetzen» und in die Realität der Materie einzufügen. Willensschwäche, Verlust der selbstlosen Liebefähigkeit und Unfähigkeit, sich objektivem geistigen Kräftewirken dienend zur Verfügung zu stellen, sind durchaus Gegenwartsprobleme.

Das Schöne erkraftet das Ätherische[9]

Rudolf Steiner schildert, daß Schönheit im künstlerischen Schaffen Ausdruck eines gesunden ätherischen Leibes sei. So ist zu verstehen, daß das Bemühen, im Kunstwerk Schönheit zum Ausdruck zu bringen, erkraftend auf den eigenen Ätherleib wirkt, aber auch auf den des Betrachters. Es muß dabei Unschönes, sogar Häßliches nicht vermieden werden, insofern es sich in ein Ganzes einfügt und diesem zu innerer Dynamik verhilft.[10] Viele Menschen meinen heute, es sei altmodisch, Schönes zu gestalten. Vielleicht muß aber das Wesen der Schönheit nur neu entdeckt werden.

Die Schulung des Blickes für das Zusammenwirken von Gestaltungskräften und Ätherstrom kann an den Lebensstufen und den Gestaltungskräften des Tierkreises erübt werden. Die sieben Lebensstufen sind die beschriebenen Schritte, in denen das Leben begrenzt und Formimpulsen zugänglich gemacht wird. Sie kennzeichnen sieben charakteristische Qualitäten des Äthergeschehens, die im ganzen Leib wirken. Da die Kunst des Plastizierens immer Gestaltungskräfte des Leibes zum Mitklingen bringt, deren Hintergrund die kosmischen Urkräfte sind, ist es naheliegend, diese sieben Grundgesten auch im plastischen Tun zu erüben. Bringt der Kunsttherapeut solches Üben auch den Ärzten nahe, so kann ein wirksam verbindendes Element im praktischen Tun entstehen, das eine gute Grundlage für das Miterleben von Krankheitssituationen und Gesundungsimpulsen abgeben kann.

Die zwölf leibgestaltenden Prinzipien, die durch den Tierkreis repräsentiert sind, wirken ebenfalls nur durch die Mittlerrolle des Ätherströmens, das im Leib wirkt. Übt man diese Gestaltungskräfte, so kann man dabei das Umgehen mit den Urprinzipien der menschlichen Leibesbildung lernen.

Auch das Wissen von den vier verschiedenen Qualitäten der Ätherarten kann zur Übungsgrundlage gemacht werden: Wir können die Kraft des fast Belebens der Erdenmaterie beim Plastizieren eine Zeitlang besonders pflegen, eine Tätigkeit, die dem Lebensäther verwandt ist. Oder wir versuchen, die raumschaffende Strahlkraft des Lichtäthers im praktischen Tun zu beachten, in dem eine Gestalt durch Berührung und Sog begrenzt wird. Wir können uns an der Möglichkeit zur Gliederung, die den Klangäther oder chemischen Äther charakterisiert, begeistern und uns freuen, das Gegliederte wieder zum Ganzen zu fügen. Schließlich kann auch der alles durchwärmenden Kraft besondere Aufmerksamkeit zugewendet werden, die mithilft, daß Tendenzen zur Starre und zur festen Prägung wohltätig wieder einer Lösung zugeführt werden. Wie dramatisieren sich diese Übungen, wenn man sich vorzustellen versucht, daß alles Ätherwirken sogartigen Charakter hat, also das Gegenteil von materieller Dichte und Festigkeit ist! (Vergleiche das Kapitel über das Wesen des Ätherischen.)

Auch die Kräftewirkungen, auf die die dreigliedrige und viergliedrige Betrachtungsart hinweist, können im künstlerischen Tun erlebt werden. Haben wir diese Kräftewirkungen nicht nur verstandesgemäß begriffen, sondern auch im praktischen Tun erübt, so können wir beim Therapieren eines Tages auf der Stufe der Meisterschaft durch die Art, wie wir den Patienten zum Tun anregen, auch Feinheiten im ätherischen Geschehen beeinflussen.

Es ist wohl fast überflüssig zu sagen, daß im Augenblick der eigentlichen künstlerischen Tat diese bewußten Übungsschritte ebenso vergessen werden müssen wie die Fingersatzübungen bei der künstlerischen Gestaltung eines Musikstückes.

Die Leibesgrundlagen künstlerischen Schaffens

Alle Künste entspringen nach Rudolf Steiner der Verbindung von Erinnerung und Liebe.[11] Grundlage für das Verständnis dieses Zusammenhangs ist das Verstehen der körperlichen Prozesse beim Wahrnehmen, Verinnerlichen und Erinnern und das Verstehen der Vorgänge bei seelischen oder körperlichen Taten. Darüber hinaus kann es helfen, die Erinnerungsfähigkeit in verschiedenen Wirkensbereichen und Qualitäten zu betrachten und auch die Liebefähigkeit auf ihre verschiedenen Qualitäten hin zu untersuchen.

Allen Erinnerungsbereichen ist gemeinsam, daß die Weltenastralität sich mit dem Leib verbindet und daß sie im Seelenleben Gestalt annimmt. Die drei Bereiche sind in geheimnisvoller Weise ineinander verwoben und nur im Denkprozeß voneinander zu trennen.

Es lassen sich drei verschiedene Erinnerungs*qualitäten* unterscheiden:

- *Die Erinnerungen an die Erlebnisse des Tages:* Hier werden im Wahrnehmungsakt die Vorgänge der Natur, die ein Objekt gestaltet haben, zum Bilde abgelähmt, gleichzeitig aber die Seele zum Mitschwingen mit diesen Gestaltungskräften gebracht und dieses Kräftespiel in die Lebensvorgänge des Leibes aufgenommen. Daraus resultieren die persönlichen Erinnerungen.
- *Überpersönliche Leibeserinnerungen:* Nehmen wir an, daß der Leib von Gestaltungskräften aus dem Kosmos gebildet wurde, so wirkt die Weltenastralität in den Ätherleib hinein, der diese durch seine Mittlerfunktion bis in die Physis hinein zu tragen vermag. Ein Teil des Ätherischen wird dabei stets von der Wirkung im Physischen befreit und dem Seelenleben als prägsames Material zur Verfügung gestellt. Durch die

enge Beziehung des Ätherischen zum Leib und zu den in ihm wirkenden kosmischen Gestaltungskräften können diese im freien Seelenleben mitschwingen.

- *Die Erlebniserinnerungen der Nacht:* Im Schlaf wirken die kosmischen Kräfte der Weltenastralität unmittelbar auf den Leib und vermögen ihn mit den Urbildern der Leibesgestaltung zu durchdringen. Durch die Verbindung mit dem Ätherleib, der nachts vom bewußten Seelenleben nicht engagiert wird, entstehen Regenerations- und Gesundungskräfte. Das Seelenleben empfängt nach der Enge und Egozentrik des bewußten Tageslebens in der Nacht die Berührung mit Weite und überpersönlichen Weisheitsgesetzen. Beim Aufwachen können wir als Nachklang der nächtlichen Verbundenheit mit dem Kosmos erleben:
  - das Geschenk der Willensfrische,
  - die Regungen des Gewissens,
  - die Möglichkeit zur Schicksalsorientierung durch sogenannte «große Träume»,
  - Lösungen für Probleme, die uns beim Einschlafen bewegt haben.

Solche Lösungen sind besonders dann möglich, wenn es sich um Probleme gehandelt hat, die nicht die eigene Person betrafen, sondern bewegt wurden aus dem Willen, Nöte anderer zu erkennen und ihnen zu helfen. Aber auch für eigene Schicksalsnöte gibt es eine derartige Gewißheit beim Aufwachen, wenn man bereit wurde, das eigene Schicksal in einem größeren Zusammenhang zu sehen. Das gleiche gilt auch für wissenschaftliche Probleme, insofern sie uns begeistern und uns in unserem ganzen Menschsein ergreifen.

In ähnlicher Weise wird plötzliches, erleuchtendes Wissen über nächste Schritte beim künstlerischen Gestaltungsprozeß erlebt. In besonderem Maße gilt dies für das Malen, wenn wir zum Beispiel den Mut haben, eine ungeschickte Farbwahl, die das Bild zu zerstören droht, doch in die Gesamtkomposition zu integrieren.

Das Geistige, das wir in der Erinnerung in uns finden, können wir so im Seelischen *erlebend erkennen*, um es dann in die künstlerische Tat, die liebevolle Handlung, einfließen zu lassen.

Die Liebefähigkeit kann man wie in verschiedenen *Stufen* erleben:

- *Das Erleben der Liebe als Naturgeschenk:* Sie flammt von alleine auf. Das gleiche gilt für künstlerische Begabung und Schöpferkraft, die seelischer Kraft und seelischem Reichtum entspringen. Beides sind Geschenke der Jugendfülle, die in der Regel mit der Zeit, spätestens in der

Lebensmitte, verlorengehen. Liebe und Schöpferkraft sind verwandt, wahrscheinlich sogar dasselbe. Sie bleiben nur erhalten, wenn ihre verschiedenen Elemente und Qualitäten erkannt und bewußt geübt werden. Die Schöpferkraft und Liebefähigkeit wird bewußt als Geschenk erlebt – als kosmisches Geschenk, das man beim Aufwachen am Morgen beglückt zu erleben vermag. Es ist aber auch ein Geschenk, das man immer wieder erleben kann, wie es aus den Wärmeprozessen des Leibes aufsteigt. Diese Wärmeprozesse verdanken wir letzten Endes den Sonnenkräften, die in der Substanzbildung der Nahrungsmittel gewirkt haben und die wir über die Nahrung in uns aufgenommen haben.

- *Die bewußt geübte Hingabe:* Dabei tauchen Ich, Astralleib und Ätherleib in einen Teil der Umgebung ein. Durch die Kraft des Ich werden Mitte und Umkreis eins. Das Ätherische als der große Vermittler vermag sich in die Lebensvorgänge des Objekts hineinzuverwandeln, sie «nachzuahmen» und die Prägung mitzuerleben, die das Objekt von seinen Gestaltungskräften erfährt. Die Fähigkeit zu Liebe und Hingabe – zu hingebender Liebe – ist die Grundlage allen künstlerischen Erlebens, genauso aber für jede unmittelbare Beziehung zur Umwelt. In einer lebensvollen neuen Wissenschaft ist sie die Grundlage für das miterlebende Denken.[8]
- *Die Liebe als Empfangsorgan:* Liebefähigkeit und Willenskraft kann eine Metamorphose ihrer Richtung erfahren. Rudolf Steiner schildert, daß die Gefahr, sich im zentrifugalen Prozeß der Hingabe an die Welt zu verlieren, dadurch behoben wird, daß anschließend ein starker zentripetaler Mittelpunktswille aufflammt. Man kann sich geradezu selbst sagen: «Jetzt will ich mich.» Dieser zentrierte Mittelpunktswille wird aber nicht zum Egoismus, sondern stellt sein ganzes Sein zur Verfügung, das eben im Umkreis Erlebte aufzunehmen. Wie stellt man diese neue Situation her? Man wird ganz Mittelpunkt, distanziert sich aber ein klein wenig von sich selbst, denn nur so kann die bewußt erzeugte Mittelpunktswärme, die man eigentlich selber ist, «als Instrument» für die Aufnahme des in der Hingabe Erlebten zur Verfügung stehen. Es entsteht die «empfangende Wärme».
- *Liebe als schöpferische Tat:* Erst wenn Hingabe und Empfangsliebe wirksam wurden, kann die Reproduktionskraft der schöpferischen Liebe wirksam werden. Die Liebe erfährt also eine neuerliche Richtungsänderung. Sie setzt etwas heraus, was eigenes Inneres war, fühlt sich für dessen Existenz verantwortlich, liebt diese Schöpfung in allen

Abstufungen – wie die Mutter ihr Kind. Anfangs ist man intensiv verbunden und umhüllt das neue Wesen, das sich immer mehr von der eigenen Person zu trennen beginnt. Später versucht man, wie bei einem heranwachsenden Kind, dessen Eigenleben zu fördern und es immer selbständiger werden zu lassen. Schließlich muß man es ganz von sich ablösen und in die Welt hinaussenden in der Hoffnung, daß es dort gute Wirkungen zu vollbringen vermag. Wurde in diesen Schritten ein Werk vollendet, so hat dies eine befreiende, gesundende und kräftigende Rückwirkung auf die tätige Person, auf Seelenleben und Leibesempfinden, auch wenn, wie bei jeder künstlerischen Tat, man nie ganz zufrieden mit dem Ergebnis sein wird. Darin liegt aber schon der Keim für den nächsten künstlerischen Prozeß.

Meditation

Eine andersartige Möglichkeit der Verbindung von geistigen Vorgängen im Innern und dem Hereinwirken in das Ätherische der Erde ist die Meditation. Sie ist in gewisser Weise dem künstlerischen Schaffen verwandt, entspricht sie doch den Vorgängen in der Seele, bevor eine Tat begonnen wird. Kennt der Künstler diese Gesetzmäßigkeit, so kann er diese notwendige Phase bewußter gestalten und verstärken.

Man stellt sich bei der Meditation einen leicht überschaubaren Vorstellungsinhalt, zum Beispiel ein Symbol, in den Mittelpunkt seines Bewußtseins und richtet dann seine ganze Aufmerksamkeit, die volle Kraft der Seele, auf diesen Inhalt.

In der ersten Phase kommt es darauf an, die Vorstellung exakt festzuhalten und mit innerem Abstand anzusehen. Dies entspricht der Tätigkeit der Vorstellungsbildung im Haupt.

Das Wesen des zweiten wichtigen Meditationsschrittes ist es, zu erleben, daß wir in der Lage sind, einen starken, liebevollen Willensstrom auf dieses innere Objekt zu richten. Diese Willenshinwendung entspricht exakt – so schildert es Rudolf Steiner – einem Tastvorgang der Hände. Meditieren wir in richtiger Weise, so entsteht ein ganz ähnliches Gefühl wie bei körperlicher Arbeit. Arme und Hände sind beim Meditationsvorgang das Entscheidende und nicht der Kopf.[12] Das Gefühl, das wir wie bei körperlicher Arbeit dabei in den Extremitäten verspüren, entspricht dem Strömen unseres Ätherischen. Wir fühlen etwas wie einen «zweiten Menschen» in uns, unseren eigenen Äthermenschen.[13] Dieses ätherische Strömen hat zur Folge, daß unser eigener Ätherleib sich mit dem Erdenäther verbindet und ein neues Spiegelorgan bildet. Statt des physischen Nervensystems spiegelt jetzt das Ätherische. (Die «Tätigkeit» des Nervensystems schafft mit seinen astralen Formkräften aber weiterhin das Bild, das so lange bestehen bleibt, wie ich es durch die bewußte Kraft des Ich festhalten kann.)

Die Kraft der Gestaltungsvorgänge, die in einem Symbol leben, entspricht einem Astralwirken, das vom eigenen Ich wachgerufen wird. Dieses spiegelt sich als Bild in dem neu geschaffenen Ätherspiegel.[14] Beim Meditieren entsteht ein neues, reiferes Ich-Erleben, das aus Abstand auf die Seelenvorgänge zu blicken und diese zu leiten vermag.[15]

Eine richtig durchgeführte Meditation verstärkt die eigenen Ätherkräfte und den Ätherfluß vom Menschen in die Welt hinaus. Das bedeutet aber gleichzeitig eine Verstärkung der Gesundungskräfte, deren Träger ja das Ätherströmen in seiner Mittlerfunktion zwischen Physis und Geist ist. Das meditative Bemühen um Imagination kann und muß in Zukunft Grundlage für Hygiene und Therapie werden.[16] Es können durch Meditation, die in dieser Weise geübt wird, sowohl die therapeutischen wie auch die künstlerischen Fähigkeiten verstärkt werden.[17] Das Plastizieren übt in gleicher Weise körperliche und seelische Taten der Hinwendung. Es kann zum Wegbereiter für rechtes Meditieren werden.

Für den Plastiker ist interessant zu wissen, daß Rudolf Steiner als Meditationsinhalt den Kentauren empfahl.[18] Es ist dies eine ganz besonders von gegensätzlichen Kräftewirkungen geprägte und in ständiger Bewegung gehaltene Gestalt: ein Pferdeleib mit idealisiertem Menschenhaupt.

Beim körperlichen Tun scheint ebenso wie bei der Meditation ein Wechselspiel von Geben und Nehmen zwischen Mensch und Erde zu entstehen. Beide Taten dürfen keine Schwächung des Ätherischen bewirken, das das Leben der Organe zur Aufgabe hat. Geschähe dies, würden körperliche Arbeit und Meditation krank machen. Das Gegenteil ist erlebbar. Die Gesetze und Gefahren des Schulungsweges müssen aber gekannt werden. Ohne die Kenntnis dieser Gesetze sollte man nicht anfangen, Übungen zu machen.

Therapeutische Leitgedanken

Üblicherweise werden Krankheiten so betrachtet, daß diese vom Arzt und vom Therapeuten behandelt werden. Der Patient selbst in seiner Persönlichkeit bleibt dabei weitgehend passiv. Er ist wirklich der «Homo patiens».

Wir greifen im folgenden den Hinweis Rudolf Steiners auf, daß auch durch «Betätigungen» heilende Kräfte aktiviert werden können. Der Kranke ist dann nicht mehr der «Homo patiens», der die mehr oder weniger weisen Taten des Arztes und die Wirkungen seiner Medikamente zu erdulden hat, sondern wird selbst aktiv, ein «Homo activus et se activans». Es ist selbstverständlich, daß dieser Appell an das eigene Tätig-Werden nicht in allen Situationen möglich ist. Meist kann es aber früher angesprochen werden, als man meint. Dies gilt vor allem für die Heileurythmie, aber auch für anderes künstlerisches Tun.

Kennt man das Wesen der Künste und ihre Wirkung auf das Seelenleben und die Leibesvorgänge, so kann eine sichere Grundlage gefunden werden für konsequentes therapeutisches Handeln. Die folgenden Schilderungen der Künste möchten versuchen, diesen Weg zu beschreiben und Grundorientierungen erkennbar zu machen.

Die therapeutische Grundhaltung

Ein Therapeut muß beim Therapiefortgang den Patienten ebenso wie dessen Krankheit immer wieder neu und unmittelbar erleben. Das Wissen vom Wesen der Krankheit gibt Orientierung, in welche Richtung bewußte Fragen an die Erlebnisbereitschaft zu stellen sind. Die Antwort kann aber nie primär aus intellektuellem anthroposophischen Wissen erfolgen, sondern nur auf dem (neuen) Umweg über das künstlerische Erleben. «Keine Anatomie, keine Physiologie kann den physischen Menschen in seinen Formen begreifen. Das kann allein die von dem künstlerischen Empfinden beflügelte lebendige Erkenntnis.»[19] Da alles im Werden und Vergehen ist, kann eine Beobachtung von gestern unter Umständen heute nicht mehr ganz zutreffen. Daher gilt es, den Mut zu haben, diesen Erkenntnisvorgang bei jedem Patienten jeden Tag unvoreingenommen zu wiederholen.

Zum Ausbildungsgang des Kunsttherapeuten muß es gehören, die Wirkungen der Elemente seiner Kunst am eigenen Leib zu erleben. Es besteht dabei die Schwierigkeit, daß im künstlerischen Akt jede Reflexion schweigen muß, sonst ginge die Unmittelbarkeit und Kraft des Schöpfungsprozesses verloren. Es gilt also, zuerst zu erleben und dann rückblikkend zu beobachten. Der Abstand zu sich selbst ist ja eine Tugend, die auf dem Entwicklungsweg der Ich-Reifung ständig gepflegt wird.

Beachten muß man dabei allerdings, daß die individuelle Ausgangslage des einzelnen Menschen Grundgesetzmäßigkeiten zu variieren vermag. Es ist also nicht möglich, eigenes Erleben ohne weiteres in gleicher Art auch beim Patienten anzunehmen. Trotzdem gibt es eine Reihe von Grunderlebnissen, die allgemeine Gültigkeit haben. So kann der Therapeut zum Beispiel aus eigenem Erleben erfahren, daß künstlerisches Schaffen das Seelisch-Geistige des Menschen aus einer Situation seelischer oder körperlicher Verhärtung und Leibgebundenheit aufzulockern und etwas aus der zu festen Verbindung mit dem Leib herauszulösen vermag. Andererseits muß er aus eigenem Erleben wissen, daß es möglich ist, eine künstlerische Tat so ablaufen zu lassen, daß sie in einem Zustand zu großer Lockerung und seelischer oder körperlicher Entzündungsbereitschaft verfestigende, formende und inkarnierende Wirkung hat. Auch das Geheimnis, daß die Überbetonung einzelner Elemente doch noch in einen guten Zusammenklang mit dem übrigen zu bringen ist, ja vielleicht durch ihr anfangs störendes Eigensein überhaupt erst Spannung und Dynamik entstehen ließ, muß zum immer wieder beglückenden Erlebnis geworden sein. Man weiß dann, daß Kränkendes Anreiz werden kann, damit eine höhere Gesundheit und Ganzheit errungen wird.

Der Kunsttherapeut muß seine Kunst beherrschen und selbst wirklicher Künstler sein. Er muß aber mehr als der Künstler wissen, was er tut. Nur so kann er auch die Taten des Patienten miterleben und freilassend durch Fragen oder Hinweise dessen künstlerische Taten begleiten.

Gleichzeitig hat der Therapeut aber die Aufgabe, die Wirkungen des künstlerischen Tuns auf die Leibesprozesse bei seinen Patienten zu beobachten und sie immer besser erfassen zu lernen. Auch dort erlebt er kränkende Vorgänge und fühlt sich aufgerufen, sich um die Erkenntnis der Kräfte zu bemühen, die vom Kranken zum Gesunden hinüberführen. Dieses erkennende Miterleben von Gesundheit und Krankheit in seiner unerhörten Dramatik entspricht exakt dem ersten künstlerischen Prozeß.

Der Kunsttherapeut ist also in zweifacher Weise und auf zwei verschiedenen Ebenen Künstler, wenn er seine Aufgabe in diesem Sinne zu erfassen versucht. Einmal begleitet er die Gestaltung der Kunstwerke, das andere Mal das Eingreifen der Gesundungsprozesse. Beides wird er erleben können, wenn er selbst schöpferischer Künstler ist, sich aber zusätzlich um das Geheimnis des Sich-Zurücknehmens bemüht hat und schöpferische Prozesse bei sich selbst und anderen zu überschauen vermag, ohne daß Spontaneität und unmittelbare Freudigkeit verloren gehen.

Die einzelnen Künste

Die Eurythmie

Die Heileurythmie spielt im Rahmen der anthroposophischen Medizin und speziell der Formen und Möglichkeiten der Kunsttherapie eine wesentliche Rolle und ist aus dem Zusammenhang anthroposophischer Heilweisen nicht mehr wegzudenken.

Wenn in diesem Buch trotzdem auf eine ausführliche Beschreibung der Eurythmie und auch der Heileurhythmie verzichtet wurde, so liegt das daran, daß von Rudolf Steiner selbst detaillierte Beobachtungen und Beschreibungen der Eurythmie vorliegen [20] und er auch genaue Angaben zu ihrer Anwendung als Heilkunst gemacht hat.[7] Dem konnte und wollte der Verfasser dieses Buches von sich aus nichts hinzufügen, sondern er wollte seine Arbeit auf die Bereiche der Kunsttherapie beschränken, von denen Angaben von Rudolf Steiner ganz fehlen oder zumindest nicht in diesem Zusammenhang vorhanden sind.

Das Plastizieren

Der Plastiker und Bildhauer erlebt intensiv die Gestaltungskräfte mit, die in der Natur wirken und dort Formen und Gestalten schaffen. Besonders eindrucksvoll ist dies Erleben gegenüber der menschlichen Gestalt. Der Künstler empfindet dabei das Ätherische, das die Gestaltungskräfte des Astralischen aufnimmt und ins Physische hineinführt. Wird dies miterlebt, so verspürt der Künstler, daß sein Denken bei diesem Geschehen schweigt. Dafür beginnt es «im übrigen Menschen sich zu regen. Namentlich die Arme und die Finger fangen an, Gedankenwerkzeuge zu werden, nur daß da die Gedanken in Formen leben. ... da muß der Kopf ruhen können, leer sein und die Hände müssen anfangen, richtig in Bildern, in Formen, Gestalten die Welt nachbilden zu können. Insbesondere, wenn man das Menschenbild formen will, muß aus den eigenen Fingern ausströmen die Menschenform.» Der Plastiker lernt dabei, das Wesen des Ätherischen zu erfassen. «Der Bildhauer tut nichts anderes, als die Form des ätherischen Leibes nachahmen.»

Im Plastiker selbst werden bei diesem Vorgang die Ätherkräfte ganz besonders regsam und haben die Tendenz, sich um eine Stufe hinunterzuverschieben zum physischen Leib hin[21]. Aus diesem intensiven Erleben des eigenen Ätherischen erfolgt die gestaltende Tat an der Materie. Ich und Astralleib als Gestaltungskräfte senden ihre Impulse wie von außen oder, wie Rudolf Steiner es einmal formuliert, wie von rückwärts in das Strömen des Ätherischen hinein. Die astralen Gestaltungskräfte der drei Erinnerungsqualitäten können in das intensive und vor der Ausführung der Tat gleichsam etwas im eigenen Leib gestaute Äthergeschehen hineinwirken. Das Ich befeuert als Begeisterung, Tatfreudigkeit und schöpferisches Liebesvermögen. Das Ätherische ist in besonderem Maße bereit, diese Wärmevorgänge in sich aufzunehmen, hat doch der Wärmeäther eine intime Beziehung zum Ich und zu den Willensvorgängen. Zusammen mit ihnen ergießt er sich in die Welt.

Der Ätherfluß der schöpferischen Tat

Beim Plastizieren verbindet sich das Ätherische intensiver mit dem physischen Leib. [21]

Die Verwandtschaft des Plastizierens mit der Frühlingssituation der Erde

Erinnern wir das Bild der Erde: Im Frühling strömen die ätherischen «Umkreiskräfte» von der Sonne auf die Erdoberfläche. Durch die Ansatzpunkte der Samenkörner, Wurzelstöcke und Knospen ergreifen sie das Ätherische der Erde zusammen mit Wasser und Luft. Es entsteht als Neuschöpfung lebende pflanzliche Substanz.

In diesen Vorgang mischen sich von außen die gestaltenden Impulse der Weltenastralität mit dem Wechselspiel ihrer polaren Kräfte. Das ätherisch «Belebte» wird vom Astralischen zentrifugal impulsiert und zentripetal geformt.

Nimmt der Plastiker sein Material in die Hand, so vollzieht sich ein ganz ähnlicher Vorgang. Seine Hände ergreifen Erdensubstanz, die ähnlich wie Ackererde oder Humus aus feinsten Teilchen besteht. Der trokkene Staub der Tonerde wird durch das belebende Wasser zum formbaren Brei. Solange der Ton noch feucht und formbar ist, ist er bereit, Gestaltungsimpulse anzunehmen. Im Trocknungsvorgang wird das geformte Material fest wie die Erdkruste.

Halten wir den Tonklumpen liebevoll in der Hand, fangen wir an, ihn zu kneten, so fließt durch die Bewegung unserer Hände zusammen mit der liebevollen Willensaktivität ein ätherischer Strom in das Material. Dieser Vorgang entspricht dem Leben schaffenden Ätherstrom der Umkreiskräfte im Frühling. Für den Tonklumpen sind wir jetzt die Umkreiskraft. Nehmen wir diese Überlegung ernst, so entsteht die Frage, ob das Drücken mit den Händen beim Plastizieren der wesentliche Vorgang ist oder ob es dabei einen ätherischen Sog gibt. Muß vielleicht beides in einem atmenden Wechselspiel wirksam werden? Dann ist es aber bald nicht mehr der tote Lehmklumpen, den wir anfangs in den Händen hielten und der sich gegen unser Bemühen abweisend und kalt zu wehren schien. Wir können ihn zwar nicht richtig beleben, aber wir können ihn bereit machen, Gestaltungsimpulse in sich aufzunehmen – in ähnlicher Weise, wie die «nur» belebte, noch nicht gestaltete organische Pflanzensubstanz.

Die schöpferische Tat

Bei jedem Bewegungsvorgang fließt ein Ätherstrom aus dem Leib des Menschen und verbindet sich mit dem Objekt. Dies gilt ganz besonders für jede zupackende Arbeit mit den Händen. Ist dieser Strom stark, so sagt der Volksmund: Dieser Mensch hat eine «gute Hand». Was er anpackt, gelingt: Kinder, Tiere, Pflanzen, ja, jeder, der mit diesen Händen in Berührung kommt, fühlt sich wohl. Alles gedeiht unter diesen Händen. Ein guter Händedruck kann wie ein belebender Kraftstrom empfunden werden.

Nicht nur beim Tätigsein mit den Händen fließt dieser belebende, mit dem Willen verbundene Ätherstrom, sondern auch schon bei jeder aufmerksamen Hinwendung, die der Anfang des Wahrnehmens ist. Daher verstärkt «liebevolle» Aufmerksamkeit bereits die Ätherkräfte, die bei körperlicher Arbeit die Arme durchfließen. Gesellt sich diese Aufmerksamkeit zum praktischen Tun, so gelingt ein Werk besonders leicht und gut.

Das Durchströmt-Werden von ätherischen Lebenskräften, das Erleben dieser Kräfte im eigenen Körper und Seelenleben, das Sich-schöpferisch-mit-der-Welt-Verbinden kennzeichnet ganz besonders den Plastiker. Ist der Künstler ein Naturtalent, so bringt er ein Übermaß an Lebensfülle als Schicksalsgeschenk mit. Man kann sagen, die Kraft, die vor der Geburt das Weltenätherische auf den Leibesmittelpunkt, die Verbindung der väterlichen und mütterlichen Zelle, richtet, bleibt bei ihm als Überschußkraft das ganze Leben hindurch mehr als bei anderen wirksam.[22]

Die großen Meister

Ein begnadeter Plastiker hat ein angeborenes Übermaß an Lebenskräften, die ihm, wie in der Zeit vor der Geburt, in Überfülle auch noch während des Lebens zuströmen und in ihrem freien Anteil dem Seelenleben zur Verfügung stehen. Im künstlerischen Gestalten verschafft er diesem Übermaß im wahrsten Sinne des Wortes Abfluß in die Materie hinein. Rudolf Steiner schildert, wie es in den Fällen, in denen der schöpferische Gebrauch dieser Kräfte nicht möglich ist, bei diesen Menschen zu Stauungsvorgängen kommen müßte, die sich unter Umständen in Gewalttaten äußern würden.[22] Wollen wir in uns selbst oder gar als Therapeuten beim anderen Menschen Ätherkräfte zum Strömen bringen, so daß sie sich mit dem Material verbinden, so können uns die großen Meister Vorbild sein.

Eine besondere Frage ist es, wie man aus der Erkenntnis dieser Zusammenhänge einen schwachen Ätherleib durch geschickt geleitetes Plastizieren anregen und damit eine Erkraftung bewirken kann.

Das Hineinwirken von Gestaltungskräften in den Ätherstrom

In diesen belebenden Kräftefluß können «wie von hinten» schöpferische Gestaltungskräfte hineinwirken.[23] Erinnert sei daran, daß der Ätherstrom bei körperlichem Tun zentrifugal fließt, in seiner Begegnung mit der Materie diese aber nicht preßt, sondern Sog, Leichte, Leben vermitteln möchte, also eine Wirkensrichtung hat, die den Schwere- und Dichtekräften entgegenwirkt.

Wie aktivieren wir die Gestaltungskräfte? Welche Quellen stehen uns zur Verfügung? Wir können uns an einem Vorbild orientieren, sei dies ein Lehrer oder ein Objekt in der Natur, und können versuchen, in der gleichen Unmittelbarkeit nachzuahmen, wie dies ein kleines Kind tut. Wir ertasten dabei erlebend die Gestaltungskräfte.

Wir können auch versuchen, nach vollzogenem Miterleben die gleichen Kräftewirksamkeiten erinnernd aus dem eigenen Erlebnis ins Tun hineinfließen zu lassen. Je intensiver wir die Gegensätzlichkeit der polaren Tendenzen (Formung und Bewegung) miterleben, desto besser kommt das Spannungsgeschehen in der Gestalt und in den Bewegungsansätzen zum Ausdruck. Da der Künstler die Materie nicht wirklich beleben kann, wird der Schein des Lebens oft dadurch möglich, daß die gestalt- und bewegungsbildenden Kräfte ein klein wenig in ihrer Einseitigkeit überbetont, dann aber durch die Gegenkraft, die ebenfalls eine Überbetonung erhält, kompensiert werden.[24]

Wenn wir versuchen, aus der Erinnerung heraus zu gestalten, so klingen dabei frühere Erlebnisse nach, beziehungsweise werden wieder neu aus dem Inneren heraus geschaffen. Es schwingen aber immer auch die Kräfte des Leibes mit: der Ätherleib und die Urgesten des Astralischen, die unseren Leib bilden. Es ist immer wieder bestaunenswert, daß wir in der Lage sind, mit geschlossenen Augen eine Kugel zu gestalten. Sicher muß ein klares Bild von der Form, die wir gesehen haben, in unserer Seele leben. Viel wichtiger ist aber, daß wir diese Form intensiv in ihrem Wesen erlebt haben. Unser Leib selbst ist ja von den Kräften des Rundens durchgestaltet: Man denke an die Bläschenstruktur der Lunge, die Rundungen der Gelenkköpfe, die Läppchenstruktur vieler Organe, die Rundungen der einzelnen Zellen und natürlich als Urbild allen Rundens die wunderbare Wölbung des Schädeldaches. Und betrachten wir die Knochenstruktur mit ihrem Bälkchenwerk, das idealen physikalischen Gesetzmäßigkeiten entspricht, so sehen wir auch darin leibgewordene Geometrie. So wird im Prozeß des Plastizierens auch die zweite, leibverwandte Erinnerungsebene wirksam, die kraftvoll hinter der ersten, der persönlichen, steht.[25]

Auf diesem Hintergrund kann das immer wieder erstaunliche Phänomen verständlich werden, daß fast jeder Mensch rascher, als er es selbst vermutet, mit nur geringer Anleitung die platonischen Körper, welche Grundformen der Raumesgestaltung darstellen, zu bilden vermag.

Ähnliches gilt für das Formen von Gefäßen. Die Leibesverwandtschaft ist hier besonders auffällig, ist doch die Gastrula, die Umhüllung des Innenraumes, geradezu die Urform des Tierischen und auch des Menschen. Gastrula heißt auf deutsch magenartiges Gebilde. Alle Hohlorgane, auch der von den ebenfalls hohlen Därmen erfüllte Bauchraum als solcher, entsprechen dieser Urform. Die Geste eines Gefäßes ist also eine Bildekraft unseres Körpers, aber auch unseres seelischen Erlebens. Auch als Seelengeste können wir einen Inhalt umfangen, schützen, verdauen oder ihm Raum zur eigenen Entfaltung geben.

In ähnlich starker Weise leben wir in den Symmetrieverhältnissen unseres Leibes: vorne und hinten, rechts und links. Wir kennen das Lasten der Schwere, die uns an den Boden ketten möchte, mit der wir uns im Sitzen und Liegen weitgehend verbinden, und wir leben in der Leichte, die uns aufrecht emporstreben und den Kopf frei tragen läßt.

Diese im Leib wirkenden Kräfte, denen wir auch Aufrichtekraft und Orientierung in unserem Seelenleben verdanken, sind so stark wirksam, daß wir Gefäße formen können, deren Rundung absolut symmetrisch und achsengerecht ist, ohne daß wir mit den Augen kontrollieren und dirigieren müssen. Diese unmittelbaren Wirkungen der Leibesgeometrie auf den künstlerischen Vorgang scheinen besonders wirksam werden zu können, wenn wir den Lehmklumpen in unmittelbarer Körpernähe halten, ihn gleichsam in unser Leibeserleben und dessen Kräftespiel unmittelbar einbeziehen.

Was geschieht dabei alles im Wechselspiel von zentrifugalen Kräften, die durch die Tätigkeit der Daumen in einem massiven Lehmklumpen Hohlraum schaffen, und den Rundungskräften, mit denen die vier Finger Hülle gestalten! Sind dies nicht die gleichen Weltenkräfte, die im Werden eines Embryos wirksam sind, die aber auch später noch in jedem Augenblick den menschlichen Leib durchweben?

Bauchung und Streckung, Schwere und Leichte, Himmelsstreben und Erdverbundenheit, all dies ist schon in den schlichten Formen, die wir bei dieser Art des Tonens gestalten, wirksam. Daß wir sie der Materie einzuprägen vermögen, verdanken wir unmittelbar der Weisheit unseres Leibes, mittelbar aber lassen wir Weltenkräfte in die schöpferische Tat einwirken.

Wesentlich ist dabei, daß der schöpferische Akt in einer gewissen Unmittelbarkeit aus den Leibesquellen wirksam wird. Natürlich müssen wir einen Vorsatz im Denken fassen und ihn auch wach erhalten. Das Denken darf aber nicht unmittelbar den Willen prägen, wie dies beim technischen Konstruieren geschieht, sondern darf nur den Anstoß geben, daß die gestalt- und leibschaffenden Kräfte sich herauslösen und, reproduzierend, selbst als Schöpferkräfte wirksam werden können. *Der Lebenspol wird aktiviert! Das Bildgeschehen, das im Todespol wirkt, ist nur der Mittler*!

Betasten wir die plastizierte Kugel, verfolgen wir das Rund mit den Augen, so bedeutet dies bereits ein «Herauftragen der Empfindung in das Intellektuelle». Die Kraft des unmittelbaren Erlebens wird dabei schon abgeschwächt.[26]

Das Plastizieren einer menschlichen Gestalt

Besonders erstaunlich ist die Tatsache, daß fast jeder Mensch mit nur geringen Orientierungshilfen und praktischen Hinweisen in der Lage ist, eine menschliche Gestalt zu bilden. Ist es denkbar, daß der Grund hierfür darin zu suchen ist, daß die Gestaltungskräfte, die beim Plastizieren wirken müssen, ständig unseren Leib durchdringen?

Man muß sich dabei vergegenwärtigen, daß die Materie unseres Leibes in ständigem Fluß ist. Der Leib stellt ein Fließgleichgewicht eines Substanzstromes dar, der ständig Auf- und Abbauvorgängen unterliegt. Todes- und Lebensvorgänge, Bewegungs- und Formprozesse suchen immer wieder ein neues Gleichgewicht.

Auf diesem Hintergrund wird das Erkennen der Qualitätsunterschiede von Formen und Substanzen zu einem Erlebnis, das die Verschiedenheit von Kopf, Rumpf und Gliedmaßen charakterisiert. Der Kopf wirkt fast wie mineralisch geworden. Das Leben hat sich aus ihm weitgehend zurückgezogen. Ein markantes Gesicht kann wie gemeißelt wirken. Das Leben, das sich aus ihm zurückzog, umspielt den Kopf aber als Fähigkeit zur klaren Gedankenbildung. Ganz anders werden Rumpf und Gliedmaßen erlebt. Hier ist, je nach Alter in verschiedenem Ausmaß, die Substanz von Lebensvorgängen durchdrungen.

Der Plastiker vermag die größere Lebensfülle, die ein Kind oder einen jungen Menschen charakterisiert, so zum Ausdruck zu bringen, daß der Betrachter diese Kindheitskräfte am toten Material des Bildwerks nachempfinden kann. Wie stark muß das Erleben dieser Kindheitskräfte im Künstler sein, damit dies möglich wird?! Der Künstler prägt beim Plastizieren dem gekneteten Ton Kräfte ein, die in seiner eigenen Leiblichkeit wirken. Er muß dabei aber auch die Fähigkeit haben, den Todespol zum Ausdruck zu bringen, zum Beispiel in der Gestaltung eines alten Menschen.

Die bewegte Gestalt

Jede Bewegung ist von den polaren Kräften der Impuls- und der Formgebung gestaltet. Soll eine bewegte Gestalt dargestellt werden, so muß die Dramatik und Dynamik dieses Kräftespiels miterlebt werden und in den ätherischen Kräftestrom der Begegnung von Mensch und Materie einfließen. Auch hierbei müssen beide polaren Kräfte als Ausdruck von Seelenleben und Persönlichkeit durch den Künstler so stark erlebt werden, daß sie sich im Kunstwerk widerspiegeln können.

Seelenstimmungen

Der Plastiker erlebt sich besonders intensiv in seiner Leiblichkeit. Das Zupacken – also eine Kraftleistung, die körperlicher Arbeit entspricht – weckt nicht nur den Ätherfluß, sondern auch Wohlgefühl und das Erleben von Lebensfülle. Die innere Arbeit, ein Bild in der Seele zu erleben als Schritt, der dem Imaginativen nahekommt, erweckt das gleiche Krafterleben, weil Wohlgefühl mit jeder ätherischen Aktivierung verbunden ist. Während aber ein reiches und bewegtes Seelenleben als solches immer dazu neigt, selbständig zu werden und sich etwas aus dem Körper herauszulockern, bleibt es beim Plastiker leibverbunden, ja, eine gute, innige Leibesbeziehung wird durch das Plastizieren sogar noch verstärkt.

Der Plastiker muß in der Lage sein, mit seiner Seele ganz Sinnesorgan zu werden. Wie erlebt der Künstler, wenn er einen «Lauschenden» gestalten will, einen «Lastenträger» oder eine «Tänzerin»?

Die Tierwelt können wir wie einseitig in die Leiblichkeit hineingebannte und fixierte Seelenstimmungen erleben. Wollen wir Tiere lebensvoll plastizieren, so müssen wir ihr Seelen- und Triebleben nachempfinden und im miterlebenden Denken in die einseitig geprägte Leiblichkeit gleichsam hineinschlüpfen. Es fällt dies nicht einmal so schwer, haben wir doch in unserem eigenen Seelenleben die Möglichkeit, jeden einseitigen Temperamentstrieb, jede Empfindungsmanie, alle einseitigen Reaktionsvorgänge auszuleben. Nur sind wir als Menschen nicht in diesen Vorgängen gefangen, sondern können uns aus Einseitigkeiten durch die Kraft des Ich immer wieder befreien.

Ein immer wieder bezauberndes Motiv für Plastiken stellen Menschengruppen dar, die Beziehungen charakterisieren. Auch hierbei muß der

Künstler – und vom Therapeuten angeregt der Patient – ganz in dieses Gruppenleben «hineinsteigen» können. Das Erleben des Wechselspiels zwischen Seele und Leib erfährt eine Erweiterung dadurch, daß diese Vorgänge nicht nur im eigenen Sein, sondern gleichzeitig im anderen Menschen miterlebt werden. Wir erinnern uns, daß das «Gliedern in Einzelheiten» und das «Zusammenklingen zu einem Ganzen» mit dem Prinzip des Klangäthers verbunden sind. Wir erinnern uns ebenso daran, daß es zwischen Menschen nicht nur astrale Spannungsvorgänge gibt, in denen Gegensätzlichkeiten aufeinanderprallen oder Gleichgestimmtes zusammenschmilzt, sondern auch die Möglichkeit, daß einzelne Individualitäten sich zur Verfügung stellen, damit ein Höheres in ihnen wirksam und durch sie hindurch sichtbar gemacht werden kann.

Das Material des Plastikers

Tonerde oder Lehm als Material ist besonders den Gestaltungskräften zugänglich. Die mineralische Erde ist zerstäubt. Das Wasser, zu dessen Wesensart gehört, sich formenden Kräften zu fügen, bringt den mineralisch zerfallenen Staub den Lebensvorgängen etwas näher. Dadurch kann der Brei schöpferische Impulse aufnehmen, im Erhärten dann aber die Form bewahren.

Bienenwachs muß von der Wärme der Hände erweicht werden, damit die Erdenhärte in ihrer Wirkung zurücktritt. Man möchte fast sagen, die menschliche Wärme weckt im Wachs die Erinnerung an Sonnenwärme, Blütenduft und Pollenstaub. Wie eigenartig, daß diese «substanzgewordene Sonnenwärme» durch die instinktive Weisheit, die in der Leiblichkeit der Bienen wirkt, zu sechseckigen Waben geformt wird! Anstelle dieser Prägekraft darf der Plastiker in ganz ähnlicher Weise in die weich geknetete, formlose Masse seine Erlebens- und Gestaltungsimpulse hineintragen. Der lebensvolle Ätherfluß der Hände bekommt eine besondere Qualität durch die notwendige Aktivierung von Wärmevorgängen.

Wird Holz gestaltet, so ist das Abstandserleben dem Material gegenüber größer. Wir können das Holz nicht in dieser Leibesnähe halten, wie wir es bei der Gestaltung von Schalen, Gefäßen oder den platonischen Körpern geschildert haben. Die Hände wirken auch nicht unmittelbar, sondern durch ein Instrument. Trotzdem gelten die gleichen Gesetze wie beim Plastizieren: Der Ätherfluß der Hände belebt die Materie und gibt dem Seelisch-Geistigen die Möglichkeit, in das ätherisch-physische Wechselspiel einzugreifen.

Die Gefahr, ins konstruierende Gestalten abzugleiten, ist für den Anfänger möglicherweise beim Schnitzen größer. Größer ist daher auch die Anforderung, intensiv aus begeisterter, liebevoller Schöpferkraft und Erlebnisstärke zu schaffen. Gelingt es dadurch, dem Material den Schein des Lebens einzuprägen, so können die Rückwirkungen auf den eigenen Leib vielleicht auch besonders intensiv werden.

Noch ein Grad schwieriger und intensiver ist dieser Vorgang beim Bildhauen in Stein. Unter therapeutischen Zielsetzungen wird man, außer bei Zwangsneurosen, wohl kaum mit Bildhauen oder Schnitzen beginnen, während diese Künste für die Pädagogik, zum Beispiel in der Pubertätszeit, besonders wichtig und wirkungsvoll werden können. Die Unmittelbarkeit des schöpferischen Erlebens und Tuns verbindet sich mit dem Bewußtseinsprinzip des Abstandes. Die Unmittelbarkeit behält aber ihr Primat.

Stellt man sich die verschiedenen Materialien lebhaft vor, so kann bewußt werden, wie verschieden das «Gespräch» mit dem Material sein muß. Die Beziehung zur Substanz ist tatsächlich etwas Ähnliches wie ein Gespräch, bei dem es gilt, nicht nur den eigenen Willen dem anderen einzuprägen, sondern auch die Wesens- und Willensqualität des Partners einzubeziehen. Dafür sind die liebevolle Hinwendung, die dem Ätherfluß entspricht, wie auch die Fähigkeit des Zurücktretens und Lauschens in gleicher Weise vonnöten. In das «atmende Wechselspiel» zwischen Mensch und Materie können erst dann die Gestaltungskräfte der Idee hineinwirken.

Die plastischen Künste als Therapie

Die Hauptaufgabe des therapeutischen Plastizierens besteht darin, den Ätherstrom durch die Extremitäten zum Fließen zu bringen. Das Ätherische verbindet sich mit dem physischen Material, gleichzeitig aber auch intensiv mit der physischen Leiblichkeit des Plastizierenden. Es hat dabei die Aufgabe

– die Organe zu versorgen,

– zu einem Teil frei von den Organen dem inneren Seelenleben zur Verfügung zu stehen und
– als freies Ätherisches sich in liebevoller Hinwendung oder in handfester Tat in die Welt zu ergießen.

Das Plastizieren wirkt auf das Spiel dieser drei verschiedenen Äthertätigkeiten. Es kann sie ins jeweils rechte Maß führen und dabei zu einer bewegten Einheit verschmelzen. Im schöpferischen Tun wird das Ätherische, wie es seiner Eigenart entspricht, zum Mittler für das Eingreifen von Gestaltungsimpulsen, die sich dem Material einprägen.

Beim therapeutischen Plastizieren kann die Art der astralen Gestaltungsimpulse so vom Therapeuten gelenkt werden, daß sie der jeweiligen Krankheitssituation entsprechen und sich gesundend mit dem Ätherischen verbinden können – auch dem Ätherischen, das in den Organen wirksam ist.

Die in den menschlichen Leib hineingebannten Weltenkräfte des Astralischen werden bei diesem Vorgang herausgelöst, verbinden sich mit dem Ätherfluß und geben dem Material Gestaltungsimpulse, die es dem ganzen Menschenleib oder Teilprägungen verwandt machen. Wir möchten annehmen, daß dieses Aktivieren der Lebensweisheit für gestaltende schöpferische Taten ein verstärktes Einströmen der Urbilder in das betreffende Organ zur Folge hat. Ein Organvorgang, der zum Beispiel in Gefahr ist, eine zu große Festigkeit zu erhalten, wird so dem kosmischen Hintergrund wieder aufgeschlossen.

Indikationen für das Plastizieren als Therapie bei körperlichen Erkrankungen

Die folgenden Hinweise möchten Anregungen vermitteln. Sie entheben nicht der Notwendigkeit, die Dynamik des einzelnen Krankheitsgeschehens immer wieder neu zu beobachten, zu erleben und selbständig neu zu entdecken. Nie darf vergessen werden: Das gleiche Symptom kann verschiedene Ursachen haben. Jedes Krankheitsgeschehen muß immer wieder neu zum Übungsbild werden. Nur so können wir ihm seine Geheimnisse entringen.

Es entheben diese Hinweise auch nicht der Pflicht zur Zusammenarbeit mit dem Arzt. Rudolf Steiner hat die Heileurythmisten geradezu zu dieser

Zusammenarbeit verpflichtet und sie eindringlich vor jedem «therapeutischen Dilettieren» gewarnt.

- *Übermäßige Härtevorgänge und Ablagerungen:* Hierbei ist Physisches aus dem Lebenszusammenhang herausgefallen. Plastizieren kann bereit machen, daß das Ätherische diesen Körperbereich wieder durchströmt. Den Lehrern sagt Rudolf Steiner, das Plastizieren schaffe ein Gegengewicht zur ertötenden Wirkung, die von dem notwendigen Begriffebilden ausgeht.[26]
- *Vom Ätherischen zu wenig versorgte einzelne Knochen und Gelenke:*
  - *Morbus Sudeck:* Es kommt dabei zu Entkalkungen, meist im Gefolge eines Unfalls, vor allem bei Verletzungen und Frakturen der Handgelenke und Unterarme. Das Ätherische staut sich und bewirkt teigige Schwellungen. Die Extremität wird wie von außen beschaut, statt von innen im Tätigsein erlebt zu werden. Sie ist nicht mehr von innen durchströmt, weder vom Ätherleib, noch von dem Wirken von Ich und Astralleib.
  - *Arthrosen, chronischer Rheumatismus, auch chronische Gelenkergüsse:* Vorsichtiges Plastizieren kommt bei diesen Krankheiten zur Anwendung, wenn die Besserung so fortgeschritten ist, daß ein Zugreifen wieder möglich ist. Die Domäne für diese Krankheitsbilder ist aber sicher die Heileurythmie.
- *Neurologische Erkrankungen nach Abklingen der akuten Phase:* Man denke an die *multiple Sklerose*. Im Narbenstadium gilt es, dafür zu sorgen, daß die Extremitäten wieder durchlebt werden. Auch bei diesen Krankheitszuständen wird das Plastizieren nur im richtigen Stadium der Erkrankung sinnvoll sein. Am Anfang wirken Musik und Heileurythmie besser. Bei spastischer Spannung in der Muskulatur darf Plastizieren nur mit Vorsicht und Einfühlungsvermögen zur Anwendung kommen. Das «Lösen» nach jedem «Tun» muß besonders beachtet werden.
- *Ödeme:* Es sind dies Ablagerungen von Wasser im Lymphbereich. Dieses Wasser ist aus dem lebendigen Strömen herausgefallen. Es kann mit dem stagnierenden Wasser in einem Sumpf verglichen werden. Bei chronischen Zuständen kann das Plastizieren das Strömen anregen. Vorher muß aber geklärt werden, ob nicht eine akute entzündliche Schwellung vorliegt. Dann ist Plastizieren nicht indiziert, ja, kann verschlechternd wirken. Bedenke: Jede wirksame Therapie kann – wird sie falsch angewendet – schaden.
- *Chronische Entzündungen:* Bei ihnen wird durch einen mangelnden

Ätherfluß die rechte Vermittlertätigkeit des Ätherischen zwischen Astralleib und physischem Leib beeinträchtigt. Hier kann durch Plastizieren der weiteren Chronifizierung entgegengewirkt werden.

- *Entzündungen aus ätherischer Überfülle, die sich vor allem im Kopf und in der Brust staut:* Die Ätherfülle wird vor allem im Bereich der Haut zuwenig von den abbauenden und formenden Kräften von Ich und Astralleib in Bann gehalten. Dies gilt vor allem für die *Akne vulgaris*. Kann man dem übermächtigen Ätherischen einen Abfluß durch die Hände verschaffen, können die Formimpulse wieder besser eingreifen. Will man plastizieren, müssen natürlich die Handflächen frei von Veränderungen sein.
- Bei bestimmten Formen der *Fettsucht* handelt es sich meist um übermäßig wucherndes Ätherisches, das gestaut ist. Durch den neu herbeigeführten Ätherfluß beim schöpferischen Tun werden Ich und Astralleib bessere Möglichkeiten zum Eingreifen in die Physis vermittelt. Die meist gleichzeitig zu schwachen Strukturkräfte können dadurch angeregt werden. Da das Ich hier wenig aktiv ist, ist es die Kunst des Therapeuten, die Freude an der Tat und auf die Tat zu wecken und den Patienten zu schöpferischem Tun zu impulsieren.

Indikationen bei Störungen des Ätherischen in seiner Mittlerfunktion zwischen Körper und Seele

- *Wenn das Ätherische zu große Fülle hat, wenn die Lebensvorgänge beziehungsweise der Anteil, der dem Seelenleben zur Verfügung steht, zu übermächig sind:* Rudolf Steiner schildert, daß derartige Menschen aus diesem ätherischen Überdruck zu ungeordneten Taten, ja zu Gewalttaten neigen, wenn der Überfülle nicht Abfluß durch schöpferische oder handwerkliche Taten ermöglicht wird.[22]
- Plastizieren stellt das richtige Gleichgewicht her bei
  - *Menschen voller Phantasie und Illusionen* mit unstrukturiertem Seelenleben und *Konzentrationsschwäche*, bei denen ein Übermaß an ungeprägten Lebensvorgängen wirkt,
  - *Menschen, die in ihrem Seelenleben von ungeordneten Erinnerungen und Einfällen überflutet werden,*
  - *Menschen mit überaktivem Seelenleben*, das sich in sich abkap-

selt, zuviel Eigenleben und zuwenig Verankerung in der Leiblichkeit hat.

- Bei *psychovegetativen Krankheitssituationen*, bei denen eine nach oben drängende Ätherfülle, die nicht vom Bewußtseinspol abgebaut werden kann, besonders auffällig ist. Dies findet sich zum Beispiel bei *vegetativen Störungen im Atmungs- und Herzbereich*. Auch das *Globusgefühl* und die Neigung zu *tetanoiden Zuständen* kann durch die Aktivierung des Ätherströmens durch die Hände nach außen therapiert werden. Es wird dann ein gesundender Inkarnationsvorgang im Sinne des psychosomatischen Grundgesetzes bewirkt.
- Bei *Psychosen im subakuten Zustand* oder im Intervall. Nach Rudolf Steiner ist das Wesen der Psychose das Auspressen des Ätherischen aus einem Organ hinein in das Seelenleben.[27] Durch die Aktivierung des Ätherstromes, der sich in der künstlerischen Tat nach außen ergießt, kann versucht werde, die Überfülle des Ätherischen mit der Physis des ganzen Leibes in bessere Verbindung zu bringen. Besonders halt- und strukturgebend wirkt hier das Plastizieren der platonischen Körper.
- Bei *Lockerungszuständen* nach Schock, nach Enttäuschungen und als Umschlagphänomen bei *Streß* und *Gefäßsklerose des Gehirns*. Bei diesen Zuständen entstehen Schwächezustände, Leistungsunfähigkeit, Konzentrationsschwäche, Schwindel und Benommenheit. Ich und Astralleib können physischen Leib und Ätherleib nicht richtig ergreifen. Das Ätherische drängt nach oben oder verfließt, wenn es vom begrenzenden Formpol des Astralleibes nicht strukturiert und von dessen Strahlpol impulsiert wird. Gelegentlich ist in diesen Fällen die Maltherapie als erster Schritt sinnvoller, in der zweiten Phase kann aber eigentlich immer die Lenkung des Ätherflusses nach außen und das damit verbundene Hereinlocken des Ich und des formgebenden Astralleibes hilfreich sein.
  - Etwas Ähnliches gilt für *Rekonvaleszenzzustände*.
- Bei *Lockerungen durch überaktives Seelenleben:*[28] Dieses erfaßt das Ätherische in so starkem Maß, daß es dieses über Gebühr in die Seelenaktivitäten hineinreißt. Dabei wird anderen Bereichen Ätherisches entzogen, zum Beispiel den Gelenken oder den Händen, die dann nicht mehr durchströmt sind und daher schmerzen. Der Ätherfluß hat dort entgegengesetzte Richtung angenommen. Besonders wichtig ist das Herausreißen des Ätherischen aus dem Unterleib. Die Folge sind:

- *Psychovegetative Schmerzsyndrome im kleinen Becken*, die bei Frauen in *Eierstockentzündungen* (*Adnexitiden*) übergehen können, bei Männern in *Prostatiden.*
- *Spasmen im ganzen Bauchraum* können die gleiche Ursache haben. Das Übermäßige Herauslösen des Ätherischen aus dem Physischen macht immer Schmerz. Die Orientierung am Idealbild des psychosomatischen Grundgesetzes läßt meist leicht erkennen, welche Störungen diesen Schmerzen oder Spasmen zugrunde liegen. Wirkt ein Pol des Astralischen zu stark, so kann die Stärkung des Ätherischen immer dazu beitragen, daß das vorher zu geringe «Ätherpolster» zwischen den Polen des Astralleibes wieder wirksam wird. Für diese Krankheitszustände bewährt sich besonders das Plastizieren von Gefäßen, die der Geste des Bauchraumes verwandt sind. Hat sich das Ätherische aus dem Bauchraum herausgelockert, so bewirkt das Plastizieren von Gefäßen eine inkarnierende neue Verbindung von Astralleib und Ätherleib mit dem physischen Leib.
- Auch bei *Colitis* hilft Plastizieren beziehungsweise Tonen. Man denke an die «ohnmächtige Lähmung» oder die versteinerte Starre des Willens, der die Seelentiefe nicht ergreifen kann, sich nicht in der befreienden und bejahenden Tat zu erwärmen vermag.

– Bei *partiellen Lockerungen in einzelnen Organen:*[29] Rudolf Steiner weist darauf hin, daß partielle Lockerungen des Ätherischen neue Krankheitsbilder mit sich bringen werden, andererseits den Menschen aber offener machen für das Aufnehmen von spirituellen Wahrheiten. Wenn man bedenkt, daß das Herz ein Sinnesorgan ist, das alle Vorgänge im Leib wahrzunehmen vermag, das überdies aber auch Wahrnehmungsfähigkeit für moralische Qualitäten hat und deswegen als Sitz des Gewissens empfunden werden kann, so wird es verständlich, daß Lokkerungen in der Herzgegend zu übermäßigen Sensibilitäten anderen Bereichen gegenüber führen können. Dies gilt vor allem für meteorologische Einflüsse, Wirkungen von sogenannten Erdstrahlen oder auch gegenüber anderen Menschen. Bei manchen organischen Herzkrankheiten muß auch eine derartige ätherische Lockerung angenommen werden. Es besteht oft eine große seelische Sensibilität, Wundheit und Verwundbarkeit. Vorsichtiges Plastizieren mit erwärmtem Bienenwachs kann bei diesen Patienten durch den Ätherfluß der Hände das Ätherische geneigter machen, sich mit der Physis des Herzens wieder mehr zu verbinden und den Gestaltungskräften von Ich und Astralleib einen Zugang zu ermöglichen. Bewährt hat sich dabei das Plastizieren von kleinen Formen mit den Fingerendgliedern.

- Bei *Stauungen des Ätherischen im oberen Menschen*[30], das durch mangelndes Eingreifen von Ich und Astralleib zu wenig abgebaut wird: Hierzu gehören Neigung zu *Migräne*, *Benommenheit* und Druckgefühl im Kopf, *Schwindelgefühle*, die von unten aufsteigen und als Überflutung empfunden werden (im Gegensatz zu Schwindelerscheinungen, die durch ein zu intensives Hineinpressen der Formkräfte in den Kopfbereich entstehen). Außerdem Neigung zu *Katarrhen* und *Nebenhöhlenaffektionen* als ein Kranksein durch zuviel Leben am falschen Ort.
- Bei *Hysterie*[31]: Bei der kindlichen Hysterie handelt es sich um ein Ausfließen von Ätherkräften und eine dadurch entstehende Schwäche und Verwundbarkeit. Bei der Erwachsenenhysterie besteht diese Situation zum Teil fort, zum Teil aber ergießen sich die ungebändigten Ätherkräfte ins Seelenleben, stehen dort dem ebenfalls ungebärdigen Astralleib zur Verfügung und werden zuwenig von den Kräften des Ich den übergeordneten Gesetzen des Leibes und der menschlichen Umgebung eingefügt. Auch hierbei kann Plastizieren wohltätig wirken, obwohl es hier eine Schwierigkeit ist, dem Ätherströmen Zielrichtung und gerichtete Fülle zu verleihen. Fast möchte man sagen, das Ätherische müsse im Seelenleben erst einen kleinen Stauungsvorgang durchmachen und sich mit einer bestimmten Prägung aus Ich und Astralleib verbinden, bevor es bewußt und willentlich und nicht von allein durch die Hände fließen kann. Ein besonderes Problem ist es dabei, dem Patienten Stetigkeit und Durchhaltekraft nahezubringen und ihn immer wieder neu zu begeistern, damit das Ich Herrschaft über das Ätherische bekommen kann. Plastizieren von platonischen Körpern kann heilsam werden, wenn es gelingt, Freude an diesem Tun zu wecken.
- Auch *Depressionen*[32] sind oft mit Lockerungszuständen verbunden. Das Ätherische ist dabei frei und stände dem Seelenleben zur Verfügung, wird aber nicht durchgestaltet. Da jedes freie Ätherische im Seelenleben das Gefühl des Sich-Weitens mit sich bringt, das als Wohlgefühl erlebt wird, kann bei Depressionen die eigenartige Situation eines traurig-schmerzlichen Genusses entstehen. Gar nicht so selten berichten gesundete Patienten rückblickend über dieses Erlebnis. Bei Depressionen wird man in erster Linie malen, um wieder Bewegung in das Seelenleben zu bringen. Beim Abklingen einer Depression aber kann das aktive Zupacken des Plastizierens hilfreicher wirken.

- Bei *Störungen in der menschlichen Haltung:* Wir erinnern: Das Ätherische vermittelt die Leichte und steht damit dem Ich in besonderem Maße zur Verfügung. Das ständige Strömen des Ätherischen hält außerdem das Wechselspiel der Astralpole in innerer Regsamkeit. Formung und Abbau können mit Bewegung und Aufbau in ständiger Beziehung bleiben. Der Strahlpol des Astralleibes verbindet seine Kraft, in die Höhe zu streben, mit der Leichte bewirkenden Kraft des Ätherischen [33] und dem Wirken des Ich. Wird beim Plastizieren darauf geachtet, daß jeder Griff entsprechend den Gesetzen des Ich «Zufassen» und «Lösen» beinhaltet, daß, entsprechend den Gesetzen des Ätherischen, jede Tat den «Sog» nicht vergißt, so kann Plastizieren als solches kräftigend auf die menschliche Haltung wirken. Das Gestalten von Menschenkörpern und Menschengruppen weckt das Erleben der eigenen Aufrichtekraft und das Staunen vor dem Zauber einer «aufrechten Menschengestalt». Plastizieren kann dabei auch eine gute Begleitung und Ergänzung einer Bewegungstherapie sein.
- Eine besondere Hilfe, wie alles künstlerische Tun, kann das Plastizieren für die *Psychotherapie* werden. Beim Plastizieren ist dies besonders deshalb der Fall, weil das handfeste Ergreifen der Welt die therapeutische Geste im Sinne des psychosomatischen Grundgesetzes besonders wirksam werden läßt. Ist erst einmal der Ätherfluß in Gang gekommen und können sich Ich und Astralleib wieder auf ein Ziel außerhalb der eigenen Person richten, so kann diese «geistige Einstellung zur Welt» auch gegenüber den Schicksalssituationen und gegenüber anderen Menschen viel leichter zur Anwendung kommen. Die Kraft der Schicksalsbejahung wird geweckt. Erlebnisse im künstlerischen Gebiet können zu Ergebnissen führen, die dann auch auf Fragen der seelischen Krankheitssituation angewendet werden können. Lernen wir das «Gespräch mit der Materie», wie dies beim Plastizieren besonders gut geübt werden kann, so können wir auch mit unserem Lebenspartner oder mit anderen Menschen leichter wieder ins Gespräch kommen und die Gesetzmäßigkeiten des ichhaften Gesprächs erkennen und ergreifen.[34] Besonders hilfreich kann das Plastizieren – vor allem in seiner Intensivierung im Schnitzen und im Meißeln in Stein – bei Krisensituationen in der Pubertät werden. Hierbei gilt es ja nicht nur, wieder die Zuwendung zur Welt zu lernen, sondern auch, Empfindsamkeiten, die zum Rückzug von der Welt oder gar zur Resignation verführen, ebenso zu überwinden wie die Stauung von Lebenskräften, die sich in Aggressionen Luft machen möchten.

Es sei noch einmal daran erinnert, daß die wichtigste Kunst des Therapeuten darin besteht, den Ätherfluß in Gang zu bringen, daß dann aber aus Kenntnis der Krankheitssituation als zweite therapeutische Tat die Art des Eingreifens von formenden und impulsierenden Kräften dirigiert werden kann. Das ätherische Strömen will den physischen Leib ergreifen, damit die höheren Wesensglieder in ihm wirken können.

Je künstlerischer unser Tun wird, um so mehr kann sich die subjektive Schaffenskraft mit den objektiven Weltenkräften verbinden, die in allen Naturreichen – in Pflanze, Tier und Mensch – gestaltend wirken und mit ihnen eine Einheit werden.

In diesem Sinne wirkt auch das Plastizieren der Metamorphosenreihe der Kapitelle aus dem ersten Goetheanum. Für die Ausbildung des Kunsttherapeuten haben diese Erlebnisse und Erfahrungen besondere Bedeutung. Bei manchen Formen von ätherischer Schwäche oder relativer Starre und Unbeweglichkeit kann dieses Plastizieren therapeutisch eingesetzt werden.

Das Malen

Das Wesen der Farben[35]

Die flüchtigen Farben im Entstehen und Vergehen

Das eindrucksvollste an der Welt der Farben ist, daß wir ihr Entstehen und Vergehen unmittelbar beobachten und miterleben können. Farbenfluten können den ganzen Himmel überziehen und sich in lebensvoller Dramatik von Augenblick zu Augenblick verändern. Wir nehmen beim Aufgang der Sonne oder bei ihrem Untergehen teil *am Kampf zwischen Licht und Finsternis*. Die Farben entstehen aus diesem ständigen Kampf. Die verschiedenartige Stellung der Sonne gegenüber Erde und Himmel bestimmt dabei das Farbgeschehen.

Erinnern wir uns an einen Sonnenaufgang im Hochgebirge: Das Schwarz der Nacht beginnt sich langsam zu einem dunklen Stahlblau aufzuhellen. Preußischblautöne erfüllen in der immer noch lastenden Schwere den Horizont, bis der erste zarte rötlich-blaue Schimmer darüber hinweghuscht. Kräftiges Zinnoberrot wandelt sich zu fast grellem Orange, flüchtige Türkistöne können sich dazwischenmischen, bis die Sonne sich in strahlendem Gelb ankündigt und weiß glänzend den Beobachter zwingt, den Blick abzuwenden. Bis zu diesem Augenblick ist das Gleißen des Sonnenlichtes von der Erde verhüllt. Die wasser- und staubhaltige Dunstschicht der Atmosphäre wirkt als verdunkelndes Erdgeschehen. Der Beobachter, der die Schönheit der Farbenwelt und ihr stetiges Sich-Wandeln miterlebt, steht bei Sonnenaufgang bis zum Erscheinen der Gelbtöne dieser Farbenwelt gegenüber. Wirkt die Sonne «unverhüllt», so muß der Beobachter sich von ihrer Übermacht abwenden.

Jetzt beginnt ein zweites Ur-Erleben in unserer Beziehung zur Sonne. Wir erleben sie im Rücken. Der eigene Blick verbindet sich mit den Strahlen der Sonne, die das nächtliche Schwarz des Himmels in leuchtend helles Blau verwandeln. Der von der Sonne beschienene Wasserdunst in der Umgebung der Erde liegt wie ein zarter Schleier vor dem Dunkel des Weltalls und lichtet es zum Blau auf. Das «aufgehellte Dunkel» und das «verdunkelte Helle» sind die Entdeckungen Goethes, die er in seiner Farbenlehre schildert.[36]

Lenken wir den Blick auf die Erde, so schenkt uns die «Sonne im Rükken» das helle Tagesbewußtsein. Die Konturen der Erde sind scharf und klar. Ihre Farbigkeit, die in der Nacht verborgen war, leuchtet als Sonnengeschenk auf. Man denke zum Beispiel an die Farbenfülle einer Sommerwiese in den Alpen.

Wollen wir die Schönheit der Farben- und Formenwelt der Erde in unsere Seele aufnehmen, so müssen wir zum äußeren Sonnengeschenk die «eigene Sonnenkraft» hinzufügen, die sich als liebevolle Hinwendung mit den Objekten der Welt verbindet. Fehlt sie, so bleiben alle Schönheiten von Farbe und Form ungesehen. Dies gilt sowohl gegenüber den Farben, die die «Sonne im Rücken» an der Welt sichtbar macht, als auch für das Urbild des Farbentstehens und -vergehens am Himmel selbst.

Wir erinnern uns an die zwei Pole des Astralischen. Der Formpol wirkt aus dem Himmelsumkreis und hat zentripetale Tendenz. Sein Ausgangsbereich ist die Sternensphäre, die Welt der «schönen Ordnung», der geistigen Gesetze, die aller Formbildung zugrunde liegen. Den Strahlpol sahen wir bei der Pflanzenwelt aus dem Innern der Erde empordringen.

Bei der Farbentstehung am Himmel beobachten wir eine kleine Verschiebung dieses Prinzips. Der Strahlpol wird durch die Sonne selbst dargestellt, die mit ihrem Gegenpol, dem nächtlich schwarzen Himmel und seiner Sternenwelt, in Wechselbeziehung tritt. Haben wir die Sonne im Rücken, so erleben wir sie, als ob wir eins mit ihren Strahlen wären und die Schwärze des Universums zum Blau aufhellen könnten. Ist die Sonne teilweise von der Erde oder von ihrer Staub- und Dunstschicht verdeckt, so wird ihr vom Erdendunkel herabgedämpftes Wirken als rotgelbe Farbenpracht am Horizont direkt zugänglich.

Wir selbst sind als Erlebende also einmal Mitte, das andere Mal Teil eines kleinen dunklen Umkreises, der auf die Mitte blickt. In dem Farbgeschehen können wir das Wirken der polaren Kräfte des Astralischen direkt erleben und beobachten. Die Flüchtigkeit der Farbvorgänge legt die Vermutung nahe, daß dabei das Ätherische als Substrat, in dem sich die hauptsächlichen Vorgänge abspielen, von Bedeutung ist. Die eigentliche Erdensubstantialität in ihrer feinsten Form von Dunst und Staub ist dann wohl nur der letzte Ansatzpunkt, daß das flüchtige Geschehen gerade noch ein Erdenvorgang ist. Wir erinnern uns, daß das Ätherische mit seiner Neigung zum Strömen und Fließen immer zwischen die Pole des Astralleibes eingespannt ist, daß es der Mittler ist, der ermöglicht, daß die Pole miteinander in Beziehung treten können, ebenso aber daß durch das Ätherische das Astrale sich mit dem Physischen verbinden kann.

Verschiedene Qualitäten der gleichen Grundfarben

Die einzelnen Farben können wir verstehen als eine Mitte zwischen dem formenden, verdunkelnden Pol und dem strahlenden, aufhellenden Pol des Astralischen. Interessant ist, daß es dabei eine Stufenleiter von charakteristischen Farbenqualitäten gibt. Wir können die blauen Farbtöne mit den Umkreiskräften der Weite in Verbindung sehen, die gelben mit dem Strahlpol.

Gleichzeitig gibt es aber auch innerhalb einer Farbe durchaus gegensätzliche Qualitäten. Betrachten wir das leuchtende Himmelblau, so vermittelt es uns einen Eindruck von Weite und lockt unseren Blick in die Ferne. Auch Berge am Horizont erscheinen blau. Nähert sich aber bei sinkender Sonne die Nacht, so entstehen blaue Töne, die wie eine Verdichtung aller Farbmöglichkeiten, ja geradezu wie eine Vorstufe der Erdenschwere wirken, die das Licht der Sonne bald darauf verdeckt und unwirksam macht. Die Geste des Sich-Ausdehnens in die Weite und eine Kraft der zentripetalen Verdichtung gehören gleichermaßen zum Wesen

Blau. Innerhalb der Blautöne gibt es so ein Spektrum mit gegensätzlicher innerer Dynamik und ein Phänomen der qualitativen Umkehr.

Ähnliches gilt für das Rot, das eine Mittelstellung zwischen Gelb und Blau einnimmt. Das mittlere Rot, das frei von Gelb- und Blautönen ist, kann nach zwei Seiten ausschwingen. Auf der einen Seite steht das gelbverwandte Scharlachrot mit besonderer Leuchtkraft, die ausgesprochen aggressiv wirken kann, auf der anderen Seite ein Karmin- oder Kardinalsrot, das zwar strahlt, aber doch mit verhaltener Kraft. Im Rotviolett und Rosa schließlich repräsentiert das Rot Zartheit und fromme Lieblichkeit.

Dem Gelb ist die stärkste Strahlkraft eigen. Es entspricht am allermeisten dem ausstrahlenden Pol des Astralgeschehens. Leuchtet aber das Weißgelb der Sonne sengend und brennend vom Himmel herunter, so bekommen alle Konturen der Erdenobjekte nicht nur Intensität und Schärfe, sondern geradezu Härte. Die Farbigkeit, die an die Erdensubstanzen gebunden ist, verliert im gleißenden Sonnenlicht ihre innere Lebendigkeit und Frische. Sie wird «zu erdig». Das gleiche Phänomen ist zu beobachten, wenn Gelb beim Malen anderen Farben beigemischt wird oder wenn Farben mit Gelb überschichtet werden. Die Grundfarben werden dann erdhafter und fester. Also auch beim Gelb gibt es – wenn auch in etwas anderer Art – ein Umschlagphänomen vom Ausstrahlen zum Verfestigen. Dies wird weniger in der Farbe selbst als mehr in ihrer Begegnung mit anderen Farben deutlich.

Verdichten und Weiten, Verstofflichen und Durchlichten

Wir gingen davon aus, daß wir Gelb und Blau den polaren Kräften des Astralleibes zuordneten und das Rot als Mitte erlebten. Wir können zusätzlich jede dieser drei Grundfarben als eingespannt in das polare Kräftewirken des Astralischen erleben. Dieses Kräftewirken hat jetzt die Qualität des Sich-Weitens und -Verengens beziehungsweise -Verdichtens. Wir können auch sagen, das Weiten entspricht einer Tendenz weg von der Erdenmaterie, das Verdichten ist eine Geste hin zur Erdenstofflichkeit.

Wir können die besprochene Dynamik aber auch noch von einem anderen Ausgangspunkt erleben und durchdenken. Es ist berechtigt, auch Rot und Blau als sich gegenüberstehende Kräfte zu betrachten.[36] Verdichten wir das Blau auf dem Papier beim Malen mit Wasserfarben im «Schichten», so entstehen dunklere Tönungen, die immer mehr einen Rotschimmer annehmen. Verdichten wir das Rot, so entsteht als Verdunklungseffekt der vermehrten Erdenstofflichkeit ein Blauton.

Stellen wir uns vor, daß das Blau durchlichtet würde, so wird das reine, kräftige Blau aufgehellt zum Himmelblau oder auch zum Blau mit einem zarten Grünstich. Wird das Rot erhellt, so entsteht ein Spektrum über Zinnoberrot bis zum Orangegelb.

Hier wirken also Kräfte, die einmal zur Erdenstofflichkeit hinführen und einmal wie ein aufhellendes inneres Sonnenlicht wirken, das das Gegenteil von Erdenschwere ist. Ja, vielleicht dürfen wir nicht einmal Sonnenlicht sagen, sondern einfach: Prinzip des Strahlens in die Weite, vielleicht sogar des Vergeistigens. Bei diesem «Farbenkreis» ist dann zwischen den einander gegenüberstehenden Farben Blaugrün und Rotgelb das eigentliche Gelb anzuordnen und zwischen Rot(-blau) und Blau(-rot) die Purpurfarbe.[37]

Purpur

Blaurot   Rotblau

Blau   Rot

Blaugrün   Rotgelb

Gelb

Rudolf Steiner gibt den Hinweis, daß man das Blau mit seiner Neigung zu Kühle und Weite, aber auch zu Form und Festigkeit dem Kopf beziehungsweise dem Sinnes-Nerven-System zuordnen kann.[36] Gemeint ist dabei der Kopf als der Ursprungsort von Kräften, die den ganzen Leib mit diesen Qualitäten durchdringen.

Formen und Festigen entspricht der Neigung zum Verstofflichen im kräftigen Blau. Ein helles, kühles Blau jedoch, das in die Weite verströmt, entspricht den Sinnesorganen und ihrem Wirken. Sie schließen uns an den Umkreis an.

Die rote Farbe kann man als Ausdruck des Stoffwechsel- und Gliedmaßen-Bewegungs-Pols auffassen. Zentrifugale Bewegungsvorgänge werden aus dem Stoffwechsel frei. Bei dieser Betrachtungsart charakterisiert das Rot den Augenblick, in dem Bewegungsvorgänge in und an der Leiblichkeit wirksam werden. Diese Kräfte werden aus Stoffwechsel- und Verbrennungsvorgängen gerade frei, bleiben aber leibverbunden und dadurch «verdunkelt» zum Rot. Das hellrote, arterielle Blut kann so als Träger der Lebensvorgänge verstanden werden. Hinein mischen sich aber immer die Formkräfte, die strukturieren und in die Festigkeit führen, die also dem verdichtenden Blaupol unseres Kopfes, der als Kraft auch in den einzelnen Organen wirkt, entsprechen: Das venöse Blut ist blaurot. Auch in der menschlichen Substanz des Rumpfes und der Gliedmaßen wirken also ständig Blau und Rot ineinander, wenn man sie als Repräsentanten der entsprechenden Kräfte versteht. In ähnlicher Weise muß ein gewisses Maß von Rot auch im Blau-Pol wirken dürfen. Das Gehirn als Träger der Formkräfte, das sich aber auch durch die Sinne mit der Weite des Kosmos und des Erdenumkreises verbindet, wird vom roten Blut ernährt.

Der Farbkreis

Der Grund-Farbkreis als diatonischer Farbkreis

Das Dreieck der drei Farben Gelb, Rot und Blau verbindet sich mit dem Gegendreieck der Komplementärfarben Violett, Grün und Orange zum Sechseck. Es entsteht ein Grundfarbenkreis. Das Purpur kann als Sehnsucht nach einer zusammenfassenden Erhöhung erahnt werden, die sich als siebter Schritt den sechs Grundqualitäten hinzugesellt. Man spricht in der Malerei von einem diatonischen Farbenkreis, weil sich die Verwandtschaft zu den Tonintervallen aufdrängt.

Blau

Grün Violett

Purpur

Gelb Rot

Orange

Die sieben Lebensstufen im Farberleben *

Will man die Gesetze der sieben Stufen des Zusammenwirkens der astralen Pole entdecken, so ist das Entscheidende immer das eigene Bemühen und nicht das Ergebnis einer dogmatisch übernommenen Begriffszuordnung. Man darf bei diesem Bemühen durchaus eigene Wege gehen oder Versuche, wie den folgenden, korrigieren. Bemüht man sich wirklich, mit dem Wesen der Farben immer vertrauter zu werden, so entsteht im Laufe der Zeit innere Sicherheit und ein weitgehendes Zusammenklingen mit dem Erleben anderer Menschen.

Das nur vom Funkeln der Sterne gering erleuchtete Schwarz des Nachthimmels repräsentiert die geheimnisvolle, kosmisch universelle Macht der formenden und ordnenden Kräfte.

1. Ein kräftiges Blau formt, begrenzt, hüllt ein. Ein helles Blau weist auf kristallene Klarheit. Seine Kühle läßt alles Leben ersterben. Dadurch aber entstehen Transparenz und die Beziehung zur Weite. – Ersterbendes Leben ist Sinnesleben.
2. Im Grün finden die gelben Strahlkräfte und die blauen Formungskräfte im ständigen Ineinanderweben immer wieder neu die Ausgewogenheit des «erhaltenden Lebens». Stengelprinzip und Knotenprinzip gleichen sich bei der Pflanze im Grün des Blattes aus. Im Nervensystem bilden körperliche Vorgänge die Grundlage für immer wieder neue Gestaltungsprozesse im Seelenleben, vor allem im Bereich des Denkens. Gedankeninhalte und Vorstellungsbilder sind vom gleichen Kräftespiel durchdrungen. – Sie entstehen und vergehen.
3. Das Sonnenlicht aus unserer Umgebung dringt durch die Sinne ein und erregt in uns die innere Welt farbiger und klar konturierter Vorstellungen. Mit ihm dringen aber auch im Wahrnehmungsakt die Gestaltungskräfte der Welt in uns ein, die mit dem betrachteten Objekt verbunden sind. Der Mensch nimmt außerdem in einer unmittelbaren Offenheit universelle Gestaltungsprinzipien mit jedem Atemzug in sich hinein. Wir können in diesem Vorgang Gelbqualitäten erleben: Ein universelles Sonnenprinzip will eine individuelle, sonnenhafte Mitte gestalten und aus ihr aufleuchten. Geistige Impulse und Kräfte aus dem Kosmos werden wie in einem Atmungsvorgang in die individuelle Leiblichkeit hineinverwoben. – Atmendes Leben.

* entsprechend den sieben Lebensstufen (S. 63 ff.)

4. Die aufgenommenen Leibgestaltungskräfte verbinden sich mit dem Kreislauf und verteilen sich durchs Blut im ganzen Leib. Durch die Begegnung mit den Verdunklungskräften der Substanz entsteht Rot als Farbe des Blutes. Im arteriellen Blut ist die Verwandtschaft zu den geistigen Qualitäten des Lichtes erkennbar.
5. Im venösen Blut, das rotblau bis schwarzblau wirkt, wird die Begegnung mit der Stofflichkeit deutlich.
6. Schwieriger ist es, die Farbentsprechung des Violett für die Bewegungsimpulse zu finden. Bedenkt man aber, daß jede Bewegung zentrifugalen Charakter hat, sich aber nach der Befriedung durch ein gestaltendes und beruhigendes Prinzip sehnt, so könnte man den Bewegungsimpuls als ein ständiges Ineinandervibrieren von ausstrahlenden Rottönen in ein begrenzendes, beruhigendes Blau erleben. Das entstehende Violett wäre dann aber keine zur Ruhe gekommene Farbe, sondern müßte als in jedem Augenblick neu entstehend und vergehend erlebt werden. Es würde einmal mehr Rot- und einmal mehr Blaukraft erkennen lassen. Es wäre ein Kräftespiel, wie es ähnlich in der Muskulatur im vibrierenden Spiel von Kontraktion und Lockerung beobachtbar ist. Vielleicht muß man dabei bedenken, daß das Rot ein strahlendes Gelb ist, das frei werden möchte, aber ans Leibesgeschehen gebunden bleibt.
7. Die Regeneration, das Zeugen und Empfangen, kann als Zusammenfassung aller bisherigen Geschehnisse erlebt werden. Der weibliche Körper stellt den blau umhüllenden und abschirmenden Leibesraum, ebenso das nährende Rot des Blutes, das stets bereit ist, die kosmischen Gestaltungsprinzipien in sich aufzunehmen, zur Verfügung. Die männliche Zeugungskraft kann als verwandt mit sonnenhaften Gelbtönen erlebt werden, die sich aber aus der dunkelfarbigen, etwa der blaugrünlichen erdhaften Stofflichkeit des Leibes herauslöst.

Die Qualitäten des sich aus der Leiblichkeit entfaltenden Seelenlebens

Das Seelenleben blüht aus der Leiblichkeit auf. Es kann so große Selbständigkeit erringen, daß es sich in sich abschließt und aus dem großen Weltzusammenhang herauszufallen vermag. Daran aber kann die Sehnsucht entstehen, neue Verbindungen mit der Welt, ja auch mit den göttlichen und moralischen Gesetzen zu suchen.

Wir gehen bei dieser Betrachtung von der Leiblichkeit aus. Sieben Kräftequalitäten haben sie, aus dem Kosmos hereinwirkend, gestaltet. Sieben Seelenqualitäten entringen sich der Leiblichkeit. In entgegengesetzter Richtung blühen sie dem Kosmos entgegen.

Rudolf Steiner schildert die sieben Intervalle der Musik eindrucksvoll als charakteristische Schritte des Seelenerlebens. Im gleichen Vortrag charakterisiert er eine Folge von Farberlebnissen. Die Schilderung der Intervalle ist verwandt und regt zum Nachentdecken von Qualitätsentsprechungen an.[38]

1. Ausgangspunkt und Basis können die Regenerationskräfte als körperliche und seelische Willenspotentiale sein, die in jedem einzelnen Menschen wirksam sind. Dieses ausstrahlende Sonnenprinzip wird im Eigensein des persönlichen Seelenlebens notwendigerweise mit Egoismus durchdrungen. Es erfolgt dadurch eine Verdunklung zum Rot. Das Zinnoberrot repräsentiert die lodernde Begierdenglut, das Feuer der Triebe. Versucht man, nicht nur innerhalb dieser Farbigkeit zu leben, sondern sie als Menschheitssituation vor sich zu sehen – man denke an das Bild der ganzen Erde –, so kann man im Scharlachrot den Zorn der Götter über das Böse in den Seelen der Menschen miterleben.
2. Rudolf Steiner schildert, daß sich aus diesem Erlebnis die Sehnsucht im Menschen entzündet, in diesem Zustand nicht zu verharren, sondern Taten zur Überwindung dieser Situation zu vollführen: Der Mensch lernt zu beten. Das Rot bekommt dadurch eine andere Qualität. Es verwandelt sich in die Wärme, die die Verbindung mit den Himmelsweiten sucht. Als «Geschenk der Götter» webt sich in die scharlachrote Menschheitssituation ein inniges, beruhigendes Blaurot hinein.
3. Im Übergang des Rot zum Orange bildet sich eine Ausgewogenheit zwischen Verdunkeln und Erlichten. Die gegensätzlichen Kräfte des Sich-Verdunkelns und Erlichtens bemühen sich um ein ständiges, immer wieder neu zu erringendes Gleichgewicht. Erdenstofflichkeit wird aufgenommen und den eigenen Gestaltungskräften nach in einen Verwandlungsprozeß eingefügt. Ähnlich werden die äußeren Wahrnehmungen verinnerlicht und können als Erinnerungsvorstellungen neu erschaffen werden.
4. Im Gelb zeigt sich die mittelpunkthafte Strahlungskraft eines bewegten, in sich geschlossenen Innenlebens. Im Wechselspiel von zentripetalen und zentrifugalen Prozessen schwingt unser Inneres hin und her. Das Gelb leuchtet ständig neu auf. In der Begegnung mit der Umgebung

entsteht dabei das Phänomen des Sich-Abgrenzens. Das Gelb kann dann Abgeschlossenheit, sogar irdische Härte zum Ausdruck bringen. Auf der anderen Seite formuliert Rudolf Steiner: Im Gelb lebst du «in den Kräften, aus denen du geschaffen warst, als du deine erste Erdeninkarnation antratest»[38]. Wir erleben sonnenverwandte Mittelpunktskraft als Geschenk unseres Leibseins. Diese Kräfte tauchen in die verwandte Erdensubstanz ein, erleben an ihr aber auch Abgrenzung und distanzierendes Gegenübertreten.

5. Aus dieser inneren Strahlkraft entsteht die Sehnsucht, sich zu weiten und mit der Umwelt in Berührung zu treten. Die Sehnsucht nach dem Blau der Himmelsweite findet im Grün eine vorübergehende Beruhigung.
6. Immer mehr lebt das ausstrahlende Gelb in der blauen Weite der Umgebung. Wie das Sonnenlicht das Himmelblau nicht mehr zum Grün verfärbt, sondern es durchlichtet, aber auf Bergeshöhen auch tiefblaue, manchmal sogar schwarzblaue Farbtöne erzeugen kann, so kann auch die individuelle Sehnsucht nach Verbindung mit den Weiten in verschiedenen Blautönen erlebt werden.
7. Hier könnte – ähnlich wie bei der Septime – die Sehnsucht nach zusammenfassender Überhöhung dem Hineinspielen von Rottönen in das Blau entsprechen, wie dies bei der Intensivierung des Blaus im Experiment erkennbar wird, beziehungsweise auf dieser Sehnsuchtsstufe wieder das zarte Violett mit seinem bewegten Schwingen zwischen Blau und Rot wirksam werden.

Das Tierkreisprinzip – der chromatische Farbkreis

Der zwölfteilige Farbkreis entspricht weitgehend der chromatischen Tonleiter mit den halben Stufen der zwölf Töne. In der Lehre Hölzels[39] wird seine Entstehung folgendermaßen erklärt: Das Rot wird in seinen Qualitäten noch um einen Schritt differenzierter. Zum Purpur und brennenden Hochrot mit leichtem Gelbstich gesellt sich das wohltuend vermittelnde Karminrot. Das Purpur wird dabei auf der Höhe des Kreises gedacht. Die entsprechenden Komplementärfarben entstehen aus der Differenzierung des Grün. Das reine Grün steht zwischen den Halbtönen Blaugrün und Zyanblau. Außerdem differenziert sich das Gelb in das reine Gelb und ein Gelbgrün. Die Gegenfarbe Violett differenziert sich in ein Blauviolett und

Rotviolett. Das reine Blau und seine Komplementärfarbe Orange vollenden den Kreis. Es ist durchaus eine innere Gesetzmäßigkeit zu erkennen. Die Farben gehen laufend ineinander über, wobei sich die Komplementärfarben immer gegenüberstehen.

In einem anderen zwölfteiligen Farbkreis ergänzt Rudolf Steiner die sieben Farben des Regenbogens (reines Rot, Zinnoberrot, Gelb, Grün, Hellblau, Tiefblau, Violett) durch fünf Purpurqualitäten.[40] Bei letzteren steht das Pfirsichblüt in der Mitte und verbindet sich in je zwei Abstufungen mit dem Rot, das der Tagesfarbe des Widders, und dem Violett, das der Waage zugeordnet ist. Es entsteht eine eigenartige, aber überzeugend wirkende Ganzheit. Die sieben Regenbogenfarben werden dabei als die Tagesseite des Farbkreises und die Purpurfarben als dessen Nachtseite bezeichnet. Will man sich das anschaulich vorstellen, so kann man den Regenbogen, der sich über der Erde emporwölbt, als Erlebnis, das nur tagsüber entsteht, nach unten ergänzen. Der Purpurteil müßte dann, wenn wir uns dieses Bild in der Vorstellung ausmalen, von der anderen Seite der Erde her geheimnisvoll hindurchschimmern.

Das Erüben von Fähigkeiten am Wesen der Farben

In der Musik ist es selbstverständlich, daß der Kunstbeflissene die Harmoniegesetze vollkommen beherrschen muß. In älteren Zeiten wurde beim Komponieren nur eine Melodie notiert mit beziffertem Baß. Nach diesen Hinweisen mußte der Musikant die Akkorde zur Oberstimme selbständig und frei ergänzen und beides harmonisch miteinander verbinden. Goethe beklagte, daß der Malerei eine ähnliche «Wissenschaft vom Generalbaß» fehle.

Auch die Kunst der Fuge muß der Musiker beherrschen. Von Chopin wird berichtet: «Die Kunst ist nicht das, wofür sie der Laie hält, nämlich eine Art Eingebung, die ich weiß nicht woher kommt, ins Blaue hinein geht, nur das malerische Äußere der Dinge darstellt. Kunst ist die Vernunft selbst, die durch das Genie verschönt ist, aber einen vorgeschriebenen Weg geht und durch höhere Gesetze in Schranken gehalten wird.» «Die Fuge ist gleichsam die reine Logik in der Musik. Sie beherrschen heißt nichts anderes, als das Element jeder Vernunft und Konsequenz in der Musik zu kennen.» Delacroix, der diesen Ausspruch überliefert, fügt hinzu:

«Wie glücklich wäre ich gewesen, das (als Maler) zu lernen, was die gewöhnlichen Musiker zur Verzweiflung bringt.» [39]

Kann man aus Kenntnis der Gesetzmäßigkeiten der Farbwirkungen Fähigkeiten erüben – ähnlich wie der Musiker an den Harmoniegesetzen –, damit diese dann beim eigentlich schöpferischen Akt zur Verfügung stehen? Durch das Zusammenschauen der Gesetze der Malerei und der Menschenkunde ergeben sich neue begeisternde Impulse, diese handwerklichen Fähigkeiten zu erüben und schon während des Übens in ein künstlerisches Element einzutauchen. Das Umgehen mit Kräftewirkungen wirkt immer belebend und erfordert eine künstlerische Grundhaltung. Dies gilt in ganz besonderm Maße für das Malen.

Beim Üben wird seelisches Innenleben erstarkt. Es entzündet sich zum Beispiel am Farbenspiel der Erdumgebung und nimmt dabei teil an den objektiven «Taten und Leiden des Lichts» (Goethe). Im Vorgang des Malens kann die Seele des Malers in die «Erdenseele» eintauchen und sich mit objektiven Weltenkräften verbinden.

Die Lehre des Malers Hölzel [39] stellt so etwas wie den geforderten Generalbaß für die Malerei dar. Er gibt Übungen an, an denen erlebbar wird, wie die Betonung einer einzelnen Farbe gesetzmäßige Veränderungen im übrigen Farbenkreis bewirkt. Es können Farbbewegungen in Gang gesetzt werden, Sehnsüchte und Abwehrvorgänge entstehen. «Wie einer mit allen Regeln und allem Genie noch kein Maler ist, sondern wie eine unausgesetzte Übung hinzukommen muß, so ist es auch bei der Farbenlehre nicht genug, daß einer die vorzüglichsten Gesetze kenne und den geeignetsten Geist habe, sondern er muß sich immerfort mit den einzelnen, oft sehr geheimnisvollen Phänomenen und ihrer Ableitung und Verknüpfung zu tun machen» [39] (Goethe zu Eckermann). Das Buch «Die Individualität der Farbe» von E. Koch und G. Wagner trägt in diesem Sinne den Untertitel: «Übungswege für das Malen und Farberleben» [35]. Die Betrachtungsebenen können, wie zuvor dargestellt, verschiedenartig sein, aber sie sollten alle als Anregungen zum eigenen Üben aufgefaßt werden.

Die Farbigkeit der Natur und des Menschen als Übungsinhalt

Die Farbigkeit der mineralischen Substanz offenbart sich besonders in den Metallsalzen. In aparter Schönheit leuchten Farben in Edelsteinen und Halbedelsteinen. Fand vielleicht in ihnen in urfernen Zeiten, als sie sich noch in einem flüssigen Vorstadium befanden, der Kampf zwischen Licht und Finsternis in besonders intensiver Weise statt und wurden im Festwerden diese Kämpfe in die Dauer der Stoffgebundenheit eingefangen?

Hebt man die Festigkeit der Metalle in Schmelz- und Verdampfungsvorgängen auf, so entstehen dabei charakteristische Farberscheinungen. Es ist, als ob Wesensqualitäten aus ihrer stofflichen Gebundenheit befreit würden, so daß sie im Farbenspiel ihr eigentliches Sein im flüchtigen Entstehen und Vergehen darleben dürfen. Das heißt aber: Polar wirkende Astralkräfte finden ihr Äthersubstrat wieder, während sie vorher in die Physis gebannt waren.[41]

Will man exaktes Qualitätserleben nicht nur an den Farben entwickeln, die beim Verdampfen entstehen, so kann man alles, was man über die chemischen, physikalischen und sonstigen Qualitäten eines Metalles weiß, in einem inneren, bildhaften Vorstellen mit diesem Schmelzvorgang verbinden. Meßbare Eigenschaften werden dabei zu Qualitätserlebnissen. Diese werden, in polares Kräftegeschehen verwandelt, erlebbar. Dies wäre dann ein geistiger Schmelz- und Verdampfungsprozeß.

Es ist der Beitrag der Künste zur Erweiterung und Intensivierung der Naturwissenschaften, daß sie hinter den stoffgebundenen, meßbaren, zählbaren und wiegbaren Phänomenen Kräftewirkungen denkend zu erleben bestrebt sind, an denen sich exakte Qualitätserlebnisse entzünden können. Dieses denkende Erleben hat reale Phänomene zur Grundlage.

In der Pflanzenwelt wird der Kampf zwischen Licht und Finsternis über das Jahr hin in der Pracht der Farben sichtbar. Auch hier erleben wir Mittelpunktsgeschehen und Beziehung zur Weite der Himmelsfernen. Es gibt Pflanzen, die nur einen Tag lang ihre Blüte und Farbigkeit darleben. Sie sind dem eigentlichen Wesen der Farbe, dem flüchtigen Entstehen und Vergehen, besonders nahe.

In der Tierwelt sind es die Vögel und Schmetterlinge, die in der sonnendurchstrahlten Luft leben und die die Farbe in der Substanz ihres Leibes besonders nach außen leben lassen.

Der Mensch trägt ähnlich wie die höheren Tiere eine Fülle von Farbigkeit in seinem Innern. Auf die Geheimnisse des Inkarnats – der Hautfarbe, vor allem im Gesicht – hat Rudolf Steiner besonders eindrucksvoll hingewiesen. Hier können wir das Kräftegeschehen zwischen Blutes- und Formungs- beziehungsweise Todesvorgängen besonders deutlich und unmittelbar erleben.[42]

Eigenartig ist, daß die Knochen als das Erdenfesteste in uns eine gelblich-weiße Farbe haben. Die Hauptmasse des Gehirns und des Nervensystems ist ebenfalls weiß, Hirnrinde und Stammganglien sind grau. Die Skleren der Augen sind weiß. Gelenkköpfe schimmern in ihrem Knorpelüberzug bläulich-weiß. Diese Farben entsprechen Substanzen und Organen, die wenig vom Leben durchdrungen sind, in denen Todesvorgänge die Überhand haben. Ist ihre Helle etwas besonders Sonnenverwandtes? Wirken in ihnen sonnenhafte Ich-Kräfte nach, die sie durchgestaltet haben? Rudolf Steiner schildert, daß alle Substanzen, die in den Leib aufgenommen werden, in den Verdauungsorganen erst ertötet werden müssen. Danach werden sie auf die Stufe des Lebens emporgehoben, dann von der Astralkraft erfaßt und umgestaltet und schließlich von der Ich-Organisation durchlebt.[42a] Dann aber können sie aus dem Durchgestaltet-Werden wieder herausfallen bis in fast tote Zustände, wie es die Nervensubstanz ist oder das Knochensystem. Vielleicht gerade deswegen, weil die Kraft des Ich sich dort wieder zurückgezogen hat, hat sie vorher in besonderem Maße dieser Substanz ihren Stempelabdruck eingeprägt.

Die wichtigste Farbe im Körperinnern ist das Rot des Blutes. Durch die Verbindung mit dem Sauerstoff der Luft entsteht ein helles Rot von leuchtender Schönheit. Als arterielles Blut trägt es den belebenden Sauerstoff zu jeder Zelle des Körpers. Wie wir bei der Besprechung der Lebensstufen sahen, trägt es aber auch die Welt der kosmischen Urbilder in die Leiblichkeit hinein. Es gibt den Sauerstoff an die «innere Welt der Organe» ab und belädt sich mit der Kohlensäure, die den Körper auf Dauer erdenfest machen würde, wenn sie nicht immer wieder aus dem Leib entfernt würde. Diese Last gibt dem Blut eine dunklere Färbung.

An der wechselnden Farbigkeit des Blutes wird der Kampf zwischen Licht und Finsternis, zwischen Leben und Tod, der im ganzen Menschenleib stattfindet, außerordentlich dramatisch anschaubar. Auch dies ist ein echter Meditationsinhalt, wenn wir versuchen, es nachzuerleben. Wir müssen den Mut haben, uns dieses Farbenspiel im Innern des Leibes möglichst drastisch und intensiv vorzustellen, um das innere Drama zwischen Licht und Finsternis, zwischen Geisteswirksamkeit und Stoffesmacht mitzuerleben. Daß dies kein phantastisches Geschehen ist, können wir an den naturwissenschaftlichen Fakten, die wir kennen, sicherstellen. In diesem Bereich gibt es ohne Zweifel eine Fülle von Möglichkeiten, medizinische Tatsachen in künstlerisches Erleben zu verwandeln und auf dem Hintergrund des menschlichen Wissens zu neuen Fragen und Antworten zu kommen.

Der anthroposophische Schulungsweg führt zu einer Intensivierung des Wahrnehmens und des Erinnerns. Man kann auch sagen: Denken, Fühlen und Wollen erfahren eine Steigerung. Der Meditationsvorgang selbst wurde im Kapitel über das Wesen der Künste beschrieben. Dabei galt die besondere Aufmerksamkeit dem Erzeugen des Ätherströmens und dem Sich-Verbinden von Eigenäther und Erdenäther.

Betrachten wir die Symbole, die beim anthroposophischen Schulungsweg als Übungsinhalte empfohlen werden, so entdecken wir zu unserer Überraschung, daß sie fast immer Hinweise auf die zwei Pole des astralen Geschehens enthalten. Man denke zum Beispiel an zwei Dreiecke, von denen das eine seine Basis oben, das andere unten hat. Beide verbinden sich zum Sechsstern. Eine ähnliche Polarität können wir beim Merkursymbol entdecken, wenn wir es als Stab vorstellen, um den sich eine Spirale in mehrfachen Windungen herumschlingt. Besonders deutlich wird der Hinweis auf die zwei Pole des Astralischen bei der Meditation des Rosenkreuzes. Rudolf Steiner gibt als Meditationsinhalt auch polare Farben an. Bei der zweiten Farbübung fügt er hinzu, daß sie als Meditationsübung ganz besonders wirksam sei:[43]

Man stelle sich eine blaue Farbe vor und lenke alle liebevolle Aufmerksamkeit auf diese Fläche, die man mit Abstand «vor sich hinstellt». Man verweile aber nicht allzu lange auf diesem Farbbild, sondern wandle es um in eine rote Fläche. Und nun soll in relativ raschem Wechsel – damit betätigen wir ein rhythmisches Prinzip – immer wieder rot vorgestellt werden, dann wieder blau, dann rot, dann blau.

Wenn wir uns des Hinweises Rudolf Steiners erinnern, daß wir die Farbe im Weltall erleben sollten, also in der Erdenumgebung, im Wechselspiel zwischen Licht und Finsternis, so kann uns die Vorstellung der Farben am Morgen- oder am Abendhimmel eine zusätzliche Hilfe bei dieser Übung sein.

Als zweite Übung stelle man sich eine rote Scheibe vor, die von einem breiten, grünen Rand umgeben ist. Hierbei wird die Aufforderung besonders deutlich, mit der eigenen Willenshinwendung in das auflodernde Rot einzutauchen. Der zweite Schritt dieser Übung besteht dann darin, daß das Rot sich seinem Wesen gemäß nach allen Richtungen zentrifugal ausweiten und die Fläche einnehmen soll, die vorher der grüne Rand innehatte. Das Grün schlüpft dabei unter dem Rot hindurch und bildet jetzt dort einen grünen Kern, wo vorher die rote Mitte war. – Im nächsten Übungsschritt gilt es, die rote Randfläche entgegen der Ausstrahlungskraft des Rot wieder in die Mitte hineinzubändigen, wobei sich das Grün weitet und wieder die Randfläche bildet. Auch diese Übung gilt es im rhythmischen Wechsel mehrfach hintereinander zu vollziehen.

Beachtenswerte Regeln beim meditativen Üben mit Farbinhalten

Die physiologischen Vorgänge in unserem Leibesleben sind, wie das Entstehen und Vergehen der Farben, vom Wechselspiel zwischen Astralleib und Ätherleib durchzogen. Werden Astralleib und Ätherleib durch ein Krankheitsgeschehen, zum Beispiel hohes Fieber, oder durch Drogen, wie Meskalin, Haschisch und LSD, aus ihrem normalen Bezug zur Leiblichkeit herausgelockert, so ergießen sie sich in übermäßiger Weise ins Seelenleben. Dabei können farbige Bilder die Seele überfluten. Beim unrichtigen Meditieren kann ebenfalls ein solches Herauslockern von Leibgestaltungs- und Erinnerungskräften aus dem Organzusammenhang entstehen. Es leben dann farbige Bilder in unserer Seele, die wir nicht mit genügendem Abstand betrachten können. Wir sind ihnen ausgeliefert und vermögen sie dann auch nicht zu dirigieren, das heißt ihr Entstehen herbeizuführen oder jederzeit wieder auf nüchternes Tagesbewußtsein umzuschalten. Wir sind von ihrer Schönheit fasziniert und mitgerissen, können uns in sie verlieben oder ganz in ihnen leben.[44]

Dieses Erlebnis entspricht in seinem Wesen einer Halluzination. Falsches Meditieren kann so zu krankheitsähnlichen Zuständen führen.

Diese Gefahr kann durch die Beachtung folgender Regeln gebannt werden.[44]

Wir stellen aus unserer Erinnerung eine Farbe mit sachlichem Abstand vor uns hin. Die Willenshinwendung versucht dann zu beachten, daß der subjektive Wille, der in der horizontalen Richtung wirkt, sich in die vertikale zu verwandeln vermag. Wir versuchen, uns vorzustellen, daß die Wärme unserer liebevollen Hinwendung die Farbe zum Himmel emporhebt, sie sozusagen der Welt der Ideen und Urbilder, aus denen sie stammt, selbstlos entgegenträgt. Wir schicken dabei unseren warmen Willen gleichsam wie durch ein Nadelöhr durch ein «Tor des Todes», an dem all unser persönliches Wünschen und Erfolgssehnen zurückbleiben muß. Besonders leicht wird diese Umwandlung der horizontalen Hingabe in die vertikal emportragende im Blick auf die Farbigkeit der Pflanzenwelt.

Wir werden also wieder auf die Verwandlung der horizontalen Hinwendung in das Miterleben von vertikalen Kräften aufmerksam. Es wird das Geheimnis berührt, daß sich subjektive Mittelpunktskräfte mit objektiven Kräften, die unabhängig von unserer eigenen Person in der Welt walten, verbinden können. Dabei entsteht eine Seelenstimmung, die die Qualität von Devotion, Verehrung, Bitten oder gar Beten hat. Die Verwandlung der horizontalen Hinwendung in eine vertikal aufstrebende Seelengeste ermöglicht die Befreiung von Subjektivitäten und Egoismen und schafft die Verbindung zu objektiven Weltenkräften. Sie hilft, das Tor des Todes zu durchschreiten und dabei das Geheimnis des Nadelöhrs zu entdecken.

Dieses Tor des Todes wird anschließend als Seelentat nochmals erlebt, denn dann gilt es, warten zu lernen. Nur wenn wir uns ganz offen machen, können wir die Intensivierung unseres vorgestellten Farberlebens als Geschenk aus einem objektiven, geistigen Umkreis empfangen. Wir können solche Erfolge nie erzwingen. *Wird plötzliche Farbfülle als geistiges Erlebnis wahrgenommen, so handelt es sich in der Regel um Krankheitserscheinungen.* Die geistige Welt will in konsequenter Mühe Schritt für Schritt eröffnet werden. Das Dunkel erhellt sich nur langsam.

Es sind zwei Grundgesten des meditativen Übens, in denen wir mit der Wärme unseres Willens die vorgestellte Farbe einhüllen und sie wie in einer Schale dem Himmel entgegentragen, dann aber den «Empfangswillen» und das Warten üben.[45]

Einen Schutz gegen mögliche Gefahren gibt ferner das Wissen, daß Meditation im modernen Sinn weder mystische Versenkung noch Schwelgen in Gefühlen ist. Wird eine Vorstellung gebildet und festgehalten, so ist dies eine Wirkung des Nerven-Sinnes-Systems, bei der Form- und Todesprozesse aktiviert werden. Diesen Prozessen verdanken wir Bewußtseinsklarheit und das Abstandselement gegenüber den Inhalten, die als Bild festgehalten werden.

– Die liebevolle Hinwendung entspringt als Willenstat dem Stoffwechsel-Gliedmaßen-System. Sie ist ein Krafterlebnis.
– Die Fähigkeit des Wartens als Seelenhaltung ist den Kräften verwandt, die Sinnesorgane bilden, also Todesprozessen.
– Die Empfangswärme ist eine Metamorphose der Willensvorgänge, sie ist aufnahmebereite Liebe.

Beim Meditieren sind die polaren Kräfte aktiviert, die den Leib bilden und die in der Seele wirksam sind. Der ganze Mensch ist engagiert. Die polaren Kräfte schwingen ineinander und bilden die bewegte Einheit, die das Wesen der Gesundheit in Leib und Seele charakterisiert.

Die Inspiration als Wesensberührung

Der vorhergehende Schritt der Farbmeditationen charakterisiert das imaginative Erleben einer Bilderwelt, hinter der die geistigen Kräfte des Astralischen wirken. Will man die Inspirationsfähigkeit erüben, so gilt es, nachdem man die Bilder geschaffen hat, auf sie zu verzichten und das leere Bewußtsein zu pflegen. Diese Leerheit ist aber nur der Verzicht auf Seelenwissen und Bildinhalte. Die innere Regsamkeit der Seele und der Leiblichkeit müssen erhalten bleiben. Durch das Leer-Werden wird ein Empfangsorgan geschaffen, in dem das Wesenhafte des betrachteten Objekts, also zum Beispiel einer Farbe, unmittelbar aufgenommen werden kann. Es ist dies eine Steigerung des schon beschriebenen Warten-Könnens.

Es ist wichtig sich klarzumachen, daß wir jetzt keine Farben sehen, wohl aber Qualitätserlebnisse haben, die sich an einer Farbe entzünden. Genauso wie wir in der Bildhaftigkeit verschiedene Farbtöne unterscheiden und sie den polaren Kräften des Astralleibes zuordnen können, erleben wir jetzt Gefühlseindrücke, die einer bestimmten Qualität des astralischen Wirkens im Ätherischen entsprechen. Wir erleben das Astrale in einer neuen Unmittelbarkeit. Die Welt der Farben mit ihren definierbaren Qualitäten wird zum großen Lehrmeister für objektive Gefühlserlebnisse. Das Fühlen läuft nicht mehr traumhaft und ungeordnet ab, sondern wird zum Instrument der Qualitätserkenntnis. Wir können uns dieser Vorgänge und Inhalte bewußt werden, wenn wir den Erlebnissen mit der Abstandskraft des Ich entgegentreten.

Die Wechselbeziehung zwischen Farbe und exaktem Qualitätsfühlen kann auch umgekehrte Konsequenzen haben. Wenn wir von der Wesenhaftigkeit eines anderen Menschen berührt werden, so können wir uns schulen, dieses Qualitätserlebnis zu definieren, indem wir es vergleichen mit Seelenerlebnissen, die wir an den Farben kennengelernt und erübt haben. Wir können dann sagen, ich beobachte eine Gefühlsstimmung im anderen Menschen, die mir dasselbe Erlebnis verschafft, das ich kenne vom bewußten Qualitätserleben gegenüber der Farbe Orange oder Rot. Wenn wir davon sprechen, daß der Hellseher die Aura eines anderen Menschen sieht, so sieht er diese nicht in Farben, sondern er hat Gefühlserlebnisse, die er vergleicht mit objektiven Gefühlserlebnissen an der Welt der Farben.[46]

Da es in der Regel nicht möglich ist, der Gefühlswelt gegenüber ein waches Bewußtsein zu entwickeln, besteht der Schritt der Inspiration unter anderem auch darin, daß wir die Abstand schaffende Kraft, die sonst im Nervensystem waltet, etwas weiter herunterführen und gegenüber dieser Gefühlswelt zur Anwendung bringen. Während die Hinwendungskraft, die wir beim Imaginieren pflegen, eher einem Wohlgefühl und einem Krafterlebnis entspricht, ist der Vorgang der Inspiration und der Verzicht auf die Bilderwelt, also die Herstellung des «leeren» Bewußtseins, wie jedes Sterben und Distanz-Schaffen, eher mit Schmerzen, mit einem Abstands*gefühl* verbunden.

Die Intuition als Wesensverbindung

Rudolf Steiner schildert, daß das Malen ein Vorgang des Intuierens sei.[47] Es gilt dabei, die Kraft des Sterbens, Verzichtens, des Zurücktretens, des Offenwerdens, die Bereitschaft, das beschriebene Schmerzerleben zu ertragen, noch weiter zu steigern. Die seelische Offenheit bezieht sich jetzt nicht nur auf das Wesen der Farben, sondern auf den ganzen Umkreis. Die Gesamtheit der Sternenwelt als Geistprinzip, aus dem die Fülle des Astralischen wirksam wird, wird einbezogen oder leuchtet hinter dem einzelnen Wahrnehmungsobjekt auf.

Im gleichen Maße findet die Kraft der Hinwendung eine Steigerung. Die Fähigkeit, das Tor des Todes zu beachten oder, anders ausgedrückt, die eigenen zentrifugalen Mittelpunktskräfte so aufleuchten zu lassen, daß sie sich, gereinigt von persönlichen Wünschen, mit dem Menschheitsprinzip, das die Erdmitte versinnbildlicht, verbinden können, muß in höchstem Maße verstärkt werden. Wir verbinden uns dann mit einer objektiven Liebeskraft, die wir bei der Betrachtung der verschiedenen Mittelpunktsqualitäten der Erde kennengelernt haben. Es ist nicht der Strahlpol des Astralischen, der die Erde selbst zum Stern macht und in Wechselbeziehung zum Ordnungspol der Sternenwelt steht, sondern das Sonnenprinzip, das den Geheimnissen unseres Ich verwandt ist. Es ist die Mitte, die kraftvoll aus einem Zentrum wirkt, sich ständig in den Umkreis hineinzuverwandeln vermag und aus der Gesamtheit des Umkreises kraftvoll neue Mitte schafft.

Nehmen wir einmal an, daß dieses Sonnenprinzip seit dem Geschehen auf Golgatha eine reale Tatsache im Leben der Erde ist, so verbinden wir uns im Meditationsvorgang mit dieser objektiven, ausstrahlenden Liebeskraft. Wir verbinden uns mit ihr, können uns ihrer aber nie zu selbstsüchtigen Zwecken bedienen, da das Tor des Todes respektiert werden muß. Auch die Fähigkeit des Wartens, die ebenfalls eine Verstärkung zu erfahren hat, ist nur möglich, wenn der Vorgang des «Sinnesorgan-Werdens» in der ganzen Seele rege wird, wenn also ebenfalls Todesvorgänge in freier Tat des Ich das sonst egoistische Seelenleben ergreifen.

Haben wir die ersten beiden Schritte der Imagination und Inspiration der Farbenwelt gegenüber getätigt, so können wir versuchen, uns von dem Wesen der Farbe bis in unseren Willen hinein ergreifen zu lassen. Wir werden in unserem Erleben mit unserem eigenen Mittelpunktswillen dann selbst zu dieser entsprechenden Farbe. Wir leben ganz in ihr. Die ganze Welt wird von ihr tingiert, so wie Rudolf Steiner das für das Erleben des göttlichen Zorns beim Zinnoberrot charakterisiert. Die Schilderung, die er dort anschließt[47] – daß wir aus diesem Erlebnis heraus die Notwendigkeit empfinden, beten zu lernen –, ist eine Vorstufe des jetzt geschilderten Schrittes, die objektive Liebeskraft, die zur Erkenntnisfähigkeit verwandelt wird, zu betätigen. Wir erleben dabei das eigenartige, sowohl zum Wesen des Ich wie auch zum Wesen der Intuition gehörende Phänomen, daß wir dieses Mittelpunktserleben nicht aushalten können, ohne das Bedürfnis zu haben, das einzelne Erleben in einen Gesamtzusammenhang einzufügen. (Wir erinnern uns an die Beobachtung bei der Entstehung von Nachbildern, wobei auch immer die einzelne erlebnisstarke Farbe das Zusammenwirken der zwei fehlenden Farben veranlaßt.)

Aus dieser Haltung des unmittelbaren Berührtwerdens von einem wesenhaften Farbgeschehen bis in die Willensbereiche hinein und der Sehnsucht, aus dem einzelnen Erleben eine Ganzheit entstehen zu lassen, erfolgt die künstlerische Tat. Sie kann meditativ vorbereitet werden. Beim gewöhnlichen künstlerischen Schaffensprozeß klingt dies als eine Vorstufe immer an, kann dann aber absichtsvoll übend gesteigert werden.

Das Entscheidende bei diesen Meditationsvorgängen ist, daß der Ansatzpunkt ein irdisches Farberleben ist, daß wir aber lernen, uns bewußt auf die dahinterstehenden, wesenhaften Kräfte einzustellen, in denen die

Weltenastralität wirksam ist. Jede künstlerische Tat, auch wenn sie sich im Bereich irdischer Substanzen abspielt, hat im Hintergrund das Wirken von Weltenkräften. Es gehört zu den Aufgaben unserer Zeit, nicht nur unbewußt mit diesen geistigen Substanzen umzugehen, sondern sich ihnen in bewußten Übungsschritten zu nähern. Wir werden dabei durchaus die wissenschaftlichen Gesetze der Farbmischung und die physikalischen Kenntnisse der Farbwelt handhaben, also auch naturwissenschaftliche Gesetzmäßigkeiten kennenlernen. Üben wir aber die Fähigkeit, diese auf einem erweiterten Hintergrund zu sehen, so bekommen sie neues Leben. Farberlebnisse werden so zum Mittler zwischen Weltenweiten und Menschenseele, ja sogar der Leiblichkeit des Menschen. Wir können dann erahnen, was Rudolf Steiner meint, wenn er sagt, daß für den Meditanten Naturgesetze und Moralgesetze ein und dasselbe seien. Die Naturwissenschaft wird dadurch ihres zu erdenhaften Charakters entkleidet. Das Denken spielt sich dann nicht nur in der Welt des Scheins ab, sondern vermag die Seinssphäre unserer Leiblichkeit und unsere Willensmittelpunktskraft zu berühren. Letzteres geschieht besonders durch das Erüben der Intuitionsfähigkeit. Wir begegnen der Welt der Farben in der gleichen Unmittelbarkeit, wie wir sonst nur einem anderen Menschen begegnen, der uns direkt und bis ins tiefste Mark hinein berührt und bewegt.

Therapeutische Wirkungen von Farben

Wir haben versucht, das Wesen von Farbqualitäten mit anderen Prozessen zusammenzuschauen, die vom gleichen polaren Kräftewirken des Astralleibs geprägt sind. Bei all diesen Bemühungen wird die Fähigkeit geübt, Sicherheit im Qualitätserleben der Farben zu erlangen und ihre Beziehung zu Licht und Finsternis mit den verschiedenen möglichen Nuancen immer deutlicher zu erkennen. Daneben wird die Beziehung zwischen Farberleben einerseits und Seelenleben und Leibesgeschehen andererseits durchdacht, so daß aus diesen denkerischen Überlegungen die Aufforderung erwächst, im eigenen Erleben abzuspüren, ob diese Entsprechungen auch wirklich empfunden werden können. Erst wenn diese eigenständig entdeckt werden, kann ein derartiger Zusammenhang auch therapeutisch eingesetzt werden, und man kann anschließend beobachten, ob Wirkungen auf ein Krankheitsgeschehen erkennbar sind. Beim Therapieren gibt es keine festen Rezepte; es wirkt nur das, was selbst erlebt wird. Das Denken weist die Richtung, kontrolliert die Ergebnisse und fügt sie in schon erkannte Zusammenhänge ein.

Wirkungen von Blau und Rot auf den Körper

Die praktische medizinische Erfahrung lehrt, daß Bestrahlung mit Rotlicht entzündungsfördernd wirkt. So können zum Beispiel Abszesse zum Reifen gebracht werden, indem man den nicht kraftvoll genug ablaufenden Entzündungsvorgang verstärkt. Bestrahlung mit Blaulicht hingegen wirkt entzündungswidrig.

Das Rot mit seiner ausstrahlenden Kraft wird im Auge wie eine Attacke, wie eine verletzende Kränkung empfunden.[48] Es zerstört geradezu etwas in der Anatomie und Physiologie des Auges beziehungsweise im Blut, das das Auge durchströmt. Dadurch wird der Stoffwechselanteil unseres Leibes aufgerufen, diese Zerstörungsvorgänge wieder auszugleichen. Die Wirkung des Rot auf den Sehvorgang weckt also die Stoffwechsel-Lebens-Kräfte.

Wirkt Blau auf unser Auge, so können wir mit unserer Aufmerksamkeit ganz in dieses Blau eintauchen. Ist es ein Blau, das uns in die Weite hinauslocken möchte, so verbinden sich auch die seelisch-geistigen Kräfte bis hin zum Ätherischen, das im Blut das Auge durchströmt, mit dieser in die Weite führenden Farbgeste. Handelt es sich um ein sattes Blau, das schon auf dem Wege zur Umkehr in die Erdenstofflichkeit ist, so kann auch dieser Vorgang des Sich-Weitens, das dann umschlägt in den zarten Beginn der strukturierenden Verdichtung, als wohltuendes Erleben in Seele und Leib empfunden werden.[48]

Farbraum-Therapie mit Blau und Rot[49]

Die Wirkungen von Blau und Rot macht man sich auch bei der Farbraum-Therapie nutzbar: Man setzt einen Patienten zum Beispiel in einen Raum mit roten Wänden, der von farblosem Tageslicht erfüllt ist. Hierbei ist der Mensch nicht der Farbwirkung ausgesetzt, die direkt auf den physischen Leib wirkt, wie bei der Bestrahlung mit farbigem Licht, sondern sein Ich ist aufgerufen, in Wechselwirkung mit der Farbe zu treten.

Wir wissen, daß es zur Ich-Geste gehört, selbst Mitte zu sein und zu bleiben, dann aber ganz in den Umkreis einzutauchen, um wieder zur eigenen Mitte zurückzukehren. Dieses Wechselspiel findet in der Farbkammer statt, wobei sich unsere eigene Mittelpunktskraft mit der ausstrahlenden Kraft des Rot berührt. Es ist nun verschieden, je nach der Ausgangssituation des Patienten und vielleicht auch seiner Ich-Stärke oder -Schwäche, ob jetzt vorwiegend die Vorgänge ablaufen, die wir als die Wirkung des Rot im Auge beschrieben haben – daß das Rot verletzt und zur belebenden Gegentätigkeit aufruft –, oder ob die Fähigkeit entsteht, mit der Kraft des Ich in die Ausstrahlkraft des Rot ähnlich einzutauchen, wie wir die aufgehende Kraft der Sonne im Rot mitzuerleben vermögen. Wenn wir uns wirklich hineinversetzen in dieses Geschehen, so verbinden wir uns unbewußt mit den Erdenmittelpunktskräften, die durch die Sonne aktiviert werden. Damit erfahren wir aber auch eine Belebung unserer eigenen Willenskräfte, die aus dem Stoffwechsel frei werden. Die sonnenverwandte Kraft der Hinwendung verbindet sich mit den objektiven Strahlkräften, die im Rot wirken. Sie wird dadurch zusätzlich angeregt und belebt. Wir können uns also in einer Situation der Konfrontation erleben, uns attackiert und verletzt fühlen oder im Miterleben in das Rot eintauchen und uns mit seiner Kraft verbinden. Das erste ist eine astrale Geste, das zweite ein Ich-Erlebnis. Bei beiden ist die Wirkung eine Verstärkung der Aufbauprozesse im Leibesleben.

Befinden wir uns im blauen Raum und betrachten das Blau, so erleben wir das Mitschwingen in die Weite als eine Geste, die unseren Sinnen eigen ist. Dieses Erleben am hellen Blau hat eine «lösende» Wirkung. Wir können aber auch den eigenartigen Umschlag von der Weite in die wohltuende Konzentration in Richtung auf die Erdenstofflichkeit verspüren. Dann könnten die Kräfte, die hinter der Gestaltung unseres Kopfes und Nervensystems wirken, in diesem Mitschwingen eine Belebung erfahren. Die Kräfte, die vom Kopfe ausgehen und ordnen, formen, durchgestalten und das Rundungsgeschehen in jede einzelne Körperzelle hineintragen, würden aktiviert werden. Sie könnten dann nicht nur im Kopf, sondern wieder im ganzen Leibe wirken.

Bei der Farbraumtherapie wird der Patient zuerst in einen blauen Raum gesetzt, wenn es die Krankheitssituation erforderlich macht, den Leib durch eine Verstärkung der formenden Kopfkräfte zu gesunden. Anschließend wird er in den roten Raum gebracht, weil es sich ja immer um das Wechselspiel polarer Kräfte handelt. Aktivieren wir das Blau, so wird die

Gesundung nur eintreten, wenn der eine Pol den anderen Pol wieder zur Wechselbeziehung zu bringen vermag.

Ist es unser ärztliches Vorhaben, den Kopf durch die belebenden Kräfte des Stoffwechsels zu therapieren, so setzen wir den Patienten zuerst in den roten Raum. Die Belebung soll aber nicht den Kopf überfluten, sondern wieder mit dem Blaupol in das richtige Wechselspiel kommen. Daher wird der Patient anschließend in den blauen Raum gesetzt, damit Rot und Blau wieder zu einem kraftvollen Miteinanderwirken hingeführt werden können.

Die Wirkung dieser Vorgänge ist sehr eindrucksvoll beim Patienten und auch am eigenen Leib zu erleben. Da das Kräftespiel der Pole aber stets auch von der jeweiligen Seelensituation abhängt, muß immer wieder neu abgespürt werden, wie lange ein Patient in der einzelnen Farbkammer sitzen soll. Diese Therapie kann daher nicht nur einfach vom Arzt verordnet werden, sondern der Arzt selbst oder ein erfahrener Therapeut muß den Patienten in der Zeit der Farbeinwirkung beobachten und abspüren, ob das Kräftewirken der Farben wirklich die entsprechenden körperlichen Konsequenzen hat und das Zusammenklingen der Pole möglich wird. Diese Fähigkeit kann man erüben. Anfangs ist es mehr ein Erahnen.

An diesem Beispiel der Farbtherapie, die auch in der Filderklinik praktiziert wurde, wird besonders deutlich, daß es statthaft ist, Farben und Farbwirkungen mit körperlichen Vorgängen zusammenzuschauen. Die Wirkungen sind interessant und beachtenswert. Eindrucksvolle Änderungen des Empfindens sind bei vegetativen Fehlsteuerungen zu beobachten. Das vegetative Nervensystem wird harmonisiert und Einseitigkeiten werden aufgelöst. Man kann aber auch versuchen, bei organischen Krankheitsbildern in der Rekonvaleszenz die Gesundungskräfte zu aktivieren und zu verstärken. Besonders eindrucksvoll sind die Wirkungen bei vegetativen Regulationsstörungen und psychovegetativen Syndromen. – Bei labilen Menschen können aber auch rasch negative Folgen auftreten, wenn die Reihenfolge falsch gewählt oder die Behandlungsdauer nicht richtig eingeschätzt wird.

Die Wirkungen anderer Farben auf den Organismus hat Frau Professor Eberhard in ihrem Buch über die Wirkungen der Farben geschildert.[50] Diese Mitteilungen können Anregungen zu eigenen Beobachtungen geben. Die direkten Wirkungen des Lichtes auf die Physiologie der Leibesvorgänge sind recht gut erforscht. Dies bezieht sich vor allem auf rhythmische Wechselbeziehungen zwischen Lichtwirkungen am Tag und in der

Nacht oder auf die verschiedenen Lichtwirkungen im Verlauf des Wechsels der Jahreszeiten. *Auch bei blinden Menschen entstehen solche Wirkungen.*

Die Farblicht-Therapie

Ein immer wieder neu Staunen erregendes Phänomen ist die Entstehung von Nachbildern als Antwort auf einen Farbeindruck.[51] Sie haben eine eigenartige Leuchtkraft, wirken fast unreal, man möchte sagen ätherisch und haben eine ähnliche Flüchtigkeit wie das Farbgeschehen am Himmel. Sie werden anscheinend immer gebildet, aber nur unter besonderen Bedingungen sichtbar. Sie sind strengen Ordnungsprinzipien unterworfen: Die drei Farben Gelb, Rot und Blau bilden bei den Nachbildern eine gesetzmäßige Einheit. Wird eine gelbe Farbe als Wahrnehmung aufgenommen, so bilden die zwei nicht erregten Farben Blau und Rot das Nachbild Violett. Wird Blau gesehen, so wird das Nachbild von den zwei anderen nicht beteiligten Farben, nämlich Gelb und Rot, gebildet und es entsteht Orange. Dringt ein roter Eindruck in unser Auge, so entsteht das Nachbild Grün als Zusammenwirken von Blau und Gelb. Die Einseitigkeit des äußeren Farbeindrucks wird also im körperlich-ätherischen Geschehen durch die anderen beiden Farben immer zu der Ganzheit ergänzt, die durch Blau, Rot und Gelb gegeben ist.

Das Streben zur Ganzheit aus dem Zustand der Aufgliederung charakterisieren den Klangäther und den Lebensäther. Sind diese etwa in den Nachbildern besonders wirksam? Werden sie aktiviert und dadurch bereiter, die Urbilder der Leibesgestalt, die universelle Kraft des menschheitlich wirkenden Astralleibes aufzunehmen und mit dem Leibesgeschehen zu verbinden?

Dieser Gedankengang macht eine Farblicht-Therapie, wie sie Norbert Glas inauguriert hat, verständlich.[52] Dabei werden durch das Betrachten einer Fläche, die mit farbigem Licht beleuchtet ist, besonders starke Nachbilder hervorgerufen. Diese werden sichtbar, wenn das farbige Licht ausgeschaltet wird. Sie stehen dann farbig vor unseren Augen, obwohl der Raum stockdunkel ist. Beleuchtet man danach eine weiße Wand mit farblosem Licht, so sehen wir diese Wand nicht weiß, sondern sehen daran die Nachbilder farbenprächtig *in der Gegenfarbe* aufleuchten. Dabei entsteht im subjektiven Erleben ein ausgesprochen aktives Wohlgefühl.

Da es zum Wesen des Ich beziehungsweise zur Ich-Organisation, die im Leibe wirksam ist, gehört, daß das einzelne immer die Beziehung zum Ganzen sucht und findet, wird bei der Bildung von Nachbildern neben dem Ätherischen auch die Ich-Organisation angeregt.

Der Astralleib wird bei jeder Farbwahrnehmung aktiviert, ist diese doch als Zusammenspiel der Pole des Astralischen im Ätherleib zu verstehen. Eine Farblicht-Therapie, die bestrebt ist, Nachbilder zu aktivieren, stärkt also Ätherleib, Ich-Organisation und Astralleib und fördert deren Zusammenklingen.

Die Farblicht-Therapie wird vor allem für die Behandlung der *Krebserkrankung* eingesetzt. Die Krebskrankheit kann verstanden werden als in sich abgegrenztes Leben, das die Orientierung auf den Gesamtorganismus verloren hat. In der Krebsgeschwulst wirkt «nur lebend wuchernde» Substanz ohne Beziehung zu Ich-Organisation und zu leibgestaltendem Astralleib. Akzeptieren wir die obigen Überlegungen als Arbeitshypothese, so müßte es durch eine Farblicht-Therapie möglich sein, den Ätherleib anzuregen, zu kräftigen und ihn empfindsam und bereit zu machen, sich von den Gestaltungskräften der beiden höheren Wesensglieder prägen zu lassen, so daß Ich und Astralleib wieder in jeder Zelle des Leibes ohne Ausnahme wirken können.

Auch bei *Erschöpfungs-* und *Schwächezuständen* kann Farblicht-Therapie kräftigend wirken.

Das Phänomen der Nachbilder demonstriert eindrucksvoll eine verborgene Leibeswirkung beim Farbwahrnehmen. Sie ist subjektiv stark erlebbar, aber nur beim ruhevollen Blick, der «nichts sehen will». Die konzentrierte, wache Aufmerksamkeit des üblichen Tagesbewußtseins verbirgt die Nachbilder, obwohl sie stets gebildet werden.

Das Malen selbst

Der Wahrnehmungsvorgang und das Farberinnern

Im Augenblick des Wahrnehmens und Verinnerlichens läuft ein Vorgang ab, der wie ein innerliches Malen der Menschenseele erlebt werden kann: *ein Malen ohne Malsubstanz. Ein Malen im Geistwerden und Geistvergehen.* In der Begegnung mit den Wachstumskräften des Ätherischen unserer Leiblichkeit prägt sich diesen aber nicht nur ein flüchtiges Bild ein, sondern ein «reales Abbild», das anscheinend sogar den physischen Leib affiziert und in ihm in einer ähnlich geheimnisvollen, verborgenen und doch realen Weise schlummert wie das Bild der Sonnenblume im Samenkorn. Jederzeit kann es zu neuem Leben aufgerufen werden.

Wenn dieses Aufrufen im Menschen geschieht und er erinnert, dann ist dies ein inneres Wahrnehmen dessen, was sich jetzt neu im eigenen Ätherischen abspielt. «Wieder malt die Seele, jetzt aber das im eigenen menschlichen Innern lebende Vergangene. Wieder darf *im Bewußtsein* bei diesem Malen kein dauerndes Reales, sondern nur ein erstehendes und vergehendes Bild sich formen.» [53]

Beim Farbwahrnehmen, Farberleben und Farberinnern wird ein besonders intensives Zusammenspiel der Pole des Astralleibes im Ätherischen angeregt. So müßten auch die Farberinnerungen eigentlich besonders kraftvolle Erinnerungen sein. Heute ist dies bei vielen Menschen aber nicht mehr der Fall. Die Erinnerungen dringen zu rasch in die Welt des Scheins empor, werden zum Bilde und zum Begriff abgelähmt. Wir können uns aber bemühen, den Vorgang des Verinnerlichens bewußter zu erleben und den Vorgang des Erinnerns zu intensivieren.

Beginnen wir zu malen, so entsteht wie von selbst ein größeres Interesse an der Welt der Farben, die uns umgibt. Wir können die Hinwendungskraft und das liebevolle Interesse aber auch bewußt verstärken. Wir können uns bemühen, in die Geste des Wechselspiels zwischen Licht und Finsternis, wie bei einem Sonnenaufgang oder -untergang, im miterlebenden Denken einzutauchen. Wir verbinden uns dabei mit dem Wechselspiel zwischen Licht und Finsternis, das als realer Weltenvorgang unabhängig von unserer eigenen Existenz wirksam ist und jederzeit neu wirksam werden kann. Wenn wir das Lebendige der Farbenfluten in unserer Erdumgebung auf diese Weise miterleben, so gelangen wir «aus unserer eigenen Gestalt heraus und erleben mit das kosmische Leben. Farbe ist Seele der Natur und des ganzen Kosmos, und wir nehmen Anteil an dieser Seele, indem wir das Farbige miterleben.» [54]

Die gleiche Umwandlung unseres Interesses in ein aktives Miterleben kann beim Wahrnehmen der Pflanzenwelt entstehen. Das Miterleben des Kräftespiels im Pflanzenreich verstärkt die Fähigkeit zum Mitschwingen im Bereich der Lebensvorgänge unserer eigenen Leiblichkeit. Dadurch wird auch die Erinnerungskraft verstärkt. *Erlebnisstärke fördert stets die Erinnerungsbildung.* Wir können uns zu intensiven Farberinnerungen heranerziehen. Von Bedeutung ist dabei, daß diese Farbbilder in ständigem Entstehen und Vergehen bleiben müssen, nie übermäßige Dauer bekommen dürfen.

Ein kraftvolles Farberinnern ist die Voraussetzung für den Vorgang des Malens. Wir leben im Farberinnern und dem anschließenden Malen ganz in den Qualitäten des astralischen Leibes und den sieben Stufen seines polaren Wechselspiels. Dieses astralische Leben wird dabei hinuntergedrängt in das Ätherische. Die Kraft des Ich kann diese Vorgänge in Gang setzen und bewußt dirigieren. Wir regen den Astralleib an, intensiv und voller regsamen Lebens im Ätherleib zu wirken. Wir können seine Fähigkeit übend verstärken, zwischen den Polen zu schwingen und das Ätherische zu ergreifen.

Das Heraussetzen der inneren Erlebnisse

Die Vorgänge des inneren Erlebens werden beim Malen herausprojiziert. Das innere astralische Leben findet auf dem Papier oder auf der Leinwand einen äußeren Ort des Geschehens.

Dem Psychotherapeuten ist der Vorgang der Projektion gut bekannt. Vorgänge im eigenen Astralischen – meist im zu persönlichen, einseitig geprägten Astralischen – werden auf eine äußere Gegebenheit, meist auf einen anderen Menschen, projiziert. Man meint dann, objektive Qualitäten beim anderen wahrzunehmen, in Wirklichkeit handelt es sich aber um die *Projektion* eigener Erlebnisse, Seelenstimmungen und Gefühle *in einen anderen Menschen.*

Beim Malen kann die Gefahr, nur die eigenen Seeleninhalte herauszusetzen, überwunden werden, wenn wir immer wieder den Vorgang der Farbbildung in unserem eigenen Innern mit Staunen verfolgen und stets auf neue Weise aktivieren. Es kann dann ein beglückendes neues Erlebnis entstehen: Wir bringen die subjektive Tat in Verbindung mit den objektiven Vorgängen der Farbentstehung, wie wir sie bei den Sonnenauf- und -untergängen und beim Erleben der Frühlingspracht als geistige Realität entdecken können. Das Beglückende dieses Vorgangs besteht darin, daß wir ganz subjektiv aus der Tiefe unseres Wesens die Farben emporholen und doch dabei einem objektiven Vorgang, nämlich dem Wechselspiel von Licht und Finsternis, zur Verfügung stehen. Es ist dies ein Prinzip, das allem künstlerischen Schaffen zugrunde liegt. Subjektive Erlebniskräfte ermöglichen das Wirksam-Werden objektiver Vorgänge, die in flüchtiger Weise, wie bei der Musik, oder mit Dauerfolgen, wie beim Malen, offenbar werden. Im gemalten Bild wird inneres Erleben für den Künstler selbst und für den Betrachter objektiv wahrnehmbar.

Wirkt dieses Verbundensein mit überpersönlichen realen Weltenkräften nur im Seelenleben und schenkt ihm objektive Qualitätserlebnisse, oder wirken diese astralen Weltenkräfte dann bis in die Leiblichkeit hinein ordnend und impulsierend, das heißt aber gesundend und leibgestaltend? Es geschähe dann schon während des Tages etwas Ähnliches, wie es sonst nur nachts am Leibe wirksam wird: Die Weltenastralität wirkt als Gestaltungskraft ohne Störung durch subjektives, egozentrisch eingeengtes und eigenwilliges Seelenleben unmittelbar auf den Ätherleib.

Das Kompositionsvermögen

Der leibliche Organismus entsteht aus dem Zusammenspiel vieler Einzelheiten. Diese gruppieren sich zu Organen, deren Zusammenklang den Organismus ergibt. Die einzelnen Elemente dieses Organismus sind dabei sehr verschiedenartig. Sie treten untereinander in Beziehung, auch wenn diese voller Spannung und innerer Bewegtheit, ja häufig sogar in polarer Dynamik ist. Das übergeordnete «Organismusprinzip» ist dabei aber so stark, daß der Eigenwille des einzelnen stets dem Ganzen eingefügt wird.

Das gleiche gesetzmäßige Prinzip wirkt unbewußt in großer erlebbarer Realität auch im Seelenleben und ermöglicht so auch die Komposition eines Kunstwerks. Ganz besonders anschaulich wird dies beim Malen. Der unbewußte Drang, Kompositionskraft beim Zusammenklingen der Farben wirksam werden zu lassen, kann durch den Übungsweg ins Bewußtsein gehoben und gesteigert werden. Dies versucht bis zu einem gewissen Grad jeder reifere Künstler, vor allem wenn er auch lehrende Aufgaben zu erfüllen hat. So sagt Hölzel: «Gleichmäßigkeit und Ungleichmäßigkeit gegeneinander auszuspielen und sie wieder zu Harmonie zu vereinigen, ist die eigentlich grundlegende schöpferische Tätigkeit.» [39]

Hölzel weiß auch um die Beziehung dieser Seelentätigkeit zu den körperlichen Urbildern, dem leiblichen Organismusprinzip: «Berühren sich die im Kunstwerk dargestellten Maße und Gesetze mit den dem Menschen eingeborenen Maßen und Gesetzen, so nennt er die Wirkung Harmonie.» (!)

Der geschilderte Übungs- und Meditationsweg ist im Prinzip nichts Neues oder gar Anspruchsvolles. Jeder Künstler versucht, diese Kräfte zu üben. Die Kenntnis der Gesetze des anthroposophischen Schulungsweges vermittelt aber Sicherheit für den Übungsweg des Künstlers, da seine Gesetze urbildhaften Charakter für jedes Erüben von Seelenfähigkeiten haben.

Der Therapeut, der nur aus dem exakten Erleben von Zusammenhängen heraus wirken kann, hat im Übungsweg eine entscheidende Hilfe. Er weiß dann auch entsprechende Seelenstimmungen im Patienten zu wecken, ohne daß über diese Gesetze gesprochen werden muß. Jeder Therapievorgang stellt das Bemühen dar, genau wie bei der Komposition eines Bildes Spannungen auszugleichen, verlorengegangene Beziehungen wieder in Gang zu setzen und dem Organismusprinzip wieder zum Durchbruch zu verhelfen. In beiden Bereichen – der Kunst und der Heilkunst – gelten die gleichen Gesetze. «Man muß von der Farbenlehre aus Gesundheit und Krankheit begreifen können.» [55]

Kompositionsbemühen als ein entsprechender Intuitionsvorgang aktiviert besonders den Willen und das Ich. Körperliche Rückwirkungen werden in erster Linie als Erwärmung erlebt.

Die Welt der Formen beim Malen [56]

Für das Erleben der Formen gilt ähnliches, wie wir es bei der Besprechung des Plastizierens dargestellt haben. Die Gestaltungskräfte entsprechen dem Wirken der Astralität. Sie werden beim Malen nur in einem anderen Bereich wirksam. Beim Plastizieren entsteht die geformte Gestalt, in der Welt der Farben das Wechselspiel zwischen Hell und Dunkel, zwischen Verstofflichen und «Verleuchten».

Vermögen wir, das Wesen der Farben wirklich zu erleben, gerade auch in ihrer Beziehung zu Weite (helles Blau) und zu auflodernder Mittelpunktskraft (Zinnoberrot), so ergibt sich durch die Begegnung von Farben, die zum Beispiel Weite oder Nähe zum Ausdruck bringen, die Möglichkeit, Gestaltungen in einer Farbkomposition zu entdecken, ja einem Bilde sogar Tiefe zu verleihen, die den Anschein von Räumlichkeit erweckt. Die Formungen entstehen dann aus dem Erleben und dem bewußten Umgehen mit den Farbqualitäten. Es erfolgt nicht nur ein spannungsgeladenes Gespräch zwischen den Farben, wie zwischen den Tönen bei den Intervallen, wir erleben nicht nur den Zusammenklang des einzelnen mit dem Ganzen, sondern werden auf einmal zu Gestaltungen angeregt, die dann nicht in die Farben hineinkonstruiert werden oder ihnen gar von vornherein ein konstruktives Gesetz aufprägen, sondern die aus der Welt der Farben manchmal fast wie von alleine entstehen. Die Farben selbst wecken Form- und Bewegungskräfte.

Wollen wir Formendes therapeutisch zur Anwendung bringen, so können wir dies aber auch durch die Wahl der Methode bewirken. Wir lassen zum Beispiel zeichnen, wobei das ätherische Fließen in den Hintergrund tritt.[56] Beim «Schichten» entsteht ein duftiges Sich-Verweben der Farben. Sie verbinden sich untereinander, miteinander und übereinander und behalten doch ihr eigenes Wesen. Die Welt der Elemente mit ihrer Tendenz zum Sich-Verfestigen, Wäßrig-, Luftig-, Feurig-Werden kann sich nicht nur durch die Farben selbst, sondern auch durch die Methode des Schichtens zu einem harmonischen Ganzen zusammenfügen. Man meint geradezu, die Flüchtigkeit des Entstehens und Vergehens, die die Welt der Farben als Vorgang zwischen Licht und Dunkelheit charakterisiert, zu erleben. Die Beherrschung dieser Vorgänge und Techniken bildet das Rüstzeug des Maltherapeuten.

Schritte des therapeutischen Prozesses beim Malen

Am Anfang möchten die meisten Patienten irgend etwas Bestimmtes malen, was ihnen vorschwebt. Der Intellekt ist tätig und faßt einen Vorsatz. Dieser Hang zum konstruierenden Malen stellt eine Erschwernis dar, zu der der gegenwärtige Mensch neigt. Nur wenn wir ihn überwinden und wirklich in das Farberleben eintauchen, werden wir den Geheimnissen des Malerischen näherkommen. Es ist oft recht schwer, diesen ersten Schritt heraus aus dem Konstruierenden zu schaffen und sich dem unmittelbaren Farberleben anzuvertrauen.

Eine weitere Erschwernis besteht darin, daß wir auch sonst in unserem Seelenleben meist einseitig geprägt und an diese Einseitigkeiten fixiert sind. Ist dies der Fall, so muß erst die Kraft unseres Ich durch die geschilderten seelischen «Verbrennungsvorgänge» das freie Schwingen der astralen Pole wieder ermöglichen. Da der Patient dies meist nicht von selbst zu tun vermag, ist es die Aufgabe des Therapeuten, Begeisterung zu wecken und vorzuleben. Die «therapeutische Stimmung» im Malraum kann meist am besten den Erfolgszwang, den viele Menschen haben, auflösen. Die Stimmung sollte ruhig, gelöst und warmherzig sein. Eine verhaltene, stille Fröhlichkeit wirkt wohltuend und befreiend.

Ganz besonders schwer haben es Patienten mit Neurosen oder deren so häufigen Vorstufen. Zwiespältige Seeleninhalte sind ins Unbewußte versunken oder haben sich verselbständigt und nehmen das Seelenleben gefangen. Gelingt es uns, den künstlerischen Akt in Gang zu bringen, so können wir mithelfen, daß dieses Sondersein im Seelenleben wieder aufgelöst wird, der Mensch sich der Welt hinzugeben vermag, sie verinnerlichen kann und schöpferische Taten aus sich herauszusetzen vermag.

Oft wird mehr oder minder bewußt gewünscht, im psychoanalytischen Sinn malen zu dürfen, das heißt Farben und Formen aus dem Seeleninnern hervorquellen zu lassen. Das wird dann als befreiend empfunden und kann auch gelegentlich therapeutisch angewendet werden. Wir verwenden das Malen aber nicht als Hilfe, in die Region des Unbewußten vorzustoßen, weil wir immer wieder beobachten können, daß es viel befreiender und klärender wirkt, wenn wir Anregungen geben, das *Wesen der Farben* selbständig mit zunehmender Erlebnisfreudigkeit zu entdecken. Auch führen wir den Patienten zum Erleben von Beziehungen zwischen Farben hin. Das Geheimnis der Komposition, die aus der Spannung zwischen Einzelheiten ein Ganzes entstehen läßt, wird beglückend empfunden. *Diese Entdeckerfreude wecken zu können, gehört zu den wichtigsten Fähigkeiten des Therapeuten. Er muß sie dazu natürlich erst in sich selbst hervorrufen und erleben können.*

Meist probiert der Patient zuerst einfach, eine Farbe aufs Papier zu setzen. Dann entdeckt er die Möglichkeiten der vorgeschlagenen Maltechnik und fängt langsam an, sich für die Eigenarten der Farben und ihrer Beziehungen untereinander zu interessieren. Damit ist aber bereits der erste therapeutische Schritt in Gang gekommen. Unbemerkt entsteht die geistige Einstellung zur Welt, das Fragen nach dem Wesen dieser neuen und ungewohnten Wahrnehmungsobjekte. Entsteht immer mehr Entdeckerfreude und Entdeckermut, so kann zunehmend auf die tief in der Seele sitzende Haltung verzichtet werden, die sonst darauf achtet: Wie werde ich beurteilt? Wie werde ich geachtet? Was habe ich von der ganzen Sache?

Die geistige Einstellung zur Welt sollte möglichst wie von alleine und unbemerkt entstehen. *Sie darf niemals verbal gefordert werden.* Auch das Bemühen, zu objektiven Qualitätserlebnissen hinzuführen, darf nicht so in den Vordergrund treten, daß herzhafte, subjektive seelische Reaktionen von Sympathie und Antipathie zu kurz kommen. Zum künstlerischen Prozeß gehört ganz vordringlich die Erlebniskraft. Viele Patienten und auch gesunde Menschen haben diese verloren und müssen sie sich erst wieder neu erwerben. Denkt man dabei an die tiefgreifende Wirkung jedes Gefühls auf die Leiblichkeit, so wird die Bedeutung der Erlebnisstärke besonders deutlich.

Mit der Zeit entstehen malerische Probleme, die innerlich liebevoll bewegt werden. Vor einer nächsten Tat, vor einer nächsten Farbwahl wird innerlich vorauserlebt, wie diese auf das schon bestehende Bild wirken könnten. Es entsteht ein reges Wechselspiel zwischen Wirken nach außen und Tätigsein im Innern. Tun und Sinnen wechseln miteinander ab. Die Seele ist bewegt und wird wieder schwingungsfähig. Die Empfindungsbereitschaft steigert sich, die Sensibilität für Qualitätserlebnisse nimmt zu. Dabei lernt das Fühlen, immer mehr Qualitäten in objektiver Weise mitzuerleben. Wie überraschend, aber auch beglückend ist es immer wieder, zu entdecken, daß das eigene Erlebnis anscheinend eine objektive Aussage darstellt! Sie wird von anderen Menschen, die etwas Ähnliches geübt haben, in gleicher Weise und manchmal gleichzeitig entdeckt. Es entwickelt sich eine neue Fähigkeit: *das Lauschen im Sehen.*

Nachdem gesetzmäßige Beziehungen zwischen einzelnen Farben, zum Beispiel zwischen Rot und Blau, entdeckt wurden, ohne daß zu sehr darauf hingewiesen wurde, können im nächsten Therapieschritt kleine Aufgaben gestellt werden. Entstand bisher häufig ein Landschaftsbild oder, zum Beispiel bei der Wahl von Rot und Blau, eine Sonnenstimmung über dem blauen Meer wie von allein, so wird jetzt die Aufgabe gestellt, die Beziehung zwischen Rot und Blau so zu gestalten, daß der Eindruck eines Sonnenaufgangs entsteht – und danach in der gleichen Farbwahl die Stimmung eines Sonnenuntergangs. Das eine Mal erhebt sich das Rot hell und leuchtend aus dem Blau, das andere Mal taucht es in das Blau unter, fast möchte man sagen, entgegen seinem eigentlichen Wesen, zu strahlen und sich strahlend zu erheben. Ein derartiges spannendes Problem in der Beziehung der Farben zueinander kann die Seele stark bewegen. Das Umgehen mit einem solchen Problem darf sich dabei ruhig über mehrere Tage erstrecken. Bedeutungsvoll scheint dabei das geheimnisvolle «Überschlafen» zu sein. Wie eindrucksvoll ist es doch immer wieder, wenn man in diesen Situationen mit einer leuchtend hellen Gewißheit aufwacht, daß man jetzt die Lösung weiß! Wer flüstert sie uns wohl im Wirken des Schla-

nig bewegte und die Sehnsucht und Zuversicht, eine Lösung zu finden, stark wurde.

Nimmt man diese Zusammenhänge ernst, so müßte man annehmen, daß in der Nacht etwas von den Tagesprozessen, also auch vom Malen, nachwirkt und sich innig mit den Urbildern des astralen Geschehens verbindet. Nimmt man weiter ernst, daß durch das subjektive menschliche Erleben objektive Weltenkräfte zum Mitschwingen gebracht werden, so kann man sich vorstellen, daß das tägliche Malen, wie es in der Klinik gepflegt wird, tief wirkende, gesundende Anstöße ergeben kann.

Eine weitere gute und wichtige Aufgabe, die verschiedenen Qualitäten im Spiel der astralen Pole zu erüben, ist das Darstellen einer Landschaft oder eines Baumes in den vier verschiedenen Jahreszeiten.

In einem nächsten, zunächst oft unbemerkten Entwicklungsschritt wird das Farberleben intensiver – auch außerhalb der Malstunde. Man beginnt, die Welt mit anderen Augen zu sehen, die Farben inniger und interessierter zu erleben, Freude an verschiedenen Farbqualitäten zu bekommen, feinste Nuancen zu entdecken und innerlich mit Farbkombinationen und -kompositionen zu spielen. Die Natur wird zum großen Lehrmeister. Es wird immer mehr versucht, die Farbeindrücke so stark zu erleben, daß sie sich der Erinnerung einprägen und später der Gestaltung eines Bildes zur Verfügung stehen. Stimmungen am Himmel, der Regenbogen, aber auch das Aufleuchten der verschiedenen Farben in der Pflanzenwelt, je nach Art und Stärke des Lichtes, vermögen uns gefangen zu nehmen. Man entdeckt, daß nicht nur die Lichtintensität, die draußen wirkt, sondern auch die Intensität der eigenen liebevollen Aufmerksamkeit, die Kraft der eigenen Sonne, die als waches Interesse die Welt bescheint, eine Rolle spielt für die Intensität des Farberlebens. Dies kann noch in einer anderen Weise erlebt und erübt werden, nämlich dann, wenn man Freude an Nachbildern bekommt oder in der Sonne glitzernde Schneekristalle so lange anschaut, bis sie nicht nur hell aufleuchten, sondern ein wunderbares, stark leuchtendes Farbenspiel erkennen lassen. Man sollte denken, daß diese Farberscheinungen ein Ergebnis rein physikalischer Brechungsvorgänge wären. Aber nicht jeder Mensch sieht diese Farben. Will man ihr Aufleuchten erzwingen und schaut zu angespannt, wach und punktuell, so verbergen sie sich. Wie entdeckt man, in welcher Art das Licht der eigenen, liebevollen Hinwendung wirksam werden muß, damit wir diese zauberhafte Welt der Farben zu sehen vermögen?

Es scheint eine Anwendung notwendig zu sein, die nicht erzwingen will, die warten kann, bis wir vom Funkeln der Farben beschenkt werden.

In einer nächsten Entwicklungsstufe wird das Seelenleben noch intensiver tätig. Der Patient lernt, innerlich ein Bild zu entwerfen, innerlich zu malen, und zwar in äußeren Ruhe- und Mußesituationen. Im therapeutischen Prozeß kann diese Stufe immer besser in Bewegung gesetzt werden. Das Malen im Seeleninnern und das äußere Malen verschmelzen zu einem einheitlichen Prozeß. Tun und Sinnen wirken ineinander, auch wenn das eine Mal das eine, das andere Mal das andere im Vordergrund steht. Das gesunde Zusammenklingen von Innenleben und Weltbeziehung, von Seelenbewegungen und Leibesprozessen, auf das das psychosomatische Grundprinzip hinzuweisen versucht, wird jetzt dargelebt. Die Pole des Astralleibes verbinden sich innig mit dem Strömen des Ätherischen. Das Malen kann in intensiver Weise belebend und bewegend wirken.

In der Ausbildung des Maltherapeuten wäre die Stufe der Meisterschaft erreicht, wenn beim Malen das Wirken der Farben auf dem Papier in gleicher Intensität erlebt werden könnte wie das Malen des inneren Bildes, das vor jedem äußeren Schritt in Tätigkeit gebracht wird, und wenn schließlich als drittes wenigstens im Anklang erlebt werden könnte, daß das, was auf dem Papier geschieht und was in der Seele lebt, verbunden ist mit dem Ineinanderwirken von Licht und Finsternis, das als Urbild der Farbentstehung jeden Tag zwischen Sonnenhelligkeit und Erdendunkel in der äußeren Welt stattfindet. Menschentaten und individuelles Seelenleben erlebten sich so eins mit objektiven Geschehnissen, die auch dann in der Welt vorhanden sind, wenn wir als physische Menschen nicht mehr existent sind.

Indikationen für die Maltherapie

Ein gestörtes Wechselspiel von Astralleib zu Ätherleib im Seelenleben des Tages ist wegbereitend für die Entstehung von Krankheiten. Das Wechselspiel der Weltenastralität zum Ätherleib, die «Nachtwirkung» des Astralischen, ist Träger von Gesundungsprozessen.

Das Malen verbindet das Astralische intensiver mit dem Ätherischen.[57]

Gleichzeitig verbindet es das Innenleben der Seele mit der äußeren Welt im Geben und Nehmen. Gemäß den Gesetzen des psychosomatischen Grundprinzips werden dadurch die Pole des Astralischen im Substrat des Ätherleibes wieder schwingungsfähig. So können in Körper und Seele Stockungen und Verhärtungen gelöst und einseitige Bewegungsaktivitäten beruhigt und geformt werden.

Das Entstehen der Farbigkeit und die Qualitäten der Farben sind ebenfalls vom Wechselspiel der Pole des Astralischen im Element des Ätherischen gestaltet. Die Vorgänge in Körper und Seele und die Farbenlehre Goethes und Rudolf Steiners entsprechen weitgehend den gleichen Gesetzen. Daher formuliert Rudolf Steiner: «Man muß von der Farbenlehre aus Gesundheit und Krankheit begreifen können.»[55] Aus der Zusammenschau von Kunst und Krankheitslehre kann man das künstlerische Tun therapeutisch einsetzen.[35]

Zu denken gibt das Phänomen, daß künstlerische Betätigung, die sonst wohltuend zu wirken vermag, beim Vorliegen einer Krankheit diese eindrucksvoll verschlechtern kann. Dies gilt zum Beispiel, wenn man bei einem akuten Entzündungsvorgang mit Wasserfarben naß in Naß malt. Spielt sich die Entzündung zum Beispiel im Dickdarm ab, kann die Wirkung unmittelbar an den häufiger auftretenden, blutigen Stühlen abgelesen werden. Umgekehrt kann durch ebensolche Wirkungen bei entsprechender Indikation durch die Wahl der dafür richtigen «Methode» eine heilende Wirkung erzielt werden.

Zur Wahl der richtigen Methode und des jeweils richtigen Zeitpunktes für ihre Anwendung sind sowohl gründliche, immer wieder stattfindende Absprachen zwischen dem behandelnden Therapeuten und dem verordnenden Arzt notwendig als auch die genaue Beobachtung der Wirkung der Therapie auf den Patienten während und nach der Behandlung.

Beim Malen müssen wir lernen, nach dem Wesen der Farben zu fragen, und können daran das Fragen nach dem Wesen des anderen Menschen schulen. Dies bedeutet aber gleichzeitig das Erüben der «geistigen Einstellung» zur Welt und ein Überwinden der rein seelischen Forderung nach Gewinn für das eigene Wohlbefinden. Auch die Intuitionskraft, die eigentlich allem sozialen Bemühen zugrunde liegt, nämlich die Fähigkeit, Krankheitssituationen mitzuerleiden, aber an ihnen den Willen zu entzünden, das Kranke wieder in den Zusammenhang mit den gesundenden Kräften zu bringen, kann beim Malen erübt werden, wenn wir darauf achten, daß ein fehlerhafter Pinselstrich nicht zu Ärger und Resignation führt, sondern den Willen weckt, aus diesem «Schicksalsereignis» etwas Gutes zu machen.

Erinnern wir uns: Der krankmachende Faktor ist in erster Linie das persönliche Seelenleben. In ihm wirken die beiden prinzipiellen Seeleneinseitigkeiten – die Widersachermächte – mit ihren Geschenken und Gefahren. Sie sind notwendig, weil sich nur an diesen Einseitigkeiten die Kraft des Ich entfalten kann, die fähig ist, das selbstbewußte Eigensein in größere Zusammenhänge einzufügen, sei dies die Erdenumgebung oder die Welt geistiger Gesetzmäßigkeiten. Wirkt das Ich aber nicht stark genug, so nehmen Einseitigkeiten der Seele Dauer an und wirken krankmachend. Die Folgen sind zuerst funktionell, bleiben also zunächst im Bereich des reinen Wechselspiels zwischen Astralleib und Ätherleib, können aber über die Mittlerrolle des Ätherischen mit ihren Gestaltungskräften auch den physischen Leib erfassen. Das Zerrbild des Astralischen tritt dann an die Stelle des universellen Astralleibes, der den Leib nach seinem Urbild, das vor allem in der Nacht ständig «eratmet» wird, gestalten sollte.

Da die erste Stufe des Krankwerdens, ebenso aber auch die erste Stufe der Gesundungsvorgänge das Wechselspiel von Astralleib und Ätherleib ist, sind die vielfachen Anwendungsmöglichkeiten des Malens als Therapie verständlich. In der Hinwendung auf das Wesen der Farben bringen wir die gleichen Kräfte zum Mitschwingen, die als makrokosmische Geste sowohl in den Farben wie auch im Leib wirken. Der Vorgang des Malens selbst ist ein ständig atmendes Geschehen zwischen Tun und Sinnen, so daß Einseitigkeiten wieder in Fluß kommen können. Wir können diese Einseitigkeiten in Seele und Leibesvorgängen erkennen und die künstlerische Therapie so gestalten, daß Geschwächtes gestärkt und übermäßig Wirkendes gebändigt wird. Dies gilt sowohl für die Grundhaltung beim Therapieren als auch für die Auswahl der Methode und für die Wahl der Farben.

Körperliche Erkrankungen

- *Verhärtungszustände*: Der Formpol des Astralischen ist übermäßig wirksam. Gelingt es, ihn in den nicht verhärteten Bezirken zu einem intensiveren Zusammenspiel mit dem Ätherischen zu bringen, kann dies belebend auch auf die stagnierenden Bereiche wirken.
- Das Astrale greift zuwenig in das Ätherische ein, zum Beispiel bei be-

stimmten *chronischen Entzündungen.* Bei ihnen sind Aktivierungen wünschenswert.

- Zuviel Leben, weil der Formpol zu schwach ist. Dies gilt für die Neigung zu *Katarrhen* und für Vorgänge im *Wasserhaushalt*, die nicht durchgestaltet, die aus dem Wechselbezug des Astralischen herausgefallen sind. Man kann auch krank sein an einem Zuviel an Lebensvorgängen. Die Wahl der Farben (zum Beispiel vorwiegend Blau) und der Methode (zum Beispiel Zeichnen statt Malen naß in Naß) ist zu beachten.
- Disloziertes Eingreifen des Formpols des Astralleibes. Die beiden Pole wirken dann nicht mehr im Medium des Gesamtätherischen. Die dislozierten Formkräfte umschließen einen Teil des Leibes, in dem Lebensvorgänge wuchern ohne Orientierung auf den Gesamtorganismus, wie dies in der *Tumorbildung* der Fall ist. Das Malen versucht, das Schwingen der astralen Pole im Ätherischen des ganzen Leibes zu erkraften. Ist ein *bösartiger Tumor* operiert, so gilt es, die Universalität des Kräftespiels zwischen den Polen so zu stärken, daß neuerliche Tendenzen zu einseitigen «Sonderbildungen» vermieden werden. Wenn wir dabei im Auge haben, daß das Wechselspiel zwischen den Polen im Leibesgeschehen in einer Beziehung steht zu der Art, wie wir als Seelenwesen und geistige Persönlichkeit in der Welt stehen, so müßte durch künstlerische Betätigung eine Rückwirkung bis in die Leibesvorgänge möglich werden. Das Malen bringt alle stagnierenden Prozesse in Bewegung. Außerdem vermag es die einzelne Farbe ins Ganze einzufügen, wie das bei der Komposition jedes Bildes entsteht. Dies ist also ein ausgesprochenes Antitumorprinzip.
  Die Gesamtheit des astralen Schwingens im Medium des Ätherischen wird in ganz besonders wirksamer Weise durch die Musik belebt. Dies gilt vor allem, wenn wir uns von der Fülle, Kraft und Schönheit der Tonwelt bis ins Innerste ergreifen lassen.
  In der Praxis fängt man bei Krebspatienten meistens mit Maltherapie an, um die stockenden Prozesse wieder in Gang zu bringen. Musik wirkt eindrucksvoll in der Rekonvaleszenz, im Stadium der erhöhten Sensibilität und Beeindruckbarkeit. Hilfreich ist sie aber auch durch ihre lösenden, harmonisierenden, Ruhe schenkenden Möglichkeiten in den Endstadien schwerer Krankheitsbilder.
- Auch bei *Rheuma*, vor allem in der chronifizierten Form kann man durch Malen versuchen, das Schwingen der astralen Pole im Ätherischen zu erkraften.

- Bei *akuten Entzündungen* wird man mit dem Malen naß in Naß zurückhaltend sein. Ein Meister in seinem Fach kann aber auch bei Entzündungen bei richtiger Wahl von Methode und Farben gesundende Gegenkräfte wecken. Eine intime Zusammenarbeit mit dem Arzt ist Voraussetzung. Das Risiko zu schaden ist in diesen Situationen beträchtlich. Erinnerung: *Entzündungen können aus verschiedenen Ursachen entstehen. Sie können primär oder sekundär aufflammen.*

Funktionsstörungen

- *Rhythmusstörungen* bei *Atem, Herz* und *Kreislauf*, aber auch *Magen* und *Darm.* Wir erinnern uns, daß der Rhythmus das Ergebnis des Zusammenspiels der Pole des Astralleibes mit dem Ätherischen ist, mit dem Ätherischen, das mit dem Physischen in Verbindung steht. Es muß die Frage geklärt sein, welcher Pol zu stark oder zu schwach wirkt, um die richtige Methode und Farbqualität zu wählen.
- *Drüsenstörungen.* Dazu gehören auch *Appetitlosigkeit* und *Störungen der Gallenabsonderung*. Die Beziehung der Drüsentätigkeit zum Wechselspiel zwischen Astralleib und Ätherleib wurde ausführlich dargestellt.
- *Ausscheidungsstörungen*: Hierzu gehören *Nierenerkrankungen*, *Darmerkrankungen, chronischer Rheumatismus* und vor allem die *Gicht.*
- Bei *Stockungen im Stoffwechsel*, der ja auch ein rhythmisches Geschehen ist.
- Bei *Verdauungserkrankungen* überhaupt, bei denen es gilt, die Nahrung zu überwinden, sie ihres Eigenseins zu entkleiden und anschließend die Stoffe aufzunehmen. Rudolf Steiner schildert, daß dieser Vorgang immer ein Wechselspiel zwischen Astralleib und Ätherleib sei, wobei der Astralleib im Gegensatz zur Drüsentätigkeit das Ätherische beherrsche.[58]
- Bei *Diabetes*: Hierbei spielt sowohl das rhythmische Geschehen wie auch das Ansprechen von Ich-Taten in der Komposition eine Rolle, aber auch die Fähigkeit, sich am Tun zu erwärmen. Heilsam wirkt die Intuitionsseite des Malens, und zwar sowohl im unmittelbaren Bezug zu den Farben als auch beim Einfügen des einzelnen in die Gesamtkomposition.

- *Epilepsie* als körperlich bedingtes Stauungsgeschehen. Durch das Malen können Stauungsvorgänge wieder in Bewegung gebracht werden. Dies gilt auch für Patienten mit epileptoider Wesensart.

Störungen des körperlich-seelischen Verhaltens

- *Rekonvaleszenz*: Durch das Malen wird die Gestaltungskraft des Astralleibes wieder mit dem Ätherischen verbunden. Dies ist ein Inkarnationsvorgang.
- Bei *Schwäche-* und *Erschöpfungszuständen*: Der Astralleib hat keine innere Spannung mehr und keine Tendenz, sich mit dem Ätherischen zu verbinden. Malen kann beleben und kräftigen – aber nur, wenn Inhalt und Methode intim auf die jeweiligen Möglichkeiten des Patienten abgestimmt werden.
- *Vegetative Regulationsstörungen* in akuten Krisensituationen, aber auch bei Chronifizierungen: Ihnen liegen häufig Lockerungszustände zugrunde, bei denen Ätherkräfte zuwenig durchgestaltet werden. Die Pole des Astralleibes schwingen dann nicht ineinander, sondern sind einseitig überbetont. Dies gilt sowohl für den Formpol, der zu Engen und Zwängen führt, als auch für den Bewegungspol, der übermäßig impulsiert, ohne vom Gegenpol aufgefangen und vom Ich dem Gesamtbild untergeordnet zu werden. Das Bild der Kräftekonstellation im Krankheitsgeschehen gibt Orientierung für das therapeutische Vorgehen, wobei das Bild des psychosomatischen Grundprinzips die grundsätzlichen Anhaltspunkte bietet.
- *Psychosomatische Krankheiten* wie *Asthma*, *Colitis*, *Ulcus* und so weiter: Da diese Störungen in der Wechselbeziehung von Astralleib und Ätherleib intensiv das Psychische miterfassen, ist die Möglichkeit, durch Malen auf das Zusammenwirken von Astralleib und Ätherleib einzuwirken, besonders eindrucksvoll. Man kann dabei allerdings auch gut beobachten, ob eine Therapie richtig ist oder ob sie gar schädigt. Vielfach ist es nötig, ungewöhnliche Methoden und Techniken zur Anwendung zu bringen.[59]
- *Temperamentseinseitigkeiten*: Sie haben körperliche Grundlagen und sind Einseitigkeiten im Zusammenspiel der höheren Wesensglieder mit physischem und Ätherleib. Durch das Malen kann ordnend und ausgleichend eingegriffen werden.

- Bei *Hysterie*, bei der das Seelenleben zusammen mit dem Ätherischen übermäßig in die Welt hinausfließt oder sich selbst genießt.
- *Neurasthenie*: Der Gesamtastralleib wirkt zuwenig, weil er lokalisiert übermäßig engagiert ist.
- *Streß* als verfestigtes Zusammenspiel von Formpol und Bewegungspol im Ätherischen.
- *Lockerungstendenzen*, bei denen das Ätherische nicht gestaltet wird, oder *Verfestigungstendenzen*, bei denen es erdrosselt wird. In beide Zustände bringt das Malen wieder atmendes Leben. Bei Lockerungszuständen muß bedacht werden, daß hier oft die Methode von Bedeutung ist: Es muß Struktur gesetzt werden, wie zum Beispiel durch die Zeichentechnik, ohne daß dabei das atmende Wirken, das im Zusammenspiel von Astralleib und Ätherleib lebt, in den Hintergrund tritt. Dieses «Atmen» kann zum Beispiel beim Schraffieren an der gleichmäßig ruhevollen Strichführung eindrucksvoll zum Erleben gebracht werden.

Seelische Einseitigkeiten und Krankheitszustände

- *Krisensituationen*, bei denen immer seelische Stockungen vorliegen. Ganz besonders aber auch bei *Chronifizierungstendenzen.*
- *Enttäuschungen* und *Erschöpfungszustände* charakterisieren den vom Astralleib unversorgten Ätherleib. Der Astralleib und das Ich ziehen sich vom Eingreifen in physischen und Ätherleib zurück.
- Die Verbindung von *Enttäuschungszuständen* mit Ärger: Hierbei entstehen fast immer Rhythmusstörungen. Vor allem gehen die Wechselbeziehung zur Welt und das objektive Qualitätserleben verloren.
- Steigerung dieser Zustände zur *Neurose*, zu tumorähnlichen Seelenkomplexen mit Eigenleben. Hierbei gilt es wieder, das Wechselspiel der Pole im ganzen Organismus zu aktivieren und in Verbindung mit dem Ätherischen zu bringen in der Hoffnung, daß damit auch das eingegrenzte Seelenleben wieder in den größeren Zusammenhang gebracht wird. Die therapeutische Geste des psychosomatischen Grundgesetzes wirkt auf dem Weg über die Wechselbeziehung zur Welt.
- Wucherndes Ätherisches ohne genügende Gestaltungskraft, zum Beispiel als Vorstadium zu *Seelenerkrankungen*, als *Konzentrationsschwäche*, verwaschenes Denken und allgemein unkontrolliertes Seelenleben, als unbeherrschte Phantasien.

- *Verlorengegangene Gefühlsfähigkeit*: Dem Fühlen liegt ebenfalls das Wechselspiel von Astralleib und Ätherleib zugrunde. Man denke an Zivilisationsfolgen, vor allem auch an Fernsehkinder.
- *Schwäche im Fühlen und Wollen* durch die einseitig forcierte Denktätigkeit, wie sie vielen unserer Berufe zugrunde liegt.
- *Gefangensein in spezialisiertem Denken,* in festen Urteilen und Vorurteilen: Dadurch geht das Wechselspiel zur Welt verloren. Das Seelenleben ist verhärtet, eingeengt. Das Wechselspiel zwischen Welt und Seele stockt.
- *Zwänge, Zwangsneurosen, Zwangskrankheiten,* die oft als Steigerung dieser in unserer Zeit häufigen Seelenzustände empfunden werden können.
- *Depressionen* sind ebenfalls Stockungen und Erlahmungen der seelischen Erlebnisfähigkeit. Der Astralleib vermag das Ätherische, das dem Seelenleben zur Verfügung steht, nicht zu ergreifen und mit Strukturkräften zu durchdringen.
- *Beziehungslosigkeit* zur Natur als Zeitphänomen: Wir können nur noch registrierend wahrnehmen, ohne echte und unmittelbare Verbindung. Das Malen kann die Aufgeschlossenheit für Farben, Formen und Naturschönheiten wieder wecken und die Erlebnisbereitschaft stärken.
- Dasselbe gilt auch, wenn die *Beziehung zu Mitmenschen* verlorengeht. Dies ist ebenfalls eine Zeiterscheinung. Es besteht zwar Sehnsucht nach sozialem Verhalten, aber die Interesselosigkeit anderen Menschen und ihren Schicksalen gegenüber ist häufig erschreckend. Abgrenzung und Konfrontation liegen uns näher als Verstehen und Helfen. Auch das Verantwortungsgefühl für die Mitmenschen ist wenig ausgeprägt. Maltherapie vermag solchen Tendenzen deutlich entgegenzuwirken.

Die Musik[60]

Die Musik charakterisiert den Menschen – im Gegensatz zum Tier – ebenso wie der aufrechte Gang, das Sprechen und das Denken.

Die Weltenastralität als gestaltendes Prinzip entspricht der Sphärenmusik der Griechen. Sie wirkt als Gestaltungskraft in Mensch und Natur. Dies ist heute kein ungewöhnlicher Gedanke mehr. Der jüngeren Generation von Musikern ist er durchaus vertraut durch die Beschäftigung mit östlichen Weisheitslehren und östlicher Musik. Die Weltenastralität erschafft den menschlichen Leib als mikrokosmisches Abbild. Dieser wiederum ermöglicht das Freiwerden des individuellen Seelenlebens. Die persönliche Astralität, die sich im Seelenleben als Denken, Fühlen und Wollen äußert, ist hineinverwoben in die Weltenastralität.

Die reale irdische Musik kann wie ein «Schattenwurf der Sphärenmusik» erlebt werden. Auch in ihr wirken die Gesetze des Astralischen im flüchtigen Element des Äthergeschehens. Das Physische ermöglicht gerade eben und für kurze Zeit die «Realisierung».

Beim Hören von Musik ergreifen die astralen Gesetzmäßigkeiten, die in ihr leben, die Seele und bringen sie zum Mitschwingen. Musik-Erleben kann uns intensiv ergreifen und uns bis ins Mark durchrütteln. Die Leiblichkeit schwingt bei der Musik in ebenso intensiver Weise mit wie beim Farberleben, vielleicht noch intensiver.

Das Ich taucht in das astrale Geschehen und sein Wechselspiel mit dem Ätherischen ein. Es überläßt sich ihm. In guter Musik wirkt die ganze Fülle der kosmischen Astralität. Sie ist als irdischer Abklang der Sphärenmusik dem Ich-Prinzip ähnlich, ihm wesensverwandt: Der zuhörende Mensch kann alle Klänge des Sternenprinzips in Ausgewogenheit in Leib und Seele aufnehmen und sich dadurch als Mikrokosmos bestärkt fühlen.

Das Ich sorgt im üblichen Seelenleben dafür, daß die Neigung, Einseitigkeiten darzuleben und Gewohnheit werden zu lassen, immer wieder ausgeglichen wird. Da in guter Musik die Universalität des ganzen Kosmos wirkt, kann das Ich sich beim Zuhören der Musik «anvertrauen» und in der Musik aufgehen.

Das Seelenleben des Tages wird geprägt von den beiden Widersachermächten, denen wir Selbständigkeit und Freiheit verdanken, aber auch die seelischen Einseitigkeiten, die die Tendenz haben, sich festzusetzen. Die

trächtigt. Lassen wir uns von guter Musik bis in die Leiblichkeit hinein berühren, so geschieht schon während des Tages, was sonst nur nachts stattfindet. Das Nachtprinzip mit den Regenerationskräften aus der Welt der Urbilder wird angesprochen. Entsprechen die Töne, die wir auf der Erde hören, den Kräften des Kosmos, die im Innern unseres Leibes Gestalt angenommen haben, so entsteht nach Rudolf Steiner das «musikalische Wohlgefühl»![61] Hören wir aber Musik, die diesen Kräften nicht entspricht, ja sogar entgegengerichtet ist, so kann sie uns geradezu krank machen. Daß es moderne Musik gibt, die kränkend auf Leib und Seele wirkt, ist allgemein bekannt und durch die Arbeit von Professor Wiesenhütter unter dem Titel «Meta-Musik»[62] eindrucksvoll dokumentiert.

Nachts schweigt das persönliche Seelenleben. Die Welt der Urbilder wirkt ohne Beeinträchtigung durch das wache Seelenleben direkt gestaltend auf physischen Leib und Ätherleib, die im Bette liegen, ein. Das persönliche Seelenleben mit den Nachklängen des Tages durchdringt sich dabei mit den Urprinzipien, den Urbildern, der Welt der leibgestaltenden Ideen, der Sphärenmusik. Diese verschiedenen Ausdrücke weisen alle auf die Weltenstralität hin. Diese Begegnung wirkt korrigierend, impulsierend und «richtend», das heißt richtungweisend, aus dem Durchdrungensein mit einer höheren Weisheit auf den persönlichen Astralleib ein.

Diese nächtliche Verbindung mit denselben Kräften, die auch in der Musik wirken, gestaltet demnach mit am Lebensschicksal, zum Beispiel durch die Gewissensbildung. Sie sorgt ebenso für die Gestaltung und Regeneration des Leibes. Nachklänge solcher Begegnungen mit der erhabenen Reinheit und Größe der Weltenastralität können beim Aufwachen in den sogenannten «großen Träumen» aufleuchten, die schicksalsweisende Wirkung haben können. Das eigenschöpferische Finden einer Melodie ist nach Rudolf Steiner diesem Traumgeschehen verwandt.[63]

Verbinden sich Ich und Astralleib, durchdrungen vom Nachklang der Nachterlebnisse, beim Aufwachen mit Ätherleib und physischem Leib, so erleben wir die Kraft unseres Leibes und fühlen uns fähig zu neuen Willenstaten. Die Willenskraft als «Geschenk des Kosmos» erleben wir nach dem Aufwachen deutlich und wohlig in unserer Muskulatur. Ein ganz ähnliches Gefühl kann in der Muskulatur beim Musik-Erleben des Tages empfunden werden.[64]

Anders als bei der flächenhaften und fixierten Gestaltung der Malerei ist die physische Verwirklichung der Tonbildungen stets im Fluß. Dies kann als ein Hinweis auf die noch intensivere, wenn auch andersartige Bedeutung des Ätherischen für das Musik-Erleben gewertet werden.

Die Entwicklung des Musik-Erlebens

Bei der Entwicklung der Musikalität kommt dem Kind sein ungeheuer intensives Nachahmungsvermögen zugute. Besonders wichtig bei diesem Nachahmen ist die Fähigkeit, das Ätherische auszuströmen, sich in das Objekt hineinzutasten und sich in es hineinzuverwandeln.

Auch beim Musik-Erleben tauchen Ich und Astralleib in das bewunderte Objekt ein. Das eigene Ätherische läßt sich dabei von den Gestaltungskräften prägen, die im Ertönen der Musik wirksam sind. Es erlebt in ihnen die Melodie, das Zusammenklingen der Töne in Harmonie und die befeuernde oder beruhigende Macht des Rhythmus. Dies wiederum sind Erlebnisse, die exakt den Gestaltungsprinzipien des dreigliedrigen menschlichen Organismus entsprechen. So, wie die einzelnen Organe zusammen ein Ganzes ergeben, so auch die verschiedenen musikalischen Grundelemente.

Die Gefahr, sich im Musikhören an die Umgebung zu verlieren, wird korrigiert durch die Fähigkeit, in Seele und Leib mitzuschwingen.

Der Erwachsene kann diesen Prozeß bewußt verstärken. Dabei gilt es, die Kunst des Sich-Öffnens, des Lauschens und Verinnerlichens bewußt zu üben. Leib und Seele werden dafür als mitschwingendes Instrument zur Verfügung gestellt. Zuerst taucht beim Miterleben das aktive Interesse in die objektive Welt der Töne ein. Im zweiten Schritt wird die Welt der Töne in das eigene Wesen, in Leib und Seele aufgenommen; die vorherige Seelengeste kehrt sich um.

Da die Gestaltungsprinzipien in der Musik und in der Leibesbildung sich weitgehend entsprechen, da das Wechselspiel von Astralkräften mit dem Ätherleib wie in der Musik auch in der Leiblichkeit wirken, entstehen im Organismus Resonanzphänomene. Die Fähigkeit mitzuschwingen und mitzufühlen, also auch im Seelischen das Wechselspiel von Astralleib zu Ätherleib zu erleben, ist so der Musik gegenüber ganz besonders groß. Dabei ist es nicht notwendig, schon von frühester Kindheit an im musikalischen Erleben geübt zu sein. Die wohltuende und gesundende Kraft der

Musik kann auch noch im späteren Leben geweckt und zur Entfaltung gebracht werden.

Die Bedeutung des Ätherischen in der Musik[65]

Das Ätherische spielt eine große Rolle bei der Entstehung der Musik und bei ihrem Erleben.

Der Klangäther *

Marti charakterisiert den Klangäther «als das Prinzip, das trennt, Abstände schafft und Knoten bildet; ‹Leichte-Kraft› im Gegensatz zur Schwere ist; das harmonisierend und ordnend wirkt. – Im Bereich von Wasser und Klang urständen Maß, Zahl und Gewicht.»[66]

Wir erinnern uns, daß der Klangäther im Gegensatz zum Lichtäther, der die Materie nur umspielt, ins Innere der Substanzen eingreift und sich mit ihnen verbindet. Er bewirkt die innere Gliederung, fügt aber das Gegliederte wieder zum Ganzen zusammen. Er trennt, um Einheit entstehen zu lassen. Besonders wirksam wird der Klangäther im Element des Wassers. Wir erinnern uns ferner an die Bereitschaft des Ätherischen, übergeordnete Qualitäten, vor allem das Wechselspiel der astralen Pole, in sich aufzunehmen und dieses höhere Prinzip in Beziehung zum Physischen zu bringen.

Spielt sich das Schwingen zwischen den astralen Polen vorwiegend in der Luft ab, so entstehen die Töne. In der Luft ist aber immer auch etwas Wäßriges enthalten. Je größer der Feuchtigkeitsanteil in der Luft ist, um so stärker und voller ertönt ein Klang. Das Prinzip des Trennens, das dem Klangäther eigen ist, wird deutlich an der Bildung von Wellen und Bäuchen bei der Entstehung von Tonwellen. Die Zahl der Wellenbäuche bildet den spezifischen Ton. Von Tönen sprechen wir, wenn das Schwingen sinusförmig nach beiden Seiten gleich weit von einer Mittellinie ausschlägt. Die Länge der Saiten (der Schwingungen) entspricht der Tonhöhe. Es gelten dabei mit außerordentlicher Exaktheit mathematische Gesetze.[67] Teilt

* Siehe auch S. 43 ff.

man eine Saite in die Hälfte, so erklingt eine Oktave. Wird die Saite, die den Grundton darstellt, im Verhältnis 2:3 geteilt, so entspricht dieses mathematische Verhältnis dem Erklingen der Quint. Die Einzeltöne der Musikinstrumente sind aber eigentlich nicht Töne, sondern «Klänge», da immer Obertöne mitschwingen.

Klänge gestalten Materie

Die chladnischen Klangfiguren demonstrieren die ordnende Kraft der Töne. Die verschiedenen Schwingungsverhältnisse der Pole des Astralischen, das heißt das Wechselspiel zwischen Bewegung und Begrenzung, werden dabei in der Beziehung zur Materie anschaulich gemacht. Die Veröffentlichungen des Arztes Hans Jenny in seinem zweibändigen Werk «Kymatik» sind für jeden Künstler und Therapeuten von Bedeutung, und sei es auch nur deswegen, um an der Schönheit der Bilder zum Staunen und Bewundern angeregt zu werden.[68] Werden Jennys Versuche gefilmt, so ist deutlich zu erkennen, daß die gestaltschaffende Kraft der Töne nicht wie ein Stempel wirkt, sondern daß im Medium ein ständiges Fließen geschieht, das sich ständig neu in ein Formungsprinzip einfügt. Auch die Leichtekraft, die die Schwere überwindet, ein Sog nach oben, kann bei geeigneter Versuchsanordnung entdeckt werden. In einem sehr zarten und sensiblen Medium, wie zum Beispiel einer Seifenblase, können durch Töne auch rhythmische Prozesse in Gang gesetzt werden.

Der Chemismus als Klangwirkung in der Materie

Die chemischen Qualitäten einer Substanz können als ein Wechselspiel zwischen formenden und bewegenden astralischen Kräften aufgefaßt werden, das Dauer bekommen hat. Es wurde durch die «Mittlerrolle» des Klangäthers der Materie eingeprägt und in sie hineingebannt. Verstehen wir den Ton als wirkendes Astralisches im Ätherischen, so können wir sagen: *Im Chemismus jeder Substanz ist ein Ton eingefangen.* In besonderen Situationen, vor allem bei physikalischen Einwirkungen, kann dieses Kräftewirken freigesetzt und in irgendeiner Weise wahrnehmbar gemacht werden. Die mathematischen Gesetzmäßigkeiten der Stoffe, wie das Molekulargewicht, die Stellung im periodischen System, definierbare physikalische Eigenschaften, wie Leitfähigkeit für Wärme und Elektrizität, weisen ebenfalls auf den chemischen Äther hin. Synonyme Begriffe dafür sind mathematischer Äther, Zahlenäther oder Klangäther. So können wir bei der etwas erweiterten Fassung des Begriffes sagen: Jede Substanz hat nicht nur bestimmte Eigenschaften, sondern auch ihren eigenen Klang, ihren eigenen Ton. Beim Blick auf frühere Erdenzeiten, in denen man sich die Erde noch plastisch oder gar flüssig vorstellen darf, können diese wie eine Art großes Geschehen der Jennyschen Kymatik empfunden werden.

Der Klang als Beziehung zwischen Einzelheiten im Ganzen der Natur

Beim Blick auf eine Landschaft können wir oft ein uns angenehm berührendes oder gar wohltuendes Erleben haben. Wir können aber auch einen Mißklang empfinden, besonders dann, wenn sie durch Taten des Menschen zerstört wurde. Bei einem wohltuenden Landschaftserleben geben einzelne Busch- und Baumgruppen und ihre Beziehung zu Hügeln und Bergen das Erleben eines Zusammenklangs, der deutlich einen Qualitätscharakter erkennen läßt. Zur Erkenntnis dieses Qualitätscharakters sind allerdings drei Voraussetzungen notwendig:

- Wir müssen mit sachlichem Abstand, also in der Haltung der Subjekt-Objekt-Trennung, der Natur gegenübertreten,
- dann mit dem bewegten, «aktiven Blick» in die in Einzelheiten gegliederten Elemente eintauchen
- und diese schließlich in unserer Seele miteinander zum Ganzen verbinden.

Die Willenstat des Blickes wirkt dabei in einer Art und Weise, die dem Klangäther entspricht. Eigenartig ist, daß sich der aktiv hinausdringende, liebevolle Blick verbindet mit der Haltung des Lauschens. Hier gehen Sehen und Hören ineinander über.

Auch die Relation von Breite und Höhe, zum Beispiel einer Baumkrone, stellt einen Klang dar, ebenso das Verhältnis von Stammhöhe zu Fülle, Höhe und Breite des Blätterdaches. Ähnliches gilt für alle einzelnen Gebilde der Natur. Man denke wieder an die Beziehung von Zahlenverhältnissen zu Klangerlebnissen.

Ob wohl die Pythagoräer, die das Verhältnis von Zahl und Klang erforschten, die optisch erfaßten Verhältnisse in ihrer Seele zu Klängen umsetzen konnten? Sie müßten dann die ganze Welt wie von gestaltender und belebender Musik durchklungen erlebt haben. Aber auch wenn diese Fähigkeit damals noch vorhanden gewesen sein sollte, so ging sie doch bald danach verloren. Für uns, die wir diese Zusammenhänge wieder entdekken, ist es die Frage, ob das Wissen von der Beziehung mathematischer Verhältnisse zu Klangerlebnissen in unserer Zeit abstraktes Wissen bleiben muß oder ob wir neu lernen können, Zahlengesetzmäßigkeiten, die uns die Naturwissenschaft übermittelt, zu «entzaubern» und in uns in ein erlebnisstarkes Klingen zu verwandeln. Die Exaktheit unserer heutigen wissenschaftlichen Weltanschauung bliebe erhalten, würde aber von Erlebnisfülle, von Gefühls- und Willenserlebnissen bereichert. Wir würden nicht durch nüchternes Denken vereinseitigt, sondern wieder vollsaftig Mensch sein können. Auch wenn dies im wahrsten Sinne des Wortes Zukunftsmusik sein sollte, könnte sie zum begeisternden Ideal werden. (Die Gefahr, von bewundernswerten Zahlenzusammenhängen fasziniert zu werden und intellektuell zu bleiben, ist jedoch groß.)

Der substanzgebundene und der befreite Ton[60]

Wirkt das Wechselspiel der Pole des Astralischen in der immer etwas vom Wasserdampf durchsetzten Luft, so entsteht der Ton. Betrachten wir das Wechselspiel des Astralischen, wie es durch den Klangäther in die Substanz hineinvermittelt und dort festgehalten wird, so können wir im erweiterten Sinn des Wortes vom Ton sprechen, der zum Chemismus wird und zur physikalischen Qualität. Wenn wir also den Blick für das polare Kräftewirken schulen, können wir überall Tongesetze entdecken und durch eigene Willenstaten aus der Verhaftung mit der Materie befreien. Dies kann in verschiedener Weise geschehen. Wir erwähnten bei der Betrachtung der Landschaft den «lauschenden Blick» als aktive Tat.

In der freien Natur entsteht ein Tönen, wenn strömende Bewegung durch einen Widerstand gehemmt wird. So kann zum Beispiel ein Stein im Bach nicht nur ein Geräusch bilden, sondern durchaus Tonqualität erzeugen. Im Rauschen von Wasserfällen und Gebirgsbächen kann der C-Dur-Dreiklang mit einem tiefen F als Unterquint gehört werden. In ähnlicher Weise wird unser Wille beim Schlag auf einen metallenen Gegenstand von diesem zur Ruhe gebracht. Gleichzeitig verrät aber das Metall dabei seine eigene Wesensart. Wir können durch experimentelle Willenstaten Vorgänge in Gang setzen und Veränderungen an der Materie bewirken. Haben wir unseren Blick geschult für das Zusammenspiel von polaren Kräften, so verraten uns deren Taten etwas vom Wesen der Substanz, von ihrer Qualität, von dem in ihr verborgenen Ton. Allerdings müssen wir die Fähigkeit erworben haben, die Bewegungsvorgänge in den Prozessen und deren Begrenzungen miterlebend denkerisch zu verfolgen. Beim Bau von Musikinstrumenten gilt es dann zum Beispiel, den im Material verborgenen Klang zu erlauschen und es dadurch in optimaler Weise klangfähig zu machen.

Menschsein und Musik-Erleben

Klang und Zahl in der menschlichen Anatomie und Physiologie[69]

Auch der Leibesgestalt des Menschen liegen Klangwirkungen zugrunde, die in Zahlenverhältnissen zum Ausdruck kommen. So wirkt im Bau der Lunge das Zahlenverhältnis 2:3, rechts drei Lungenlappen, links zwei. Das entspräche im Klanglichen einer Quint. Ähnliches gilt für das Zahlenverhältnis der Herzklappen untereinander.

Das Verhältnis der Größe des Kopfes zur Gesamtgröße des Leibes verändert sich in den Wachstumsphasen des Kindes bis hin zum Erwachsensein. Es wandelt sich damit auch der Klang der menschlichen Gestalt. Armin Husemann hat eine Reihe derartiger Klangverhältnisse am Menschenleib sehr eindrucksvoll beschrieben.[70] Es sind auf diesem Gebiet aber sicher noch viele Entdeckungen möglich. Wenn diese kein abstraktes Wissen bleiben, kann in uns eine neue Lebensgrundstimmung erwachsen, in der wir den Menschenleib als von Tönen durchgestaltet erleben.

Der menschliche Leib als Musikinstrument[71]

Der Mensch kann selbst in sich die Töne in ihren Beziehungen untereinander erleben. Dabei entstehen Qualitätserlebnisse, die mathematische Korrelate haben. Die Vorgänge dabei entsprechen exakt denjenigen Gesetzmäßigkeiten, die den Organismus prägen, bei dem das Ganze aus dem Zusammenwirken der Organe und ihrer Untergliederungen entsteht. In ständig neuem Werden und Vergehen, durchströmt von Lebens- und Formungsprozessen, fügt sich jede einzelne Zelle dem übergeordneten Gesetz ein. Musizieren ist diesen physiologischen Vorgängen verwandt – daher das große Resonanzvermögen des menschlichen Körpers. Es gibt Musik, die den kosmischen Gesetzen, die im Leib wirken, besonders entspricht, andere Musik, die das weniger vermag. Musik in zu persönlicher oder gar willkürlicher Verzerrung kann körperlich schmerzen.

Im Leib gelten die gleichen Gesetze des Astralischen wie in der Welt der Töne. In beiden Bereichen können wir sieben Grundqualitäten des Zusammenspiels des astralen Spannungsgeschehens zwischen den Polen erkennen. (Am Beispiel der «Lebensstufen» wurden diese ausführlich beschrieben. *) Ja sogar im Seelenleben gelten diese Gesetze. So ist es kein Wunder, wenn das Musik-Erleben die entsprechenden Qualitätserlebnisse auslösen kann. Beim Anhören von Musik und vor allem beim eigenen Musizieren wird die dionysische Lebenskraft von der ordnenden Gesetzesmacht des apollinischen Prinzips in sieben verschiedenen Qualitätsstufen geformt und auf ein richtiges Maß zurückgeführt. Das Seelenleben bleibt voller Fülle und innerer Bewegtheit, ist aber gleichzeitig von der Weisheit geistiger Gesetzmäßigkeiten durchdrungen, die sich in Seelen- und Leibestiefen hineinsenkt.

Das Ich taucht in diese geordnete Lebensfülle beim Musikhören vertrauensvoll ein. Es steigt gleichsam hinab in die Lebensprozesse, die in der «Welt des Seins» unbewußt ablaufen, und erlebt dabei etwas von ihrer unmittelbaren Realität. So kann die Orpheus-Sage in ihrem Wahrheitsgehalt neu erlebt und entdeckt werden. Musik-Erleben ermöglicht das Eintauchen in die Unterwelt der Lebensvorgänge und gibt uns den Schlüssel für den Abstieg in die «Welt der Mütter». Aber auch die unbewußten Seelenbezirke können entdeckt werden, der Weg in «Tiefen der Hölle» – so würde man im mittelalterlichen Sprachgebrauch gesagt haben – kann gewagt werden, weil das apollinische Prinzip des Makrokosmos, das in der Musik wirkt, die Triebkräfte zu harmonisieren vermag. Demnach wird in der Musik ein christliches Prinzip wirksam. Da dies ein zentrales Anliegen unseres Menschseins darstellt, sind wir durch das Erleben der Musik unmittelbar mit anderen, ähnliches erlebenden Menschen vereint.[71]

Die Griechen empfanden den Leib als Instrument, auf dem die Seele spielt. Sie meinten, das Nervensystem sei dem Menschen von der Erde geschenkt. Es bilde die Leier des Apoll, auf der die Seele, die sich mit der

* Siehe S. 63 ff.

Sonnenkraft Apolls verbinden kann, musiziert. Da letztere vor allem im Blute wirksam sei, könne man auch sagen: Seele und Ich spielen auf dem Umweg über das ihnen verwandte Blut auf dem Instrument des Nervensystems. Dieses Nervensystem ist aber nur das Instrument, das diese seelisch-geistigen Vorgänge bewußtwerden läßt. Das eigentliche Musik-Erleben ist immer die Unmittelbarkeit des Empfindens im Lebensbereich des Leibes.

Tier und Mensch als Erzeuger von Tönen

Einen Zugang zu der Welt des Tönens schenkt uns auch die Tatsache, daß wir selber Töne erzeugen können. Das in der Abgeschlossenheit des Leibes entstehende Seelenleben öffnet sich dabei nach außen.

Schon beim Tier «drückt der Laut aus», was an Freud, Leid, Zorn, Trieb, Leidenschaft, Hunger oder Durst im Seelenleben wirksam ist. In früheren Kulturen wurde der «Unkenruf» als Beginn einer neuen Stufe im Reich der Natur geachtet und bewundert. Die Unke, die in ihrem Kindheitsstadium als Kaulquappe ganz im Wasser lebt, wird nach ihrer Metamorphose Landtier und kann in mehr oder minder melodischem «Quak» ihr Inneres «äußern». Bei den Glockenunken hat dies durchaus musikalischen Charakter, obwohl es dem menschlichen Ton und seinem Entstehungsprozeß nicht entspricht. Für die höheren Tiere und den Menschen ist es charakteristisch, daß ein Erleben, das aus der Körperlichkeit stammt, zum seelischen Erleben wird und daß es einen Augenblick im flüchtigen Tönen physikalische Realität bekommt.

Interessant ist beim Menschen, daß der Luftstrom, in den sich das astral-ätherische Tongeschehen einprägt, im Kehlkopf einen Engpaß passieren muß. Es kann das Bild einer Lemniskate vor uns entstehen, deren untere Schleife von den Lebensvorgängen in der Welt der inneren Organe gebildet wird, an deren Schnittpunkt der Kehlkopf zu denken ist und deren obere, offene Schleife die Welt wäre, in die sich der Ton hineinergießt. Eigenartigerweise ist dies aber noch nicht die äußere Welt, sondern es erfolgt nochmals eine umfassende, eine verengende Geste im Mundraum. Der Ton wird vom Gewölbe des Gaumens und der Stellung von Lippen, Zähnen und Zunge in seiner Qualität beeinflußt. Erst dann ergießt er sich in die Weite der Umgebung. Es ist eine erregende Besonderheit, daß dieses Wirksamwerden einer begrenzenden Wölbung Gestaltungskräfte wachruft, gleichzeitig aber jenseits der kleinen Wölbung von Gaumen und Kopf die Beziehung zur großen Wölbung des Erden- und Himmelsumkreises zum Erlebnis kommt. Die Schönheit des Tones hängt nicht nur davon ab, daß er nochmals gestaltet wird, sondern auch davon, daß der Tönende – der Sänger – trotz dieser Einengung bereits im Haupte den Bezug zur Weite erlebt. Dieser eigenartige Wechselbezug zwischen Enge und Weite gehört zum Geheimnis jeder Sangeskultur.[72] Es ist wie ein Hinweis, daß der subjektive Ton seine Urheimat wieder sucht. Er entspringt zwar den Leibestiefen, diese selbst sind aber aus der Welt der Urbilder gestaltet und werden in jedem Augenblick von ihnen durchdrungen. Mikrokosmische Enge und Subjektivität ist beim Singen in das große, objektive Kräftespiel eingefügt. Subjektives Erleben und objektive kosmische Gesetze werden eins.

Die Intervalle in ihrer Beziehung zu den sieben Qualitäten des Astralischen[73]

Wir sahen, daß die Pole des Astralleibes in sieben verschiedenen Qualitäten Mitte und Ausgleich finden können. Sie können Sinne und Nervensystem bilden und erhalten, aber auch in Atem, Zirkulation, Ernährung und Bewegung wirken, und zwar jeweils in qualitativ anderer Weise, so wie dies bei der Besprechung der Lebensstufen geschildert wurde.

Bei den musikalischen Intervallschritten beginnen wir unsere Betrachtung aber aus der entgegengesetzten Richtung als bei den sieben Lebensstufen, die den Leib gestalten. Wir gehen aufwärts und beginnen bei den Kräften, die alles Leben impulsieren: der allgemeinen Fähigkeit zur Reproduktion und Regeneration, dem Urgrund alles Seins.

- Wie sehr kann uns die Macht eines Grundtons, einer *Prim*, bewegen, wenn sie durch längere Zeit hindurch wirkt!
- Geradezu erlösend kann dann der «Schritt» zum «zweiten» Erlebnis, zum Erleben der *Sekund,* empfunden werden. Unter diesem Gesichtspunkt kann sie als Repräsentant der Bewegungskräfte, die etwas in Gang bringen, gewertet werden. Allerdings kann in dieser ersten Tat noch ein geheimes Fragen enthalten sein.
- Die *Terz* in ihrer Doppelheit von großer und kleiner Terz repräsentiert die Geste des merkuriellen Hin- und Herwebens, des Sich-Verengens und -Weitens um eine Mitte, die Sicherheit schenkt. Die kleine Terz

vermittelt ein nach innen gerichtetes Empfinden, eine Art «Verstofflichungstendenz». An der großen Terz kann Eigensein erlebt werden mit zentrifugaler Bewegungssehnsucht. Ein In-sich-Ruhen bleibt erhalten und wird doch auch überwunden.

- Die *Quart* drückt «Abgeschlossenheit in sich selbst» aus sowie Straffung, Zusammenfassung, in der alles bisherige Leben noch einmal mitschwingt. Im Bild der Zirkulation können wir eine ähnliche Gestik erleben. Die Quart vermittelt starkes Bewußtsein der eigenen leuchtenden Mittelpunktskraft. Aber Blutzirkulation ist nicht ohne Beziehung zur Atmung zu denken. Zum Wesen der Quart gehört in ganz ähnlicher Weise nicht nur das kraftvolle Sich-Behaupten, sondern auch der Aufbruch in die Weite. Nicht umsonst ertönt sie häufig am Beginn von Wander- und Jagdliedern.
- In der *Quint* ist die Wendung nach außen erfolgt, aber in einer gewissen Ausgewogenheit, ganz ähnlich, wie dies beim Atmungsvorgang erkennbar ist. Aufnehmen und Abgeben halten sich die Waage. Nicht nur der Sauerstoff, sondern auch die Welt der Urbilder kann sich durch die Quint mit dem Quartprinzip des Kreislaufs verbinden, der, wie wir sahen, die Urbilder jetzt in die Stofflichkeit des Leibeslebens, in die Welt der Terz hineinführt. Die Gefahr, zuviel quartähnliches Eigensein zu entwickeln, wird durch das Ausatmen, die Beziehung zur Weite, das Prinzip der Quint behoben.
- Die *Sext* verbindet sich strahlend dem Umkreis. Das Eigensein wird immer mehr vergessen. Trotzdem ist aber auch hier wieder ein Wechselspiel zwischen Ausdehnung und zarter Zurückhaltung möglich. Letzteres kann bei der kleinen Sext erlebt werden, obwohl auch da die Beziehung zur Weite deutlich bleibt.
- In der *Septime* kann das Eigensein im Aufwärtsdrängen kaum noch bewahrt werden. Es entsteht die Sehnsucht nach Überhöhung und Erfüllung. Die Begegnung mit einem neuen, höheren Bereich kann wie ein Ziel der Sehnsucht erlebt werden. Das Eigensein ist bereit, in das Neue hinein zu ersterben und Neues zu beginnen. Hingegen ist bei der verminderten Septime, ähnlich wie bei der kleinen Sext, bei allem Drang in die Ferne ein rührendes, fast wohlig wirkendes An-sich-Haltendes erlebbar. Die große Septime kann aber auch bewußt «gehalten» werden. Dann entsteht in besonderer Weise die Kraft der Selbstbehauptung. Es wird die Fähigkeit gestärkt, die eigene Geschlossenheit herzustellen und zu bewahren. An diesem Beispiel wird deutlich, daß bei jeder Zu-

ordnung der jeweilige Standpunkt genau bewußt sein muß. Erlebe ich den Drang in die Weite, so erlebe ich eine extreme Geste des Astralischen mit. Lerne ich an der großen Septime die Kraft der Selbstbehauptung, so stärkt dies das Ich.

Gehen wir die Intervallschritte abwärts, so werden wir daran erinnert, daß wie bei den einzelnen Farben unterschieden werden muß, ob sie auf dem Aufwärtsweg in die Weite erlebt werden oder ob sie zentripetale Kräfte der Verdichtung in sich aufnehmen. Besonders eindrucksvoll schildert Heiner Ruland diese Qualitätserlebnisse und die Bedeutung des auf- und absteigenden Erlebens.[74]

Eine Septime abwärts kann in gleicher Stärke als Inkarnationsgeste empfunden werden wie die Septime aufwärts als exkarnierende Kraft. Wie eigenartig auch, daß zwischen Aufwärts- und Abwärtsbewegung ein Wechselspiel zwischen Quart und Quint vorliegt! Einer Quint abwärts, die wie die Sext sehr ins Innere führt, entspricht die in die Weite drängende Quart aufwärts. Beide verhalten sich «komplementär». Zusammen ergeben sie die Einheit der *Oktav*.

Ähnliches gilt für die anderen Intervalle. Welch eigenartige Qualitätswandlungen sind zu beobachten, wenn Sekund und Terz nach abwärts tönen! Eine große Terz bekommt dabei fast Mollcharakter. Sie wird der kleinen Terz nach aufwärts verwandt, obwohl es ein großer Terzschritt ist.

Auch bei diesen Bemühungen gilt es, daß wir nicht intellektuell konstruieren dürfen, sondern «uns auf den Weg begeben». Mit der Kenntnis von Gesetzmäßigkeiten gilt es, selbst miterlebend zu forschen und zu entdecken.

Das Prinzip der Zwölfheit in Leibesgestalt, Tönen, Konsonanten und Instrumenten

Das Prinzip der Zwölfheit weist auf den Tierkreis als Urbild und Quell aller Gestaltungskräfte hin. Wirken diese in Ausgewogenheit, so entsteht das Ganze der menschlichen Gestalt. Das Prinzip der Zwölfheit weist auf die Universalität des Ich-Prinzips hin, durch die der Menschenleib zum Abbild des Makrokosmos, zum Mikrokosmos wird.

Ähnliches gilt auch für das Erleben der zwölf Töne und Tonarten. Erst die Gesamtheit ergibt die Fülle der musikalischen Möglichkeiten. Wir können versuchen, für die zwölf verschiedenen Tonarten ihre geistigen

Heimatorte im Prinzip der universellen Gestaltungskräfte zu finden. Anni von Lange, Hermann Beckh und Heiner Ruland haben diese Zusammenhänge eindrucksvoll dargestellt.[75]

Vertieft man sich in die Geheimnisse der Zwölfheit, so lassen sich geometrisch-mathematische Wechselbezüge zwischen der Wesensart einzelner Gestaltungskräfte aufzeigen. Man kann dem Kreis der Zwölf zum Beispiel drei Vierecke oder vier Dreiecke einschreiben. Im Quintenzirkel wird die Zwölfheit der Töne in Quintenschritten durchmessen. Eigenartig, daß die so verbundenen Gestaltungsprinzipien, sei es, daß sie sich im Menschenleib, in der Natur oder in der Welt der Töne ausdrücken, tatsächlich durch Wesensberührungen verbunden sind! Auch für diese Problematik bietet das Werk Anni von Langes Anregungen und Studienmaterial.

Ähnlich wie die Töne und Tonarten ihre Orte in der Universalität der Gestaltungskräfte – also im Tierkreis – haben, so auch die Konsonanten. Sie lassen noch deutlicher die geprägte und prägende Kraft erkennen, die ihnen innewohnt. Rudolf Steiner weist darauf hin, daß die Musikinstrumente in Beziehung stehen zu dieser Sphäre der Gestaltungskräfte, die in den Konsonanten wirken und auf die die Konsonanten hinweisen. Instrumente sind in ähnlicher Weise einseitig gestaltet wie die einzelnen Körperregionen.[60]

Blickt man auf die Beziehung zu den Konsonanten, so können (einem Hinweis Rudolf Steiners folgend) die Blaselaute H, S, W, F mit den Blasinstrumenten in Verbindung gebracht werden, die Schlaginstrumente mit den Stoßlauten P, T, N, die Streichinstrumente mit dem Gleitlaut L und die harfenähnlichen Zupfinstrumente mit dem Zitterlaut R.

Diese Beziehungen sind nicht nur theoretisch interessant, sondern sie können auch therapeutische Konsequenzen haben. Jedoch gilt hier das gleiche wie für alles, was bisher ausgeführt wurde: Man darf dieses Wissen nicht auf gut Glauben oder gar als dogmatisch aufgenommene Erkenntnis zur Anwendung bringen, sondern nur dann, wenn man sich so intensiv mit dem Wesen der Instrumente und den übergeordneten Gestaltungsprinzipien befaßt hat, daß diese Zusammenhänge eigenes Erleben wurden. Falls sich bei einem derartigen Bemühen dann doch einmal ein Fehler einschleichen sollte, wird das praktische Tun diesen bald korrigieren, vorausgesetzt, daß wir offen für das miterlebende Denken wurden und uns daran erinnern, daß alles Wissen nur Anregung sein kann und immer wieder neu nachentdeckt, überprüft und vertieft werden will.

Die Dreigliederung: Harmonie, Melodie, Rhythmus[76]

Rudolf Steiner schildert das Erleben der Harmonie als das zentrale Erlebnis der Musik. Es spricht unmittelbar das Fühlen an. Das Fühlen aber steht im Mittelpunkt des menschlichen Gesamterlebens. Nach der einen Seite läuft das Fühlen aus in das Vorstellen, in den Bereich der Vorstellungsprozesse, also in die Welt des Scheins. Wir dürfen aber beim Musik-Erleben nie wirklich bis in das Gebiet des rein intellektuellen Denkens empordringen; das würde die Unmittelbarkeit des Erlebens zerstören. Trotzdem hat die Melodie eine Tendenz zum Vorstellungsähnlichen. Es entsteht das Bedürfnis, die Bewegungen der Melodie durch graphische Zeichnungen zu versinnbildlichen und vorzustellen, wie dies im Auf und Ab der Notenschrift geschieht. Die Tendenz, das Fühlen in den Bereich des Kopfes emporzutragen, besteht, muß aber aufgehalten werden und darf nicht im Augenblick des Erlebens über Gebühr wirksam werden.

Ähnliches gilt für das Ausstrahlen des Fühlens hinunter in die Willensregion. Der Rhythmus trägt die Harmonie nach dem Wollen hin. Es entsteht «das gebundene Wollen, das in der Zeit maßvoll verlaufende Wollen, das nicht nach außen geht, sondern das an den Menschen selber gebunden bleibt. Es ist echtes Fühlen, das sich aber hineinerstreckt in das Gebiet des Wollens» (GA 283, 8. 3. 1923, S. 139).

Die Macht der Harmonie geht uns unmittelbar zu Herzen. Die Melodie, die die Tendenz hat, vom Herzen in den Bewußtseinsbereich emporzusteigen, vermittelt uns das Erlebnis eines Freiwerdens vom reinen Gefühlserleben. Es ist dies ein Erleben, das wir sonst nur beim Bilden von klaren Vorstellungen haben. Das Gefühlsmoment bleibt immer noch das Vorherrschende, aber es wird abgeklärt, gereinigt. Es bleibt aber doch noch durch und durch Fühlen.

Beim Rhythmus wird besonders das Wechselspiel der beiden Pole des Astralleibes deutlich. Der Rhythmus entsteht aus Willensimpulsen, verbindet sich aber innig mit einem Ordnungsprinzip, das eine Zeitlang wirksam bleibt.

Der Hörvorgang[77]

Im Gehörorgan werden die Schwingungen der Luft in Strömungen von Flüssigkeit verwandelt, die als Lymphe das Innenohr erfüllt. Die Reize, die die strömende Flüssigkeit an den feinen Härchen des Cortischen Organs ausübt, werden vom Nervensystem ins Gehirn geleitet und finden dort ihre «Spiegelung». Ein Gehöreindruck wird auf diese Weise bewußt registriert, aber noch nicht ins Seelenleben aufgenommen. Interessant ist, daß die Vorgänge im Innenohr sich als Bewegungsimpulse im Wäßrigen abspielen. Es scheint dies das physische Substrat zu bilden, in dem die eigentlichen Äthervorgänge des Tönens wirksam werden können. Soll der Gehöreindruck nicht nur registriert, sondern auch seelisch wirksam werden, so muß die übrige Leiblichkeit mitschwingen. Dort muß ebenfalls das Ätherische zur Verfügung stehen, um sich von den Gestaltungsimpulsen des Astralen ergreifen zu lassen. Für das Musik-Erleben ist hier besonders das ätherische Mitvibrieren der Muskulatur der Extremitäten von Bedeutung.[64]

Im «Heilpädagogischen Kurs»[78] schildert Rudolf Steiner das verschiedenartige Zusammenspiel der Wesensglieder im Kopf und in den Extremitäten. Man kann sich dieses Zusammenwirken wieder gut unter dem Bild der Lemniskate vorstellen: Veränderungen in einer Schleife der Lemniskate rufen nach mathematischen Gesetzmäßigkeiten Veränderungen in der zweiten Schleife hervor. So bewirken zentri*petal* wirkende Kopfkräfte ein zentri*fugales* Mitschwingen im Gegenpol.

Beziehen wir uns auf das Denkmodell der Zweigliederung, so ergibt sich das folgende Bild: Beim Musik-Erleben ist es von ganz besonderer Bedeutung, daß der Spiegel des Nervensystems durchbrochen wird und das Schwingen der Töne, also die Wirkung des Astralischen im Ätherischen, unmittelbar in das Fühlen und in die entsprechenden Leibesvorgänge aufgenommen wird. Intensives Hören ist gleichbedeutend mit Erlebniskraft und Mitschwingen des Gefühls. Daß wir dabei leibliche Sensationen verspüren, ist praktisch selbstverständlich.

Zweifellos benötigen wir für das Hören die gesunde Funktion des Ohres. Musikerlebnisse können erfahrungsgemäß aber auch tauben Menschen vermittelt werden, vor allem wenn man sie mit dem Rücken zum Orchester setzt. Anscheinend übernimmt das Vibrationsempfinden die Aufgabe, die Beziehung zum unmittelbaren Leibeserleben herzustellen.

In der Praxis hat es sich bewährt, bei Patienten, die die «seelische Hörfähigkeit» nicht genügend gepflegt haben, diese über Vibrationserlebnisse an den Fußsohlen zu wecken. Die Füße werden dazu auf eine liegende Baß-Chrotta oder ein anderes tief gestimmtes Streichinstrument gestellt. Dann wird eine Saite zum Klingen gebracht.

Die Wirkung von Musik auf die Muskulatur kann von sensiblen Menschen beim Hören als ein feines Mitvibrieren erlebt werden. Die Muskeln sind die vom Blut am intensivsten durchströmten Organe. Schon eine in der Vorstellung vorauserlebte Bewegung verursacht, noch bevor sie ausgeführt wird, Veränderungen in der Durchblutung, die mit feinen Thermometern gemessen werden können. Wenn eine derartige seelische Tätigkeit wie das leibesbezogene Vorstellen einer geplanten Bewegung schon Reaktionen in der Muskulatur auslöst, so wird der Hinweis des Geistesforschers verständlich, wenn er schildert, daß beim Hören von Musik das Ätherische in der Muskulatur der Extremitäten «mittanze».[64] Während aber bei einer Bewegungsvorstellung diese Aktivierung die Voraussetzung ist, daß aus der Vorstellung die reale Bewegung wird, besteht das Erleben von Musik darin, daß der unmittelbare Drang zurückgenommen wird, bei einem Musikstück nun wirklich mitzutanzen, wie Kinder dies oft tun. Man versagt sich im Konzertsaal Bewegungen in den Gliedern. Das von der astralen Qualität des Tones geprägte Mitschwingen der eigenen Leiblichkeit kann durch diesen Verzicht als reiner ätherischer Bewegungsvorgang vom Nervensystem wahrgenommen werden. Es erfolgt dabei ein Spiegelungsvorgang, der durch das Nervensystem, das die Gliedmaßen versorgt, ermöglicht wird. Da das periphere Nervensystem mit dem zentralen Nervensystem des Gehirns in Verbindung steht, wird dieser Spiegelungsvorgang ins Bewußtsein gehoben. Rudolf Steiner schildert, daß beim Hören die eigentlichen Erinnerungseinprägungen im Gehirn erfolgen, während beim Sehen diese Einprägungen an der Oberfläche der inneren Organe stattfinden. Bemüht man sich immer wieder, die Eigenarten des Sehens und des Hörens wirklich zu erleben, so werden diese Hinweise zunehmend nachfühlbar. Wenn es gelänge, diese Zusammenhänge sowohl denkerisch als auch experimentell aufzugreifen und zu erforschen, so wäre dies für die künstlerischen Therapien von großer praktischer Bedeutung.[64]

Rudolf Steiner schildert – und auch dies kann wieder Anregung zum eigenen Entdecken sein –, daß der Drang, aus dem Miterleben der Töne Bewegungsvorgänge in der Muskulatur wirksam werden zu lassen, auch für die Muskulatur des Kehlkopfes gelte.[79] Man habe eigentlich immer die Sehnsucht, beim Hören von Musik mitzusingen. Es sei dies eine allgemein menschliche Eigenschaft, auch wenn sie in der Praxis vom jeweiligen Charakter modifiziert wird. Die Tatsache, daß man diese Bewegungssehnsucht zurückhält, scheint die Voraussetzung zu sein, daß der Vorgang zwischen dem prägenden Astralgeschehen und dem diese Prägung aufnehmenden Ätherischen ins Bewußtsein gehoben werden kann, das heißt bewußtes seelisches Erlebnis wird. – Das An-sich-Halten macht bewußt!

Wie interessant, daß die Luftröhre, in die der Kehlkopf eingefügt ist, sich zur Höhle des Gaumens weitet und von dort eine Verbindung zum Mittelohr besteht! Ist diese Verbindung – die Tuba Eustachii – verschlossen, so vermögen wir unsere eigene Stimme nicht recht zu hören, sind aber auch im Erleben äußerer Töne in oft außerordentlicher Weise gestört. Ein sogenannter Tubenkatarrh verändert unser ganzes Seelenleben und die Fähigkeit, die Welt wahrzunehmen.

Verstehen der Musik: Atem, Blut und Nervensystem[80]

Die bisher beschriebenen Vorgänge zwischen Nervensystem und ätherischen Lebensvorgängen im Leibe werden erst durch den Atem zur Ganzheit zusammengefügt. Rudolf Steiner schildert die Wirksamkeit eines Prozesses, der – bis auf eine Grundlagen schaffende Darstellung von Gisbert Husemann[81] – wissenschaftlich noch keine Beachtung gefunden hat. Husemann schreibt: «Die Atembewegungen des Zwerchfells bewirken ein Wechselspiel von Stauen und freiem Fluß in den Venen, die auf der Innenseite des Rumpfes das Blut sammeln, das das Rückenmark versorgt hat. Beim Einatmen steigt der Druck im Bauchraum an und pflanzt sich auf diese ableitenden Venen fort. Dadurch erhöht sich die Blutfülle der Venen, die in einem polsterartigen Kranz das Rückenmark umgeben. Da dieser manschettenartige Venenkranz sich im knöchernen Wirbelkanal nicht ausdehnen kann, engt er bei diesem Stauungsgeschehen den freien Spalt ein, der, von Gehirnwasser erfüllt, das Rückenmark wie ein schützender Mantel umgibt. Das Gehirnwasser wird ausgepreßt und entweicht nach oben in das Flüssigkeitssystem, das das Gehirn umgibt und die Gehirnkammern ausfüllt. Beim Nachlassen des Drucks beim Ausatmen strömt das Gehirnwasser im Rückenmarkskanal wieder abwärts.»

Auf dem Umweg über dieses Venenpolster wirken Blut, Atem und Nervensystem ineinander. Das Gehirnwasser, das als Wasserelement der Ansatzpunkt des Ätherischen ist, vollführt Bewegungen gegenüber dem Nervensystem, das der Repräsentant der Spiegelvorgänge ist, die das Bewußtsein ermöglichen. Tod und atmendes Leben berühren sich. Vielleicht entsteht dadurch eine besondere Empfänglichkeit für das Eingreifen der polaren Kräfte des Kosmisch-Astralischen, das nicht nur die Leiblichkeit, sondern auch die Welt der Töne gestaltet. Aber erst wenn dieser Vorgang zu den andern Wechselbeziehungen hinzukommt, die zwischen Blut, Atem und Bewußtsein schaffendem Nervenpol spielen, ist nach Rudolf Steiner das Verstehen des Gehörten möglich. Das bedeutet: Wir erleben nicht nur, sondern können auch das einzelne im großen Zusammenhang «erhören».

Wenn wir diesen Vorgang auch wissenschaftlich noch nicht befriedigend durchschauen können, so entsteht doch in der Zusammenschau der einzelnen Gesten des Hörvorgangs das Erleben, in wie vielfältiger Weise der ganze Organismus beim Hörvorgang beteiligt ist. Vielfältigste Aktivitäten können unterschieden werden. Welche Folgen ergeben sich, wenn eine dieser Wirksamkeiten gestört ist? Auch dies sind wieder Forschungsaufgaben, die nur angegangen werden können, wenn das Urbild des Hörens gedanklich klar vor uns steht und seine Realität an eigenen und fremden Erlebnissen ständig neu erprobt und überprüft wird.

Musik-Erleben und Musizieren als Ich-Tat

In den Vorträgen: «Das Wesen des Musikalischen, das Tonerlebnis im Menschen» (GA 283) gibt Rudolf Steiner eine Fülle von Anregungen zum Nacherleben und zum eigenen Entdecken. Können diese Zusammenhänge selbständig entdeckt und für uns Gewißheit werden, so müßte darin ein Schlüssel für musiktherapeutische Anwendungsmöglichkeiten liegen.

Die Menschheitsentwicklung und das Musik-Erleben

Rudolf Steiner schildert, daß es in der Kindheit der Menschheitsentwicklung eine Zeit gegeben habe, wo vor allem die Septime erlebt wurde. Es entstand dabei ein Zustand der Entrückung, ja eine geradezu religiöse Stimmung. Man erlebte sich nicht nur als irdischer Mensch, sondern wußte, daß man eigentlich in einer größeren geistigen oder göttlichen Umgebung zu Hause ist.

In einer späteren Entwicklungsepoche wurde die Quinte als das eigentlich Musikalische erlebt. Auch dabei erlebte man sich noch etwas aus der

Leiblichkeit herausgehoben, aber doch schon wesentlich leibesnäher. Das zentrale Empfinden war das Verbundensein mit dem Atem. Man empfand das Musikalische nicht als Erlebnis im eigenen Innern, sondern ein Mensch der damaligen Zeit dachte: Die Musikalität lebt in meinem Ein- und Ausatmen.

Das bewußt gepflegte Erleben der Terz bedeutete einen entscheidenden weiteren Entwicklungsschritt. Der Mensch begann, Musik mit dem Erleben des eigenen Leibes in Verbindung zu bringen. Das Terzerleben war wie eine Fortsetzung des Atems nach innen. Wir würden heute sagen: Die *innere* Atmung zwischen dem Blut und der Welt der Organe fing an, eine Grundlage für das Musik-Erleben zu werden. Das Gefühl für die eigene Schicksalsempfindung entstand. Dabei blieb aber das Hin- und Herschwingen zwischen Mensch und Welt doch noch erhalten und kam im musikalischen Erleben von Dur und Moll zum Ausdruck beziehungsweise wurde durch dieses Erleben ausgelöst.

Das bewußte Sekunderleben ist eine Aufgabe von Gegenwart und Zukunft. Man kann hier durchaus die Aufforderung ablesen, Schritte in ein neues, noch fremdes Geistesland zu tun. Eine Aufforderung, die sich sicherlich nicht nur auf die Musik, sondern vielleicht überhaupt auf neue Menschheitsaufgaben bezieht. Werden Prime und Sekunde gemeinsam angeschlagen, so entsteht eine Dissonanz, in der sich immer wieder die Frage stellt, ob wir uns ihr gegenüber so behaupten können, daß wir ihr Geheimnis, ihren Zauber entdecken können.

Eine besondere Bedeutung für die Zukunft wird nach Rudolf Steiner das Oktaverleben haben. Die Prime vermittelt den festen Stand, den Ausgangspunkt für alle weiteren Erlebnisse. Haben wir die sieben Schritte der Tonleiter durchlebt, so ist der achte die Abrundung, gleichzeitig aber auch Neubeginn, Neubeginn auf einer höheren Stufe. So kann der Schritt in eine neue Oktave die menschliche Grundgeste versinnbildlichen, daß man den Mut haben muß, in eine neue Welt einzutauchen, die uns vielleicht noch fremd ist, gleichzeitig aber doch vertraut, weil wir die uns erst einmal zugängliche, «auf den Leib zugeschnittene» erste Oktave bereits in all ihren Qualitäten intensiv erlebt haben. Man kann hier eine Verwandtschaft mit dem zweifachen Ich-Erleben entdecken, das uns wenigstens in Ahnungen vertraut ist. Wir erleben uns doch immer erst einmal als physisches Innen-Ich und ahnen, daß es gilt, auch ein Umkreiserleben, gleichsam ein geistiges Außen-Ich zu entdecken.

Vielleicht ist dieses Erleben in verschiedenen Oktaven ebenfalls ein

Bild dafür, daß wir während des Anhörens eines Tonstückes eigentlich in einen höheren Lebensbereich eintauchen, der aber von den gleichen Gesetzmäßigkeiten durchgestaltet ist, die wir aus unserem Leibesleben und Tages-Ich kennen. Wir fühlen uns gleichsam in eine andere Welt hineinversetzt und anschließend wieder in uns selbst. Heiner Ruland hat diese Angaben Rudolf Steiners aufgegriffen und mit Erkenntnissen der Musikgeschichte zusammengeschaut.[74]

Das Mitschwingen der Wesensglieder beim Erleben der Tonleiter[82]

In jeder Oktave wird bei den untersten Tönen «zunächst alles dasjenige in Anspruch genommen, was eigentlich im Gliedmaßensystem des Menschen liegt, was also in dem Allerphysischsten des Menschen liegt»[82]. Das entspräche also den Tönen C bis Dis. Im mittleren Bereich, entsprechend den Tönen E bis G, vibriert vor allem das Ätherische des Leibes mit. «Dann kommen wir hinauf, wo dasjenige mitlebt, was in den Vibrationen des astralischen Leibes wirkt.»[82] Bei der Septime komme es zu einer Art Stockung, denn jetzt muß ein ganz neues Erleben beginnen in der zweiten Oktave. Man ist versucht zu sagen: Die astrale Sehnsucht gelangt auf einen Höhepunkt, der nach einer Weiterführung in einem gesteigerten Ich Erfüllung findet.

«Ungeheuer wichtig ist es eben, sich darüber klar zu sein, daß Musik im Grunde genommen nur innerlich im Menschen lebt, im Ätherleibe, wobei dann der physische Leib natürlich mitgenommen wird für die unteren Skalentöne. Aber der muß in den Ätherleib heraufstoßen, und der wiederum an den astralischen Leib. An das Ich kann nur noch getippt werden nach oben.»[82]

Im differenzierten Erleben der verschieden hohen Oktaven[83] steht die unterste Oktave dem physischen Leib nahe. Fast geht dort das eigentliche musikalische Erleben, das im Ätherischen und Astralischen webt, etwas verloren. «Das eigentliche musikalische Erleben, das ganz innerlich verläuft, nämlich weder im Ich noch im physischen Leibe, sondern im ätherischen und astralischen Menschen, das eigentliche musikalische Empfinden, das innerlich ganz geschlossene musikalische Empfinden geht eigentlich nur bis zum Ätherleib, und zwar bis zu den großen Tönen. Die Kontratöne sind eigentlich nur dazu da, um gewissermaßen die Außenwelt heranschlagen zu lassen an das Musikalische … Es ist das Hereintreten des Musikalischen aus dem Seelischen in das Stoffliche.»[82] Wir erleben dabei das Sich-Bemühen des Stoffes, nun auch musikalisch beseelt zu werden.

Beziehungen des Musikalischen zu den Seelengliedern[84, 85]

Die sieben Glieder des Astralleibes in Wechselbeziehung zu den Intervallen: Die Intervalle als Gestaltungsqualitäten des Astralleibes werden innerlich erlebt mit dem entsprechenden Glied des Astralleibes, das in der Leiblichkeit wirkt. Die große Terz wird erlebt in demjenigen Teil der Seele, «der dem Astralleib selbst entspricht» (gemeint ist die Empfindungsseele), eine kleine Terz im Empfindungsleib, der den Übergang zum Ätherischen vermittelt. Eine Quart wird erlebt in demjenigen Teil des Astralleibes, der der Verstandes- und Gemütsseele entspricht; eine Quint in dem Teil des Astralleibes, der die Bewußtseinsseele ermöglicht. «Der dem Ätherleib entsprechende Teil des Astralleibes ... wird erlebt in der Sekund.»[84] Der Teil des Astralleibes, der besonders im Physischen wirkt, wird erlebt in der Prim.

Die Musik als solche wird von Rudolf Steiner der Gemüts- und Verstandesseele zugeordnet.

Übungen zur Vertiefung des Tonerlebens

Diese können aus vielen Anregungen Rudolf Steiners, aber auch aus eigenen Beobachtungen abgeleitet werden. So kann man zum Beispiel das Erleben einer aufwärtssteigenden und abwärtssteigenden Tonleiter üben, die vom selben Grundton ausgeht. Man kann Spiegelungen und lemniskatische Wechselbezüge handhaben lernen und dabei immer besser die Qualität der Intervalle zum wirklichen Besitz werden lassen. Eine besonders eindrucksvolle Übung ist das Singen von Kirchentonarten aufwärts und dann in derselben Intervallqualität, wie dies aufwärts geschah, abwärts. Ähnliches gilt für die Verwandlung der Obertonreihe in die Untertonreihe.

Wichtig ist auch, sich immer wieder klarzumachen, daß Bilder, die erst einmal entscheidend weiterhelfen können, nie Endgültigkeit repräsentieren sollten. So ist es zum Beispiel möglich, das Bild der Lemniskate, deren nach oben offen erscheinende Schleife vom Rund des ganzen Kosmos gebildet wird, zu verwandeln in das Bild der Schnecke, die Äußeres verinnerlicht und sich dann wieder aus dem Innern nach außen wendet. Dieses Bild ist als Hinweis auf die Qualität der Intervalle und die Leibesbeziehung der Musik ebenfalls gut brauchbar. Vielleicht ist es nicht zufällig, daß das Gehörorgan selbst in Schneckenform gebildet ist.

Der Wille beim Musizieren

Beobachtet man bei einem Konzert die Musiker, so sieht man einzelne Menschen, die zum Beispiel ein Quartett erklingen lassen. Jeder von ihnen ist Träger der sonnenhaft menschlichen Willenskraft. Jeder hat die Fähigkeit, die Melodie innerlich zu erfassen, aber auch sich ganz ihren Gesetzen unterzuordnen. In Gleichzeitigkeit leben die Musiker intensiv in der zentrifugalen Willenskraft des Musikstückes und des einzelnen Tones, ebenso aber ganz im objektiven Gesetz. Persönliches Erleben ist bereit, sich dem Gesetz einzufügen. Wie eindrucksvoll, wenn aus der «Erwartungsstille» die Kraft des ersten Tones in Gemeinsamkeit aufklingt! Jeder Spieler vertritt seine Stimme und lebt gleichzeitig genauso die Beiträge der anderen Partner mit. Er erlebt das Ganze, obwohl er mit voller Seele Vertreter seiner subjektiven Aufgabe ist. Die ganze subjektive Persönlichkeit schwingt mit und wird in mehrfachen Stufungen Diener eines objektiven Vorganges. Dionysische Lebensfreude und apollinische Schönheit und Ordnung wirken ineinander.

Die Willensimpulse der einzelnen Musiker vereinigen sich zum musikalischen Geschehen, das willenshaft vom Ort der Entstehung in den Umkreis «emporblüht». Wir sehen das Bild vor uns, wie Eigenwille einzelner Menschen etwas wie ein willensdurchströmtes, lebendiges Gebilde erzeugt, das im Zusammenklang sogar eine Art Räumlichkeit erkennen läßt. Es ist mit den Lebensvorgängen so verwandt, daß Entstehen und Vergehen ständig ineinander übergehen. Die Töne verklingen, und sofort entstehen wieder neue. Geistiges wird offenbar. Man stelle sich vor: Etwas rein Geistiges, das in der Erinnerung der Musiker lebt oder das in die Abstraktion des Notenbildes hineingebannt ist, bekommt durch ihren Willen für einen Augenblick Realität. Geistiges wird für kurze Zeit physikalisches Geschehen. Gleichzeitig bleibt es aber eine geistige Potenz bestimmter Prägung, die andere Menschen bewegen und ihr Seelenleben ergreifen kann.

Beobachtet man die Zuhörer, so erlebt man, daß sie mit ihrem Willen in den Willen der einzelnen Musiker eintauchen, vor allem aber in die aufblühenden, willenshaften Bewegungen des Musikstückes. Wille vermag sich mit Wille unmittelbar zu verbinden. Die Zuhörer aktivieren die gleichen Willenskräfte wie beim Plastizieren oder beim Meditieren. Die Beziehung zum Objekt der Wahrnehmung wird hergestellt.

Der Wille verwandelt sich gleichzeitig auch in Empfangsbereitschaft. Die Welt der Töne in der Umgebung wird in die eigene Seele, ja sogar in die eigene Leiblichkeit hineingenommen. Die Zuhörer werden alle miteinander im selben Augenblick von der gleichen Qualität der Töne erfüllt. Die einheitliche Tonwelt, die die Musiker erzeugen, vervielfältigt sich in unzählige einzelne subjektive Erlebnisse. Die Objektivität des geistigen Geschehens im Erklingen der Musik erfährt in einem großen Konzertsaal eine über tausendfache Verstärkung durch die Erlebniskraft der Zuhörer. Ist dies etwa eine geistige Realität, die für die gesamte Erde von Bedeutung ist, weil sie seelisch-geistige Atmosphäre *erzeugt*?

Das Bild kann durch folgende Überlegungen ausgebaut werden: Willenshafte Qualitäten des Musikstückes werden durch den Willen der Musiker hörbar gemacht. Sie wecken die willenshafte Hinwendung des eintauchenden Miterlebens beim Zuhörer. Sehr häufig sind aber Entschlußkraft und die Ich-Tat der Hinwendung gegen Widerstände im eigenen Seelenleben vonnöten. Anschließend, oder später fast gleichzeitig, verwandelt sich der Wille der Hinwendung in den Willen zum Aufnehmen. Er macht Seele und Leib zum Empfangsinstrument. Daß letzteres eine Willenstat ist, müssen viele Menschen neu entdecken. Die zwei Willensqualitäten entsprechen der Geste des Ich: daß die eigene Mitte zum Umkreis wird und daß der Umkreis die eigene Mitte immer wieder neu belebt und prägt.

Die Ich-Tat der ersten Hinwendung kann geradezu als Arbeit erlebt werden, wenn man zum Beispiel aus angespannter Berufsarbeit in den Konzertsaal geht, sich dort Entspannung und Erfrischung erhofft, aber von seinen Sorgen und Problemen nicht frei zu werden vermag. Die Musik plätschert dann vorüber, ja verstärkt häufig noch die Eigenmacht des Seelenlebens. Ähnliches gilt für Situationen, in denen Kummer oder nagender Ärger drückt. Wie beglückend aber auch, wenn die erste Willenstat der Hinwendung dieses «Gefangensein in sich selber» zu durchbrechen vermag und dadurch der zweite Schritt, die Aktivierung des empfangenden Willens, das Lauschen mit der ganzen Körperlichkeit, möglich wird!

Die Tatsache dieser Ich-Tat kann noch exakter beschrieben werden, wenn man sie in folgende Schritte «zerlegt»:

- Wir müssen Abstand von uns selbst gewinnen, um das Gefangensein in unserer jeweiligen Seelensituation zu erkennen.
- Es gilt, die Bereitschaft zu entwickeln, auf die unbewußt ablaufenden Seelenaktivitäten zu verzichten. Dies entspricht einer Aktivierung von Todesprozessen gegenüber den Seeleninhalten.
- Der Wille der Hinwendung wird aktiviert. Es entsteht die Verbindung mit den willensähnlichen Qualitäten der Musik.
- Das Zurückkehren in die eigene Mitte als zentripetaler Vorgang.
- Die Seele wird zum Sinnesorgan. Der Verzicht im zweiten Schritt erfährt eine Steigerung. Wieder wirken Todesprozesse.
- Der dabei aktivierte «negative» oder «Todes»-Wille zum Offen- und Durchlässigwerden verwandelt sich in die «Empfangswärme». Diese wird zum Aufnahmeorgan für die objektiv außerhalb des einzelnen Menschen erklingende Tonwelt. Es entsteht seelische Wärme.

Gelingen diese Ich-Schritte, so wird ein musikalisches Kunstwerk dem Zuhörer seine Schönheit in ganz besonderer Weise offenbaren. Das psychosomatische Grundprinzip ist dann wirksam und kann in seiner Realität unmittelbar erkannt und erlebt werden.

Versuchen wir, diese Schritte zu üben, so eröffnet sich ein Verständnis für eine Schilderung Rudolf Steiners über die Geheimnisse des Hörvorganges[86]: Beim gewöhnlichen Sehen berühren wir die äußere Form des Gegenstandes und prallen an ihm in gewisser Weise ab. Beim Hören dagegen vermögen wir in das Innere eines Wesens einzudringen. Hören wir einen Freuden- oder Schmerzenslaut, so können wir uns dem Seelenleben des betreffenden Wesens innig verbunden fühlen. Wir tauchen dabei in das Geistig-Seelische des anderen Lebewesens so intensiv ein, daß wir in Gefahr geraten, das Bewußtsein zu verlieren und von der Macht der Geistbegegnung geradezu paralysiert zu werden. Jetzt erfolgt als «Geschenk» beim gewöhnlichen, nicht bewußt aktivierten Hören die Rückorientierung auf das eigene Selbst, indem all das, was gerade eben «draußen» im Wesen des anderen miterlebt wurde, unsere eigene Seele, ja sogar die Vorgänge der Leiblichkeit wie in einem Nachklang ergreift.

Beim Hören tauchen wir immer in das Wesen des anderen ein. Wille verbindet sich mit Wille. Anschließend müssen wir aber bereit sein, die zweite Willensqualität im Verinnerlichungsprozeß aufklingen zu lassen. Der Wille, der die Umgebung ergreift, ist für viele Menschen das einzige Willenserlebnis, das sie kennen. Dieser sonst erlebte Wille muß hier seine Qualität und Richtung ändern. Das entspricht geradezu einer Selbstaufgabe, der Verwandlung in eine polare Gegenkraft. Nur so kann der Verinnerlichungsprozeß mit dem Nachklang der zuvor vollzogenen Willensverbindung beschenkt werden.

Das Sich-ergreifen-Lassen als Ich-Tat

Versuchen wir, uns in die Dramatik des empfangenden Willens hineinzuversetzen! Statt selbst Mitte zu sein, wird die eigene Mitte jetzt zum Instrument, damit ein übergeordnetes Prinzip in uns wirksam werden kann. Wir können uns bewußt durchdringen lassen von der Weltenastralität, die hinter den irdischen Tönen als ihrem Schattenwurf wirkt. Die ganze Seele wird Sinnesorgan. In ihr wirken bewußt erzeugte Todesprozesse, die durchlässig machen, weil alles Eigenleben zum Schweigen gebracht wird. Der Eigenwille verwandelt sich in die «empfangsbereite» Wärme, die die Eindrücke aufnimmt. In immer neuen Variationen werden die Grundmotive der Meditation und des geistigen Schulungsvorganges erkennbar. Sie können wie eine Steigerung der künstlerischen Schöpferqualitäten erlebt werden.

Ein erhöhtes Ich-Gefühl entsteht, wenn ich mich *bewußt* zum Träger von Weltenkräften mache. Ich habe paradoxerweise dann in intensiverem Maße ein Bewußtsein meines Ich, wenn ich sagen kann: «Nicht ich», sondern «ein höheres Prinzip darf in mir wirken».[86]

Dabei bin ich es selbst, der diesen Vorgang herstellt und auch beurteilen kann. So ist es zum Beispiel möglich, wenn wir der Gewalt des Erlebens nicht mehr standhalten können, wenn Töne erklingen, die in Spannung oder Widerspruch zu unserem Körper stehen, diesen Erlebnissen bewußt ein Ende zu setzen. Auch das gehört zu der Herrscherwürde unseres Ich. Würden wir dies nicht können, so wären wir nur Medium. So aber sind wir Instrument. Wir lassen uns bewußt von der Gewalt der Musik ergreifen, solange wir es *wollen.*

Der Therapeut verstärkt diese Fähigkeit, wenn er die meditative Haltung der Inspiration pflegt. Das bewußt hergestellte leere Bewußtsein wird zum Empfangsorgan für die «Wesensberührung» mit einem geistigen

Prinzip. Seine Fähigkeit, den Patienten zum musikalischen Erleben hinzuführen, ihn lauschen zu lehren, damit Seele und Leib mit der Welt der Töne mitschwingen können, wird dann kraftvoller wirksam werden. Dies geschieht nicht durch Wissensübermittlung, sondern im unmittelbaren Tun. Intensiv vorgelebtes inniges Lauschen kann dann ansteckend wirken.

Die musikalische Tat

Die musikalische Tat hat zur Voraussetzung, daß wir die Töne, die gespielt oder gesungen werden sollen, innerlich «voraushören» können. Es genügt also nicht, das Bild der Melodie zu aktivieren, sondern wir müssen aus der Erinnerung heraus schon ein wenig leiblich mitschwingen, wie dies sonst nur beim äußeren Hören geschieht. Dieser Vorgang ist für jeden Musiker von großer Bedeutung. Wir können nur rein singen oder rein spielen (auf Instrumenten, bei denen der Ton ohne technische Apparatur gebildet werden muß), wenn wir ihn auf diese Weise vorauserleben. Das gleiche gilt auch für die Verwandlung des abstrakten Notenbildes in den entsprechenden Ton. Das hörende Mitvibrieren mit dem Ton erzeugt die Bereitschaft mitzusingen, also mit der ganzen Leiblichkeit in Aktivität überzugehen. Wir denken an das Wechselspiel zwischen Denken und Wollen und an die vermittelnde Bedeutung des Gefühlslebens, wenn ein Vorsatz zur Tat wird. Beim Erlernen eines Instrumentes oder beim Singen werden die einzelnen Gesten dieser Aktivität bewußt geübt. Sie müssen aber wieder vergessen werden, wenn die eigentliche musikalische Tat erfolgt.

Der Ton wird aus uns «herausgesetzt». Dabei wirkt die Reproduktionskraft der Lebensstufen. Der Ton muß sich von unserer Leiblichkeit, aber auch von unserer Seele trennen. Er wird in die Welt frei entlassen. Nur dann wirkt er frei und bringt wieder die eigenartige Ich-Geste zum Ausdruck: daß etwas Objektives entsteht und doch von einem Leben durchdrungen ist, das ganz aus subjektivem Tun entspringt. Besonders eindrucksvoll ist dies zum Beispiel bei hohen Tönen beim Singen oder Alphornblasen zu erleben. Der Hinweis Rudolf Steiners an die Sprachgestalter, daß eine Rückwirkung auf physiologische Leibesvorgänge erfolge, wenn sich das gut gestaltete Wort ganz vom Menschen ablöse, läßt vermuten, daß das Sich-Loslösen auch für den Ton wesentlich ist. Das unmittelbare eigene Erleben kann dies bestätigen.

Eine besondere Ich-Geste besteht darin, daß wir den Ton, den wir erzeugt haben, selbst sogleich wieder wahrnehmen. Dabei entsteht ein Wechselspiel zwischen Vorauserleben, Tun und Wahrnehmen der eigenen Tat. Denken wir an die Variabilität des Tones, so können wir verwundert feststellen, daß wir eine ausgeprägte innere Gewißheit haben, wie der Ton richtig klingen muß. Ähnliches gilt auch für das Bewußtsein vom Verhältnis eines einzelnen Tones zu den übrigen Tönen der Naturtonreihe. Ist es wieder die Weisheit der Zahlen- und Tongesetze, die in unserer Leiblichkeit verankert sind, die uns diese Sicherheit schenkt? Wir würden dann von innen heraus, im Augenblick des Erzeugens von irdischen Tönen, die dahinter stehende Weltenmusik zum Mitschwingen bringen!

Die Freude am einzelnen Ton

Rudolf Steiner gibt die Anregung, daß wir die Freude am einzelnen Ton pflegen sollten.[87] Das bedeutet aber gleichzeitig auch ein Verantwortungsgefühl für die Schönheit des Tones und ein Verantwortungsgefühl gegenüber den objektiven Kräften, die in ihm wirken. Verantwortlich dürfen wir uns aber auch fühlen für die Menschen, die von unserem Musizieren in ihrer Seele zum Mitschwingen angeregt werden, schaffen wir doch dadurch die Möglichkeit, daß die astralen Weltenkräfte, die in deren Leiblichkeit wirken, aktiviert werden.

Für den Musiktherapeuten ist es von ganz besonderer Bedeutung, selbst die Fülle der Musikalität, die im einzelnen Ton lebt, zu entdecken. Nur so kann er die gleiche Freude und das Staunen über die Urelemente der Tonwelt in seinen Patienten entfachen. In der schnellebigen Zeit unserer Gegenwart ist das Verweilen auf einem einzelnen Ton in voller Bewußtheit und kraftvoller Liebefähigkeit allein schon ein gesundendes Element. Die Liebe zum Tun regt zu dieser Übung in ganz besonderem Maße an.

Die Dynamik der Beziehung zwischen den Tönen[88]

Das wesentliche der Musikalität liegt in der Dynamik, die zwischen den Tönen webt, in der verschiedenen Qualität der einzelnen Intervalle, dem Drängen von einem Ton zum anderen und in dem Sich-wieder-Zurücknehmen im Verlaufe einer Melodie. Das Bewußtsein von der Sicherheit schenkenden Basis des Grundtones schenkt ein Ruhen in der eigenen Mittelpunktskraft. Das Erleben der Dynamik in Intervall und Melodie schenkt immer neue Schönheiten und vor allem Lebensfülle. Wie verschieden kann man doch die gleiche Melodie spielen, je nach der Intensität, mit der man in diese Dynamik eintaucht! Bluthafter Wille durchpulst dann die dem Vorstellungsleben nahekommende Gesetzhaftigkeit der Melodie. Diese bluthafte Willensdynamik kann vom Therapeuten im Patienten angeregt werden.

Dur und Moll[89]

Eindrucksvoll berührt jeden nur einigermaßen sensiblen Menschen das polare Erleben von Dur und Moll. Die Grundgesten des Aus- und Einatmens, des Ausstrahlens und Sich-Sammelns, die so vielen Lebensvorgängen zugrunde liegen, werden unmittelbar angesprochen. Bei vielen Patienten ist man überrascht, daß es viel Zeit benötigt, bis diese Grunderlebnisse in der Seele wieder zum Mitschwingen kommen. Viele Seelensituationen sind so verhärtet, daß das Wechselspiel von Dur und Moll kaum erlebt werden kann. Wirkungen auf die Funktionen der Organe oder auf das immer schwingungsbereite vegetative Nervensystem sind dann nur schwer in Gang zu bringen. Seelisch-musikalische Übungstaten, zum Beispiel das abwechselnde Erleben von Dur und Moll, können diese mangelnde Schwingungsfähigkeit beheben und dadurch auf den gesamten Organismus belebend wirken.

Der Atem als Grundlage des Musizierens

Nicht nur beim Singen und Blasen, sondern bei jedem Musizieren spielt der Atem eine tragende Rolle. Auch in der Bewegung des Streichers, im Hin und Her der Bogenführung ist ein Atemelement wirksam. Der Atem kann gelöst oder gepreßt sein. Der Atem schickt den Ton in die Weite. Eigenartig ist wieder die Stellung des Atems zwischen subjektiver Aktivität und objektiver, überpersönlicher Wirksamkeit. Auch hier ist es wieder das Charakteristikum einer Ich-Geste.

Der Atem ist wie ein Geschenk auch dann wirksam, wenn das Bewußtsein schläft. Die orientalische Weisheit sagt: Nicht ich atme, sondern «es atmet mich». Staunend kann ich registrieren, daß der «Weltenatem» als große Geste alle Menschen erfaßt und auch in mir selbst wirksam ist. Während ich beim Singen oder Blasen doch erst einmal der Meinung bin, ich erzeuge den Ton, müßte ich eigentlich sagen, ich benütze dieses Atemgeschenk, um ihm meine eigenen Erlebnisse anzuvertrauen. Statt zu pressen und zu zwingen, wie das der ungeschickte Anfänger beim Blasen oder Singen tut, lasse ich geschehen und gestalte doch gleichzeitig. Wir machen uns den Atem dienstbar und respektieren gleichzeitig sein objektives Dasein, in dem er die objektive Geistesqualität des Tones in sich aufnimmt. Man kann dies staunend-wartend erleben.

Im rhythmischen Aus- und Einatmen wird das Wechselspiel der astralen Pole in der Beziehung zum Ätherleib sichtbar. Durch Musik können wir in diese Bereiche eingreifen und Störungen therapeutisch beeinflussen.

Die Bauchatmung

Ein besonders interessantes und pädagogisch wie therapeutisch wichtiges Phänomen ist die Bauchatmung. Der Brustkorb wird dabei nicht nach oben oder seitlich erweitert, wenn ein Atemzug erfolgt, sondern das Zwerchfell in seiner kuppelförmigen Gestaltung zieht sich zusammen, flacht ab und erweitert dadurch den Raum, der der Lunge zur Verfügung steht: Die Luft strömt ein und erfüllt die Lungenbläschen. Erleichtert wird dieser Vorgang dadurch, daß der Bauch bei gerader, aufrechter Körperhaltung ein wenig herausgestreckt wird. Die Baucheingeweide weichen so etwas nach vorne aus, damit sich das Zwerchfell maximal senken kann. Die Tat des Singens oder Blasens besteht dann allein darin, daß das Lockerlassen des kontrahierten, abgeflachten Zwerchfells gesteuert wird. Es entsteht dabei wieder ein Paradoxon. Die aktive Tat des Blasens oder Singens ist dann nichts anderes als bewußt dosiertes Lockerlassen. Ich presse nicht meinen Willen durch den Atem in die Welt, sondern ich lasse etwas geschehen.

In unserer Zeit, in der der Gedanke den Willen zu Taten zwingt, ist allein schon dieser Vorgang des «Tätigseins durch Lockerlassen» ein psychotherapeutischer und psychohygienischer Prozeß. Er ist aber auch eine brauchbare therapeutische Maßnahme bei körperlichen Erkrankungen.

Dieses bewußt dosierte Lockerlassen und doch kraftvolle Strömen des

Atems ist die Voraussetzung, daß ein Ton «erblühen» kann, daß er behutsam, fast zaghaft beginnt, um dann mit voller Kraft und Eigenleben zum Himmel aufzutönen, daß er schließlich aber liebevoll und ruhig ausklingt. Dieses Erleben kann man bei guten Sängern ebenso haben wie beim Anschlagen eines großen Gongs oder – und dieses ist therapeutisch besonders fruchtbar – beim Blasen auf dem Alphorn. Gerade diese letzten beiden Instrumente, die Kraft und Stärke im Tönen repräsentieren, sind gleichzeitig die, bei denen die Zartheit des Antönens und Abklingens besonders eindrucksvoll werden kann.

Das Singen

Im Singen öffnet der Mensch seine Seele der Welt. Kinder, die immer wieder Musik hören dürfen, hören zum Teil verwundert und mit Freude zu und lassen sich von den Tönen ergreifen. Nicht nur die Seele schwingt mit, sondern das ganze Kind möchte mittanzen und sich den Rhythmen und melodischen Tonfolgen einfügen. Die Geistigkeit der Musik wirkt erregend und bewegend bis in die Leibestiefen. Die immer wieder gehörten und erlebten Melodien wohnen wie die Baupläne einer Pflanze im Samenkorn verborgen in Leib und Seele und können von dort wieder zu neuem Leben erweckt werden. Es beginnt innerlich in der Seele zu klingen. Der Leib wird ergriffen, und auf den Wogen des Atems klingt der Zauber des kindlichen Singens in die Welt. Das Kind lebt in der Schönheit der Melodie und genießt sich selbst und die Schönheit der Töne. Die tönende Sphäre, die von den Menschen um die Erde herum erzeugt wird, wird durch den Kindergesang in entzückender Weise bereichert. Nachahmend verbindet sich das Kind mit dem Lied der Mutter. Es erlebt in ungeschützter Offenheit die Gestaltungskräfte der Musik und läßt sie im Körper mitschwingen. Objektive Musik in der Umgebung des Kindes und subjektives Erleben werden eins. Anschließend wird aus dem Durchwebtsein mit fremder Geistigkeit eine neue Zweiheit geschaffen. Das Lied entringt sich dem Leib des Kindes.

Singt ein Erwachsener, so geschieht dies erst einmal in der gleichen Weise. Meist geht die kindliche Unmittelbarkeit und Natürlichkeit aber rasch verloren. Die Seele erlebt sich selbst im Singen, genießt die eigenen Töne, legt alles subjektive Fühlen in die Melodie oder möchte schnell Leistungen erzeugen, zum Beispiel hohe Töne schmettern, ohne es aber schon recht zu können.

Erleben wir den Gesang einer großen Künstlerpersönlichkeit, der in bezaubernder Reinheit und Frömmigkeit zum Himmel emportönt, kann man empfinden, daß die ganze Persönlichkeit in der melodischen Schönheit und Fülle der Tonwelt lebt. Geistig Wesenhaftes erfüllt real den Raum. Was muß an Erlebnissen vorangegangen sein, wenn eine begnadete Sängerin uns mit ihrem Gesang erfreut?

Sie mußte in der Vorbereitungszeit immer wieder mit ihrem ganzen Wesen und liebevollen Willen in Tonfolgen und Melodien eintauchen, die ihr vorgespielt wurden. Das gewöhnliche Ich-Erleben, das mit dem Leib verbunden ist, verlor sich in die Welt der Töne, ging ganz in ihr auf und wurde eins mit dem musikerfüllten objektiven Umkreis. Es schwang völlig mit im Auftönen und Geprägtwerden der Töne, tauchte in den musikerfüllten Raum in seiner Umgebung ein. Ein zweites, reiferes Ich-Erleben außerhalb der Grenzen des Leibes entstand durch diese Hingabe und Verschmelzung mit der erklingenden Musik.

Danach mußte das Ich lernen, in die eigene Mitte zurückzukehren und Leib und Seele von der soeben in Hingabe erlebten Tonwelt durchbeben und erfüllen zu lassen. Äußeres Weltgeschehen wurde jetzt zum Inhalt der subjektiven Seele. Es verwandelte sich als Erinnerung geheimnisvoll in Leibesprägungen und schlummerte als keimhaftes Wissen im Innern von Seele und Leib.

Hören wir diese Sängerin im Konzertsaal, so können wir, wenn sie, fast unbeweglich und unbeteiligt wirkend, wie in ehrfürchtigem Staunen, vor uns steht, all diese Vorgänge nur ahnen. Wir hören, wie das Ergebnis all dieser Reifungsschritte aus ihrem Innern auftönt, vielleicht erst zart und behutsam, dann mit zunehmender Kraft und Fülle. Schönheit und Gewalt der Töne erfüllen den Raum. Subjektive Wärme und objektive Reinheit werden als Einheit erlebt und vermitteln den Zauber echter Geistesberührung. Man erlebt die Sängerin in der Mitte der von ihr geschaffenen Tonwelt. Würde sie unter offenem Himmel singen, so könnten wir sie vor uns sehen, umgeben vom Fluten der Musik, das sie wie ein Kuppelgewölbe umhüllt, hinter dem das große Gewölbe der Sternenwelt aufleuchtet. Wir erleben, wie jetzt das musik- und geistverbundene, reifere zweite Ich auf Leib und Seele spielt wie auf einem Instrument. Dabei verschmelzen das erste und das zweite Ich-Erleben zu einer neuen Einheit. Sie schaffen das persönlich erlebte Kunstwerk, das gleichzeitig Abbild geistiger Wirkensprinzipien ist.

Wer aber lenkt diesen geheimnisvollen Prozeß? Er läuft nicht von allein ab. Höchste Wachheit, Geistesgegenwart, Überschau und Verantwortungsfreudigkeit sind nötig, wenn er in idealer Weise vonstatten gehen soll. Eine noch reifere Ich-Kraft wie beim zweiten Schritt muß wirksam werden, um Richtung zu weisen, die einzelnen Schritte zu lenken und zu überwachen. Diese dritte Ich-Tat ermöglicht, daß das zweite Ich-Erleben aus dem Einssein mit der objektiven Wesenhaftigkeit der Musik auf der individuellen Leiblichkeit zu spielen vermag. Geistiges Erleben im Umkreis verwandelt sich in Leibeserleben, in physikalisch-reale Töne. Zum Wesen dieses dritten Ich-Erlebens gehört es, ehrfürchtig staunen zu können und bereit zu sein zur Demut, das heißt zum Mut, sich dienend einem höheren Geschehen zur Verfügung zu stellen. Die drei einzelnen Ich-Schritte und Ich-Qualitäten können bewußt gepflegt werden. Im künstlerischen Schöpfungsakt verschmelzen sie zu einer bewegten Einheit. Das dreifache Ich-Wirken, das zur Einheit verschmilzt, wird bei der Schilderung der Sprachtherapie als «Levinski-Prinzip» noch deutlicher erkennbar werden.

Instrumentalmusik

Musizieren im Kindesalter

Kinder sollten in der Schule bald beginnen, ein Instrument zu spielen. Am Anfang ist dafür wohl die Blockflöte am geeignetsten. Die Welt der Töne steigt dann nicht mehr in Unmittelbarkeit aus dem Leib empor, sondern muß das Instrument, das erst einmal ein fremdes Objekt ist, beseelen. Der Atem strömt nicht mehr in freiem Erleben heraus, sondern muß in einem gesteigerten Bewußtseinserleben durch eine enge Bahn geleitet werden.

Aus der Zweiheit der Begegnung des eigenen Seins mit der objektiven Tonwelt, die in der Umgebung des Kindes lebt, entsteht beim Spielen auf dem Instrument ein Dreiheitsprinzip: das Kind, das sich in seiner Leiblichkeit und seiner Seele erlebt, das Instrument und die objektive Tonwelt, mit der sich das Kind durch die Nachahmung verbindet. Dies ist ohne Zweifel noch nicht das Dreiheitsprinzip des reifen und bewußten Menschen, wie wir es beim Singen erleben. Aber stellt das Umgehen mit einem Musikinstrument vielleicht eine erste Wegbereitung für dieses reife Ich-Erleben dar? Ist es etwas wie ein Vorklang? Der gute Musiklehrer weiß, wie groß beim älteren Kind ebenso wie beim Erwachsenen die Gefahr ist, aus den Kräften des Intellekts die Technik des Umgangs mit dem Instrument zu hoch zu bewerten. Die Unmittelbarkeit des Erlebens, die Freude am einzelnen Ton wird dann zuwenig gepflegt und erlebt. Das Erleben im Kopf, die Zweiheit von Spieler und Instrument bleibt zu stark bestehen.

Diese Zweiheit wird aber zu etwas völlig Neuem, wenn wir das Wort ernst nehmen, daß es gilt, dieses fremde Objekt zu beseelen, das heißt die eigenen Seelenkräfte des Denkens, Fühlens und Wollens mit dem Instrument zu verbinden. Beim Kind geschieht dies im wesentlichen durch Nachahmung. Auch die Verantwortung für die Schönheit des Tones wird beim Kind lange Zeit durch die Nachahmung angeregt. Die Fähigkeit, dem eigenen Ton liebevoll zuzuhören und ihn zu korrigieren, muß erst langsam wachsen. Vorbereitend für diesen Prozeß erhöhter Bewußtheit kann es wirken, wenn zum Beispiel in der Schule die Hälfte der Klasse singt und die andere zuhört. Eine besonders starke Wirkung entsteht, wenn das eigene Singen und das Anhören von Instrumentalmusik einander abwechseln. Die damit verbundenen physiologischen Wirkungen beschreibt Rudolf Steiner mit Worten, die genau den Formulierungen entsprechen, die er bei den Anregungen zur Farbraum-Therapie[49] gibt. Er weist darauf hin, daß beim Singen die Kraft des Stoffwechsel-Gliedmaßen-Menschen gesundend auf den Kopf wirke. (Dies entspricht dem Vorgang beim Erleben des roten Raumes.) Beim Anhören von Instrumentalmusik entstünden gesundende Wirkungen durch die Impulse, die vom Kopf ausgehend die übrige Leiblichkeit durchdringen (ähnlich wie beim blauen Raum).

Im Singen wirkt anscheinend die lebendige Mittelpunktskraft gesundend und belebend; beim Anhören von Instrumentalmusik hingegen die sachliche Tatsache, daß das Instrument eben doch ein fremdes Objekt ist. Die qualitativen Unterschiede, die hiermit angedeutet sind, müssen vom angehenden Musiktherapeuten immer wieder neu erlebt, erforscht und in ihrer Bedeutung erkannt werden. Dann vermag er, diese Prozesse therapeutisch am richtigen Patienten zur richtigen Zeit zur Wirksamkeit zu bringen.

Solange wir vor allem die Technik des Spielens erlernen wollen, verwandelt sich intellektuelles Wissen zu dem Vorsatz, der Willensaktivitäten in den Gliedmaßen in Bewegung setzt. Es ist also ein Prozeß, in dem das Denken den Willen weckt. Das seelische Erleben von Qualitäten spielt dabei eine untergeordnete Rolle. Die Empfindungsfähigkeit, durch die das Fühlen sich objektiven Qualiätserlebnissen zur Verfügung stellt, schwingt ungenügend mit. Die Beseelung des Instruments ist noch nicht möglich.

Damit diese entstehen kann, müssen alle bewußten Prozesse, die beim Singen beschrieben wurden, auch beim Spielen eines Instruments in der Seele rege werden. Erst in dem Augenblick, wo das Vorauserlebte die Muskulatur der Leiblichkeit ergreift und die Sehnsucht «zu verstofflichen» entsteht, beginnt die Beseelung des Instruments.

So wird bei allen Instrumenten, nicht nur bei den Bläsern, die rhythmische Geste des Atmens wirksam. Das Element des Staunens vor der Entstehung des Tones, vor seiner Schönheit und Innigkeit, die durch das eigene Tun erzeugt wurde, kann in besonderem Maße das bewundernde Abstandselement heranbilden, das wir beim meisterhaften Sänger beglükkend erleben können. Es gilt also, die Anfangsstimmung – ich erzeuge den Ton – zu verwandeln in das Erleben: Ich vollbringe seelisch-körperliche Taten, durch die ein beseelter Ton aus dem Instrument emporsteigen kann.

Der Wahrnehmungsprozeß dem eigenen Ton gegenüber ist durch das primär vorhandene Abstandserleben dem Instrument gegenüber leichter zu praktizieren. Das Verantwortungsgefühl für die Schönheit des Tones im ständigen Tun und Wahrnehmen kann liebevoll und intensiv geübt werden. Dies gilt aber nur, wenn versucht wird, aus blutvollem Erleben das Instrument zu beseelen. Wird das Erlernen der Technik zu sehr beachtet und bleibt das Bewußtsein zu stark dem Kopf verhaftet, so ist das Erleben des eigenen Tones erschwert und bleibt nicht selten regelrecht unterentwickelt.

Je besser wir das Instrument zu spielen vermögen, um so mehr werden Leib und Instrument eins. Es kann die Dreiheit des bewußten Ich entstehen, die wir beim Gesangsprozeß entdecken konnten – auch das dritte Ich, das aus dem beobachtenden und lenkenden Abstand wirkt. In der neuen Einheit zwischen Mensch und Instrument schwingt aber doch immer, auch beim besten Könner, ein kleines Distanzelement mit, das Bewußtsein weckt. Vielleicht ist dies der besondere Zauber der Instrumentalmusik.

Die schönste Tonwelt bekommt doch immer eine vom Wesen des Instruments geprägte Eigenart.

Die Beseelung der Instrumente

Die folgenden Überlegungen möchten Anregungen geben, die besondere Art der einzelnen Musikinstrumente und ihre Wirkungen auf die Seele und die Leiblichkeit des Spielenden selbst zu entdecken.

- *Das Erleben der Bewegungsvorgänge in den Gliedmaßen*: Wie verschieden ist es, ob ein Instrument von beiden Seiten umgriffen wird und selbst in der Mittellinie bleibt, wie zum Beispiel bei den Blockflöten, Oboen und Klarinetten, oder ob das Instrument von vorne und hinten ergriffen und in seitlicher Position wie bei der Querflöte gehalten wird. Bei vielen Blechbläsern ist nur die linke Hand tätig. Bevor es Ventilinstrumente gab, hatte die Rechte eine besondere Aufgabe: Mit sehr viel Feingefühl mußte sie im «Stopfen der Töne» zu den Naturtönen die fehlenden hinzuschaffen.
  Wie verschieden ist das Erleben der Gliedmaßen bei den Streichinstrumenten, bei denen die Rechte die aktive, bewegende, impulsierende Aufgabe hat, die linke die begrenzende, die nur wenig bewegt wird.
  Wie anders ist das Erleben der Gliedmaßen bei den Schlagzeugen, wobei die Subjekt-Objekt-Beziehung besonders deutlich wird! Diese Verschmelzung zu einer neuen Einheit muß besonders gepflegt werden. Ähnliches gilt auch für das Klavier. Nur bei höchster Meisterschaft ist diese neue Einheit, die eigentlich die beschriebene Dreiheit ist, beglückend zu erleben. Ein besonderes Erlebnis ist das Zusammenwirken der beiden Hände beim Leierspielen in einer Ebene, die mit der Lage des Herzens in Beziehung steht.
- *Das Erleben des Atems*: Bei den Blockflöten wirkt der Atemstrom in freier Weise nach vorne unten. Der Spieler einer Querflöte bläst fast oben über das Instrument hinweg. Es wird im rechten Winkel zum Atemstrom gehalten. Die Kupferflöten erzeugen ihre Töne allein durch die Intensität des Atems. Relativ frei strömt das Atmen auch noch bei den Einblattinstrumenten wie der Klarinette und dem Bassetthorn. Es wird gesagt, daß diese Instrumente der menschlichen Stimme am ähnlichsten seien.
  Wie anders aber ist das Erleben des Atmens für den Oboisten. Fast et-

was gequält bläst der Anfänger seine Seele mit der Luft durch das enge Mundstück des Doppelblattes. In einmalig intensiver Weise können Schmerz und fromme Innigkeit im Tone mitklingen. Es ist eindrucksvoll zu beobachten, wie das Seelenleben, die Körper- und Kopfhaltung vom Atem in seiner Beziehung zum Instrument geprägt werden. Dies geschieht völlig anders als bei der Klarinette, bei der eine viel unbeschwertere Offenheit des Erlebens vorherrscht.

Das Atmen der Bogenführung bei den Streichern ist verschieden, ob es in Halshöhe erfolgt wie bei der Geige, zwischen Herz und Bauchraum wie beim Cello oder in einem noch tieferen Bereich wie beim Kontrabaß.

Können wir die Verschiedenartigkeit dieser Atmungsprozesse intensiv erleben, so können wir die Musikinstrumente in verschiedenen Krankheitssituationen oder Arten einseitigen seelischen Erlebens zur Anwendung bringen. Gilt es, mehr Bewußtseinshelligkeit zu wecken oder gilt es, die Verankerung in den Tiefen der Leiblichkeit wiederherzustellen?

- *Die Mitbeteiligung der Zirkulation*: Bei den Schlaginstrumenten verwandelt sich das Atemprinzip in den Rhythmus der Zirkulation. Atem und Rhythmus sind ja innig verwandt und wirken immer ineinander. So weckt das schwingende Atmen meist auch den Wohlklang im Zirkulationsleben. Das gleiche ist aber auch umgekehrt möglich.
- *Die Beziehung zu Denken, Fühlen und Wollen*: Wir können die Frage stellen, welche Instrumente mehr den Blutespol aktivieren, welche den Nervenpol, welche dem Gefühlsbereich entsprechen. Die tiefen Instrumente wie Alphorn und Kontrabaß haben eine besondere Beziehung zur Leiblichkeit und den dort wirkenden bluthaften Willensvorgängen. Das notwendige Fundament im Leib wird besonders gepflegt. Fast möchte man meinen, daß man dabei nicht nur die Leibestiefen erleben, sondern sich mit den Tiefen der ganzen Erde verbinden und diese zum Ertönen bringen muß. Bei entsprechendem Boden kann dies sogar realiter erlebt werden. Eindrucksvoll ist beim Alphorn, daß dies auch für die hohen Töne gilt. Sie können nie «produziert» werden, sondern entstehen in zarter, schwebender und doch kraftvoller Weise nur, wenn in dem vorauserlebenden Hören die ganze Wärme ehrfürchtiger Liebe emporstrebte, entgegen dem Ziel des vorgestellten Tones. Dieser selbst verbindet sich dann mit etwas, was sich von oben als Geschenk herniedersenkt: der zielgerichteten, aber andächtig wartenden Liebe. Die gleiche Einstellung hohen Tönen gegenüber ist auch den Sängern

eine Hilfe. Blutvolles Wollen, warmschwingendes Fühlen und das «Licht der Höhen» bilden eine neue Einheit.
Das verwunderte Staunen vor dem Aufblühen des Tones entsteht auch gegenüber der eigenartigen Klangqualität des Chrottaspiels. Bei diesem Nachbau alter keltischer Instrumente können die Grunderlebnisse im Erleben der Tonwelt besonders leicht gepflegt werden, vor allem beim Spiel auf einer Chrotta, die der Größe eines Cellos ähnlich ist. Bei diesem Erleben wird das Abstandselement des Lauschens gegenüber einem Instrument gepflegt, das dem Fühlen besonders nahesteht.
Bei den Streichinstrumenten ist es rascher erlebbar, daß die Geige mehr der lichthaften, denkerischen Klarheit verwandt ist, das Cello mehr den Luftprozessen, der Kontrabaß der Erdenschwere. Es ist interessant, den verschiedenartigen Gesichtsausdruck und die Intensität der Atemtätigkeit bei Spielern dieser drei Instrumente zu beobachten und zu vergleichen.
Die Leier ist ihrem Bau nach dem Nervensystem verwandt. Jeder einzelne Ton hat seine eigene Saite. Diese Gesetzhaftigkeit, die auch im Wesen des Spielers lebt, wird nur in Schönheit zum Erklingen gebracht werden können, wenn die Willenstaten der Hände besonders liebevoll erfolgen, wenn sich keusche Zartheit mit einer Kraft verbindet, in der liebevolle Wärme mitschwingt.

– *Die Beziehung des Instruments zu Erde, Leib und seelischem Erleben*: Wie anders erleben wir den Vorgang der Beseelung unseres Instrumentes, wenn dieses frei gehalten wird wie Geige oder Blasinstrumente oder wenn es auf dem Boden ruht wie Cello, Kontrabaß oder Harfe! Wie anders ist aber auch das Erleben, ob etwa eine Bach-Trompete schräg zum Himmel emporgehalten ist oder die Posaune gegen die Erde gerichtet wird! Besonders deutlich wird dies bei einem Charakteristikum des Posauneblasens, der Neujahrsmusik von den Höhen des Kirchturms oder bei Kirchenmusik von der Orgelempore aus.
Das Alphorn nimmt wieder eine Sonderstellung ein; es ist ebenfalls zur Erde gerichtet, biegt dann aber um, so daß der Schallbecher wie aus der Erde kommend die Töne zum Himmel emporsteigen läßt. Bei diesem urtümlichen Instrument muß sich der Wille ganz konzentriert mit dem vorgestellten Ton verbinden. Wir müssen in die Tiefen unseres Willenslebens hinuntersteigen und von diesem Standpunkt aus nach oben blikken. (!) Gleichzeitig müssen wir uns aber in dem beschriebenen Staunen vor dem Erzeugnis unserer Seele und unseres Leibes vom

gebildeten Ton trennen. Das fällt wiederum besonders leicht, weil die Länge des Instruments dieses Distanzerleben erleichtert. Die beschriebenen Gesten des Wahrnehmens des eigenen Tones, der Verantwortlichkeit ihm gegenüber, das eigenartige Wechselspiel zwischen schöpferischem Tun und Wahrnehmen wird durch das Abstandserlebnis vom erzeugten Ton besonders leichtgemacht. Der Abstieg in die Tiefen unseres Leibes, fast möchte man sagen: in die Erdentiefen, und das Aufblühen des Tones zu den Himmelshöhen macht alle Variationen durch, die zu denken sind. Beim tiefen Ton schwingt unser Leib mit, als wenn er wirklich ein Teil der Erde wäre. Bei den hohen Tönen bezaubert immer wieder neu die Losgelöstheit, die aber nur entsteht, wenn zuvor das feste Fundament in der Tiefe errungen wurde.

In welcher Weise muß ein Orgelspieler, der Meisterschaft errungen hat, wirksam werden, wenn er nicht nur mit seiner ganzen Seele, sondern auch mit seiner ganzen Leiblichkeit tätig ist? Seine Willensimpulse wirken nicht nur in Armen und Händen, sondern in gleicher Intensität auch in Füßen und Beinen. In der Macht des Orgelspiels können wir in manchmal fast bedrängender Intensität erleben, was es heißen kann, daß ein Mensch durch sein inneres Musik-Erleben die Seelen anderer Menschen zu erschüttern vermag, ja die ganze Erdenumgebung zum Mitklingen bringt. Die brausende Gewalt der Geistverbundenheit kann wie ein zukünftiges Pfingstereignis geahnt werden. Rudolf Steiner gab dazu das eindrucksvolle Bild: Man solle sich einmal vorstellen, eine Orgel erklänge aus den Tiefen der Erde.

Nicht nur der Mensch öffnet sein Seeleninneres im Singen und Musizieren nach außen und verbindet sein Mittelpunktswesen mit der umgebenden Welt der Sterne, sondern die Erde selbst überwindet – durch den musizierenden Menschen, so möchte man empfinden – die Gefahr der Verhärtung und Verfestigung und tritt wieder in Beziehung zur Himmelswelt, in ganz ähnlicher Weise, wie dies in jedem Frühjahr immer wieder neu geschieht.

Therapeutische Wirkungen durch die Wahl des Musikinstrumentes[90]

Beim Singen erzeugt die eigene Leiblichkeit den Ton. Die einzelnen Instrumente können wie eine einseitige Betonung der Leiblichkeit empfunden werden, aber auch wie die Akzentuierung einer der drei Seelenkräfte. Es gibt Instrumente, die mehr dem Denkpol verwandt sind, andere dem Willens-, andere dem Gefühlsbereich. In früheren Zeiten erlebte die Menschheit ihre Musikinstrumente als eine abgetrennte und herausgesetzte Leiblichkeit und verzierte sie oft mit Menschenköpfen. Das Grunderlebnis des Musizierens, daß ich meine Leiblichkeit zur Verfügung stelle, mich von ihr also etwas distanziere und sie zum Instrument werden lasse, wie das beim Singen der Fall ist, wird uns durch die Verwendung von Musikinstrumenten wenigstens zum Teil abgenommen. Das Element der Distanz ist immer mit Bewußtheit verbunden. Die Aufgabe dem Instrument gegenüber besteht darin, daß ich es zuerst aus der Kraft des Denkens und Wollens handhaben lerne, dann aber die Trennung wieder aufhebe und ganz mit ihm verschmelze, als wenn es meine eigene Leiblichkeit wäre. Erst dann beginnt das eigentliche Musizieren. Die Grundgesetze, die wir beim Singen kennenlernten, gelten dann in gleicher Weise.

Die menschliche Stimme faßt von den sieben Oktaven nur einen kleinen Ausschnitt. Wollen wir die ganze Fülle der Tonwelt umfassen, die dem Menschen erlebbar ist, so müssen wir den eigentlichen menschlichen Bereich nach unten und nach oben durch Instrumente erweitern. Ohne Instrumente könnten wir weder die Kontratöne noch die ganz hohen Bereiche, die die Pikkoloflöte oder die Geige zum Erklingen bringt, erleben. Die Beziehung zur Prägekraft des Nervensystems und des Tierkreises und die Beziehung zum konsonantischen Prinzip wurde bei der Besprechung der zwölf Töne und Tonarten dargestellt. Während so beim Spielen eines Instruments bei allem Gefühlsreichtum und aller Willenswärme doch die prägende Kraft des Nervensystems intensiver anspricht, leben wir beim Singen ganz im vokalischen Element und in den dabei aktivierten Blutesprozessen. Wir können also auch durch die Wahl des Instruments therapeutische Wirkungen erzielen und müssen dafür das Wesen der einzelnen Instrumente möglichst gut durchschauen.

Die *Leier* kann als Repräsentant des Nervensystems empfunden werden. Die Griechen bezeichneten das Nervensystem als die Leier des Apoll.

In fest determinierter Sachlichkeit repräsentiert jede Saite ihren eigenen Ton.

Die *Streichinstrumente* können das atmende und pulsierende Leben des rhythmischen Systems repräsentieren. Bei ihnen ist die Ausgewogenheit zwischen der Sachlichkeit beim Finden der Griffe und der Wärme des Fühlens besonders eindrucksvoll, ebenso die Ausgewogenheit der Bogenarbeit im atmenden Hin und Her sowie im Drücken und Lösen.

Schlagzeug, *Xylophon* und *Pauke* repräsentieren Willenstaten und Willensqualitäten. Das Besondere ist, daß dabei die Arme tätig werden, daß der Abstand zwischen dem handelnden Subjekt und dem Instrument als Objekt, dem ein Ton entlockt wird, besonders groß ist. Es wirkt ein Willensimpuls, der deutlich nach außen gerichtet ist, zusammen mit erhöhter Bewußtheit, die aus dem Abstandserleben entsteht.

Innerhalb der *Saitenzupfinstrumente* können wir die Leier wiederum dem Denken zuordnen, meinen dabei aber immer das liebevoll erwärmte Gesetzesprinzip, ein apollinisches Element.

Die Mitte wird hier ganz besonders angesprochen von der pentatonisch gestimmten Kinderharfe. Dies gilt besonders auch für Schwerkranke, die sich bereits an einigen wenigen Tönen erwärmen, lösend oder belebend anregen lassen.

Die Harfe, die fest auf dem Boden steht oder die Baßleier auf dem Podest wird dann die Tiefen des Leibesbereiches ansprechen. Die Ordnungskraft des Nervenpols weckt ihren Gegenpol oder bändigt ihn.

Bei den *Streichinstrumenten* ist es allgemein bekannt und schon an der Beziehung zwischen Instrument und Leib abzulesen, daß die Geige mehr dem Kopfpol entspricht, das Cello dem Herzensbereich und der Kontrabaß dem ganzen Menschen, der im Stoffwechsel-Gliedmaßen-System seine Verankerung und Erdenfestigkeit erhält.

Bei den *Flöten* ist vor allem die Querflöte oder gar das Pikkolo dem Nervensystem zugeordnet und vermag dieses besonders anzuregen. Die Altflöte läßt mehr den rhythmischen Bereich mitschwingen. Das Krummhorn hat eine eigenartig inkarnierende Wirkung auf das Nierensystem, also ein Organ des Stoffwechsels. Kraft und Fülle des Atems wird auf verschiedene Weise modifiziert.

Bei den *Blasinstrumenten* bewährt sich die Trompete besonders in der Heilpädagogik als bewußtseinsweckendes Instrument (besonders wenn sie hinter dem Rücken erklingt). Das Waldhorn repräsentiert die Innigkeit des Gefühlslebens und ist dem Herzen zugeordnet. Das Alphorn hat sein

Fundament in den Tiefen. Das Alphorn vermag aber auch in einmaliger Weise alle drei Bereiche anzusprechen und zu verbinden, umfaßt es doch vier Oktaven, von denen die beiden tiefsten unmittelbar auf die Leiblichkeit wirken, die nächste als Repräsentant des Dreiklangerlebens mehr auf den Empfindungsbereich, die vierte als Melodienträger auf die Verstandesseele.

Therapeutische Anwendungsmöglichkeiten der Musik

Bei körperlichen Erkrankungen

Man kann beeindruckt sein von der vielfältigen Art, wie das gesamte Astralische des Leibes durch Musik zum Mitschwingen gebracht werden kann. Die Universalität der leibbildenden Kräfte kann durch geeignete Musik angesprochen, belebt und zum Mitklingen gebracht werden. Wir werden daher Musik in allen Krankheitszuständen einsetzen können, bei denen der universelle Astralleib, der in der Nacht gesundend und gestaltend wirkt, angesprochen werden soll, damit er im Ätherleib tätig werden kann. Die Anwendungsmöglichkeiten sind also groß und vielartig. Eine gezielte Therapie erfordert gerade deswegen besonderes Können.

Musiktherapie hat sich bewährt:

- bei Krankheiten, die ganze Funktionssysteme erfassen, zum Beispiel *Rheumatismus*,
- bei einseitigen *Verhärtungstendenzen* eines Organs. Rudolf Steiner weist im Buch «Grundlegendes für eine Erweiterung der Heilkunst ...» bei der Besprechung der Kieselsäure darauf hin, daß man eine lokalisierte Verhärtung auch dadurch wieder auflösen kann, daß man das gesamte astrale Geschehen verstärkt, so daß die Einseitigkeit vom gesamten Kraftbereich wieder aufgenommen wird.[91]

Bei Tumoren

Bei dieser Erkrankung fallen die wuchernden Zellen aus dem Zusammenhang des Organismus heraus. Ist ein bösartiger Tumor operiert, so gilt es, die Universalität des Kräftespiels zwischen den Polen so zu stärken, daß neuerliche Tendenzen zu einseitigen «Sonderbildungen» vermieden werden. Wenn wir dabei im Auge haben, daß das Wechselspiel zwischen den Polen im Leibesgeschehen in einer Beziehung steht zu der Art, wie wir als Seelenwesen und geistige Persönlichkeiten in der Welt stehen, so müßte durch künstlerische Betätigung eine Rückwirkung bis in die Leibesvorgänge möglich werden.

Die Gesamtheit des astralen Schwingens auf dem Medium des Ätherischen muß in seiner Harmonie verstärkt werden, damit der Tendenz zum Tumorwachstum entgegengetreten werden kann. Dies ist in ganz besonderer Weise durch die Musiktherapie möglich. Das gilt vor allem, wenn wir uns von der Fülle, Kraft und Schönheit der Tonwelt bis ins Innerste ergreifen lassen.

In der Praxis fängt man bei Krebspatienten meist mit Maltherapie an, um die stockenden Prozesse wieder in Gang zu bringen. Musik wirkt eindrucksvoll in der Rekonvaleszenz, im Stadium der erhöhten Sensibilität und Beeindruckbarkeit. Hilfreich ist sie aber auch durch ihre lösenden, harmonisierenden und ruheschenkenden Möglichkeiten in den Endstadien schwerer Krankheitsbilder.

Auf ein besonderes Organ oder auf einen besonderen Funktionsablauf gerichtete Therapie

Voraussetzung hierfür ist die geisteswissenschaftliche Diagnose des Krankheitsbildes. Das ist aber nichts anderes als der Versuch, die Kräftewirksamkeiten in einem Krankheitsgeschehen zu erfassen. Die Diagnostik von Kräftewirksamkeiten in Gesundheit und Krankheit führt zur Erkenntnis des dreigliedrigen Prinzips, des Zusammenspiels der vier Wesensglieder und der sieben Stufen eines Zusammenspiels polarer Kräfte. Da die gleichen Gesetzmäßigkeiten in den Elementen der Musik zu beobachten sind, in den Intervallen und Tonarten, im Wechselspiel zwischen Melodie, Harmonie und Rhythmus, in der Wirkensart der Instrumente und im Engagement der vier Wesensglieder beim Hören und Reproduzieren, ist es möglich, sinnvoll in ein gestörtes Kräftewirken beim Patienten einzugreifen. Dabei gilt die Regel, daß man einem kranken Organismus nicht das Gesunde aufzwingen kann, sondern daß man immer von der kranken Situation auszugehen hat, die man dann langsam in die gesunden Vorgänge hineinführen kann. Die Musik ist auf diesem Erkenntnishintergrund besonders vielseitig therapeutisch anwendbar. Ohne diese Grundlage jedoch bleibt ihre Anwendung leicht oberflächlich und therapeutisch dilettantisch.

Der leider früh verstorbene anthroposophische Arzt Hans Heinrich Engel vermochte das Wesen eines seelenpflegebedürftigen Kindes auf diese Weise so zu erfassen, daß er die Krankheitssituation in entsprechenden Tonfolgen, Melodien und Harmonien erlebte, beziehungsweise oft auch in disharmonischen Tonfolgen. Er komponierte mit Hilfe seiner Musikerfreunde kleine Stücke in bestimmten Intervallen und schwingenden Rhythmen, die den Weg vom Kranken zum Gesunden miterleben ließen und als Therapeutikum jeden Tag von diesem Kind erlebt werden durften. Daß derartiges möglich ist und wirksam war, weckt Zuversicht und Mut, die nötigen Grundlagen immer intensiver zu erarbeiten, so daß immer mehr Musiktherapeuten in Zukunft einen ähnlichen Weg gehen können. Gerade in der Heilpädagogik hat sich Musiktherapie schon seit langem bewährt.

Während die Beziehung zwischen dem dreigliedrigen Gesichtspunkt der Medizin und der Tonwelt besonders deutlich wird und auch der viergliedrige Aspekt und die Siebenheit der Intervalle und Lebensstufen einem übenden Vertiefen immer mehr Geheimnisse preisgeben, ist der Umgang mit den zwölf Gestaltungsprinzipien des Tierkreisbereiches, der sowohl der menschlichen Gestalt wie auch den zwölf Tönen und Tonarten zugeordnet ist, vielen noch schwer zugänglich. Es ist aber immer wieder überraschend und beglückend, daß sich bei intensivem Bemühen doch die verschlossensten Bezirke zu öffnen vermögen.

Wirkungen auf den Atem

Wir können zum Beispiel beim Blasen und Singen eine rhythmisierte, ruhige Atemführung pflegen, wobei wieder ganz besonders an die Bauchatmung gedacht werden muß, bei der das Bewußtsein den eigentlichen Atembereich gar nicht erfaßt. Dadurch kann viel Lösendes bei Verspannungen in Gang gesetzt werden. Indirekt wirkt jedes aktive Musizieren und Musik-Erleben auf den Atem, da es sich ja immer um ein Wechselspiel des Astralischen mit dem Ätherischen handelt und das Astrale in ganz besonders reichhaltiger Fülle und Vielfalt regsam ist.

Diese allgemeine Wirkung bezieht sich aber nicht nur auf die äußere, sondern auch auf die innere Atmung, das heißt auf das Wechselspiel zwischen Blut und Organen. Wir können also die Musik auch bei vielfältigen *Stoffwechselstörungen* sinnvoll anwenden, obwohl dieser Bereich beim Hörvorgang anscheinend wenig mitschwingt. Musik weckt immer Willens- und Bewegungsimpulse, und so ist durch sie auch eine Belebung des Stoffwechselsystems möglich.

Wie erreichen wir therapeutisch die inneren Organe? Dieser Bereich entspräche den Intervallen vom Grundton bis zur Quart, wobei der Übergang in die Quint sicherlich nicht vergessen werden darf. Die äußere Atmung würde mehr der Quint, Sext und Septime entsprechen, die innere Atmung dem 1. Tetrachord, der der Blutzirkulation und den inneren Ernährungs- und Bewegungsvorgängen zugeordnet ist. Diese Zuordnungen haben aber nie starre Gültigkeit. Wir können alle Kräftewirkungen auch aus der entgegengesetzten Richtung erfassen, aktivieren oder dämpfen. Es ist immer möglich, von der Mitte zum Umkreis aufzusteigen, aber auch vom Umkreis die Mitte zu beleben oder zu gestalten. Die Leber als Organ, in dem viele chemische Prozesse ablaufen, ist reich an chemischem Äther. Da dieser identisch mit dem Klangäther ist, kann schon das Hören von Musik anregend oder strukturierend auf die Lebertätigkeit wirken. Das geheimnisvolle Zusammenspiel zwischen Herz und Lunge im rechten Herzen und zwischen Lunge und Herz im linken Herzen kann mit dem Wechselspiel Quart zu Quint und Quint zu Quart angesprochen werden.

Man sollte sich sein therapeutisches Konzept immer klar bewußtmachen. Es ist keine Schande, wenn man dabei nach einiger Zeit den Eindruck hat, daß etwas zuwenig wirksam war oder einem noch ungenügenden Erfassen des Krankheitsbildes entsprach. Es wird dann eben ein neues Konzept erarbeitet. Unbefriedigend und mit der Zeit lähmend wirkt das Therapieren «nur aus Gefühl und Eingebung» (obwohl letztere bei jedem künstlerischen Tun auch ihre Berechtigung haben).

Eine besondere Art der Atemanregung ist durch das Wechselspiel von Dur und Moll möglich. Auch diese Gesten können wir mit der äußeren und inneren Atmung in Zusammenhang bringen, aber auch mit dem Prinzip des Sich-Verbindens des Seelenlebens mit und des Sich-Lösens von dem Leib.

Auf die Möglichkeit, mit dem Krummhorn inkarnierend zu wirken und den Astralleib intensiver mit dem Nierenorgan zu verbinden, wurde schon hingewiesen, ebenso auf die Beziehung zur Drüsentätigkeit, die immer mit dem Wirken des Astralleibs im Ätherleib zusammenhängt.

Krankheiten aus dem Gebiet der Neurologie einschließlich der Erkrankung der Muskeln wie Myopathien

Wir erinnern uns an die Schilderung des Hörvorgangs, wie das Ätherische zum «Mittanzen» veranlaßt wird und dieser Vorgang samt dem zarten Vibrieren der Muskulatur vom Nervensystem wahrgenommen wird. Wenn wir diese Angabe des Geistesforschers ernst nehmen, müßte das Hören von Musik, sofern man dabei das Miterleben des Körpers bewirken kann, anregend auf Nervensystem und Muskulatur wirken. Auch wenn man an die Charakterisierung der Lähmungen denkt, vor allem der spastischen, wäre dabei ja das feine Wechselspiel der Pole zwischen Formung und Bewegung gestört, das seine innere Beweglichkeit der Beziehung zum Ätherischen verdankt. Daß Musik bei allen Verkrampfungszuständen lösend zu wirken vermag, beruht auf dem gleichen Vorgang. Wegbereitend können die beschriebenen Vibrationserlebnisse an den Fußsohlen wirken.

Auch nach Knochenbrüchen kann Musiktherapie helfen, die vorher ruhiggestellte Extremität wieder in den «universellen Bewegungsfluß» einzubeziehen.

Psychovegetative Fehlsteuerungen

Auch hierbei gilt es wieder, die Dynamik zu durchschauen, um Musik sinnvoll anwenden zu können. Da diese Zustände häufig mit Ängsten verbunden sind oder in Enttäuschungen ihre Ursachen haben, gilt es in den meisten Fällen, die Verlagerung des Erlebnisschwergewichts in die Willenstiefen zu veranlassen. Man wird also eher tief gestimmte Instrumente bevorzugen, vor allem aber wieder das Hören pflegen. Es gilt dabei, Situationen zu schaffen, durch die wirklich das unbewußte Erleben der Extremitäten aktiviert wird.

Erinnern wir uns an den Vorgang des Hörens, bei dem wir in das Tongebilde, das vor uns erklingt, eintauchen und dann selbst zum Resonanzorgan werden, so wird durch Hören und anschließendes Erzeugen von Tönen eine Wechselbeziehung zur Welt in Gang gesetzt, die dem psychovegetativen Grundgesetz entspricht: Die liebevolle Hingabe einerseits und das Sich-Öffnen für ein objektives Geschehen andererseits wirken harmonisierend auf die vegetative Situation.

Der Therapeut muß diese Vorgänge im Patienten in Gang setzen können und zum Beispiel die Fähigkeit haben, Musik so zur Anwendung zu bringen, daß sie «inkarnierend» wirken kann. Liegt eine Störung vor, bei der die Seele zu fest in die Leiblichkeit hineingepreßt ist, kann die Musik vom therapeutischen Könner auch «exkarnierend», das heißt herauslösend wirksam gemacht werden.

Musik als Unterstützung der Psychotherapie

Der Neurosepatient ist in einem Seelenbereich gefangen oder kann durch kleinste Anlässe immer wieder neu in diese Gefangenschaft geraten. Das heißt, es überwiegt bei diesen Patienten die «seelische Einstellung zur Welt», die durch die Grundfrage: «Was bedeutest du für mich?» charakterisiert ist. Dieses Verhaftetsein in dem tumorartigen Seelenleben – dem Komplex mit Eigenleben – kann durchbrochen werden, wenn es gelingt, die «geistige Haltung» der Welt gegenüber auf irgendeine Weise zu praktizieren. Es sollte gelingen, das Seelenleben mit einem objektiven Inhalt zu verbinden, so daß es veranlaßt wird, in die Frage einzutauchen, was für dieses Objekt wesentlich oder charakteristisch sei. Wir sahen, daß diese Hingabe an das Objekt bei der Musik ganz besonders bedeutungsvoll ist, weil in dem Augenblick, wo wir musikalisch eintauchen können und uns anschließend bereit machen, uns von der Welt der Töne ergreifen zu lassen, hinter den irdischen Tönen ja immer das Urbildhaft-Astrale zum Mitklingen kommt. Dadurch können Tumorbildungstendenzen im Seelenleben oder sonstiges Gefangensein in Gefühlen und Vorstellungen von der Universalität des Astralischen zur Lösung gebracht werden.

Das gleichsinnige Bemühen des Psychotherapeuten kann durch die praktizierten Erlebnisse der Musiktherapie unterstützt werden. Die verwandten Grundvorgänge der Gesundung werden für den Patienten rascher und intensiver bewußt erkennbar. Da es sich bei den neurotischen Störungen immer auch um Störungen der mitmenschlichen Beziehungen handelt, kann ganz besonders das Zusammenspiel im Musikalischen hilfreich werden, gilt es dabei doch, sowohl sich selber als auch den Mitspieler zu hören und gleichzeitig sich ganz dem Wesen der Melodie zur Verfügung zu stellen und einzuordnen. Dieser Vorgang ist es, der dem Wesen unseres Organismus entspricht, bei dem die einzelne Zelle sowohl das Wissen von den Lebensnotwendigkeiten des Organs als auch des ganzen Organismus, wenn auch unbewußt, haben muß. Beim Musizieren geschieht dies in bewußter Weise. Ein musikalisches Spiel zwischen Therapeut und Klient mit musikalischem «Anruf» und selbst gefundener musikalischer Antwort ist eine gute Vorübung.

Gerade im Zusammenspiel können wir auch *vorbeugend* wirken und die Fähigkeit üben, daß wir unseren sozialen Sehnsüchten nach Gemeinschaft im praktischen Leben gerecht werden können. Daß wieder das Ansprechen der Universalität und urbildhaften Wirkensmöglichkeit des Astralischen allgemein hygienisch wirken kann, und zwar sowohl auf die Seelen wie auf das Körperleben, macht die Anwendung der Musik nur noch bedeutungsvoller.

Ausklang

Für die Griechen repräsentierte die Sagenfigur des Orpheus das «heilende Prinzip». Er vermochte in die Tiefen der Unterwelt zu steigen, aber dort nur erlösend zu wirken, wenn er frei von allen persönlichen Wünschen oder Sorgen zu sein vermochte. Warum ist gerade die Musik mit diesem Heilerprinzip verbunden? Wir können versuchen, dies zu erahnen, wenn wir nochmals auf die Ich-Tat des Sich-ergreifen-Lassens zurückblicken. Vermögen wir, diesen Zustand bewußt herzustellen, so daß in der Erdenmusik das urbildhafte Sternenprinzip mitschwingen kann, so ist unser Mittelpunktsein bei Tageswachheit von den kosmischen Urbildern durchtönt, wie es sonst nur im Schlaf geschieht. Wagen wir es, mit dieser Fähigkeit jetzt an etwas Krankes – in den Hades der Griechen – heranzugehen, so wird unser Leib als Instrument auch mit den Disharmonien mitschwingen können. Wir müssen dann die Bereitschaft haben, den Schmerz dieser Mißtöne, die aus dem Urbild herausgefallen sind, zu ertragen. Dann entzündet sich daran die Sehnsucht, mitzuwirken, daß das Urbild wieder in dem kranken Menschenbruder wirksam werden kann, daß wir ihn wieder in die Welt gesunden Menschseins emporführen können. Persönlich werden wir dann nicht vom Schmerz erdrückt oder gar selber krank, sondern verbinden uns mit den gesundenden Kräften, so daß wir auch trotz der ständigen Begegnung mit dem Kranken gesund bleiben, ja sogar selber in unseren schwachen Punkten gesunden können. Dieser Vorgang entspricht der Inspirations- und Intuitionsstufe des anthroposophischen Übungsweges.

Die Sprache[92]

Wesenseigenarten der Sprache

Die Sprache und die übrigen Künste

Der künstlerische Umgang mit der Sprache kann wie eine Zusammenfassung und Steigerung der schon besprochenen Künste erlebt werden. Besonders nahe ist die Beziehung zur Musik. Singen und Sprechen haben viele Gemeinsamkeiten.[93] Die «Weltenmusik» als Schöpferkraft kann wie die Fülle der gestaltenden Möglichkeiten erlebt werden, die in der Physis wirksam sind. Das «schöpferische Weltenwort» kann ganz ähnlich empfunden werden. Während Musik aber flutendes Leben ist, sind die Wirkensgebiete und Taten der Sprache spezieller, umrissener und fester geprägt. Erklingt Musik auf der Erde, so haben wir die Sehnsucht, in diese flutende Fülle mit unserem Ich einzutauchen und uns ihr zu überlassen. Musik-Erleben ist ein Verhältnis des Menschen als geistiger Mensch zu sich selbst. Das Wort hingegen steht dem Ich des Menschen zur Verfügung. Mit Hilfe des Wortes kann der Mensch in seine Erdenumgebung hineinwirken. Die Sprache ist immer ein Verhältnis des Menschen zur Welt. *Sprache ist individualisierte Musik.*[94]

Die Sprache hat aber auch eine Beziehung zum Plastizieren. Sie kann Freude am Gestalten wecken. Worte können blutvoll, bewegt und andere Menschen befeuernd ausgesprochen werden. Sie können aber auch scharf konturiert und so durchstrukturiert sein, daß Leben und Bewegung zurücktreten.

Auch malen kann man mit Worten. Wir können beim Sprechen ein farbenfrohes Bild entstehen lassen oder grau in grau, fast depressiv schildern. Durch eine epische Darstellung kann ein ähnlicher Eindruck erweckt werden, wie er bei der Betrachtung eines Gemäldes entsteht.

Neu gegenüber den anderen Künsten ist beim Sprechen eine intensive Beziehung zum Denken zu erleben und zu den Gestaltungskräften, die in einem Naturobjekt oder im Menschen wirken. Das Wort weist den Zuhörer auf diese Kräftewirkungen hin.

Das Wort als Vermittler zwischen subjektivem Erleben und objektiven Weltenkräften

Jedes einzelne Wort ist eine künstlerische Schöpfung. Es regt den Empfänger zum Nacherleben des im Wort stattfindenden Kräftespiels an. Auch in ihm wirken, wie bei jedem Gestaltungsprozeß der Natur, die Pole des Astralischen im Ätherleib, der die Erlebnisse und Prägungen in den physischen Leib hineinvermittelt, der seine Existenz wiederum den gleichen Gestaltungskräften verdankt. Die Kraft des Ich wirkt dabei in jedem einzelnen Wort und vermittelt das Prinzip der Ganzheit.

Die Sprache ahmt die Gestaltungskräfte der ganzen Natur nach. Sie bringt dabei den Menschenleib, der als Mikrokosmos die gleichen Kräfte in sich hat, zum Mitschwingen und bekommt im schöpferischen Akt des Sprechens ein Eigenleben. Es wird im Wort also nicht nur die ganze Natur nachgebildet, sondern ebenso unser ganzes Menschsein. In der Sprache gestalten wir mit den gleichen Prinzipien, nach denen der Menschenleib gebaut ist. *Wir bauen uns im Sprechen selbst nach. Mensch und Welt werden eins*[92] (S. 343, 371)[95].

Erklingt ein Wort wirklich aus der Tiefe einer Persönlichkeit, so leben darin, wie bei jeder Kunst, alle Kräfte der Erinnerung und der Liebefähigkeit.

Der sprachliche Ausdruck von Kräftewirkungen ist besonders schwierig. Rudolf Steiner formuliert: «Wer fragen kann: Wie soll man den ‹Ätherleib› oder den ‹Astralischen Leib› in Wirklichkeit ganz konkret durch *ein* Wort ausdrücken?» – hat das Problem noch nicht erfaßt. «Erst der hat etwas verstanden, der so zu Werke geht, daß er sich sagt: Ich werde erfahren, was der Ätherleib ist, wenn ich mir zuerst einmal von der einen Seite darüber etwas erzählen lasse und mir bewußt bin, daß es sich dabei um künstlerisch gebildete Reflexbilder handelt; und dann lasse ich mir dasselbe von drei anderen Seiten darstellen.»[95a]

Man muß also gleichsam um die Sache herumgehen. Im Blick von verschiedenen Seiten fängt das Wesenhafte an, sich mir anzuvertrauen. Der Vermittler dieses Geschehens ist das Wort.

Die Freude an den Gestaltungskräften der Sprache und auch die Fähigkeit, selbst schöpferisch das Wesen eines Erlebnisses sprachlich zum Ausdruck zu bringen, gehören zum Zauber des Sprechenlernens beim Kinde. Ohne das Zusammenleben mit den Erwachsenen können Kinder weder das Sprechen erlernen noch das Denken, ja nicht einmal den aufrechten Gang. Gehen, Sprechen und Denken sind die drei Eigenschaften, die in ganz besonderer Weise das Wesen unseres Menschseins ausmachen. Die sogenannten Wolfskinder oder auch Kaspar Hauser konnten sie nicht von alleine erlernen.

Jedes Nachahmen ist ein Hineintasten in wirkende polare Kräfte. Dies gilt ganz besonders für das erste Stadium des kindlichen Erlebens. Das Ätherische tastet sich beim Nachahmen in den anderen Menschen hinein und erlebt in ihm und in seinem Wort die gestaltenden Kräfte mit. Diese Art des unmittelbar teilnehmenden Denkens geht später immer mehr verloren. Sie kann aber zum Beispiel im künstlerischen Schaffen wieder erlernt werden.

Beim Nachahmen verbindet sich die Vokalgeste der ausstrahlenden Sympathie mit dem Wort oder Wesen eines anderen Menschen. Das vom Willen impulsierte ätherische Strömen verbindet sich mit den gleichen Kräften des Partners oder Objekts. Hören wir intensiv zu, so formen wir im Stillen die Worte im eigenen Kehlkopf mit. Dabei werden die Prägungen durch die gestaltenden Kräfte miterlebt. Wir lassen sie in uns nachschwingen und werden dabei bis in unsere Leiblichkeit hinein von den aufgenommenen Gestaltungskräften ergriffen, bevor wir sie wieder in die eigene Wortschöpfung einfließen lassen.

Schwingt das soeben Erlebte dann im eigenen Wort mit, so ist es das Ergebnis einer Wesensbegegnung. Die inneren Erlebnisse verbinden sich als Gefühlstönung mit dem gesprochenen Wort. Dies gilt ganz besonders für die Vokale. Sie geben der Sprache Wärme und Farbigkeit bis hin zum Mitschwingen von gebärdeartigen Seelenbewegungen.

Nach Rudolf Steiner darf man sich vorstellen, daß die Menschheit eine Art Kindheitsentwicklung durchgemacht hat und in ähnlicher Weise mit den Kräften der Nachahmung in die schöpferischen Gestaltungskräfte der Natur einzutauchen vermochte. Versucht man, sich in das Wesen der Vokale und Konsonanten hineinzuleben und nimmt vielleicht sogar noch die Gebärden der Eurythmie zu Hilfe, so wird es unmittelbar erlebbar, *daß der sprachliche Ausdruck für ein Objekt auf das Wesen des betreffenden Objektes hinweist.* Diese ursprüngliche Art des Sprechens mit begleitendem bildhaften Erleben hat für die Pädagogik eine große Bedeutung.

Die Verschiedenheit der Sprachen bei den einzelnen Nationen lassen erkennen, das es für ein und dasselbe Objekt verschiedene Erlebensbereiche gibt, je nachdem aus welcher Richtung es erlebt wird. «Die Nationen unterscheiden sich nicht durch die Worte ..., sondern durch das, was sie an den Gegenständen empfinden.» So weist das Wort «Kopf», wenn man die Gestik der Konsonanten und Vokale zu erleben versucht, auf dessen Kugelform hin, das Wort «testa», das der Italiener gebraucht, auf die Fähigkeit, Urteile auszusprechen, Das Wort «Baum» schildert die Wesensseite, die den Deutschen besonders nahe liegt, das Umhüllende, in sich Gerundete einer Baumkrone. Im englischen Wort «tree» kommt mehr die Aufrichtekraft des zum Himmel Emporwachsens zum Ausdruck (S. 64, 149)[95]. Der Begriff «Gott» wird vom Deutschen erlebt als der Schöpfer. Der Slawe erlebt Gott als Beschützer und sagt: «Bog». Der Lateiner erlebt ihn als Richter, der auf das wesentliche hinweist, und gestaltet das Wort: «Deus». Der Hebräer sagt: «El» und erlebt Gott als den Allmächtigen.[96]

Es ist im Sprechen etwas enthalten von dem, was künstlerisch im Menschen lebt. «Will man daher das Künstlerische durchschauen, dann muß man schon wenigstens eine Empfindung dafür haben, daß die Sprache von menschlicher Künstlerschaft, nicht von menschlicher Zweckmäßigkeit, Wissenschaftlichkeit ausgegangen ist» (S. 59)[95].

Das Sich-verbunden-Fühlen im gemeinsamen Bemühen, das Wesen eines Objektes zu erfassen und die in ihm wirkenden Gestaltungskräfte zu erleben, gehört zu den beglückendsten Erlebnissen unseres Menschseins. Es ist dies Zauber und Geheimnis des wirklichen Gesprächs, von dem Goethe sagt, es sei erquicklicher als Licht. Man ahnt darin Möglichkeiten und Aufgaben zukünftiger Gemeinschaftsbildungen.

In der Umgangssprache selbst vermögen wir kaum noch die Gestaltungskräfte, auf die die Worte hinweisen, zu erleben und sie nachzuschaffen. Die ursprüngliche Laut- und Wortempfindung, mit deren Hilfe die Sprache geschaffen wurde, ging inzwischen verloren. Wir nehmen die Worte nicht mehr in die Tiefen unseres Wesens, in die Welt des lebensvollen Seins auf, so daß die Gestaltungskräfte unseres eigenen Leibes als Resonanzorgan mitschwingen könnten. Heute wollen wir nur den Inhalt «erfassen» und «begreifen». Wir denken meist in Worten und Begriffen, die losgelöst sind vom Erleben, in denen das eigentliche Leben nur noch wenig mitschwingt.

Die Sprache des täglichen Lebens hat heute die Tendenz, sich in sich zu verfestigen und den Lebensbezug völlig zu verlieren. Unsere Worte können «wie von alleine» dahinplätschern, wir können mit Worten brillieren, wir können Phrasen dreschen oder schwätzen um des Schwätzens willen. Die Sprache kann in der Wissenschaft zwar logischen Gesetzen dienen, dabei aber selbst substanzlos und blutleer werden.

Es ist eine interessante Beobachtung, daß diese Art des Redens für den Sprechenden wie auch für den Zuhörer *abbauend* wirkt. Im Extremfall kann sie geradezu als krankmachend erlebt werden. Der Leib wird bei diesem Sprechen nicht zur Resonanz benötigt. Das große Wechselspiel der Pole, das die Gesundheit unseres Leibes aufrecht erhält, kommt nicht zum Schwingen.

Die leben- und gestalterhaltenden Kräfte, die den physiologischen Vorgängen ebenso zugrunde liegen wie dem Leben der Seele, werden aber wieder angesprochen, wenn versucht wird, die Sprache künstlerisch zu gestalten. Sie können sich dann mit den Kräften des gesunden Seelen- und Körperlebens verbinden, ja diese verstärken. Im «Heilpädagogischen Kurs» weist Rudolf Steiner eindrucksvoll auf die heilende Kraft der Sprache hin, wenn sie mit Besonnenheit, Verantwortlichkeit und in Ehrfurcht vor den dahinter wirkenden Weltenkräften gehandhabt wird. Die Kraft des Ich, subjektive Mitte und objektive Weltgeistigkeit miteinander zu verbinden, kann auf diese Weise beim Zuhörer unmittelbar angesprochen werden.

Meist können wir auch nicht mehr unbefangen zuhören und aktivieren zu schnell uns vertraute Vorstellungen und Begriffe. Wir meinen dann, erfaßt zu haben, was der andere uns sagen will, und reagieren vorschnell mit

Urteilen, lange bevor wir in das Anliegen des Gesprächspartners wirklich eintauchen und uns vom Gehörten im Nachklang beeindrucken lassen konnten. Die Bereitschaft, mit Vorurteilen und/oder auch Gefühlen zu reagieren, führt zu vielen Mißverständnissen. Besonders groß ist die Gefahr solcher Mißverständnisse, wenn eindrückliche Erlebnisse in der persönlichen Vorgeschichte ein besonderes Verhältnis zu einem Wort oder Begriff geprägt haben und beim Erklingen dieses Wortes wieder zum Mitschwingen kommen. Schmerzliche Erlebnisse, Enttäuschungen, Hemmnisse können sich mit einem Wortinhalt verbinden, während der Gesprächspartner, der das Wort aussprach, durch seine eigene Lebensvorgeschichte völlig andersartige Gefühlstönungen damit verbindet. Subjektive Gefühle geben so dem objektiven Inhalt eine einseitige Färbung. Statt zu verbinden im Bemühen, das Wesen eines Objektes oder Geschehens zu erfassen und verständlich zu machen, wie es eigentlich Anliegen der Sprache ist, trennt sie dann durch die jeweilige subjektive Bedeutung, die wir ihr geben. Nur durch das immer wieder neue Bemühen um die «geistige Einstellung zur Welt», sowohl dem Inhalt des Wortes gegenüber als auch im Verhältnis zur Persönlichkeit des Gesprächspartners, kann diese zu große subjektive «seelische Einstellung» überwunden werden.

Im praktischen Leben spielt diese Gefühlskopplung eine ungeheuer große Rolle. Viele Phänomene der «Projektion», der «Übertragung» sind so zu erklären. Es gehört beträchtlich Mut dazu, sich ganz dem Wort des anderen Menschen zu öffnen, Mut, auf alles Wissen und gefühlsmäßige Reagieren zu verzichten. Nur so aber kann es zu einer Berührung mit dem Gehalt des gesprochenen Wortes und dem Wesen des Sprechers kommen.

Das Wort als Träger der Wahrheit

Man meint in der Regel: Eine dem Wort anvertraute Wahrheit muß unmittelbar wirksam sein. Sie darf dabei den Partner durchaus erschüttern. Man ist dann verwundert, wenn diese Wahrheit nicht aufgenommen wird, und noch mehr verwundert, wenn beim Gegenüber Abwehr entsteht. Man kann nicht verstehen, daß ein anderer Mensch sich von der mitgeteilten Wahrheit überfahren, an die Wand gedrückt, ja tyrannisiert fühlt und daß ein derartiges Geschehen Abwehr, Trennung und/oder Kampf zur Folge hat. Obwohl es eine wirkliche geistige Wahrheit war, erzeugte sie eine rein astrale Reaktion.

Soll das wahrheitsvermittelnde Wort einen anderen Menschen wirklich in seinem tiefsten Wesen berühren, so muß es in einer Seelenstimmung gesprochen werden, in der die Frage mitschwingt: Wie verhalte ich mich, daß mein Wort dem Partner den Zugang zur Wahrheit vermitteln kann? Dies kann zum Beispiel erreicht werden, wenn ich ihn teilnehmen lasse an dem Weg, auf dem ich die Wahrheit gefunden habe, und man den Weg dann quasi gemeinsam wiederholt, oder wenn ich dem anderen auch mitteile, aus welcher inneren Haltung heraus ich diese Wahrheit ausspreche. Man spricht diese Wahrheit dann nicht nur objektiv aus, sondern macht sich selbst zum vom anderen einfühlbaren Vermittler dieses Wortes.

Teile ich eine Wahrheit unmittelbar mit, darf ich dabei nicht nur begeistert oder fasziniert auf die Wahrheit, also den Inhalt meiner Worte blikken, sondern muß ebenso intensiv auf das Ich des Gesprächspartners schauen, auf seine Entwicklungsmöglichkeiten, auf seinen guten Willen. Die latenten Möglichkeiten des Wachstums, Wärmens und Werdens möchte ich ansprechen und helfen, daß sie wirksam werden können. Ich habe die Hoffnung, daß die Wahrheit, die ich ihm vermittle, dies zu bewirken vermag, ja noch mehr: daß sie Richtung und Ziele weist, die der Partner freudig ergreifen kann.

Durch diese Einstellung entsteht aus der Kraft des Ich eine Verbindung zwischen zwei Menschen, deren Charakteristikum die tragfähige Wärme oder Liebe ist. Nur auf diesem Boden bekommt die durch die Worte vermittelte Wahrheit Gewicht und schafft im Partner eine Situation von Offenheit und Aufnahmebereitschaft, ja kann vielleicht sogar selbständige Erkenntnisbereitschaft wecken.

Voraussetzung dafür ist, daß derjenige, der die Wahrheit errungen hat, *die Fähigkeit übt, auf den Besitzerstolz zu verzichten und ebenso auf den Anspruch, daß die gefundene Wahrheit im anderen etwas bewirken müsse, zu verzichten auf den Genuß der eigenen Tüchtigkeit, Wahrheiten zu finden, und auf den Anspruch, daß diese Wahrheit auch für den anderen Menschen gelten müsse*. Diese Verzichte schenken dem Partner die Empfindung, «freigelassen zu werden». Die Tatsache, daß die vom Wort vermittelte Wahrheit nur wirksam wird, wenn zuvor auf diese Weise eine warmherzige, aber freilassende Verbindung als tragender Grund geschaffen wurde, gilt fürs tägliche Leben (mehr als man oft meint), und vor allem für die therapeutische Beziehung.

Der erste Schritt der willenshaften, aber gleichzeitig fragenden Hinwendung ist der inneren Einstellung verwandt, die zur Imagination führt.

Die Geste des Verzichts entspricht der Inspirationshaltung. Die unmittelbare Wesensberührung aus der Wärmekraft des Ich entsteht nur aus diesem «seelischen Verbrennungsprozeß», der eine weitere Intensivierung durchmacht und sich mit objektiv gewordener Liebefähigkeit verbindet. Dabei entsteht als neue Erkenntniskraft die Intuitionsfähigkeit.

Die Willensaktivität, die die Fähigkeit der Imagination vorbereitet, wird als Wohlgefühl erlebt. Das Sich-Leermachen und Warten als Vorstufe der Inspiration ist mit Schmerzen verbunden. Nur durch Todesprozesse kann die Fülle des Seelenlebens überwunden und die Seele selbst Sinnesorgan werden.

Will man sich der Fähigkeit der Intuition nähern, und sei dies auch nur in Vorstufen, so müssen beide Prozesse eine Steigerung erfahren. Die schmerzbereitenden Todesprozesse werden verstärkt, und der Wille verwandelt sich in objektive Liebesfähigkeit, aus der sich ein neues Erkenntnisvermögen entwickelt. Will man Meinungen und Urteile festhalten, so ist es unmöglich, die geistige Einstellung zu erringen, die nach dem Wesen des anderen fragt. Vielleicht benötigt er etwas anderes, als ich aus meinem bisherigen Wissen erkennen konnte. Die Fähigkeit der objektiven Liebe, die sich zur Erkenntniskraft verwandelt, ist nur möglich auf dem Hintergrund des «Stirb und Werde», das das Wesen des Ich charakterisiert. Nur aus dem Tod wird neues Leben, dessen Kraft sich mit den Entwicklungssehnsüchten und -nöten des Partners verbinden kann.

Auch wenn das Praktizieren dieser drei Schritte im täglichen Leben nur Vorübungen auf dem Weg zu Imagination, Inspiration und Intuition sind, so gelten dafür doch die gleichen Gesetze, wie sie im exakt beschrittenen Schulungsweg auftreten.

Das helfende Wort

Beim gesprochenen Wort als Grundlage einer helfenden Beziehung werden wieder die Ich-Taten deutlich, die jeder menschlichen Begegnung zugrunde liegen: liebevolle Hingabe und Empfangsbereitschaft, das Wesen des anderen in die Wärme unseres eigenen Wesens aufzunehmen. Schon allein die Intensität des Zuhörens, wie dies zum Beispiel in Balintgruppen geübt wird, kann im Gesprächspartner Erkenntnisse aufleuchten lassen, einen erleuchtenden «Flash» auslösen.

Ein Mensch in Not ist meist in der Enge seiner Kümmernisse gefangen.

Der Helfer vollführt die Ich-Tat des Bemühens, dieses Gefangensein auf einem erweiterten Hintergrund zu sehen. Oft ist es aber weniger der Inhalt eines Wortes als vielmehr die warme Herzlichkeit, die dem Gespräch im Geben und Nehmen zugrunde liegt. In Glücksaugenblicken kann ein einziges warmherziges Wort dem Leben eine neue Wende geben. Das Bemühen, auf diese Weise das eingeengte Kräftewirken in Seele und Leib eines anderen Menschen zu erfassen und den erweiterten Hintergrund einer gesunden Lebenssituation hinzuzusehen, ist die Grundhaltung allen Therapierens.

Der Psychotherapie liegt die gleiche Haltung zugrunde, nur muß das Wechselspiel zwischen Therapeut und Patient als solches vom Therapeuten aus innerem Abstand beobachtet werden können. Diese innere Haltung ist eine Steigerung des Ich-Wirkens. Nur so können Übertragung und Gegenübertragung als zu persönliche Gefühlstönungen überschaut werden, die Dynamik in der Beziehung untereinander erkannt und der Blick auf die Eigenaktivitäten in der Persönlichkeit des Patienten geweckt werden.

Wie gelingt es, diese vom Therapeuten erlebten Zusammenhänge auch dem Patienten selbst zum Erlebnis zu bringen, so daß dessen eigenes Ich die Kraft des Abstandes sich selbst gegenüber erwerben kann, aber auch den Blick auf die Umgebung, in die ihn sein Schicksal hineinversetzt hat? Wie gelingt es, durch die Vermittlung des Wortes das Gefangensein in der seelischen Einstellung zur Welt zu verwandeln in die geistige Haltung, die nach dem Wesen des anderen fragen und dadurch die Enge wieder auflösen kann? Beim therapeutischen Gespräch kann eindrucksvoll deutlich werden, daß helfend nicht die Wissensvermittlung wirkt, sondern daß hier das Wort zum Instrument wird, um einen Prozeß, der tiefer liegt, in Gang zu bringen. Das Ich des Therapeuten versucht, das Ich des Patienten anzusprechen, es zu eigener Aktivität zu wecken, zu erkraften und schließlich zu selbständigem Wirken hinzuleiten.

Bevor dies möglich wird, muß oft eine lange Phase absolviert werden, wo im Sinne des heilpädagogischen Grundprinzips[6] das Ich des Therapeuten stellvertretend versucht, das erstarrte, einseitig gewordene, in sich verknäulte Seelenleben des Patienten wieder zum Schwingen zu bringen. Helfer ist dabei ebenfalls das Wort. In dieser Phase wirkt im Gespräch vor allem die warmherzige Atmosphäre, die der Therapeut erzeugt.

Die Gestaltungskräfte der Sprache

Die Vokale

Das Sprechen spielt sich zwischen dem astralischen Leib und dem Ätherleib ab, wie dies immer der Fall ist, wenn etwas gestaltet wird. «Der Vokal entsteht dadurch, daß der Impuls des Sprechens beim Menschen vom astralischen Leib, wo er urständet, übergeht an den Ätherleib. Der Vokal ist daher etwas, was sich tief im Inneren der Menschennatur abspielt ... Daher handelt es sich gerade bei der Vokalisierung um außerordentlich starke Intimitäten des Sprechens, um dasjenige, was im tiefsten Inneren des Menschen mit der ganzen menschlichen Wesenheit zusammenhängt» (S. 63)[95].

Im Vokalismus öffnet sich die in sich abgeschlossene Menschenseele wie in einem Befreiungsakt nach außen. Vokale und Töne können zu den Sternen emporklingen. Durch die Möglichkeit, die Kraft des Vokalisierens zu entwickeln, bleibt unser Menschsein nicht über Gebühr der Erde verhaftet. Wir erleben die Fähigkeit, Vokale zu bilden, wie einen Öffnungs- und Befreiungsprozeß. Die Erde bleibt nicht in sich abgeschlossen, sondern tritt durch den Menschen in Verbindung mit den Himmelshöhen. Es drängt sich das Bild auf: Die Vokale bringen die Erde zum Erklingen; Tiefenerlebnisse öffnen sich der Weite.

Bei diesem Sich-Öffnen nach außen impulsiert nicht nur der Astralleib den Ätherleib, sondern es schwingen im Vokal in ganz besonderer Intensität Seelenvorgänge mit, die ihre Entstehung ja dem gleichen Kräftewirken verdanken. Schmerzens- und Freudenrufe entsprechen beide einem Sich-Öffnen der Seele nach außen. Sie geben dem einzelnen Vokal und damit dem ganzen Wort ein «Empfindungskolorit» (S. 287)[95].

- So entspricht dem Gefühl des Staunens im sprachlichen Ausdruck das O. Dabei kann eine besondere Verbindung mit dem Ausatmen beobachtet werden.
- Die Furcht, die Angst vor dem Leeren und Schwarzen, aber auch dem Unbegreiflichen des Geistes findet im U eine Wesensverwandtschaft.
- Der Blick auf das Helle, Weiße, Lichte weckt die Gefühlsnuance der Bewunderung, die das A in so wunderbarer Weise verdeutlicht.
- Ist es nötig, äußere Eindrücke abzuwehren und Widerstand zu leisten, so vermag das E dies zu charakterisieren.
- Das Hinweisen auf Wesentliches, das Sich-Nähern, Einswerden kann sich im I darleben.

Es ist interessant zu beachten, daß es dabei keine Gefühlsunterschiede gibt zwischen dem Zuhören und dem aktiven Aussprechen.

Eine subtile Beobachtung der Körpervorgänge, die beim Vokalisieren mitschwingen, läßt interessante Unterschiede erkennen. So ertönt das A am intensivsten aus der Tiefe und entspringt einem Raum, den wir wie hinter uns erleben. Ähnliches, aber nicht mehr so ausgesprochen wird beim E erlebt. Das I kann empfunden werden wie ein Herausdringen aus diesem hinteren Erlebnisraum nach vorne, wie durch eine schmale Ritze. Beim O erleben wir uns in einem Raum, der weiter vorn im Organismus liegt. Das U liegt am weitesten vorn (S. 132)[95].

Bei entsprechenden Vokalübungen können wir den Organismus zielgerichtet zum Mitschwingen bringen und dadurch Richtung und Ort, in denen dies erfolgen soll, bestimmen. Wir können in die Gestaltungskräfte der Sprache hineinwirken.

Erleben wir die Vokale, wie sie aus der Tiefe des Organismus empordringen, so können wir sie als mit den Blutesvorgängen verwandt empfinden. An ihnen kann innere Kraft, Wärme, Farbigkeit oder liebevolle Innigkeit erlebt werden.

Der Gebärdencharakter der Sprache als vokalisches Prinzip

Eine weitere Ausdrucksmöglichkeit des Seelenlebens in der Beziehung zur umgebenden Welt sind die Gebärden. Auch diese haben vokalischen Charakter. Sie dringen vom Inneren nach außen. Sie schwingen aus ihrer Wesensverwandtschaft mit den Gestaltungsvorgängen der Sprache immer ein wenig mit. Man kann diese Gesetzmäßigkeiten, die ebenfalls Qualitätsdifferenzierungen erkennen lassen, beachten und dadurch Qualitäten von Kräftewirkungen aktivieren (S. 81)[95].

- Die Sprache wird wirksam. Sie bekommt hinweisenden Charakter. Die ausstrahlende Kraft entspricht einem Willensimpuls. Die «Wirksamkeit» wird durch einen metallischen Klang ausgedrückt, der schneidenden Charakter bekommen kann.
- Die Sprache kann bedächtig sein. Sie möchte hinweisen auf innere Seelenvorgänge, die sich offenbaren wollen. Die Grundstimmung des An-sich-Haltens offenbart sich in einem vollen Ton des Wortes.
- Die Nuance der Bedächtigkeit kann sich so steigern, daß sie als Entschlußunfähigkeit im Seelenleben wirkt. Die Gebärden hierfür sind

das Stillhalten der Glieder und entsprechend langsam hingezogene Worte.

- Im Sich-Öffnen kann ein «probierendes, tastendes Sich-in-Beziehung-Setzen zur Welt» erkennbar werden. Wunsch und Frage schwingen mit. Dies kann sich steigern zum Vorwärtstasten gegen Widerstände. Das kann sich mit einem leisen Zittern, das in den Worten mitschwingt, äußern. (Der Konsonant R kann dieses Zittern unterstreichen.)
- Die Sprache kann zum Ausdruck der Antipathie werden. Es kann aber auch Antipathie, die einem entgegenkommt, durch ein antipathisches Selbstbehaupten abgewiesen werden. Die Sprache wird «Antipathie abfertigend». Eine Geste des Wegschleuderns prägt dann die Grundstimmung. Das Wort bekommt Härte.
- Die Sprache kann «Sympathie bekräftigend» wirken. Wird die volle Sympathie ausgelebt, so wird die Stimme sanft.
- Beim Sprechen kann die Stimmung mitschwingen, daß der Mensch sich wieder auf sich selbst zurückzieht. Dieses wird durch kurz abgesetzte Worte zum Ausdruck gebracht.

Diese Qualitäten gestalten das Wort als solches, beschränken sich also nicht nur auf die Vokale. Sie entstehen aber aus einer vokalischen Grundhaltung. Das Innere öffnet sich nach außen.

Die Konsonanten

In den Konsonanten wird vorwiegend der Formpol des Astralleibes wirksam. Sie vermitteln prägnante Formung und Struktur. Während alles Vokalische das Erleben der Seele ausdrückt, das durch die Welt bewirkt wurde und in die Welt zurückwirkt, drückt das Konsonantische das Bestreben der Seele aus, irgend einen äußeren Gegenstand oder einen äußeren Vorgang in der Gestaltung des Lautes nachzuahmen.[97]

Ebenso wie bei den Vokalen kann man das Wesen eines Konsonanten selbständig entdecken. Eigentlich sollte man immer so vorgehen, daß man Wesenhaftes zu erleben versucht und erst nachträglich ins Bewußtsein hebt. Liest man dann nach genügendem eigenen Erleben die Ausführungen einer Persönlichkeit, die durch besonders feines Beobachtungsvermögen und Lebensreife ausgezeichnet ist, oder die Hinweise eines Geistesforschers, so entsteht das beglückende Erlebnis der Richtigkeit eigener Entdeckungen und gleichzeitig die Freude, wenn auf manche noch nicht erfaßte Feinheiten und Zusammenhänge aufmerksam gemacht wird. Das Gleiche gilt für die Beobachtung von Körpererlebnissen, die das Intonieren eines Konsonanten bewirkt:

- *Beziehungen zu den vier Elementen*: Wir können die einzelnen Konsonanten unterscheiden lernen: Die Stoßlaute lassen eine gewisse Tendenz zum Verfestigen erkennen, haben also eine Beziehung zum Element des Erdigen. Beim L erleben wir eine Beziehung zum wäßrigen Element, während das vibrierenden Zittern des R dem Luftigen verwandt ist und die Blaselaute eine Beziehung zur feurigen Wärme haben. Vermögen wir auf dem Instrumentarium dieser Konsonantengruppen zu spielen, so können wir Wirkungen auf die entsprechenden Wirkensbereiche im Organismus erzielen. (Der Wasserorganismus, Luftorganismus, Wärmeorganismus wurde in den Anfangskapiteln dargestellt.)
- *Gebärdenhafter, weisender Charakter, Leben in den Gliedern*: Interessant ist ferner die Beobachtung, daß die Blaselaute eine Beziehung zum Gebärdenhaften haben. Das Strömen der Luft wird dabei gestaltet wie bei einem Blasinstrument. H, CH, J, SCH haben einen anderen Charakter als S, F und W (S. 88, 342)[95].

  Bei den Stoßlauten, man denke an das weisende D, aber ebenso bei T, B, P, G, K, M, N wirkt weniger der Höreindruck, sondern man hat «die Phantasie», daß man den Laut sieht. Im R und L taucht man ganz ein. «Man schwimmt in dem Elemente des Lebens, wenn man das L richtig empfindet», und hat dabei ein Gefühl in den Beinen und Füßen (S. 89)[95]. Das R erlebt man in Armen und Händen. Es fällt manchmal geradezu schwer, diese stillzuhalten, wenn man ein R rollt.
- *Entstehungsort und Körpererleben*: Man kann die Konsonanten auch nach ihrem Entstehungsort einteilen und von Lippenlauten, Zungenlauten, Gaumenlauten usw. sprechen (S. 356)[95]. Auch hierbei ist es wieder interessant, möglichst selbst zu entdecken, wie bei den einzelnen Gestaltungsarten der Konsonanten ein völlig verschiedenes Körpererleben wahrnehmbar ist, und zwar objektiv von jedem sensiblen Menschen in einer im Prinzip gleichen Weise. So kann man zum Beispiel dem Gang eines Menschen ansehen, «ob er in den Gaumenlauten Festigkeit oder Lässigkeit hat, ob die Persönlichkeit ganz in die Gaumenlaute hineingeht oder nicht. So daß man sagen kann: Was durch den Gaumen gesprochen wird, geht durch den ganzen Menschen bis in Ferse und Zehe, hängt also mit der ganzen menschlichen Organisation zusammen» (S. 369)[95].

  Die Konsonanten, die mit der Zunge gesprochen werden: N,D,T,L, ha-

ben Wirkungen im Kopf (unter Ausschluß der Unterlippe) und wirken von da aus nach hinten in die Rückengegend der Wirbelsäule.
Besonders leicht nacherlebbar sind Konsonanten, die mit Zähnen und Lippen gesprochen werden. Die Wirkungen werden in Brust und den vorderen Partien des Menschen erlebt.
Beim Sprechen vibrieren also immer die verschiedenen Partien der menschlichen Gestalt mit. Auch hier gilt es, daß der Therapeut lernt, diese Vorgänge bei sich und bei anderen so intensiv zu erleben und zu erkennen, daß er sie beim Patienten bewußt einsetzen kann.

Gegenüberstellung von Vokalen und Konsonanten

Die Vokale entsprechen mehr dem Strahlpol des Astralleibes, die Konsonanten dem Formpol. Beide impulsieren das Ätherische.

Die Vokale entstehen in der Leibestiefe. Sie sind den Lebensvorgängen, aber auch ganz besonders den Gefühlsstimmungen verwandt, durch die der Mensch sein Inneres nach außen öffnet. «Der Vokal entsteht dadurch, daß der Impuls des Sprechens beim Menschen vom astralischen Leib, wo er urständet, übergeht an den Ätherleib. Der Vokal ist daher etwas, was sich tief im Inneren der Menschennatur abspielt. Unbewußter wird der Vokal gestaltet, als die Sprache im allgemeinen gestaltet wird» (S. 62)[95]. Wir können also im Vokalisieren eine Wirkung auf den Ätherleib erzielen.

Die Konsonanten werden schon äußerlich im Kopf geprägt. Ihr Wesen entspricht den Formungs- und Versalzungsprozessen des Nervensystems. Das Konsonantieren hat eine Tendenz zu den Festigkeitskräften des Physischen. Es strukturiert und möchte diese Struktur wirksam werden lassen. Dabei vermittelt es Bewußtseinsklarheit und Abgrenzung gegenüber der Welt. Auf der anderen Seite lassen die Konsonanten sich von den Gegebenheiten der Welt prägen, ja ahmen sie nach. Man muß eigentlich sagen: Die Haupttätigkeit des Konsonantierens «spielt sich ab zwischen dem astralischen Leib und dem Ich» (S. 63)[95]. Das Ich hat ja die Aufgabe, sich von der Welt abzugrenzen, Bewußtseinsklarheit zu schenken und sich trotzdem mit der Umgebung zu verbinden. «Die Seele des Menschen spielt vokalisch auf dem Konsonantismus des menschlichen Körperinstrumentes.»[98] «Es tönen nach im ätherischen Leibe und im physischen Leibe die Klänge der Sphärenmusik, und zwar im ätherischen Leibe, insofern sie vokalisch sind, und im physischen Leibe, insofern sie konsonantisch sind.»[99]

Das Wirken von Ich und Astralleib in der Sprache

Die vier Wesensglieder im Menschenleib und im Wort

In dem eben zitierten Vortrag über das Alphabet führt Rudolf Steiner folgendes an: «Man kann sagen, wenn der Mensch sich selber innerlich durchschauen könnte, so würde er sich gestehen müssen: Ich bin ein Ätherleib, das heißt, ich bin der Nachklang des Weltenvokalismus. Ich bin ein physischer Leib, das heißt, ich bin der Nachklang des Weltenkonsonantismus. Und indem ich hier auf der Erde stehe, bildet sich durch mein Wesen ein Echo alles desjenigen, was die Tierkreisbilder sagen. Und das Leben dieses Echos ist mein physischer Leib. Und es bildet sich ein Echo alles desjenigen, was die Planetensphäre in ihren Umschwüngen sagt, und dieses Echo ist mein Ätherleib.

1.	Physischer Leib:	Echo des Tierkreises
2.	Ätherleib:	Echo der Planetenbewegung
3.	Astralischer Leib:	Erleben des Echos dieser Planetenbewegungen
4.	Ich:	Wahrnehmen des Echos des Tierkreises.»[100]

Wenn vorher gelernt wurde, hinter den Namen der Planeten die exakt zu definierenden Qualitäten des Zusammenspiels der Astralpole im Ätherischen zu sehen und die Tierkreiskräfte als Gestaltungsprinzipien für die Leibesbildung, so können sich aus dieser Zuordnung therapeutische Grundrichtungen ablesen lassen. Durch die Beobachtung der Art, wie gesprochen wird, erhalten wir Auskunft über die Beziehung des Seelisch-Geistigen zur Leiblichkeit.

Sprache, Seelenleben und Körperprozesse

– *Beziehung zu Denken, Fühlen und Wollen*: Beim künstlerischen Gestalten hat das *epische* Sprechen eine besondere Beziehung zum sachlichen Denken. Der Sprechende sieht die Ereignisse, die im Bilde vor ihm stehen, und schildert sie aus dem Abstand, den das Ich beim Denken ge-

genüber den Vorstellungen bezieht. Gleichzeitig werden aber die Gestaltungskräfte der Ereignisse vom Wort nachgemalt.
Beim *lyrischen* Sprechen offenbart sich das Innere. Es wirkt ein vokalisches Prinzip. Wir leben dabei stark im Fühlen und sind den inneren Erlebnissen ganz hingegeben.
Das *dramatische* Sprechen lebt ganz im Willen und hat real oder in der Vorstellung einen anderen Menschen als Partner oder Gegner vor sich (S. 65)[95, 101].
Mit der Anwendung dieser drei Formen des Sprechens lassen sich intensive therapeutische Wirkungen erzielen: Denken, Fühlen und Wollen, damit aber auch die ihnen verbundenen Leibesprozesse, können konsequent und gesondert aktiviert werden.
Therapeutische Konsequenzen lassen sich auch an folgenden Hinweisen Rudolf Steiners ablesen: Das epische Sprechen «arbeitet mit» dem Ätherleib. Das Üben der Gaumenlaute wirkt unterstützend. Der dramatische Stil «aktiviert» den Astralleib. Sympathie- und Antipathiekräfte treten in Aktion. Zungenlaute haben eine besondere Bedeutung. Der lyrische Stil «engagiert» das Ich. Lippenlaute helfen bei der Gestaltung.[101]

- *Rhythmen*: Ähnliches gilt für die Anwendung der Rhythmen.[102] Der Fluß jeden Versmaßes vermittelt das Gefühl des beschwingten Schreitens, in dem man sich von der Erdenschwere befreit, sich mit ihr aber gesetzmäßig auf qualitative Art wieder verbindet. Man kann durch Rhythmen befeuern oder beruhigen, beflügeln oder Besonnenheit ansprechen. Damit sind aber auch jedesmal Rückwirkungen auf die physischen rhythmischen Vorgänge und ihre Steuerung verbunden. Wir beeinflussen durch rhythmisches Sprechen das Hereinwirken von Ich und Astralleib in physischen Leib und Ätherleib.
Rhythmische Prozesse wollen immer im ganzzahligen Verhältnis zusammenklingen. Besonders deutlich wird dies beim Verhältnis von Atmung und Zirkulation. Im Hexameter zum Beispiel wirken dieselben Gesetzmäßigkeiten wie im Verhältnis von Puls und Atem. Man kann mit Hexametern regulierend in Störungen zwischen Puls und Atmung eingreifen.
- *Die Bedeutung des Atems*: Der Atem dient in besonderer Weise den Heilungsprozessen. Beim gestalteten Sprechen wird der Atemstrom intensiviert. Marie Steiner schildert die Bedeutung des Atems folgendermaßen: «Das Neue unserer Methode besteht darin, daß wir in der *Luft*

den Resonanzboden erblicken.»[103] Es kommt darauf an, mit der Luft in uns die Luft außerhalb von uns zu ergreifen. Die Luft als solche ist der Resonanzboden, in den hinein das Gestalten erfolgt (S. 35)[95]. Dieser Resonanzboden hat einen inneren und einen äußeren Anteil. Die Luft quillt aus dem Körperinnern empor. Die Welt der Vokale lebt in diesem Luftstrom, der im Bereich von Gaumen, Lippen, Zähnen, Zunge seine konsonantische Prägung erfährt. Der Luftstrom außer uns ist dann von diesen Gestaltungskräften imprägniert.
Rudolf Steiner weist darauf hin, daß im Ausatmungsvorgang Ätherkräfte frei werden, die dem Vorgang des Denkens zur Verfügung gestellt werden.[104] Dabei sind sie bereit, sich von den Gestaltungskräften des Astralischen formen zu lassen. In der gleichen Eigenschaft stehen sie in der Atemluft der Sprachbildung und dem Denken zur Verfügung. Andererseits verbinden sich kosmische Gestaltungskräfte im Atemvorgang mit dem Leib (entsprechend der dritten Lebensstufe). Sie werden aus der Leiblichkeit wieder herausgelöst und dem Seelenleben zur Verfügung gestellt. *Die gleichen Kräfte, die den Leib aufbauen, gestalten dann die Sprache*. So wird es verständlich, daß Rudolf Steiner aussagt: Eigentlich haben wir das Gefühl, daß beim Sprechen Körperformen in die Luft hineinprojiziert werden (S. 20, 343, 370)[95]. Besonders erlebbar ist dies an den Stoßlauten. Sie möchten immer in sich geschlossene Figuren bilden.

– *Das abgesonderte Wort*: Das geformte Wort muß sich aus dem Seelenzusammenhang völlig herauslösen. Es muß wirklich wie ein selbständiges Gebilde im Raume stehen und sich von seinem Erzeuger ablösen. Die «Reproduktionskraft» der sieben Lebensstufen wirkt auch hier. Es wird ein neues Wesen geboren. Nehmen wir es ernst, daß dabei die Gestaltungskräfte des Leibes in der Bildung der Worte wirksam werden, so leuchtet beim Sprechen wirklich so etwas Ähnliches auf wie eine menschliche Gestalt in zeitlicher Beweglichkeit.
Es ist ein eindrucksvolles Phänomen, zu beobachten, daß eine wohltuende Wirkung auftritt, wenn es gelingt, das Wort wirklich abzutrennen – es aus dem Leib, aber auch aus der Verbindung mit der Seele zu entlassen. Ein Mensch, der dies kann, steht dann in der Haltung, die das psychosomatische Grundprinzip charakterisiert. Er steht der Welt frei gegenüber. Die harmonisierenden Rückwirkungen auf Seele und Leibesprozesse sind unmittelbar erlebbar.
Gelingt es nicht, das Wort in die Selbständigkeit zu entlassen, so bleibt

es im Seelenleben gefangen und der Mensch mit ihm. Sprechen wir in einer verhangenen Weise, die das Wort in sich behalten will, so ist diese wohltuende Wirkung weder beim Sprecher noch beim Zuhörer zu verspüren (S. 20, 340)[95].

Die Sprache als Ausdruck von Ich-Taten

An der Art des Sprechens wird unmittelbar erlebbar, ob im gegenwärtigen Augenblick eine Beziehung zum Wesenhaften mitschwingt, auf das das Wort hinweist, oder ob nur referiert, wiederholt, informiert wird. Ebenso ist erlebbar, ob im Augenblick des Sprechens eine Beziehung zum Ich des Empfängers hergestellt und eine unmittelbare Wesensbegegnung erlebt wird oder ob es sich um konventionelle, gewohnheitsmäßig geäußerte Worte ohne tiefere Beteiligung der Persönlichkeit handelt.

Man kann aus einer vorwärtsdrängenden, impulsierenden, mutvollen Grundstimmung reden oder mit Zurückhaltung, Zögern und Zaghaftigkeit. Zukunftssicherheit und inneres Engagement können ebenso die Zuhörer beeindrucken und beeinflussen wie Unsicherheit oder gar Resignation. Die Qualität des Ich offenbart sich im Sprechen, ebenso in der Art, in der das Sprechen den Leib zu benützen vermag.

Da die Sprache sich heute weitgehend von der Persönlichkeit losgelöst hat und oft nur Informationscharakter darlebt, wird der Mangel einer Verbindung mit dem Blutespol unseres Ich mit den Vorgängen der seelisch-geistigen Wärme ganz besonders deutlich. Dies kann an der Art des Sprechens unmittelbar erlebt werden. Das, was in die Sprache wieder hereinkommen muß, «rührt nicht vom Kopfe her, sondern rührt her von dem ganzen übrigen Menschen» (S. 96)[95]. Die Lebensvorgänge der ganzen, von den Kräften des Ich durchlebten Persönlichkeit sollten beim Sprechen wieder mitschwingen können. Die Ursachen vieler Krankheitszustände sind darin zu sehen, daß dieser Vorgang nicht mehr kraftvoll in uns wirkt und wir in unserem Seelenleben zu sehr gefangen sind. Eine Voraussetzung dafür, daß aus ichhafter Blutesfülle gesprochen wird, ist das Wiedererlernen der Fähigkeit, zuhören zu können und Wort und Wesen des Gesprächspartners in den Tiefen von Seele und Leib mitzuempfinden, so wie dies bei der Schilderung des Wahrnehmungsprozesses deutlich wurde. Diese Ich-Tat ist Voraussetzung, damit das Wort die Menschen wieder verbinden kann.

Als zweite Ich-Tat kann man sich die Fähigkeit erwerben, der eigenen Stimme zuzuhören (S. 20)[95]. Dies ist eine Ich-Geste, die schon beim Musizieren besprochen wurde. Wie beim musikalischen Gestalten erlebt das Ich die Verantwortung für das Wort, das in die Welt gesetzt wurde. Die Verantwortung beginnt schon mit dem Voraushören, bei dem Gestaltungskräfte im Ätherischen des Leibes rege werden. Beim Wahrnehmen des eigenen Wortes wird der Leib zum Resonanzorgan; er wird also in doppelter Weise für die seelischen Vorgänge des Sprechens aktiviert und zum Mitvibrieren gebracht. Voraussetzung dafür ist das freie Strömen der Luft vom Gaumen zum Mittelohr. Ein Tubenkatarrh unterbricht diese Verbindung. Die eigene Stimme kann dann nicht mehr wahrgenommen werden. Das gesamte Lebensgefühl ist beeinträchtigt, weil beide Erlebnisse nicht zusammen schwingen.

Die Verantwortung für das herausgesetzte Wort bezieht sich sowohl auf die Schönheit, Kraft und Klarheit der Gestaltung wie auf den Inhalt und die Realität des «Wesensbezugs». Sprechen wir mit Verantwortungsgefühl, so sind wir in einer ähnlichen Lage wie eine Gesprächsgruppe, die gute Zusammenarbeit erübt, indem einige Teilnehmer die Aufgabe haben, die Gesprächsvorgänge während des Gespräches zu überblicken und später an die anderen zurückzumelden. An so einem Vorgang können die Gruppenteilnehmer lernen, sich selbst und ihre Wirkung auf andere aus Abstand zu betrachten.

Diese Fähigkeit charakterisiert das herangereifte Ich. Sie schenkt dem Wort Besonnenheit. Es gehört zu den Gesten des reifen Ich, daß so etwas möglich ist: *Akteur sein und gleichzeitig sein eigener Zuschauer.* Gelingt dies, so ist es möglich, in unmittelbarer Weise mit dem eigenen Ich das Ich des anderen Menschen zu berühren und in einem überpersönlichen, objektiven Geistbereich verbunden zu sein. Es entsteht dabei ein Gefühl körperlicher und seelischer Gesundheit. Von besonderer Bedeutung ist, daß die Anstrengung dieser Ich-Tat nicht schwächt, sondern erkraftet.

Das Lewinski-Prinzip

Rudolf Steiner zitiert die Aussage des berühmten Burgschauspielers Lewinski, daß er auf der Bühne eigentlich immer aus drei Menschen bestehe. Das eine sei er selbst mit seiner häßlichen, buckligen, kleinen Gestalt. Der zweite Mensch sei ganz außerhalb dieses ersten Menschen. Er sei eine rein ideelle, eine geistige Wesenheit, die der Persönlichkeit entspricht, die er darzustellen hat. Und dann sei noch ein dritter da, der veranlaßt, daß der zweite, der geistig-ideelle Mensch, den realen, buckligen als Instrument benützen kann. «Ich bin der dritte und mit dem zweiten spiele ich auf dem ersten, auf dem krächzenden Buckligen» (S. 19)[95]. Diese verschiedenen Ich-Erlebnisse, bei denen drei verschiedene Positionen bezogen werden und sich ineinander verweben, sind in ganz besonderem Maße beim künstlerischen Sprechen und in der Schauspielkunst möglich und gefordert.

Es kommt in dieser Schilderung des Schauspielers ein allgemeines Ich-Gesetz zum Ausdruck, das in vielen Bereichen Gültigkeit hat, nicht nur in der Schauspielkunst. Will man in Kürze auf diese Dreiheit hinweisen, kann man geradezu von dem «Lewinski-Prinzip» sprechen.

Verschiedenartig kann dieser zweite Mensch sein, das ideelle Objekt, mit dem sich der reale körperliche, erste Mensch verbindet. Es kann zum Beispiel jeder andere Mensch, dessen Wesen wir erkennen oder fördern möchten, zu diesem zweiten gemacht werden, ebenso aber auch Tätigkeiten der Künste oder eines ihrer Elemente. Für den Bereich der Musik wurde diese Möglichkeit bereits entwickelt und dargestellt. Ebenso kann ein Naturgeschehen, wie zum Beispiel die Erde im Frühling oder Herbst, dieses ideelle Prinzip sein, mit dem sich der Mensch verbinden möchte. Auch der Inhalt einer Meditation kann Ziel dieser engen Geistverbindung werden und weckt, wie beschrieben, ein neues Ich-Erleben, das dem dritten Menschen der Lewinski-Schilderung entspricht. Im Wort als Meditationsinhalt können wir dieselbe Dramatik zwischen Vokal und Konsonant erleben wie der Schauspieler in den Seelenkämpfen seines Helden, den er darzustellen hat.

Das Wichtigste und Neue ist dieser dritte Mensch, der das nochmals reifere Ich charakterisiert. Dieses wird aus dem Abstand gegenüber den ersten beiden Ich-Erlebnissen geboren. Gleichzeitig lebt es aber die schon bekannte Ich-Paradoxie dar, daß es den Abstand des Bewußtseinslichtes bewahrt und trotzdem in den ersten beiden Ich-Erlebnissen voll darinnen lebt.

Das Bemühen um die geistige Einstellung zur Welt, auf die das Bild des psychosomatischen Grundprinzips hinweisen möchte, bildet diese dritte Ich-Qualität aus. Sie steht dem leiblichen Menschen mit Abstand gegenüber und lenkt die Kräfte, die der Leib zur Verfügung stellt, auf die Objekte der Welt. Sie verschmilzt mit ihnen und nimmt sie in einer anschließenden Gegengeste in die Seele auf, die durch die Tat dieses dritten Ich-Menschen zum Sinnesorgan wird. Der dritte Mensch sorgt dafür, daß die erste und zweite Ich-Erlebnis-Qualität in doppelter Weise, in Hingabe und Lauschen, verschmelzen. Er lebt diesen Verschmelzungsprozeß mit und bleibt doch Beobachter, Lenker und eigentlicher Impulsator.

Das Lewinski-Prinzip bildet in entsprechender Abwandlung auch die Grundlage für jede therapeutische Haltung. Vermag der Therapeut das Lewinski-Prinzip in seiner Berufsarbeit zu praktizieren, zu variieren und zu erweitern, so lernt er, mit Übertragung und Gegenübertragung besser umzugehen, und erlebt sogar, daß er anstrengende Tage viel besser durchzuhalten vermag, ja sogar einen Kräftezuwachs verspüren kann: Ich-Taten wirken gesundend.

Sprachgestaltung als Therapie

Sprache und Wesensgliederdiagnostik

Die Beobachtung der Sprache eines Menschen ist ein wunderbares Mittel, seine Wesensgliedersituation zu erkennen. Das eigentliche Wesen offenbart sich unmittelbar. Nichts bleibt verborgen.

- Das gesprochene Wort hat immer eindrucksvolle Wirkungen, wenn zu spüren ist, daß der Redner selbst die Gestaltungskraft seiner Worte und den Inhalt des Gesprochenen intensiv miterlebt. Bei Vorträgen wirkt erfahrungsgemäß nicht nur der Inhalt, sondern viel stärker die Art, wie gesprochen wird. Der Zuhörer möchte erleben, ob das Ich des Redners engagiert ist und in welcher Weise es die Kräfte des Astralischen zu handhaben weiß. Der Zuhörer beurteilt unbewußt immer das Wirken von Ich und Astralleib des Sprechers.
- Die vorangegangenen Betrachtungen über die Wirksamkeit des Ich in der Sprache können zu bewußt gestellten diagnostischen Fragen umgewandelt werden.
- In der Art, wie Vokale und Konsonanten ausgesprochen werden, offenbaren sich Strahlpol und Formpol des Astralleibes.
- Für die Beurteilung des Seelenlebens gibt die Tatsache Hinweise, ob die Sprache geformt oder ungeformt, klangvoll und farbig oder tonlos und matt ist. Hat der andere Mensch Freude am vokalischen oder am konsonantischen Prinzip? Wie weist der Fluß der Sprache auf das «mittlere Prinzip» hin?

- Die Beziehung des Seelenlebens zum Körper verrät sich zum Beispiel durch die Tatsache, ob die Stimme tief oder hoch, blutvoll oder kopflastig ist, ob die Sätze ruhevoll zu Ende geformt werden können oder ob die Sprache aus einer fülligen, überaktiven Seele emporquillt, sich verhaspelt und nicht durchgestaltet ist.
- Der Redner kann mit Wärme und Begeisterung sprechen oder aus kalter Nüchternheit, aus dem Blutespol oder aus den Kräften des Nervensystems.
- Die Art der Atemführung gibt Hinweise auf die Art, wie Ich und Astralleib den physisch-ätherischen Menschen zu ergreifen vermögen.

Allgemeine Wirkungen der Sprachgestaltung

Wollen wir das polare Kräftewirken des Astralleibes aktivieren, beruhigen oder zu besserem Schwingen bringen, so steht dem Könner eine Vielzahl von Variationsmöglichkeiten zur Verfügung.

Erfolgt das Sprechen nicht aus dem Kopf, sondern – wie es eigentlich sein sollte – aus der ganzen Leiblichkeit, also aus der Kraft des Ich, so wird der Zuhörer in die Lage versetzt, mit der eigenen Leiblichkeit zum Resonanzorgan für die Gestaltungskräfte des Wortes zu werden. In diesem Wechselspiel vom Sprechenden zum Hörenden können die gleichen gestaltenden Kräfte wirken wie in dem Objekt, auf das das Wort sich bezieht. Sprecher und Zuhörer werden so Teilhaber an den schöpferischen Weltgedanken, die in der Erdenumgebung bis ins Physische hinein wirksam sind. Die positiven seelischen und körperlichen Wirkungen sind unmittelbar zu verspüren. Das künstlerisch gestaltete Wort vermag diese Vorgänge und Erlebnisse in Gang zu setzen.

Das gleiche gilt für ein Wort, das aus dem unmittelbaren Erleben geschöpft oder beim bildhaften Erinnern im Augenblick der Bildentstehung abgelesen wird. Welche Stimmung kann zwischen Menschen entstehen, wenn sie sich der Verantwortlichkeit, aber auch des geheimen Zaubers dieses Vorganges bewußt sind. Die Pole des Astralleibes schwingen gelöst und harmonisch ineinander im Leib, im Wort und in der Beziehung zur Umgebung. Die Kraft des Ich impulsiert und lenkt dieses Geschehen.

Da der Menschenleib die Zusammenfassung der Einzelgebilde der Natur ist, kann man ebensogut sagen: Die Sprache bildet die ganze Welt ab. Sie – die Welt – wird in der Sprache nochmals neu geschaffen. Das vom

Menschen losgelöste Wort vermag in der Seele des Zuhörers in wunderbarer Weise den gleichen Vorgang in Gang zu setzen. Der Hörende kann mit der Welt mitschwingen und sie selbst wieder in seinem Innern neu erzeugen. So wird die Formulierung Rudolf Steiners verständlich, die auf eine weitere Nuance hinweist: «Die Sprache hat noch das Eigentümliche, daß sie auf ihren Schwingen die ganze Skala menschlicher Empfindungstätigkeit im Laut, im Ton zum Ausdrucke bringt. Die Sprache ist als gesamter Organismus ein vollempfindender Mensch, meinetwillen könnten sie auch sagen, eine ganze Versammlung von vollempfindenden Göttern. Durch solche Dinge wird einem die Sprache immer objektiver, gegenständlicher. Man bekommt sie endlich wie eine Art Tableau, an das man herantritt» (S. 373)[95].

Voraussetzung ist, daß, bevor ein Wort gesprochen wird, es innerlich gehört wird. Man muß lernen, «aus dem seelisch Gehörten heraus zu sprechen». Die Erinnerung entsteht dann nicht aus dem Kopf, sondern aus der ganzen mitschwingenden Leiblichkeit. Ihre Gestaltungskräfte stellen sich dem Seelenleben zur Verfügung.

Im täglichen Leben müssen wir so schnell sprechen, wollen sofort verstehen und das Verstandene aufgreifen, daß es dem Menschen in der Tat schwer wird, über den Inhalt der Sprache hinüber auch noch wahrzunehmen, wie sich da im ganzen Sprachkörper etwas aus ihm heraushebt. Versuchen wir aber, die Sprache künstlerisch zu gestalten, «dann wird die Sprache der große Lehrmeister für die darstellende Kunst. Und das geht hinein bis in die Gefügigmachung des Körpers. Der wird bis in seine Organbildungen hinein geschmeidig gemacht, brauchbar gemacht für die darstellende Kunst» (S. 370)[95]. Dies geschieht, wenn Lautübungen in systematischer Weise durchgeführt werden, wie Rudolf Steiner sie angegeben hat.

Läßt man intensiv Vokalübungen machen in Form von Sprüchen, aber auch in der Wiederholung einzelner Vokale, so versucht man dabei, «aus der Sprache heraus hineinzuwirken in die Gestaltung der Organe, das heißt dahin, daß die Organe die nötige Vibrationsfähigkeit bekommen». Man muß dazu einen einzelnen Satz häufig «zunächst zehnmal» sagen, «dann den zweiten Satz zehnmal; dann den ersten Satz und dann den zweiten Satz und sie miteinander wiederum zehnmal» sagen. Man muß solche Dinge eben regelrecht üben. Man greift «in dieser Weise recht modifizierend in die Organgestaltung ein» (S. 134)[95].

Versucht man, im Wort, das sich vom Menschen loslösen soll und seine

Eigenständigkeit bekommt, besonders das Zusammenwirken der Blase- und Stoßlaute zu pflegen, so wird «zurückphysiologisiert auf unsere Organe». «Man bringt auf konsonantische Art die Organe in die richtige Vibration» (S. 135)[95]. Wenn dann noch der Zitterlaut R und der Wellenlaut L eingefügt werden und wir eine solche Zusammenstellung wählen, «daß wir genötigt sind, im Verlauf der Übung abwechseln zu lassen in entsprechender Weise das Blasen und das Stoßen, dann bringen wir eine richtige Konfiguration der Organe zustande». Hinzufügen muß sich das Bemühen, wie nach rückwärts zu gehen mit dem Ruhen der Stimme. Es muß also noch eine zusätzliche innere Beweglichkeit in der Art, wie gesprochen wird, hinzukommen. Dann «haben wir die Möglichkeit, wirklich Sprache zu gestalten, so Sprache zu gestalten, daß sie als Sprache gesund wird, aber auch gesundend wirkt auf die Organe» (S. 135)[95].

Um diese Erlebnisse wirksam werden zu lassen, muß man «das Gefühl durchgemacht haben, was es heißt – Gefühl, sage ich, nicht Anschauung –, es hat sich gewissermaßen ein zweiter Mensch, der in dieser Arbeit zwischen astralischem Leib und Ätherleib besteht, losgelöst und lebt in der Sprache» (S. 340)[95].

Haben wir diese Wirkungen im intimen Üben erlebt und können ihre Wirkungen auf die Leiblichkeit und auf das Seelenleben beurteilen, so stehen die in ihrer Gesetzmäßigkeit erkannten Vorgänge der künstlerischen Sprachgestaltung auch für therapeutische Bemühungen zur Verfügung. Voraussetzung ist auch hier, daß gleichzeitig mit künstlerischem Blick die Vorgänge von Gesundheit und Krankheit im Patienten erlebt werden. Das Zusammenschmelzen beider Blickrichtungen ist dann eine neue künstlerische Tat, die mit Einfühlungsvermögen und künstlerischer Erlebniskraft in Geistesgegenwart entsteht.

Es gilt abzutasten, auf welche Weise das therapeutische Ziel am besten angegangen werden kann. Wer einmal beobachten durfte, mit welch scheinbarer Leichtigkeit und Virtuosität die intimsten Feinheiten der Sprache von einem echten Künstler, der sich therapeutische Fähigkeiten erworben hat, gehandhabt werden, staunt voll Bewunderung, wie vielfältig die Gestaltungskräfte der Sprache eingesetzt werden können. Alles geschieht zwanglos, so daß sich der Patient völlig der Schönheit und Kraft des Wortes anvertrauen kann. Die therapeutische Absicht wird dabei konsequent verfolgt, drängt sich aber nicht lastend auf. Die Wirkung dieses künstlerisch-therapeutischen Geschehens ist unmittelbar am gesprochenen Wort und am subjektiven Befinden des Patienten abzulesen.

Viele Patienten müssen erst eine gewisse Scheu überwinden und finden es sonderbar, daß sie als erwachsene Menschen Gedichte sprechen sollen. Von einem guten Therapeuten werden diese Hemmungen bald überwunden. Es entsteht Freude an Erlebnissen, die im Leben bisher nicht gepflegt werden konnten. Die Schönheiten von Sprache und Literatur werden entdeckt. Brachliegende Seelenbereiche werden angesprochen und ein Nachholbedarf wird gestillt. Die Freude und der Dank für diese Bereicherungen des Lebens sind zusätzliche wichtige Therapiefaktoren.

Therapeutische Möglichkeiten

Im Sprechen wirkt das polare Kräftespiel des Astralleibes im Ätherischen. Der Resonanzboden dafür ist die Luft. Das gleiche geschieht auch beim Singen. Beim Anhören oder Selbsterzeugen von Musik aber taucht das Ich im Erlebnisvorgang vertrauensvoll in die Fülle der Gestaltungskräfte ein, wird von ihnen mitgenommen, mitbewegt. Bei der Sprache dagegen steht das Ich den Gestaltungskräften aktiv gegenüber. Es selbst bewirkt das Wechselspiel der Vokale und Konsonanten. Das Ich aktiviert und lenkt die Pole des Astralleibes. Ein Bewußtseinselement des Abstandes den eigenen Schöpfungen gegenüber spielt eine bedeutsame Rolle.

Durch das künstlerisch gestaltete Sprechen werden die gleichen Kräfte in der Seele und in der Leiblichkeit angesprochen. Der Körper wird «geschmeidig gemacht», «gelenkig gemacht», die «Vibrationsfähigkeit der Organe» wird erhöht, es wird «modifizierend in die Organgestalt eingegriffen», die Sprache «wirkt gesundend» auf die Organe.

Diese Formulierungen Rudolf Steiners weisen auf eine Aktivierung der Kräfte des Ätherischen hin, die sowohl die anatomischen Gegebenheiten wie auch die Physiologie aufrecht erhalten. Besonders eindrucksvoll ist die Formulierung, daß das gut gestaltete Sprechen, das ein künstlerisches Gebilde außerhalb vom Menschen erzeugt, «zurückphysiologisiere», daß also die Kräfte in den physiologischen Vorgängen beweglicher gemacht werden.

Können die Kräfte des Vokalisierens und Konsonantierens als belebendes und formendes Prinzip erkannt werden, so sind zielgerichtete Anwendungen möglich. Man kann lernen zu impulsieren oder zu formen, belebend zu wirken oder Strukturkräfte zu vermehren, also zum Beispiel auf Verhärtungen oder Entzündungen ausgleichend einzuwirken. Ein Überwiegen des Nervenpols oder gar seine Verselbständigung kann ebenso ausgeglichen werden wie eine Schwäche im Zirkulationssystem.

Das künstlerisch-therapeutische Sprechen kann so gelenkt werden, daß das Geistig-Seelische aus einer zu festen Verbindung mit dem Körper herausgelockert wird oder eine zuwenig intensive Verbindung wieder Verankerung in der Leiblichkeit findet.

Einseitigkeiten im Denken, Fühlen und Wollen können ausgeglichen werden. Man denke dabei an die Verwendung der Lyrik, Epik, Dramatik. Kennen wir die Rückwirkungen der Seelenstimmungen auf die Körpervorgänge, die vegetativen Regulations-, Formungs- und Belebungsprozesse, so ist dies nicht nur ein Ausgleich von seelischen Einseitigkeiten, sondern hat seine Wirkungen bis in die Leibesfunktionen hinein.

Durch die Tat des Ich beim Sprechen können Stimmungen dirigiert werden. Ähnlich wie beim Schauspieler tasten sich die Seelenkräfte in eine vorgestellte Situation oder in ein gut gestaltetes, vorgesprochenes Wort hinein. Anschließend kann man es in sich nachklingen lassen, den Leib bewußt als Resonanzorgan zur Verfügung stellen und sich von den Gestaltungskräften des Wortes ergreifen lassen.

Die Freude am Gestalten und die Verantwortung für das gestaltete Gebilde sind weitere Schritte auf dem Weg, die «geistige Einstellung zur Welt» wieder zu erlernen. Sprachtherapie kann daher bei allen Krankheitszuständen eingesetzt werden, bei denen die seelische, die persönliche Einstellung zur Welt überwiegt, das Seelenleben zu selbständig wurde oder in seinen eigenen Spannungen gefangen ist – in zwiespältigen Lebenskrisen ebenso wie beim Krankheitsbild der *Neurose*. So kann Sprachtherapie ganz besonders bei allen *psychovegetativen Syndromen* wirksam werden. Man erlebt dabei allerdings, daß es diesen Patienten besonders schwer fällt, mutvoll dem eigenen Wort Fülle und Farbe zu verleihen, vor allem aber sich von dem gestalteten Wort wirklich zu trennen und es nicht zurückzuhalten. Es fällt heute eben vielen Menschen schwer, darauf zu verzichten, verhalten zu sprechen oder in einer anderen Weise die eigenen Worte quasi zu genießen und zu «behalten», statt sich von ihnen loszulösen und sie zu verschenken. Manchmal muß man warten, bis akute Krankheitssituationen etwas abgeklungen sind, damit diese aktiven Taten des Ich möglich werden. Oft wirkt Speerwerfen als helfende Vorbereitung, Entschlußfähigkeit und Tatfreudigkeit in Gang zu bringen.

Ist der Therapeut mit den körperlichen Wirkungen der einzelnen Laute vertraut, so können auch Organe gezielt positiv beeinflußt werden. Besonders auffällig sind die Wirkungen von Luft-, Wasser-, Erde- und Feuerlauten bei Störungen, die als Einseitigkeiten im Luft-, Wasser- oder Wärmeorganismus zu charakterisieren sind.

Bei *Erkrankungen des Atemsystems* kann Sprachgestaltung ebenfalls hilfreich eingesetzt werden. Allerdings muß man auch dort meistens warten, bis das akuteste Stadium vorüber ist. Ganz besonders wirksam ist die Sprachtherapie zur Konsolidierung und Kräftigung des geschwächten oder anfälligen Atemsystems.

Hilfreich ist die Sprachtherapie bei *Sprachstörungen* nach *Schlaganfällen* oder *Hirnverletzungen* und bei *kindlichen Entwicklungsstörungen.* In der Heilpädagogik hat sich Sprachtherapie seit Jahrzehnten bestens bewährt. Eine interessante Besonderheit stellt die «Chirophonetik» dar.

Beim künstlerischen Gestalten der Sprache ist es wichtig, in Ruhe auszuatmen und einen neuen Satz erst anzufangen, wenn das Ausatmen an ein Ende gekommen ist (S. 360)[95]. Das intensive Ausatmen bekommt praktische Bedeutung bei der Behandlung von *Migräne*-Kopfschmerz. Bei der Migräne ist Ätherisches zu intensiv mit dem physischen Organ, also der Hirnsubstanz, verbunden. Beim intensiven Ausatmen, bei der Anwendung von großer Luftfülle beim Sprechen wird ein Strömen des Ätherischen nach außen in Gang gesetzt. Dadurch wird das Nervensystem von der Überfülle des Ätherischen befreit. Da die Aufmerksamkeit außerdem noch darauf gerichtet wird, den Luftstrom, der das Innere des Körpers verlassen hat, konsonantisch besonders prägnant zu gestalten, werden Ich und Astralleib nach außen gewendet. Dadurch wird ebenfalls ein Stauungsvorgang aufgelöst und die Formungskraft des Nervensystems in gesunder Weise wieder wirksam. Man kann durch Sprachtherapie mit diesen beiden Gesten: Atemfülle und exaktes Konsonantieren sowohl akute Migränezustände zum Abklingen bringen als auch vorbeugend wirken. Von praktischer und sozialer Bedeutung ist, daß auch tonlos flüsterndes Sprechen mit Atemfülle wirksam ist. Man kann also auch nachts üben, ohne andere zu stören.

Frau Agathe Lorenz berichtet in zwei Büchern über Sprachtherapie über beachtenswerte Erfolge bei schwerkranken *Krebspatienten.* Die intime Kenntnis der Elemente der Sprache ermöglicht gezielte Wirkungen bei Berücksichtigung des jeweiligen Befindens des Patienten.[105] Diese Beobachtungen machen Mut, bei internistischen Krankheiten in geeigneten Fällen Sprachtherapie noch mehr einzusetzen, was bislang anscheinend wenig versucht wurde.

Da beim künstlerischen Gestalten der Sprache eine beträchtliche Aktivität des Ich gefordert ist, sollte im klinischen Betrieb Sprachtherapie erst begonnen werden, wenn akute Schwächungen durch die Krankheit im Begriff sind, abzuklingen. Bei der Sprachtherapie ist der richtige Augenblick des Beginns von besonderer Bedeutung.

Weitere Hinweise für therapeutische Wirkungen der Sprache findet man in umfangreichem Ausmaß in dem hier vielfach zitierten Vortragszyklus Rudolf Steiners «Sprachgestaltung und Dramatische Kunst» [106], in dem immer wieder auf die Zusammenhänge zwischen Sprache und Körperwirkungen hingewiesen wird. Die Möglichkeit, aus diesen Angaben therapeutische Konsequenzen zu ziehen, sind fast unerschöpflich.

Einseitigkeiten und Gefahren beim Therapieren

Da die Bereitschaft des Ich des Patienten zum gestaltenden Wirken gerade bei seelischen und psychovegetativen Störungen oft nur mühsam in Gang zu bringen ist, ist der Therapeut leicht versucht, den Patienten mitzureißen. Er begeistert sich dann selbst in der Hoffnung, den anderen in diese Begeisterung mit hineinzunehmen. Das kann im richtigen Augenblick eine Hilfe sein, darf aber nur vorübergehend eingesetzt werden. Wird es zu früh praktiziert, fühlt sich der Patient abgestoßen. Macht man es zu lange, wird die Eigenaktivität des Patienten zu wenig angeregt und der Therapeut fixiert in sich eine Seeleneinseitigkeit, die seinen therapeutischen Fähigkeiten, häufig aber auch seiner Gesundheit schädlich ist.

Eine zweite Gefahr besteht darin, daß man Erfolge erzwingen will oder daß der «konsonantische Ernst» zu groß ist. Man übt unbewußt und unbeabsichtigt Zwang aus, statt dem Ich des Patienten eine eigene freie Selbständigkeit zu ermöglichen. Der Übungsablauf darf trotz aller nötigen Konsequenz nicht zu starr und systematisch wirken. Es besteht sonst die Gefahr, daß der Patient ungern kommt und der wichtigste therapeutische Ansatz, die Freude am künstlerischen Schöpfen und Schaffen, verloren geht.

Eine dritte Gefahr besteht darin, daß der Therapeut zwar sein therapeutisches Rüstzeug bestens beherrscht und es gut einzusetzen weiß, daß er aber den Blick auf den erweiterten Hintergrund nicht pflegt. Die kosmischen Kräfte, die das Wort gestalten und den menschlichen Leib und die Seele zum Mitschwingen bringen, bleiben dann nur Gedanken, werden nicht ehrfürchtig erlebt. Die therapeutische Grundstimmung läßt dann die nötige Weite vermissen, wird zu eng und technisch. Werden die Gestaltungskräfte in allem Geschehen für den Therapeuten aber immer mehr erlebte Realität, so steigert sich die Kraft seines therapeutischen Bemühens. Die Patienten bekommen dann im Miterleben seiner Worte einen unmittelbaren, wenn auch oft unbewußten Zugang zu diesen Kräften. Es ist dies eine eigenartige, aber eindrucksvolle Beobachtung.

Auf ähnliches bezieht sich die vierte Gefahr, die darin besteht, daß die Therapie unkünstlerisch abläuft. Die Pflege einer künstlerischen Haltung beim Sprechen und Therapieren ist die beste Hilfe, diese Gefahr zu überwinden.

Die letzte Gefahr besteht darin, daß künstlerisch gestaltet wird, aber das therapeutische Konzept fehlt, zu schwach wirkt oder aus Freude am künstlerischen Gestalten aus den Augen verloren wird. Ferner kann es sein, daß die Wirkungen des künstlerischen Tuns nicht genügend beobachtet und beurteilt werden können. Die konstruktive Zusammenarbeit mit dem Arzt ist hier Grundvoraussetzung. Kunst als Therapie erfordert eben das Zusammenklingen beider Lebensbereiche.

Schlußwort

In der vorliegenden Arbeit wurde versucht, Fundamente zu schaffen für die Anwendung der Künste als Therapie. Die Betrachtung des therapeutischen Vorganges ließ erkennen, daß jede wirkliche Therapie ein künstlerischer Prozeß sein muß, daß der Therapeut in gleicher Weise wie der Künstler in Beziehung zu Gestaltungskräften tritt. Es stellt sich die neue Aufgabe, diese Gestaltungskräfte zu erleben, zu erkennen und zu handhaben. Dieselben Kräfte wirken im Krankheitsgeschehen, in den gesunden Leibesprozessen und im Wesen der Künste.

Das Umgehen mit Kräftewirkungen erfordert eine Erweiterung der üblichen Art des Denkens:

- Wissenschaftlichkeit im Denken muß sich mit künstlerischer Erlebniskraft verbinden.
- Die Unmittelbarkeit des künstlerischen Erlebens kann in ihrer Dynamik vom Denken durchschaut werden.
- Das «miterlebende Denken» verbindet Kunst und Wissenschaft.

Das Erleben, Erkennen und Umgehen mit Kräftewirksamkeiten erfordert ein Wissen von ihren verschiedenen Wirkensqualitäten. Dieses Wissen schafft das Fundament, Fähigkeiten zu entwickeln, mit denen man therapeutisch lenkend und ordnend in das Spiel gestörter Kräfte eingreifen kann.

Das «miterlebende Denken» verwandelt Wissen in unmittelbares Erleben und Erkennen. Dabei ergibt sich die Notwendigkeit, die Blickrichtung zu ändern. Die heute übliche Wissenschaft blickt horizontal, konvergierend und hat ihre Größe im Erforschen des Details. Die in diesem Buch gepflegte Denkart erlernt das Mitte-Umkreis-Denken und pflegt die vertikale Blickrichtung. Die Erde und ihr Zusammenspiel mit den Umkreiskräften des Kosmos wird als erweiterter Hintergrund zu jeder Einzelheit «hinzugesehen». Die Kräftewirkungen zwischen Himmel und Erde werden als geistig erfaßbare Realität erlebt. Darin enthaltene Gesetzmäßigkeiten können an bestimmten Phänomenen abgelesen und überprüft werden. Ein neues Welterleben kann entstehen.

Die Verbindung von wissenschaftlichem Denken mit künstlerischem Erleben kann nur durch konsequentes Üben errungen werden. Diese Notwendigkeit ist sowohl dem Künstler wie dem Arzt seit alters her vertraut.

Letzterer übte in früheren Zeiten bewußt den «klinischen Blick». Alle bedeutenden Künstler üben ihre Fähigkeit oft durch lange Zeit in Vorstudien, bis «der große Wurf» gelingt.

Bei der Betrachtung der Gesetzmäßigkeiten im Vorgang des Übens ergibt sich immer wieder der Blick auf den *anthroposophischen Schulungsweg*. Seine Gesetze lassen sich ungezwungen und mit innerer Konsequenz aus dem Wesen der einzelnen Künste ableiten. Die darin enthaltenen Prinzipien bilden seit eh und je – mehr oder minder bewußt – die Grundlage eigentlichen ärztlichen Verhaltens. Die Gesetze des Schulungsweges stehen urbildhaft hinter jedem therapeutischen und künstlerischen Üben und praktischen Tun.

Die Kenntnis der Gesetzmäßigkeiten, die in Krankheit und Gesundheit, aber auch im Wesen der Künste walten, sowie die Umwandlung von Wissen in Erlebnisse sind die Grundlagen für den Ausbildungsweg des Therapeuten. Die einzelnen Künste schenken dabei spezielle Hilfen:

- Das Plastizieren übt die kraftvolle Verbindung mit der Welt und schenkt die Fähigkeit, den gleichen Kräftefluß auch bei jeder seelischen Hinwendung zu praktizieren. Es hilft zu erleben, daß Meditation und künstlerisches Schaffen in gleicher Weise Seele und Leib zusammenklingen lassen wie körperliche Schwerarbeit. Ohne diese Erfahrung besteht die Gefahr, daß das Künstlertum zu sehr im subjektiven Erleben verhaftet bleibt, zu wenig in die objektiven Gestaltungskräfte der Welt eintaucht und dadurch die Leibesprozesse nicht genügend zum Mitschwingen bringt. Ohne die übende Vertiefung der erlebnisbereiten Hinwendung, die dem praktischen Tun beim Plastizieren verwandt ist, bleibt auch ein Wissen von Kräftewirkungen nur ein kühles Bild ohne Beziehung zum objektiven Kräftewirken im Weltgeschehen.
- Im Malen wird das urbildhafte Bild der Gesundungsvorgänge, auf das das psychosomatische Grundgesetz hinweisen möchte, praktische Wirklichkeit. Inneres Seelenleben tritt in ständig webende Beziehung zur Welt. Die Welt wird verinnerlicht und das bewegte Innenleben der Welt im entstandenen Bild zurückgeschenkt. Alles Stockende kommt in Fluß. Welt und Mensch weben ineinander.
- Die Musik lehrt die Fähigkeit, Leib und Seele als Instrument für das Wirken geistiger Kräfte zur Verfügung zu stellen. Der Schattenwurf der Sphärenmusik, der leibgestaltenden Weltenastralität, wird Mensch. Das individuelle Menschsein gibt im blutvollen subjektiven Miterleben und Nachschaffen diese Geistigkeit der Welt wieder zurück: Weltgestal-

tungskräfte werden individualisiert. Individuelles Erleben wird zum Geschenk an andere Menschen. Ein soziales Motiv wird realisiert.

- In der Sprache kann in jedem Wort das gleiche Wirken überpersönlicher geistiger Gestaltungskräfte erlebt werden wie in der Musik. Sie vermittelt aber außerdem das Erlebnis, daß zwischen mehreren Menschen die gleiche Geistigkeit wirkt. Sprache schenkt das Erleben menschenverbindender Geisterfüllung.

Ideal wäre ein Weg durch alle vier beschriebenen Künste und die Eurythmie. Praktisches Erleben übt Fähigkeiten und schenkt persönlich erworbene Erkenntnisse. Dies gilt nicht nur für den Kunsttherapeuten, sondern in ganz besonderem Maß für die Ärzte, die sich mit der «Erweiterung der Heilkunst» verbinden wollen und für Psychotherapeuten, die das Fundament ihres Wirkens in der Anthroposophie sehen.

Die vorliegende Arbeit über Kunst als Therapie und über Therapie als künstlerischen Prozeß möchte – so verstanden – auch Grundlagen für die «Erweiterung der Psychotherapie durch Anthroposophie» zur Verfügung stellen.

Literaturverzeichnis

Der gesunde Mensch

1 GA 276, 18.5.1923, S. 115
2 F. Stege: «Musik, Magie, Mystik», Remagen 1961
3 GA 315
4 M. Hauschka-Stavenhagen: «Wesen und Aufgabe der Maltherapie» in: «Zur künstlerischen Therapie», Band I, Schule für künstlerische Therapie und Massage, D-73087 Bad Boll, Gruibinger Str. 29
5 Siehe die verschiedenen Kurse für Ärzte: GA 27, 312, 313, 314, 315, 316, 317, 319
6 GA 27, Kap. I, S. 18
7 GA 284, 24.8.1923, S. 17
8 Von der Heide/Lauer/Priever: «Das therapeutische Gespräch», Band 2 der «Beiträge zur Ausgestaltung einer anthroposophisch orientierten Psychotherapie», Stuttgart 1980
9 Ebenda
10 GA 27, Kap. XVIII
11 GA 282, 10.4.1921, S. 20; 9.9.1924, S. 131 und 135; 21.9.1924, S. 343
12 R. Steiner: Therapeutische Angaben in Kunstvorträgen in GA 271, 275, 276, 278, 282, 283, 291
13 GA 128, 27.3.1911
14 Einhorn: «Ganzheit und die darin beschlossene Ordnung», Rundfunksendung des Südfunk 2, 15.9.1981, Manuskript
15 GA 212, 27.5.1922, S. 135f.
16 GA 212, 27.5.1922, S. 137
17 R. Steiner: «Erde und Naturreiche», Themen aus dem Gesamtwerk, Bd. 5, Stuttgart 1980
18 F. Benesch und K. Wilde: «Kiesel, Kalk, Ton», Stuttgart 1983
19 GA 17, Kap. II, S. 24
20 G. Wachsmuth: «Die ätherischen Bildekräfte», Bd. I, «Die ätherische Welt», Bd. II, Dornach 1926 (Bd. I), 1927 (Bd. II); E. Marti: «Die vier Äther», Stuttgart 1981
21 GA 27, Kap. III, S. 27f.
22 GA 13 und 132
23 GA 123, 12.9.1910, S. 237
24 H. Jenny: «Kymatik», Bd. 1 und 2, Basel 1967 (Bd. 1), 1972 (Bd. 2)
25 H. Kayser: «Akroasis. Die Lehre von der Harmonik der Welt», Basel 1989[5]; R. Hauschka: «Substanzlehre», Frankfurt 1942; E. Lehrs: «Mensch und Materie», Frankfurt 1966
26 GA 27, Kap. III, S. 29; GA 293; R. Steiner: «Der unsichtbare Mensch in uns», Vortrag vom 11.2.1923, Sonderdruck aus GA 221, Dornach 1966[2]
27 GA 293, 4.9.1919
28 GA 222, 22.3.1923, S. 99; E. Marti: «Die vier Äther», Stuttgart 1981

29 GA 27, Kap. VI, S. 32
30 GA 224, 2.5.1923, S. 40/41
31 GA 21
32 M. Weckenmann: «Tagesrhythmen», in: «Beiträge zu einer Erweiterung der Heilkunst», 34. Jahrgang, Heft 2, März/April 1981; G. Hildebrandt: «Störungen der biologischen Rhythmik», Sonderdruck: «Die Heilkunst», Heft 9, Sept. 1967
33 GA 312, 26.3.1920, S. 93
34 GA 27
35 GA 208, 29.10.1921 und folgende Vorträge
36 GA 208, 29.10.1921, S. 82ff.
37 GA 170, 3.9.1916
38 GA 137, 11.6.1912
39 GA 128, 21.3.1911
40 GA 208, 29.10.1921, S. 89 und 97
41 GA 1; GA 129, 20.8.1911
42 GA 275, 29.12.1914, S. 47
43 GA 216, 16.9.1922, S. 16ff.
44 GA 27, Kap. I, S. 16
45 GA 208, 28.10.1921, S. 64, und 30.10.1921, S. 101ff.; GA 137, 7. und 8.6.1912; GA 276, 27.5.1923, S. 11; GA 102, 27.1.1908
46 Näheres dazu in GA 21, 115, 170, 199, 234, 293; H. E. Lauer: «Die zwölf Sinne des Menschen», Basel 1953
47 GA 151; S. von Gleich: «Die Wahrheit als Gesamtumfang aller Weltansichten», Stuttgart 1957
48 GA 202, 17.12.1920; GA 212, 5.5.1922; F. Husemann: «Das Bild des Menschen als Grundlage der Heilkunst» Bd. 1, Stuttgart 1951[2]
49 GA 21 und 319; H. Sieweke: «Gesundheit und Krankheit als Verwirklichungsform menschlichen Daseins», 2. Teil, Kap. X, XI, XII, Dornach 1967
50 GA 27
51 GA 27, Kap. I, S. 17
52 GA 293, 25.8.1919; GA 115, Abschnitt: «Psychosophie»; GA 205, 15.7.1921, S. 200
53 GA 313, 11.4.1921, S. 13ff.; GA 205, 16.7.1921, S. 221
54 GA 128, 21., 22., 26. und 27.3.1911
55 Von der Heide/Lauer/Priever: «Das therapeutische Gespräch», a.a.O.
56 GA 26, «Die Freiheit des Menschen und das Michael-Zeitalter», S. 280
57 GA 36; GA 217, 12.10.1922
58 GA 10, Abschnitt: «Innere Ruhe», S. 22; GA 227, 20.8.1923, S. 50; GA 170, 13.8.1916; GA 13, Abschnitt: «Die Erkenntnis der höheren Welten», S. 355
59 GA 10, Abschnitt: «Innere Ruhe», S. 22; GA 13, Abschnitt: «Die Erkenntnis der höheren Welten», S. 338
60 GA 4, Abschnitt: «Die Idee der Freiheit»
61 GA 9, Anfang des Kapitels: «Das Wesen des Menschen»
62 GA 227, 20.8.1923, S. 51
63 Von der Heide/Lauer/Priever: «Das therapeutische Gespräch», a.a.O.

64 GA 27, Kap. I
65 GA 228, 2.9.1923, S. 64
66 GA 205, 8.7.1921, S. 145
67 GA 231, 18.11.1923; GA 232, 23. und 30.11.1923
68 GA 26, Leitsatz 11
69 GA 134, 29.12.1911, S. 77/78
70 GA 13, S. 377 ff.
71 GA 128, 28.3.1911
72 GA 27, Kap. VI
73 GA 128
74 GA 15; K. König: «Die ersten drei Jahre des Kindes», Stuttgart 1957
75 J. Kiersch: «Die Waldorfpädagogik», Stuttgart 1976; C. Lindenberg: «Angstfrei lernen, selbstbewußt handeln», Reinbek 1975; H. R. Niederhäuser: «Pädagogische Impulse Mitteleuropas», Basel 1979.
76 H. Koepke: «Das neunte Lebensjahr», Dornach 1983
77 GA 232, 25.11.1923; F. Riemann: «Grundformen der Angst», München/Basel 1973

Der kranke Mensch

1 GA 218, 16.11.1922, S. 142
2 GA 17, «Von den wiederholten Erdenleben und vom Karma», S. 36
3 GA 147, 31.8.1913, S. 131 f.
4 GA 102, 4.6.1908, S. 179
5 GA 317, 26. und 28.6.1924; GA 319, 29.8.1924, S. 235 ff.
6 E. Kretschmer: «Hysterie, Reflex und Instinkt», Stuttgart 1958^{6}, S. 29
7 GA 317, 27. und 28.6.1924
8 GA 93a, 19.10.1905, S. 167; GA 317, 25.6.1924
9 GA 314, 9.10.1920, S. 39
10 R. Treichler in F. Husemann/O. Wolff: «Das Bild des Menschen als Grundlage der Heilkunst», Bd. III, Stuttgart 1986^{3}
11 GA 312, 22.3.1920; R. Treichler: «Vom Wesen der Hysterie», Stuttgart 1964; R. Treichler: «Vom Wesen der Neurasthenie», in: «Anthroposophie und Medizin», Dornach 1963; F. Husemann/O. Wolff: «Das Bild des Menschen als Grundlage der Heilkunst», Bd. II, Stuttgart 1986^{4}, Abschnitt: «Hysterie und Neurasthenie»
12 GA 26, 11. Leitsatz
13 GA 27, Kap. II
14 W. Bräutigam/P. Christian: «Psychosomatische Medizin», Stuttgart 1973; T. von Üxküll: «Lehrbuch der psychosomatischen Medizin», München/Wien/Baltimore 1979; siehe jeweils die entsprechenden Kapitel
15 GA 314, 27.10.1922, S. 123 ff.
16 GA 314, 2.1.1924, S. 203 ff.
17 GA 313, 11.4.1921, S. 12, 15; GA 205, 16.7.1921, S. 221
18 Mündliche Mitteilung von Professor Heinkel, Stuttgart, an Dr. med. Schürholz, Filderklinik, Stuttgart

19 GA 319, 28.8.1924, S. 223, und 29.8.1924, S. 232
20 GA 317, 27. und 30.6.1924
21 GA 27, Kap. XIX, S. 123, und Kap. XX, S. 128; GA 319, 28.8.1923, S. 15, 16.11.1923, S. 123, und 24.7.1924, S. 193
22 GA 27, Kap. II
23 GA 178, 10.11.1917, S. 125
24 GA 27, Kap. IX
25 GA 314, 7.10.1920
26 R. Treichler in F. Husemann/O. Wolff: «Das Bild des Menschen als Grundlage der Heilkunst», Bd. III, Stuttgart 1986[3]
27 GA 27

Kunst als Therapie

1 GA 312, 23.3.1920, S. 35
2 GA 319, 16.11.1923, S. 132/133
3 P. Petersen: «Aspekte integrativer Therapie» in: «Klinische Psychiatrie/Psychotherapie», 29/4, S. 330–342 (1981)
4 GA 27, Kap. II, S. 24
5 M. Weckenmann in: «Beiträge zu einer Erweiterung der Heilkunst», 34. Jahrgang, Heft 2, März/April 1981; G. Hildebrandt: «Störungen der biologischen Rhythmik», in: Sonderdruck: «Die Heilkunst», Heft 9, September 1967, 80. Jahrgang
6 GA 317, 26.6.1924
7 GA 315
8 GA 322, 2.10.1920
8a J. W. Goethe, Artemis-Gedenkausgabe, Zürich u. Stuttgart 1948, Bd. 23, S. 824 (F. v. Müller, letzte Lebensjahre)
9 GA 220, 19.1.1923, S. 104f.; GA 291, 29.7.1923, S. 204
10 GA 291, Vorwort, S. 18; GA 278, 25.2.1924, S. 95; GA 194, 23.11.1919, S. 53f.
11 GA 218, 4.12.1922, S. 275
12 GA 138, 26.8.1912, S. 33; GA 156, 6.10.1914; GA 161, 7.2.1915; GA 316, 8.1.1924, S. 113 und 7.1.1924
13 GA 84, 15.4.1923, S. 76, 20.4.1923, S. 91, und 26.5.1924, S. 275; vgl. GA 217, 12.10.1922
14 GA 156, 3.10.1914
15 GA 128, 21.3.1911 (am Schluß)
16 GA 314, 7.4.1920, S. 240f.; GA 186, 1.12.1918, S. 74ff.
17 GA 271, 5. und 6.5.1918
18 GA 35, Aufsatz vom 8.4.1911: «Die psychologischen Grundlagen und die erkenntnistheoretische Stellung der Anthroposophie», S. 117
19 GA 276, 18.5.1923, S. 115
20 GA 277, 277a, 278, 279, 315 und einzelne Vorträge in anderen Bänden der Gesamtausgabe
21 GA 275, 29.12.1914, S. 43f., und 30.12.1914, S. 58

22 GA 271, 9.4.1921
23 GA 84, 15.4.1923, S. 81
24 GA 271
25 GA 271, 5. und 6.5.1918
26 GA 294, 23.8.1919, S. 38
27 GA 205, 2.7.1921
28 GA 313, 11.4.1921, S. 13ff.
29 GA 102, 4.6.1908, S. 179
30 GA 27, Kap. II, S. 24, Kap. IV, S. 33, und Kap. XX, S. 128
31 GA 317; R. Treichler: «Vom Wesen der Hysterie», Stuttgart 1964
32 R. Treichler in H. Husemann/O. Wolff: «Das Bild des Menschen als Grundlage der Heilkunst» Bd. III, a.a.O., S. 429
33 GA 275, 29.12.1914, S. 41
34 Von der Heide/Lauer/Priever: «Das therapeutische Gespräch», Band 2 der «Beiträge zur Ausgestaltung einer anthroposophisch orientierten Psychotherapie», a.a.O.
35 GA 291; M. Hauschka: «Zur künstlerischen Therapie», Bd. I und II, Schriftenreihe der Schule für Künstlerische Therapie und Massage, D-73087 Bad Boll, Gruibinger Str. 29, 1981[3]; P. von der Heide: «Einführung in die Grundlagen der Maltherapie», «Zur künstlerischen Therapie», Bd. III; E. Koch/G. Wagner: «Die Individualität der Farbe», Stuttgart 1980; D. van Bemmelen: «Rudolf Steiners farbige Gestaltung des Goetheanum», Stuttgart 1973[10]; J. Itten: «Kunst der Farbe», Ravensburg 1961[2]
36 GA 271, 15. und 17.2.1918; GA 312, 5.4.1920; GA 291, 26.7.1914, S. 89
37 GA 321, 8.3.1920, S. 130, 10.3.1920, S. 154, und 11.3.1920, S. 165; H. Proskauer: «Zum Studium von Goethes Farbenlehre», Basel 1973[3]
38 GA 291, 1.1.1915, S. 98ff. bzw. S. 102
39 C. von Biema: «Farben und Formen als lebendige Kräfte», Jena 1930 (Delacroix-Zitate siehe S. 136ff.); W. Venzmer: «Adolf Hölzel – Leben und Werk», Stuttgart 1983
40 GA 321, 11.3.1920
41 GA 231; GA 291, 8.5.1921, S. 60
42 GA 271, 5. und 6.5.1918; GA 291, 26.7.1914, S. 85
42a GA 27, Kap. IX
43 GA 84, 20.4.1923, S. 94; GA 212, 27.5.1922, S. 135
44 GA 157, 2.3.1915
45 GA 233, 13.1.1924
46 GA 9, Abschnitt: «Von den Gedankenformen und der menschlichen Aura»
47 GA 271, 28.10.1909
48 GA 291, 21.2.1923, S. 145
49 GA 312, 5.4.1920; F. Lorenz in: «Beiträge zu einer Erweiterung der Heilkunst», Jahrgang 1976, S. 113
50 L. Eberhard: «Heilkräfte der Farben», Engelberg und München 1977[4]
51 GA 201, 23.4.1920, S. 101ff.; GA 194, 30.11.1919; D. van Bemmelen: «Rudolf Steiners farbige Gestaltung des Goetheanum», a.a.O.
52 N. Glas: «Zur Farben-Licht-Behandlung», herausgegeben vom Verein für Krebsforschung, Arlesheim

53 GA 26, «Die Freiheit des Menschen und das Michael-Zeitalter», S. 280
54 GA 291, 26.7.1914, S. 93
55 GA 291, 21.2.1923, S. 161
56 GA 271, 1.6.1918 und 12.9.1920; GA 302a, 16.9.1920
57 GA 275, 29.12.1914, S. 45, und 30.12.1914, S. 59
58 GA 134
59 P. von der Heide: «Einführung in die Grundlagen der Maltherapie», a.a.O.
60 GA 275, 29.12.1914, S. 45, 50; GA 276, 18.5.1923, S. 128; GA 283; F. Oberkogler: «Geisteswissenschaftliche Aspekte zur Musiktherapie», Selbstverlag, A-1130 Wien, Sauraugasse 19, 1978; F. Stege: «Musik, Magie, Mystik», a.a.O.; A. von Lange: «Mensch, Musik und Kosmos» Bd. I, Freiburg 1956, Bd. II, Freiburg 1968; F. Muche: «Die Quint ist der Mensch», Musik-Theoria, D-80799 München, Rambergstr. 4; W. Dörfler: «Musik-Beispiele, Das Lebensgefüge der Musik», Dornach 1975; H. Pfrogner: «Die sieben Lebensprozesse», Freiburg 1978; H. Pfrogner: «Lebendige Tonwelt», München/Wien 1981; H. Beckh: «Die Sprache der Tonart», Stuttgart 1937
61 GA 283, 3.12.1906, S. 18, und 12.11.1906, S. 27, 29
62 E. Wiesenhütter: «Meta-Musik», Berlin o.J.
63 GA 278, 25.2.1924, S. 92
64 GA 124, 7.3.1911; GA 227, 28.8.1923, S. 12; GA 302a, 21.9.1920
65 GA 123, 12.9.1910
66 E. Marti: «Die vier Äther», a.a.O.
67 GA 202, 14.12.1920, S. 145; GA 208, 5.11.1921, S. 149, und 13.11.1921, S. 203; vgl. GA 205, 15.7.1921, S. 198; GA 322, 30.9., 1. und 3.10.1920; E. Bindel: «Pythagoras», Stuttgart; E. Bindel: «Zahlengrundlagen der Musik im Wandel der Zeiten» Bd. I–III, Stuttgart, 1950–1953; H. Kayser: «Akroasis. Die Lehre von der Harmonik der Welt», a.a.O.
68 H. Jenny: «Kymatik», Bd. 1 und 2, a.a.O.
69 M. Weckenmann: «Der Puls-Atem-Quotient und die Welt der Töne», in: «Beiträge zu einer Erweiterung der Heilkunst», 27. Jahrgang, 1974, Heft 2; K. Appenzeller: «Die Genesis im Lichte der menschlichen Embryonalentwicklung», Basel 1976
70 A. Husemann: «Der musikalische Bau des Menschen», Stuttgart 1982
71 GA 275, 29.12.1914, S. 50f.; GA 294, 23.8.1919
72 V. Werbeck-Svärdström: «Die Schule der Stimmenthüllung», Dornach 1969[2]; F. Husler/Y. Radd-Marling: «Singen. Die physische Natur des Stimmorganes», Mainz 1978
73 GA 278, 20.2.1924, S. 35ff., und 26.2.1924, S. 104ff.; GA 283, 8.3.1923; GA 291, 1.1.1915, S. 104ff.
74 H. Ruland: «Ein Weg zur Erweiterung des Tonerlebens», Basel 1981
75 Siehe Anm. Nr. 60 und 74 zu «Kunst als Therapie».
76 GA 278, 22.2.1924, S. 63; GA 283, 29.9.1920, S. 56, und 8.3.1923, S. 137ff.
77 GA 161, 9.1.1915; GA 211, 1.4.1922; GA 271, 1.6.1918; GA 283, 30.9.1920 abends, S. 81, und 7.3.1923, S. 121 und 127; GA 293, 26.8.1919; GA 320, 3.1.1920, S. 174
78 GA 317, 27. und 30.6.1924

79GA 161, 9.1.1915; GA 320, 31.12.1919, S. 141
80 GA 212, 5.5.1922, S. 57; GA 271, 5.5., 6.5. und 1.6.1918; GA 293, 21.8.1919; GA 302a, 21.9.1920
81 G. Husemann: «Der Liquor cerebrospinalis», in: «Beiträge zu einer Erweiterung der Heilkunst», Jahrgang 1980, Heft 1 und 4
82 GA 283, 7.3.1923, S. 127 ff.
83 GA 278, 27.2.1924, S. 121; GA 283, 7.3.1923, S. 127 und 131
84 GA 102, 11.6.1908; Zitate: GA 275, 29.12.1914, S. 49 f.; R. Treichler: «Die Entwicklung der Seele im Lebenslauf», Stuttgart 1982[3]
85 Zu den Seelengliedern siehe auch: «Das Wesen des Menschen» in GA 9.
86 GA 115, 23. und 25.10.1909
87 GA 122, 18.8.1910, S. 57; GA 278, 21.2.1924, S. 51; GA 283, 30.9.1920 abends, S. 85, und 16.3.1923, S. 163
88 GA 278, 25.2.1924, S. 75, 88, 95
89 GA 278, 19.2.1924, S. 25; GA 283, 3.12.1906, S. 17, 10.11.1906, S. 42, 30.9.1920 abends, S. 71, 7.3.1923, S. 125, und 16.3.1923, S. 158
90 GA 283, 2.12.1922, S. 104, und 8.3.1923, S. 136 und 146; F. Oberkogler: «Vom Wesen und Werden der Musikinstrumente», Freiburg 1967.
91 GA 27, Kap. XIV
92 GA 280, 281, 282; GA 36, Einzelausgabe: «Vom Seelenleben. Sprache und Sprachgeist», Dornach 1975; R. Steiner: «Sprechen und Sprache», Themen aus dem Gesamtwerk, Band 2, Stuttgart 1980; K. König/G. von Arnim/U. Herberg: «Sprachverständnis und Sprachbehandlung», Stuttgart 1978; Ch. Slezak-Schindler: «Künstlerisches Sprechen im Schulalter», Pädagogische Forschungsstelle beim Bund der Freien Waldorfschulen, Stuttgart 1978; A. Lorenz-Poschmann: «Therapie durch Sprachgestaltung», Dornach 1981, und: «Die Sprachwerkzeuge und ihre Laute», Dornach 1983; M. Tittmann: «Lautwesenskunde, Erziehung und Sprache», Stuttgart 1979; M. Aschenbrenner: «Das Doppelantlitz der Sprache», Freiburg 1973; M. G. Martens: «Rhythmen der Sprache», Dornach 1976; H. Müller: «Von der heilenden Kraft des Wortes und der Rhythmen», in: «Menschenkunde und Erziehung», Bd. 22, Stuttgart 1977; M. Hauschka-Stavenhagen: «Zur künstlerischen Therapie», a.a.O.; H. E. Lauer: «Weltenwort und Menschensprache», Dornach 1972; F. Hiebel: «Alpha und Omega», Dornach 1963
93 GA 283, 2.12.1922
94 GA 278, 19.2.1924, S. 21 f.
95 Die Seitenangabe bezieht sich auf die Vortragssammlung in GA 282: «Sprachgestaltung und dramatische Kunst».
95a Vom Autor leider nicht nachgewiesen.
96 E. Moll: «Die Sprache der Laute», Stuttgart 1968
97 GA 294, 22.8.1919
98 GA 283, 2.12.1922, S. 105
99 GA 209, 18.12.1921, auch in «Sprechen und Sprache», Themen aus dem Gesamtwerk, Band 2, a.a.O., S. 57
100 Ebenda, S. 59 f.

101 M. Steiner-von Sivers in GA 280, S. 10; R. Steiner in einer Nachschrift Marie Steiners in GA 280, S. 56

102 M. G. Martens: «Rhythmen der Sprache», Dornach 1976

103 Marie Steiner-von Sivers in GA 282, 2.9.1924, S. 35

104 GA 230, 9.11.1923

105 A. Lorenz-Poschmann: «Therapie durch Sprachgestaltung», Dornach 1981, und: «Die Sprachwerkzeuge und ihre Laute», Dornach 1983

106 GA 282

Verzeichnis der verwendeten Werke Rudolf Steiners

(Die Ziffern entsprechen den Bänden der vollständigen Gesamtausgabe der Werke Rudolf Steiners (GA), herausgegeben im Rudolf Steiner Verlag, Dornach, Schweiz.)

Schriften

4 Die Philosophie der Freiheit, 1995[16]
9 Theosophie. Einführung in übersinnliche Welterkenntnis und Menschenbestimmung, 1987[31]
10 Wie erlangt man Erkenntnisse der höheren Welten?, 1948
13 Die Geheimwissenschaft im Umriß, 1920[7–15]
15 Die geistige Führung des Menschen und der Menschheit, 1987[10]
16 Ein Weg zur Selbsterkenntnis des Menschen, 1956[5]
17 Die Schwelle der geistigen Welt, 1956[5]
21 Von Seelenrätseln, 1917
26 Anthroposophische Leitsätze, 1954
27 Grundlegendes für eine Erweiterung der Heilkunst nach geisteswissenschaftlichen Erkenntnissen, 1972[4], (von Dr. Rudolf Steiner und Dr. Ita Wegmann)
35 Philosophie und Anthroposophie, 1965
36 Der Goetheanumgedanke inmitten der Kulturkrisis der Gegenwart, 1961

Öffentliche Vorträge

52 Spirituelle Seelenlehre und Weltbetrachtung, 1986[2]
84 Was wollte das Goetheanum und was soll die Anthroposophie?, 1961

Vorträge vor Mitgliedern der Anthroposophischen Gesellschaft

93a Grundelemente der Esoterik, 1976[2]
102 Das Hereinwirken geistiger Wesenheiten in den Menschen, 1955
115 Anthroposophie – Psychosophie – Pneumatosophie, 1931
122 Die Geheimnisse der biblischen Schöpfungsgeschichte, 1961[4]
123 Das Matthäus-Evangelium, 1959[4]
124 Exkurse in das Gebiet des Markus-Evangeliums, 1947
128 Eine okkulte Physiologie, 1957[2]
129 Weltenwunder, Seelenprüfungen und Geistesoffenbarungen, 1960[4]
132 Die Evolution vom Gesichtspunkte des Wahrhaftigen, 1987[6]
134 Die Welt der Sinne und die Welt des Geistes, 1925
137 Der Mensch im Lichte von Okkultismus, Theosophie und Philosophie, 1973[4]
138 Von der Initiation, 1959[3]
147 Die Geheimnisse der Schwelle, 1955[3]

151 Der menschliche und der kosmische Gedanke, 1990[6]
156 Okkultes Lesen und okkultes Hören, 1967
157 Menschenschicksale und Völkerschicksale, 1960[2]
161 Wege der geistigen Erkenntnis und der Erneuerung künstlerischer Weltanschauung, 1980
170 Das Rätsel des Menschen. Die geistigen Hintergründe der menschlichen Geschichte, 1978
178 Individuelle Geistwesen und ihr Wirken in der Seele des Menschen, 1966
186 Die soziale Grundforderung unserer Zeit – In geänderter Zeitlage, 1990[3]
194 Die Sendung Michaels, 1954[2]
199 Geisteswissenschaft als Erkenntnis der Grundimpulse sozialer Gestaltung, 1985[2]
201 Entsprechungen zwischen Mikrokosmos und Makrokosmos, 1958
202 Die Brücke zwischen der Weltgeistigkeit und dem Physischen des Menschen, 1980[2]
205 Menschenwerden, Weltenseele und Weltengeist – Erster Teil, 1967
208 Anthroposophie als Kosmosophie – Zweiter Teil, 1972
209 Nordische und mitteleuropäische Geistimpulse, 1968
211 Das Sonnenmysterium und das Mysterium von Tod und Auferstehung, 1963
212 Menschliches Seelenleben und Geistesstreben im Zusammenhange mit Welt- und Erdentwickelung, 1978
216 Die Grundimpulse des weltgeschichtlichen Werdens der Menschheit, 1965[2]
217 Geistige Wirkenskräfte im Zusammenleben von alter und junger Generation, 1925[2]
218 Geistige Zusammenhänge in der Gestaltung des menschlichen Organismus, 1976[2]
220 Lebendiges Naturerkennen. Intellektueller Sündenfall und spirituelle Sündenerhebung, 1966
221 Erdenwissen und Himmelserkenntnis, 1981[2]
222 Die Impulsierung des weltgeschichtlichen Geschehens durch geistige Mächte, 1966[2]
224 Die menschliche Seele in ihrem Zusammenhang mit göttlich-geistigen Individualitäten, 1966
227 Initiations-Erkenntnis, 1956[2]
228 Initiationswissenschaft und Sternenerkenntnis, 1964
230 Der Mensch als Zusammenklang des schaffenden, bildenden und gestaltenden Weltenwortes, 1949
231 Der übersinnliche Mensch, anthroposophisch erfaßt, 1962[2]
232 Mysteriengestaltungen, 1958[2]
233 Die Weltgeschichte in anthroposophischer Beleuchtung und als Grundlage der Erkenntnis des Menschengeistes, 1962
234 Anthroposophie – Eine Zusammenfassung nach einundzwanzig Jahren, 1994[6]

Vorträge über Kunst

271 Kunst und Kunsterkenntnis, 1985[3]
275 Kunst im Lichte der Mysterienweisheit, 1966

276 Das Künstlerische in seiner Weltmission, 1961
277 Eurythmie. Die Offenbarung der sprechenden Seele, 1980^{2}
277a Die Entstehung und Entwickelung der Eurythmie, 1982^{2}
278 Eurythmie als sichtbarer Gesang, 1956^{2}
279 Eurythmie als sichtbare Sprache, 1990^{5}
280 Methodik und Wesen der Sprachgestaltung, 1964^{2}
(von Rudolf Steiner und Marie Steiner-von Sivers)
281 Die Kunst der Rezitation und Deklamation, 1987^{3}
(von Rudolf Steiner und Marie Steiner-von Sivers)
282 Sprachgestaltung und Dramatische Kunst, 1969^{3}
(von Rudolf Steiner und Marie Steiner-von Sivers)
283 Das Wesen des Musikalischen und das Tonerlebnis im Menschen, 1975^{2}
284 Bilder okkulter Siegel und Säulen, 1977^{2}
291 Das Wesen der Farben, 1973

Vorträge über Erziehung

293 Allgemeine Menschenkunde als Grundlage der Pädagogik (I), 1951
294 Erziehungskunst. Methodisch-Didaktisches (II), 1990^{6}
302a Erziehung und Unterricht aus Menschenerkenntnis, 1977^{2}

Vorträge über Medizin

312 Geisteswissenschaft und Medizin, 1937
313 Geisteswissenschaftliche Gesichtspunkte zur Therapie, 1963^{3}
314 Physiologisch-Therapeutisches auf Grundlage der Geisteswissenschaft. Zur Therapie und Hygiene, 1965
315 Heileurythmie, 1952^{2}
316 Meditative Betrachtungen und Anleitungen zur Vertiefung der Heilkunst, 1967
317 Heilpädagogischer Kurs, 1979^{6}
319 Anthroposophische Menschenerkenntnis und Medizin, 1971

Vorträge über Naturwissenschaft

320 Geisteswissenschaftliche Impulse zur Entwickelung der Physik, I, 1964^{2}
321 Geisteswissenschaftliche Impulse zur Entwickelung der Physik, II, 1972^{2}
322 Grenzen der Naturerkenntnis und ihre Überwindung, 1948

Stichwortverzeichnis

Ablagerungserkrankungen: 252, 254
Ätherarten: *42ff.*
Ätherisches: *39ff.*, *47ff.*, 231, 242, 303
Ätherleib: *47ff.*, 64, 78, 137, 208 f., *211ff.*, 242, 362
Aggression: 153, 157, 179, 203, 257
Ahriman: 129, 130
Akne: 253
Allergie: 162, 195, 203, 216
Angina pectoris: 204
Angst: 153, 156, 169, 175, 203, 206
Anorexie: 201
Appetitlosigkeit: 296
Arteriosklerose: 144, 254
Arthrose: 252
Asthma: 153, *161ff.*, 195, 199, 202, 203, 297
Astralisches: *50ff.*, 310 ff.
Astralleib: *58ff.*, 208 f., *213ff.*, 362
Aszites: 199
Ataxie: *192*
Atmung: 67, 328 ff., 335 f., 363
Atemstörungen: *158ff.*, 202, 254, 296, 343 f., 363, 374
Ausscheidungsstörungen: 296

Beschäftigungstherapie: 25
Bewegung: 54, 68
Bewegungseinschränkungen: 184 f., 186, 203
Bewegungspol: *50ff.*, 59 ff., 127 ff., 138 ff., 213 ff., → Polares Wirken
Beziehungslosigkeit: 299
Beziehungswahn: 194
Bienenwachs: 249
Bildhauen: 250
Blähbauch: *167*
Blut: *83ff.*, 126
Blutdruck: 153

Carzinome: *198f.*, → Krebserkrankungen; → Tumore
Chemischer Äther: *43ff.*
Colitis ulcerosa: 152, *178ff.*, 203, 254, 297

Darmerkrankungen: *164ff.*, 293, 296
Darmgeschwüre: 176, 177
Denken: 81 f., 86 ff., 100 ff., 125, 362 f.
Denkstörungen: 205
Depression: 145, 166, *199f.*, 256, 299
Diabetes: 296
Diagnostik: *79f.*, *208ff.*, 223 f.
Dickdarm: *168*, 293
Dreigliedrig: *81f.*, 83, → Wesensglieder
Drogen: 146
Drüsenstörungen: 296
Dur: 328
Durchfälle: *168ff.*

Eierstockentzündung: 255
Entzündung: 137, *138ff.*, 147, 176, 191, 195, 252, 255, 293, 295 f.
Epikondylopathien: 186
Epilepsie: 144, 297
Erde: *37ff.*, 77, 79
Ergüsse: 199
Erinnern: 86, 103, 146, 233 f., 283 ff.
Erkrankung: 117
Erschöpfung: 143, *154ff.*, 190, 203, 216, 283, 297
Erwachsen: *114ff.*
Erziehung: *109ff.*, 175, 332 f., 350
Eurythmie: 77, *241*, 379
Exkarnation: *142ff.*

Farben: *258ff.*
Farbkreis: 263 ff., 267 f.
Farblichttherapie: *282f.*
Farbraumtherapie: *279ff.*

Farbwirkungen: *278ff.*
Fettsucht: 153, 253
Feuer: 78
Finsternis: 258
Formpol: *50ff.,* 59ff., 127ff., 138ff., 213ff., → Polares Wirken
Fühlen: *81f.,* 92f., 100ff., 125, 363
Fühlen (Störungen im): 206

Gallenerkrankungen: 296
Gehirnerkrankungen: 192
Gehirnverletzungen: 191f., 374
Geistige Haltung: → Psychosomatisches Grundprinzip
Gelenkergüsse: 252
Gesichtsneuralgien: 184, 185
Gestaltungskräfte: *50ff.,* 357ff.
Gewalttaten: 253
Gicht: 296
Gleichgewichtsstörungen: 192
Gliedmaßenerkrankungen: *181ff.*
Globusgefühl: 254
Grundfarben: 260ff.

Halluzinationen: 146, 273
Haltungsstörungen: 257
Harmonie: 314
Heileurythmie: 181, 190, 228, 241, 252, 379
Herzerkrankungen: *153ff.,* 202, 204, 254, 296
Hexenschuß: 185
Hingabe: 235
Hirnerkrankungen: 192
Hirnverletzungen: 191f., 374
Hören: *314ff.,* 324f.
Holz: 249
Hygienisch-prophylaktische Arbeit: 25, 347
Hypersensibilität: 194, 202, 216, 255
Hyperthyreose: 153
Hypertonie: 204
Hyperventilationstetanie: 160, 202, 254
Hypochondrie: 157
Hysterie: *145ff.,* 194, 256, 298

Ich: *72ff.,* 78, 83ff., *86ff.,* 95ff., 98, 103ff., *217ff.,* 362, 367
Ichentwicklung: 131
Ich-Organisation: 72
Illusionen: 253
Imagination: 237, 355
Inkarnation: 142ff., 147, 167, 200
Innenohrerkrankungen: 192
Inspiration: 237, 275, 325, 347, 355
Intuition: 237, 276, 347, 355
Ischias: 185

Karzinome: *198f.,* 283, 295, → Krebserkrankungen, → Tumore
Katarrh: 209, 256, 295
Keuchhusten: 162
Kindliche Entwicklung: 109ff., → Erziehung
Klangäther: *43ff.,* 303ff.
Knochenbrüche: 345
Kompositionsvermögen: 286
Konflikte: 196
Konsonanten: *359ff.,* 361
Konzentrationsschwäche: 253, 298
Kopf: 127, → Nerven-Sinnes-System
Krämpe: 176, 216, 345
Krebserkrankungen: 283, 295, 374, → Karzinome, → Tumore
Krisensituationen: 298
Künstlerisches Erleben: *229ff.*
Kunsttherapie: *226ff.*

Lähmungen: *184ff.,* 188, *190ff.,* 345
Lebensäther: *42f.,* 244
Lebenslauf: *109ff.*
Lebensleib: *47ff.*
Lebensstufen: *63ff.,* 69f., 264ff., 308, 310ff.
Leberzirrhose: 144
Lehm: 249
Licht: 258
Lichtäther: *45f.*
Liebefähigkeit: *234ff.,* 277
Lockerungszustände: 254ff., 273, 298
Luft: 45f., 78, 79, 363f.

Luzifer: 129

Magen-Darm-Erkrankungen: *164ff.*, 296
Magengeschwüre: 153, 176, *177*
Magersucht: 153, 201
Maltherapie: 228, 254, 256, 258 ff., 378
Manie: *199f.*
Medikamentöse Therapie: *224ff.*
Meditation: *236f.*, 272 ff., 287, 325
Melodie: 314
Mensch: *71ff.*
Meteorismus: *167*
Migräne: *183*, 256, 374
Moll: 328
Morbus Crohn: 153, *177*
Morbus Parkinson: 184 f., *187*
Morbus Sudeck: 252
Multiple Sklerose: 191, 192, 252
Musik: *300ff.*, 348
Musikintervalle: 266
Musiktherapie: 228, 252, 295, *339ff.*, 378
Muskelerkrankungen: 345

Narben: 141, 144, 252
Nebenhöhlenerkrankungen: 256
Nervenleben: 66, → Nerven-Sinnes-System
Nervenentzündungen: 188, 203
Nerven-Sinnes-System: 59 f., 66, 81, 339, 361
Nervenverletzungen: 190
Nesselfieber: 195
Neuralgien: 184, *185*
Neurasthenie: *146ff.*, 298
Neuritiden: 188
Neurologische Erkrankungen: 252, 345
Neurosen: 112, 153, 156, 197, 200, 203, 216, 289, 298, 346, 373
Nierenerkrankungen: 296

Oberbauch: 166
Obstipation: *172ff.*, 203
Ödeme: 252
Operationen (Schmerzen nach): *189f.*

Patient: 238
Pflanzenwelt: *39ff.*
Phantasie: 253
Physischer Leib: *37ff.*, 77, *210f.*, 362
Planeten: 362
Plastizieren: 184, 228, 232, 237, 241 ff., 348, 378
Polares Wirken: *58ff.*, 213 ff., 258 ff., 279 ff.
Projektion: 285, 353
Psychosen: 146, 254
Psychosomatische Krankheiten: 152
Psychosomatisches Grundprinzip: *119ff.*
Psychotherapie: 226, 257, 346, 355 f., 379
Psychovegetative Syndrome: *152ff.*, 345, 373
Pubertät: 113, 250, 257

Reizcolon: *168*
Rekonvaleszenz: 254, 297
Reproduktion: 69
Rheumatismus: 153, *188f.*, 252, 295 f., 341
Rhythmisches System: 81, 153
Rhythmus: 60 f., 225, 314, 363
Rhythmusstörungen: 296

Schilddrüsenüberfunktion: 171
Schlafen: *142ff.*
Schlafstörungen: 216
Schock: 143, *155*, 216, 254
Schlaganfall: 191 f., 374
Schmerzen: 166, 168, 175, 186, 188, 189, 203, 216, 255
Schnitzen: 250
Schöpferische Tat: 235, *243f.*
Schüttellähmung: 184 f., *187*
Schulter-Arm-Syndrom: 184 f., *186*
Schulungsweg: 237, 272, 287, 325, 378
Schwächezustände: 283, 297
Schwindelzustände: 192, 254, 256
Seelenleben: *86ff.*, 125 ff., 212 ff., 265, 362 ff.
Seelische Einstellung: → Psychosomatisches Grundprinzip

Sehnenerkrankungen: 186
Seufzeratmung: 159
Sinne: 75 f.
Sinnesfähigkeit (geschwächte): *193*
Sklerose: 254
Sonnenkräfte: 41, 258
Soziale Störungen: *197*
Spasmen: 176, 191, 255
Spastische Erkrankungen: 184 f., 252, 345
Sphärenharmonie: 44, 300 f., 378
Sprache: *348 ff.*
Sprachgestaltung: 228, *368 ff.*, 378
Stauungsphänomene: 256
Steinbearbeitung: 250
Stoffwechsel: 68
Stoffwechsel-Gliedmaßen-System: 59 f., 81
Strahlpol: *50 ff.*, 59 ff., → Polares Wirken
Streß: 254, 298
Stupor: 200
Sucht: *201 f.*

Tagesrückschau: *91 f.*
Temperamentseinseitigkeiten: 297
Tennisarm: 185, 186
Tetanie (Pseudotetanie): 160, 202, 254
Therapeutische Grundgedanken: *223 ff.*
Therapeutische Haltung: 367 f.
Therapeutischer Prozeß: 288
Tierkreis: *72 ff.*, 267, 312, 362
Tierwelt: *54 ff.*, 78
Tonerde: 249
Tuberkulose: 147
Tumore: 62 f., 176, 178, 192, *198 f.*, 283, 295, 341, → Karzinome, → Krebserkrankungen

Überempfindsamkeit: 194
Überaktives Seelenleben: 253 f.
Übungen: 58 ff., 91 f., 269 ff., 287, 321, 347, 355
Ulcus: 176 f., 297
Unterbauch-Syndrome: 175 f.

Verdauung: *164 ff.*, 203, 296
Verfestigungstendenzen: 298
Verfolgungswahn: 194
Verhärtung: *138 ff.*, 144 f., 147, 186, 252, 294, 341
Verstopfung: *172 ff.*, 203
Vibrationsempfinden: 315 f., 372
Viergliedrig: *77 ff.*, 83, → Wesensglieder
Vokale: *357 ff.*, 361
Vorbeugung: 25, 347

Wachen: *142 ff.*
Wachs: 249
Wärme: 80
Wärmeäther: *46 f.*
Wahn: *194*, 200
Wahrnehmen: 86 f., 102 f., 104, 283 ff.
Wasser: *43 ff.*, 77, 79, 252
Wesensglieder: 77 ff., 81 f., 320 f., 368 f.
Wille: 81 f., 93 f., 100 ff., 125, 322 f., 363
Willensstörungen: 206

Zahnextraktionen: 185
Zirkulation: 68
Zwang: 172, 200, *201 f.*, 299
Zwölffingerdarmgeschwüre: 153

Weitere Bände der Persephone-Reihe:

Persephone 2

DAS SCHULKIND

Gemeinsame Aufgaben von Arzt und Lehrer

Konstitutionsfragen
Unterrichtsschwierigkeiten
Therapeutische Lehrplanprinzipien

Michaela Glöckler (Hrsg.)

Mit Beiträgen von:
Hergart Asamoah
Gunhild Baldini
Sylvia Bardt
Hildegard Berthold-Andrae
Johannes Bockemühl
Michaela Glöckler
Hermann Hoffmeister
Gisbert Husemann
Hans Friedbert Jaenicke
Marina Kayser-Springorum
Wolfgang Schad
Ernst Schuberth
Heike Schuhmacher
Armgart Trendelenburg
Felicitas Vogt

344 S., Fr./DM 39.–/ÖS 359.– ISBN 3-7235-0659-3

Persephone 3

MEDIZIN AN DER SCHWELLE

Erkenntnisringen
Liebe als Heilkraft
Schicksalsgestaltung

Michaela Glöckler (Hrsg.)

Mit Beiträgen von:
Erika von Arnim
Taco Bay
Jacob A. Bijkerk
Giancarlo Buccheri
Klaus Dumke
Michaela Glöckler
Ermengarde de la Houssaye
Friedwart Husemann
Paul W. Scharff
u.a.

317 S., Fr./DM 39.–/ÖS 359.– ISBN 3-7235-0678-X

Persephone 4

Friedrich Lorenz

VOM WESEN DER ELEMENTE

Substanzbetrachtung
Naturbeobachtung
Menschenkunde

Hg. Rosselke Zech Wertheim Aymes
Mit einem Geleitwort von Michaela Glöckler
157 S., Fr./DM 34.–/ÖS 313.– ISBN 3-7235-0703-4

Persephone 5

Michaela Glöckler / Johannes Denger /
Manfred Schmidt-Brabant

SIND WIR ÜBERFORDERT?

Schulungswege in Heilpädagogik und Sozialtherapie
zwischen Selbstfindung und Dienst am andern

Hg. Johannes Denger
86 S., Fr. 24.50/DM 25.–/ÖS 225 ISBN 3-7235-0702-6

Persephone 6

Thomas Göbel

ERDENGEIST UND LANDSCHAFTSSEELE

Gestaltwirkungen geistiger Wesen im Pflanzenreich und in der Mistel

Mit Illustrationen von Astrid Feddersen
und einem Geleitwort von Michaela Glöckler
360 S., 129 Abb., Fr. 49.–DM 53.–/ÖS 451.– ISBN 3-7235-0717-4

Persephone 7

HEILMITTEL FÜR TYPISCHE KRANKHEITEN NACH ANGABEN VON RUDOLF STEINER

Grundsätzliches; Kiesel; Antimon; Eisen; Blei und Silber; Merkur

Bearbeitet von: Anselm Basold, Walther Cloos, Willem F. Daems,
Hans Krüger, Wilhelm Pelikan, Gerhard Schmidt, Theodor Schwenk,
Reimar Thetter

471 S., Fr. 24.–/DM 26.–/ÖS 223.– ISBN 3-7235-0755-7

Persephone 8

Paolo Bavastro

ANTHROPOSOPHISCHE MEDIZIN AUF DER INTENSIVSTATION

Historische Hintergründe
Schlaf – Narkose – Hirntod
Eine besondere Krankengeschichte

Mit einem Geleitwort von Michaela Glöckler
177 S., Fr. 35.–/DM 38.–/ÖS 322.– ISBN 3-7235-0756-5

Persephone 9

HEILEURYTHMIE UND HYGIENISCHE EURYTHMIE

Mit Beiträgen von:
Davina Niederhäuser-de Jaager
Susanne Müller-Wiedemann
Klaus Höller
Lili Herz
Volkier Bentinck
Sigismund von Heynitz
Eva-Maria Autenrieth
Olga Meili

Hg. und mit einem Vorwort von Peter Heusser
356 S., Fr. 31.–/DM 34.–/ÖS 285.–